DIE PRAXIS DER PHYSIKALISCHEN THERAPIE

EIN LEHRBUCH FÜR ÄRZTE UND STUDIERENDE

VON

Dr. A. LAQUEUR

DIRIGIERENDEM ARZT DER HYDROTHERAPEUTISCHEN ANSTALT
UND DES MEDIKOMECHANISCHEN INSTITUTS AM STÄDTISCHEN
RUDOLF VIRCHOW-KRANKENHAUSE ZU BERLIN

DRITTE VERBESSERTE AUFLAGE

MIT 98 ABBILDUNGEN

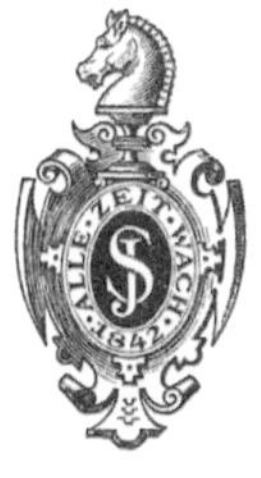

Springer-Verlag Berlin Heidelberg GmbH

1926

ISBN 978-3-662-36041-5   ISBN 978-3-662-36871-8 (eBook)
DOI 10.1007/978-3-662-36871-8

Vorwort zur ersten Auflage.

Das vorliegende Buch soll in erster Linie praktischen Zwecken
dienen; aus diesem Grunde sind theoretische Auseinandersetzungen auf
das notwendigste Maß beschränkt und alle für die Praxis wichtigen
Dinge in den Vordergrund gerückt, wenn auch natürlich auf eine
Darlegung der wissenschaftlichen Grundlagen der hier beschriebenen
Methoden nicht ganz verzichtet werden konnte. Die dabei gemachten
Literaturangaben können auf Vollständigkeit keinen Anspruch
machen; es sind nur solche neuere Arbeiten zitiert worden, die mir
für die Praxis der Hydrotherapie von besonderer Bedeutung er-
schienen. Der Leser, der auf eine genauere Darstellung der einschlägigen Literatur reflektiert, muß auf das Matthessche Lehrbuch
verwiesen werden.

Die Aufgabe, die ich mir gestellt habe, läßt sich nicht erfüllen,
ohne daß neben der Hydrotherapie selbst auch andere verwandte
Heilmethoden berücksichtigt werden. Dabei kann man sich nicht
mehr wie früher auf balneotherapeutische Maßnahmen beschränken,
wie Kohlensäure- und sonstige Gasbäder, Solbäder u. dgl., sondern
auch die Methoden der Hydro-Elektrotherapie, die in den letzten
Jahren eine so große praktische Bedeutung erlangt haben, und die
Anwendung der radiumemanationshaltigen Bäder mußten ebenfalls
mit herangezogen werden. Ebenso mußten hier die speziellen thermo-
therapeutischen Methoden (Heißluftbehandlung, Lichtbäder, Fango-
anwendung, Sandbäder, Sonnenbäder usw.) ihrer praktischen Wichtigkeit wegen eine eingehende Berücksichtigung finden.

Dieses sozusagen gegebene Arbeitsprogramm habe ich aber noch
durch kurze Erwähnung der mechanischen Behandlungsmethoden,
der Massage und Heilgymnastik erweitern zu müssen geglaubt. Meiner
Erfahrung nach legt nämlich der Praktiker bei solchen Büchern auf
den Teil, der von der speziellen Anwendung bei den einzelnen
Krankheitsformen handelt, einen besonderen Wert. Bei dem
innigen Zusammenhang nun, in dem gerade bei den hier in Frage
kommenden Krankheiten hydro- und thermotherapeutische Maßnahmen
einerseits und Massage und Übungstherapie andrerseits stehen, käme
bei Ausschluß der mechanischen Methoden immer nur ein unvollkommenes Bild der physikalischen Behandlungsweise der betreffenden
Erkrankung zustande. Doch konnte auf die Technik der Massage
und der gymnastischen Methoden nicht näher eingegangen werden,
und es muß in dieser Beziehung auf die einschlägigen Lehrbücher
verwiesen werden. Ebenso sind auch orthopädische Maßnahmen als
nicht mehr in den Rahmen dieses Buches fallend weggelassen worden.

Gar nicht erwähnt ist ferner die Elektrotherapie (abgesehen von den hydro-elektrischen Bädern), die Anwendung der chemisch wirksamen Lichtstrahlen und die Röntgenbehandlung; es sind das aber spezielle Behandlungsmethoden, die besonders ausführliche theoretische und praktische Besprechung erfordern, und die der Leser in einem Buche, wie dem vorliegenden, auch nicht mehr sucht. Zugegeben muß ja werden, daß diese Grenze, die ich mir gezogen habe, vielleicht etwas künstlich erscheint; aber irgendwo mußte haltgemacht werden, wenn das Buch nicht zu einem Lehrbuch aller arzneilosen Behandlungsmethoden überhaupt auswachsen sollte.

Bei Besprechung der einzelnen Krankheiten mußte natürlich davon abgesehen werden, auf alle Erkrankungsformen einzugehen, bei denen irgendwann einmal ein kalter Umschlag, eine Abwaschung oder ein Bad angewandt werden kann, sondern ich mußte mich vorwiegend auf diejenigen Krankheiten beschränken, in deren Therapie die hydriatischen und andere in der Praxis leicht anwendbare physikalische Methoden einen wirklich wichtigen Platz einnehmen. Ferner gebe ich selbst zu, daß die Darstellung dieses speziellen Teils vielfach etwas subjektiv gehalten ist; aber die Aufzählung all der Methoden, die von den verschiedensten Autoren bei einer bestimmten Krankheit einmal empfohlen worden sind, ist eine für den Autor recht undankbare Aufgabe, und ich glaube, auch der Leser verzichtet gern darauf und zieht eine Schreibweise vor, bei der in erster Linie die eigenen Erfahrungen des Autors und daneben nur die wichtigsten von namhafter Seite empfohlenen Behandlungsarten berücksichtigt sind. Daß durch gänzliche Fortlassung der Besprechung der medikamentösen, klimatischen und diätetischen Therapie die Anwendung dieser Heilmethoden bei den einzelnen Krankheiten nicht herabgesetzt werden soll, bedarf wohl keiner besonderen Betonung. Der spezielle Teil soll lediglich den Zweck haben, dem Praktiker die Frage zu beantworten: Welche hydriatischen Maßnahmen kann ich bei dieser Erkrankungsform anwenden, und was kann ich damit erreichen?

Eine Anzahl der am besten gelungenen Photographien verdanke ich der Liebenswürdigkeit des Herrn Kollegen Dr. Arthur Wolff, dem ich auch an dieser Stelle dafür meinen besten Dank ausspreche.

Sämtliche Temperaturgrade sind nach Celsius angegeben.

Berlin, im Mai 1910.

A. Laqueur.

Vorwort zur zweiten Auflage.

In dem Jahrzehnt, das seit dem Erscheinen der ersten Auflage verflossen ist, hat die physikalische Therapie bemerkenswerte Fortschritte gemacht. Als solche sind insbesondere die Quarzlichtbehandlung sowie die Diathermiebehandlung zu verzeichnen, die in der ärztlichen Praxis eine weitgehende Beachtung und Verbreitung gefunden haben. Dementsprechend sind diese Themen in der vorliegenden neuen Auflage, sowohl bezüglich ihrer Methodik wie ihrer Indikationen, eingehend berücksichtigt worden. Ferner erschien es angebracht, außer der Diathermie auch die sonstige Anwendungsform der Hochfrequenzströme, die d'Arsonvalisation, mit in den Kreis der zu schildernden physikalischen Methoden einzubeziehen. Auch sonst hat das Buch in vielen Abschnitten entsprechend den neueren Fortschritten eine gründliche Umarbeitung erfahren, wobei namentlich darauf Rücksicht genommen wurde, daß in weiten Kreisen der praktischen Ärzte thermotherapeutische und sonstige nicht-hydrotherapeutische Methoden mehr im Gebrauche sind, als die eigentliche Hydrotherapie im engeren Sinne.

Mit Rücksicht auf die Ausdehnung des Werkes ist auch dieses Mal darauf verzichtet worden, dasselbe zu einem vollständigen Lehrbuche der physikalischen Heilmethoden zu erweitern. Deshalb ist auch hier die spezialistische Anwendung der Lichtbehandlung bei Hautkrankheiten nur gestreift worden; bezüglich der Elektrotherapie habe ich mich auf die Schilderung der Methodik und Indikationen der Diathermie, der d'Arsonvalisation und der hydroelektrischen Bäder beschränkt. Die sonstigen elektrotherapeutischen Maßnahmen sind nur im zweiten Abschnitte im Hinblick auf einige praktisch wichtige Indikationen erwähnt. Ebenso fehlt vollständig die Röntgentherapie, die nicht zu dem Arbeitsgebiete des Verfassers gehört. Für alle diese Spezialgebiete existieren ja auch gute Monographien. Davon abgesehen dürften aber doch die wichtigsten Anwendungsformen der physikalischen Therapie in der vorliegenden Neubearbeitung enthalten sein. Möge sie ebenso wie die erste Auflage eine freundliche Aufnahme finden.

Berlin, im Oktober 1921.

A. Laqueur.

Vorwort zur dritten Auflage.

In der Zeit, die seit Erscheinen der vorigen Auflage verflossen ist, wurden auf dem Gebiete der physikalischen Therapie
mancherlei erhebliche Fortschritte gemacht. Dieselben erstrecken sich
nicht nur auf die Anwendung moderner Methoden, wie der Licht-
und der Diathermiebehandlung; auch über die Wirkungsweise der
längst gebräuchlichen hydro- und balneotherapeutischen Verfahren
haben sich die Anschauungen in mancher Beziehung geändert. Demgemäß mußte die vorliegende neue Bearbeitung viele Abänderungen
und Zusätze erfahren. Um den Umfang des Werkes nicht zu ver-
größern, mußte leider darauf verzichtet werden, die von verschiedenen
Seiten geäußerten Wünsche nach weiterer Vervollständigung des
Buches, speziell in bezug auf die genaue Beschreibung der Massage-
technik und auf Hineinbeziehung der gesamten Elektrotherapie, zu
berücksichtigen. Doch ist in dem zweiten Teile, bei Besprechung der
physikalischen Behandlung der einzelnen Krankheiten, nach Möglichkeit
auch auf die beiden genannten Punkte geachtet worden. Bei den Abbildungen sind keine wesentlichen Änderungen vorgenommen worden,
nur wurden die Bilder einzelner veralteter Apparate weggelassen und
durch entsprechende neue ersetzt.

Berlin, im Juni 1926.

A. Laqueur.

Inhaltsverzeichnis.

Erster Teil.
Wirkungen und Technik.

Zweiter Teil.

Physikalische Behandlung der einzelnen Krankheiten.

Erster Teil.

Wirkungen und Technik.

A. Hydrotherapie und Thermotherapie.

1. Physiologische Wirkungen.

Allgemeines.

Bei seiner Anwendung zu Heilzwecken kommt dem Wasser in erster Linie die Rolle eines Temperaturträgers zu, mag es nun in fester (als Eis), in flüssiger oder in Dampfform angewandt werden. Die chemischen Eigenschaften des reinen Wassers spielen, von wenigen Ausnahmen abgesehen, bei seiner äußerlichen Applikation keine wesentliche Rolle; anders liegen die Verhältnisse ja, wenn im Wasser sonstige Substanzen wie Salze, aromatische Stoffe, gasförmige Körper, gelöst resp. suspendiert sind. Diese Anwendungsformen gehören aber nicht mehr zur eigentlichen Hydrotherapie, sondern in das Gebiet der Balneotherapie; es sei jedoch jetzt schon bemerkt, daß auch hierbei die physikalischen Vorgänge gegenüber den rein chemischen Prozessen von überwiegender Bedeutung sind.

Es hängt somit die Wirkung des Wassers auf den Körper vor allem von seinem Temperaturgrade ab. Diese **thermische Wirkung** ist im allgemeinen um so intensiver, je mehr sich der angewandte Temperaturgrad nach oben oder unten hin von dem Indifferenzpunkte entfernt. Als Indifferenzpunkt wird dabei diejenige Wärmestufe bezeichnet, die von der Haut des gesunden menschlichen Körpers weder als kalt noch als heiß empfunden wird und bei der das wärmetragende Medium die geringsten Veränderungen der Körperfunktionen verursacht. Dieser Indifferenzpunkt liegt für das Wasser bei etwa 34—35° (bei der Luft und anderen gasförmigen Medien liegt er bedeutend niedriger). Schwankungen kommen vor, falls der Körper sich vor Anwendung des Wassers in abnorm kühler oder warmer Umgebung befunden hat, auch der Ernährungszustand sowie insbesondere der Grad der Blutversorgung der Haut spielen dabei eine Rolle. Doch kann für die Praxis an dem oben genannten Indifferenzpunkte im allgemeinen festgehalten werden. Nur für Fieberkranke liegt er naturgemäß höher.

Von grundsätzlicher Bedeutung für die Wirkungsweise thermischer Eingriffe, insbesondere differenter Temperaturen, ist weiterhin die Frage, ob die differente Temperatur plötzlich zur Einwirkung kommt, was in jedem Falle einen stärkeren Reiz bedeutet, oder ob, vom Indifferenzpunkte ausgehend, eine allmähliche Abkühlung oder Erwärmung auf einen differenten Temperaturgrad erfolgt. Wir werden auf dieses, neuerdings von Hauffe[1]) besonders betonte Moment bei der Besprechung der Gefäßwirkungen noch zurückkommen.

Neben dem thermischen Reize ist es vor allem der **mechanische Reiz**, der die physiologische Wirkung der Wasserapplikation mit bestimmt. Er spielt namentlich bei allen Anwendungsformen des bewegten Wassers (Wellenbädern, Seebädern, Duschen, Übergießungen) eine wichtige Rolle, ebenso bei Abreibungen, Frottierungen u. dgl., und seine Wirkung geht bei derartigen Prozeduren mit der thermischen Hand in Hand. Ein weiteres wesentliches Moment bei der Wirkung hydrotherapeutischer Prozeduren ist schließlich die Dauer des angewandten thermischen und mechanischen Reizes.

Den Hauptangriffspunkt der Reize, die bei der Anwendung hydro- und thermotherapeutischer wie physikalischer Maßnahmen überhaupt zur Einwirkung auf den Körper gelangen, bildet die Haut. Durch Reizung der peripheren Hautnervenendigungen werden die meisten Veränderungen der Körperfunktionen, welche die thermischen und sonstigen physikalischen Reize im Gefolge haben, reflektorisch hervorgerufen, und zwar ist an dieser Reizübertragung das vegetative Nervensystem hervorragend beteiligt. Wie R. Stahl und seine Mitarbeiter[2]) neuerdings zeigen konnten, besteht eine weitgehende Ähnlichkeit zwischen der Kältewirkung und der Wirkung chemischer sympathikotonischer Reizmittel; andrerseits wirken Wärmeapplikationen — und auch z. B. Thermalbäder, Moorbäder usw. — als vagotonischer Reiz, eine Auffassung, die auch von verschiedenen anderen Autoren (F. Glaser[3]), Blacher[4]), Schober[5])) geteilt wird. Die Haut spielt bei diesen Einwirkungen die Rolle als Eingangspforte und Umformungsstelle zur Weitergabe an das vegetative Nervensystem.

Durch den auf die Haut applizierten Reiz werden nun, wie weiter unten noch näher ausgeführt werden soll, eine ganze Anzahl von Körperfunktionen in ihrem Ablaufe verändert. Diese Änderungen und die dadurch hervorgerufenen Reaktions- und Ausgleichsvorgänge führen, besonders wenn die physikalischen Reize kurgemäß wiederholt werden, zu einer „Umstimmung" des Organismus (Goldscheider[6])). In dieser Umstimmung und den sie bewirkenden Ausgleichs- und Abwehrvorgängen kann man die eigentliche Heilwirkung hydriatischer und sonstiger physikalischer Prozeduren erblicken, besonders soweit es sich dabei um auf indirektem Wege zustande kommende Allgemeinwirkungen handelt. Bestimmte lokale, unmittelbar hervorgerufene Heilwirkungen (z. B. die der örtlichen Hyperämisierung

---

[1]) Physiologische Grundlagen der Hydrotherapie. Berlin: Fischers med. Buchhandlung H. Kornfeld 1924.

[2]) Zeitschr. f. d. ges. physikal. Therapie. Bd. 27, S. 50. 1923; ebenda Bd. 29, S. 57. 1924; Klin. Wochenschr. Bd. 2, Nr. 22. 1923.

[3]) Zeitschr. f. ärztl. Fortb. 1925, H. 1 u. 2.

[4]) Zeitschr. f. d. ges. physikal. Therapie Bd. 29, S. 172. 1924.

[5]) Ebenda Bd. 30, S. 229. 1925.

[6]) Zeitschr. f. physikal. u. diät. Therapie Bd. 10, S. 645. 1907.

durch Licht oder der Bierschen Stauung) bedürfen solcher umständlicher Erklärungen nicht; aber schon ein örtliches heißes oder kaltes Hand- oder Fußbad bleibt nicht ohne Einfluß auf den Funktionsablauf im Gesamtorganismus, in diesem Falle auf dem Gebiete der Zirkulation und Innervation.

Manche dieser Überlegungen, insbesondere der Begriff der Umstimmung, legen den Gedanken nahe, daß zwischen der Allgemeinwirkung physikalischer Prozeduren einerseits und der Wirkung der unspezifischen Reizkörpertherapie andrerseits gewisse Ähnlichkeiten bestehen. Dieser Vergleich ist auch, namentlich auf dem Gebiet der Balneotherapie, von einer Reihe von Forschern gezogen worden (Schober[1]), Géronne[2]), Grunow[3]), Zimmer[4]) u. a.); er ist aber auch für thermische Allgemeinwirkungen überhaupt zutreffend (Krebs[5])). Hier wie dort finden wir, besonders nach den ersten Applikationen, mehr oder minder deutliche lokale und allgemeine Reaktionserscheinungen, primäre vorübergehende Verschlimmerungen, später dann, mit Gewöhnung an den Reiz, eine Besserung des Leidens im Laufe der weiteren Behandlung. Allerdings besteht ein Unterschied zwischen der Wirkung physikalisch-therapeutischer Allgemeinanwendungen und derjenigen der chemischen Reizkörpertherapie insofern, als bei letzterer meist verhältnismäßig starke Reize, die rasche Reaktion hervorrufen, zur Anwendung kommen. (Allerdings trifft dies für manche Formen dieser Therapie, wie z. B. die Zimmersche Yatrenbehandlung, heute nicht mehr zu.) Die Reize physikalisch-therapeutischer Allgemeinapplikationen sind demgegenüber schwächere, die Reaktionen treten darauf zeitlich etwas später und meistens weniger heftig ein, und mehr wie bei der parenteralen Reizkörpertherapie spielt hier die Summation der Reize — in Form einer Kur — eine Rolle (Krebs und Weskott[6])).

Die physiologischen Wirkungen der Hydro- und Thermotherapie auf die einzelnen Körperfunktionen.

Es ist das unbestreitbare Verdienst von Wilhelm Winternitz, die Einwirkungen der Hydrotherapie auf den Organismus als erster systematisch studiert und damit die Grundlage für eine wissenschaftliche Bearbeitung dieses Gebietes geschaffen zu haben. Auf diesen Grundlagen wurde dann zuerst von den Schülern Winternitz', dann auch von vielen anderen Autoren die Physiologie des thermischen Reizes weiter studiert und ausgebaut. Nicht alle ursprünglichen Winternitzschen Lehren können heute noch aufrechterhalten werden. Dadurch wird aber das Verdienst dieses Forschers, der zuerst die Hydrotherapie aus dem Stadium der groben Empirie zu einer Wissenschaft erhob, nicht geschmälert. Manche seiner anfangs angezweifelten Lehren, wie die von der therapeutischen Bedeutung der Reaktions- und Provokationsvorgänge, haben gerade auch durch die neuesten Forschungen eine weitgehende Bestätigung gefunden.

---

[1]) Zeitschr. f. physikal. u. diät. Therapie Bd. 26, S. 247. 1922; Allg. med. Zentr.-Ztg. 1921, Nr. 41.

[2]) Allg. med. Zentr.-Ztg. 1921, Nr. 32/33.

[3]) Zeitschr. f. physikal. u. diät. Therapie Bd. 26, S. 189. 1922.

[4]) Ebenda Bd. 25, S. 475. 1921; Allg. med. Zentr.-Ztg. 1922, Nr. 27/28.

[5]) Dtsch. med. Wochenschr. 1920, Nr. 31.

[6]) Zeitschr. f. physikal. u. diät. Therapie Bd. 26, S. 2. 1922.

Angesichts des rein praktischen Zweckes dieses Buches können wir im folgenden auf die physiologischen Einwirkungen der Hydro- und Thermotherapie nur insoweit näher eingehen, als es zum Verständnis der Wirkungsweise und Indikationen der einzelnen Prozeduren unbedingt erforderlich ist. Man darf auch bei der Würdigung dieser physiologischen Einwirkungen nicht vergessen, daß dieselben keineswegs restlos geklärt sind. Denn es handelt sich dabei vielfach um komplizierte Vorgänge, die auf indirektem Wege zustande kommen und deren therapeutische Auswirkungen in hohem Grade von der individuellen „Stimmung" des Organismus, seiner Reizbereitschaft und Reaktionsfähigkeit, abhängig sind. Daher auch die Verschiedenheiten in der therapeutischen Wirksamkeit einer bestimmten Maßnahme, die bei anscheinend demselben Krankheitszustande angewandt wird. Mehr noch wie auf sonstigen Gebieten der Therapie ist deshalb hier strenges Individualisieren notwendig.

a) Wirkung auf die Körpertemperatur.

Der Organismus des Warmblüters hat in hohem Grade das Bestreben, seine Eigentemperatur äußeren Einwirkungen gegenüber mittels der ihm zu Gebote stehenden Regulationsvorrichtungen zu verteidigen.

Es geschieht das auf zweierlei Art, durch die physikalische Wärmeregulation, d. h. durch vermehrte oder verminderte Wärmeabgabe, und durch die chemische Wärmeregulation, die in einer vermehrten oder verminderten Wärmebildung besteht. Die physikalische Wärmeregulation erfolgt vorwiegend vermittels des Zirkulationssystems, durch Änderung des Kontraktionszustandes der Hautgefäße, durch stärkere oder schwächere Durchblutung derselben, durch Schweißsekretion und Schweißverdunstung, während die chemischen Wärmeregulationsvorgänge vor allem in den Muskeln ihren Sitz haben. Auch sie werden allerdings reflektorisch von der Haut aus ausgelöst.

So bewirkt ein kaltes Bad zunächst eine Kontraktion der Hautgefäße zur Verhinderung der Wärmeabgabe und, daraus resultierend, selbst eine geringe Erhöhung der Innentemperatur des Körpers (im Rektum gemessen); erst bei längerer und intensiverer Kälteeinwirkung kommt es dann zu einer Senkung der Innentemperatur unter den Ursprungswert. Anders liegen die Verhältnisse, wenn das kalte Bad mit gleichzeitigen starken Friktionen der Haut appliziert wird. Die durch das Reiben dilatierten Hautgefäße geben jetzt Wärme ab und es sinkt infolgedessen die Innentemperatur. Beim Gesunden ist jedoch die auf diese Weise oder durch ein gewöhnliches, längeres, intensiv kaltes Bad hervorgerufene Temperaturerniedrigung keine erhebliche und langdauernde: Erhöhte willkürliche oder unwillkürliche Muskeltätigkeit (Zittern) und wohl auch direkte Steigerung der Verbrennungsvorgänge (dieselben betreffen hauptsächlich N-freie Substanzen) vermehren die Wärmeproduktion und sorgen somit durch chemische Regulation für die Erhaltung der Eigentemperatur. Beim Fieberkranken ist dagegen die durch Kälteeinwirkung hervorgerufene Temperaturerniedrigung eine intensivere und länger anhaltende, besonders wenn das Bad mit mechanischem Reiz verbunden war.

Neuere Untersuchungen von Strasser[1]) haben gezeigt, daß das Absinken der Körpertemperatur in dem von Friktionen begleiteten kühlen Bade weniger durch die Erweiterung der Hautgefäße als dadurch bedingt ist, daß durch die Reibungen das subjektive Kältegefühl, das reflektorisch eine erhöhte Muskeltätigkeit und damit chemische Wärmeregulation auslöst, aufgehoben wird; infolgedessen bleibt dann die chemische Regulation, wenigstens bis zu einem gewissen Grade der Abkühlung, aus.

Was den Grad der Abkühlung des Körperinneren durch hydrotherapeutische Kälteprozeduren beim Nicht-Fiebernden betrifft, so ergaben Messungen der Magen- und der Rektum-Temperatur mittels des Siemens-Halskeschen Fieberregistrierapparates (Fürstenberg, Eichler und Schemel) Herabsetzungen der Magen- bzw. Darmtemperatur um 0,2—0,6° nach kalten Vollbädern oder Packungen. Bemerkenswert ist, daß auch örtliche Kälteanwendungen, wie Teilbäder der Füße, Sitzbäder u. dgl. die Innentemperatur um mehrere Zehntel Grade herabzusetzen imstande sind.

Bei äußerlicher Wärmeapplikation kann der Körper nur durch physikalische Regulation seine Temperatur verteidigen; es erfolgt die Erhöhung der Wärmeabgabe durch Erweiterung der Hautgefäße und durch die wärmebindende Schweißbildung und Schweißverdunstung, außerdem durch vermehrte Wasserdampfabgabe durch die Haut und durch die Lungen, welch letztere aber beim Menschen von geringerer Bedeutung ist. Die physikalische Regulation geht um so leichter vor sich, je besser der Schweiß verdunsten kann, also ist sie in trockenen warmen Medien (Heißluftbädern, Lichtbädern) eher möglich als in feuchten, in denen, wie z. B. in Dampfbädern oder heißen Wasserbädern, die Schweißverdunstung behindert ist. In letzteren kommt es daher bald zu einer Erhöhung der Eigentemperatur des Körpers, die man als Wärmestauung bezeichnet; doch können auch die trockenen sogenannten „wärmezuführenden" Prozeduren bei längerer und intensiverer Einwirkung, wenn die physikalische Regulation nicht mehr ausreicht, zu einer Wärmestauung führen. Wir werden bei Besprechung der einzelnen Wärmeprozeduren noch näher auf diese wichtigen Vorgänge zurückkommen.

Die Frage, inwieweit lokal applizierte Wärme oder Kälte in die Tiefe dringt, ist vielfach experimentell studiert worden. Insbesondere ergaben auch hier Messungen der Magentemperatur mittels des Siemens-Halskeschen Registrierapparates bei äußerlich auf die Magengegend applizierter Wärme interessante Aufschlüsse (Eichler und Schemel[2]), Fürstenberg[3]), Lüdin[4])). Es zeigte sich hierbei, daß feuchte Wärmeapplikationen, wie der Dampfstrahl oder Kataplasmen, die Magentemperatur stärker heraufsetzen können (bis um 1°) als die trockene Wärme in Form von Heißluftduschen oder elektrischen Wärmekissen. Auch bei Bestrahlung der Magengegend mittels des elektrischen Bogenlichtes war die Temperaturerhöhung im Mageninnern nur eine geringe. An anderen Körperteilen konnten aber Scholtz[5])

---

[1]) Wien. Arch. f. inn. Med. Bd. 6, S. 215. 1923.
[2]) Dtsch. med. Wochenschr. 1911, Nr. 51.
[3]) Med. Klinik 1913, S. 744 u. Dtsch. med. Wochenschr. 1912, Nr. 38.
[4]) Zeitschr. f. d. ges. exp. Med. Bd. 8 (1919).
[5]) Berlin. klin. Wochenschr. 1904, Nr. 18.

und Frankenhäuser[1]) zeigen, daß die strahlende Wärme, also die von einer Lichtquelle (Sonne, elektrische Lampe) ausgehende Wärme, eine bedeutendere Tiefenwirkung ausübt als die geleitete trockene Wärme. Es kommt ja den Lichtwärmestrahlen überhaupt eine große Penetrationsfähigkeit zu.

Daß entsprechende Versuche bei örtlicher Anwendung der Diathermie erheblichere Temperaturerhöhungen im Körperinneren ergaben als bei äußerlicher Wärmeapplikation, liegt in der Natur jenes besonderen Heilverfahrens. Im übrigen muß aber für lokale Wärmeprozeduren jeder Art daran festgehalten werden, daß ihre physiologische und therapeutische Wirkung in der Regel mehr auf der durch Gefäßdilatation bewirkten Verbesserung der lokalen Zirkulationsverhältnisse beruht, die sich auch auf tiefere Schichten hinein erstreckt (Schäffer), als auf einer direkten Erhöhung der Gewebstemperatur. Diese letztere beträgt, wenn wir von den oben erwähnten Magenversuchen absehen, bei lokalen Wärmeprozeduren, die in einer für die Haut noch erträglichen Temperatur angewandt werden, in einer Tiefe von 1—2 cm im Maximum 2—4 ⁰ C.

Erheblicher als die Tiefenwirkung der Wärme ist die der lokal (in der Form der Eisblase) applizierten intensiven Kälte. Man hat bei Messungen in der Hohlhand, in Fisteln, an der inneren Thoraxwand, an der Wangenschleimhaut, neuerdings auch mittels der Zondekschen Tiefenthermometrie Temperaturerniedrigungen bis zu 5⁰ und mehr nach äußerlicher Applikation der Eisblase konstatiert. Die infolge der Kälteeinwirkung eintretende Anämie und Verlangsamung der Zirkulation in den Gefäßen schaffen eben günstigere Bedingungen für das Eindringen der äußerlich applizierten Kälte, als dies der gefäßerweiternden Wärme gegenüber möglich ist. Jedoch sind naturgemäß auch der Kältewirkung in größeren Tiefen Schranken gesetzt, um so mehr, je besser die lokale Blutversorgung an der betreffenden Körperstelle ist. All dies gilt nur für die intensive, länger einwirkende Kälte; bei den sonstigen lokalen hydrotherapeutischen Kälteapplikationen (Prießnitzschen Umschlägen) greifen andere vasomotorische Verhältnisse Platz, die wir im folgenden Kapitel kennenlernen werden. Die Temperaturherabsetzung in der Tiefe ist hier nur unerheblich und vorübergehend.

b) Wirkung auf das Gefäßsystem; Reaktion.

Es ist nunmehr geboten, auf das bisher schon verschiedentlich gestreifte Verhalten des Gefäßsystems und der Blutverteilung thermischen Reizen gegenüber etwas näher einzugehen; wir kommen damit wohl zu den wichtigsten Einwirkungen hydrotherapeutischer Prozeduren auf den Organismus.

Die Kälteanwendungen rufen zunächst eine Kontraktion der Hautgefäße hervor, der dann bald eine sekundäre Dilatation

---

[1]) Zeitschr. f. physikal. u. diät. Therapie Bd. 7 u. „Die Wärmestrahlung, ihre Gesetze und Wirkungen". Leipzig: J. A. Barth 1904.

folgt; und zwar tritt die letztere um so rascher ein, je kürzer dauernd und je intensiver der Kältereiz ist. Es tut sich diese sekundäre Gefäßdilatation, die in der Hydrotherapie als **Reaktion** bezeichnet wird, subjektiv in einem erfrischenden Wärmegefühl kund, objektiv vor allem in einer hellroten Färbung der Haut (reaktive Hyperämie), sowie dadurch, daß die Haut sich warm anfühlt. Der Eintritt der Reaktion wird weiter noch begünstigt durch gleichzeitige mechanische Reize sowie durch der Kälteanwendung vorausgehende Erwärmung des Körpers.

Diese „Reaktion" spielt nun bei den hydriatischen kühlen und kalten Prozeduren eine ungemein wichtige Rolle; denn es gilt — wenn wir von lokalen langdauernden Kälteeinwirkungen (Eisblase, Kühlschläuche) absehen — der Eintritt der Reaktion als Maßstab dafür, daß die betreffende Kälteanwendung vom Körper vertragen wird, und daß die Möglichkeit für den gewünschten therapeutischen Effekt damit gegeben ist. Allerdings handelt es sich bei dieser „Reaktion" zunächst nur um lokale Vorgänge, die sich in den Hautkapillaren abspielen; eine gesetzmäßige Beziehung zwischen Hautreaktion und zweckmäßigen Regulierungsvorgängen im gesamten Gefäßsystem besteht nicht. Immerhin ist für die Praxis daran festzuhalten, daß der äußerlich sichtbare und subjektiv vom Patienten wahrnehmbare Eintritt der Reaktion Vorbedingung für die gute Verträglichkeit der betreffenden Kälteprozedur ist. Ob darauf auch die vasomotorischen Regulierungsvorgänge in den tiefer gelegenen Gefäßgebieten und die übrigen recht komplizierten Reaktionen im Bereiche des Stoffwechsels, der Drüsentätigkeit, der Innervation usw. in der beabsichtigten und therapeutisch erwünschten Weise ansprechen, ist durch den Eintritt der Hautreaktion noch nicht gesagt; aber schon die dadurch bewirkte günstige Beeinflussung der subjektiven Allgemeingefühle schafft für jene anderen Einwirkungen eine entsprechende Vorbedingung.

Es ist angesichts dieser Bedeutung der Reaktion von Wichtigkeit, die Hilfsmittel zu kennen, die den Eintritt der Reaktion begünstigen, und namentlich bei anämischen, schlecht genährten, dekrepiden Individuen oder bei Leuten mit starrem Gefäßsystem (Arteriosklerose) diese Mittel anzuwenden, um zu verhüten, daß solche Personen auf einen kühlen oder kalten hydrotherapeutischen Eingriff mit anhaltendem Frostgefühl, Unbehagen, Hautblässe, Temperaturerniedrigung, anstatt mit einem angenehmen Erwärmungs- und Erfrischungsgefühl, Hautröte und Rückkehr zur ursprünglichen Hauttemperatur reagieren. Es sind, um nochmals zu rekapitulieren, diese Hilfsmittel zur Erzielung einer guten Reaktion:

1. Sorge für vorherige Erwärmung (ev. durch vorausgehende kurze künstliche Anwärmung im Bett, in einer Trockenpackung, einem Licht- oder Heißluftbade u. dgl.). Auch vorherige spirituöse Abreibungen der Haut begünstigen die reaktive Gefäßerweiterung bei einer nachfolgenden Kälteapplikation.

2. Kürze der Applikation; in Ausnahmefällen wird man allerdings von dieser Regel abweichen, wenn besondere Zwecke, z. B. Herab-

setzung der Körpertemperatur bei Fieberkranken oder intensive Stoffwechselerhöhung bei Fettleibigen, durch die Kälteprozedur erreicht werden sollen.

3. Intensität der Kältewirkung; es ist ein Irrtum, anzunehmen, daß laue Prozeduren in schonenderer Weise die Reaktion herbeiführen als kalte, und deshalb ist die Verwendung des sogenannten brunnenkalten (unter 15° kalten) Wassers für derartige Prozeduren immer das zweckmäßigste. Allerdings kommt es nicht nur auf den absoluten Kältegrad an, sondern auch auf den Kontrast gegen die vorherige Temperatur der Haut und ihrer Umgebung; je größer dieser Kontrast, desto intensiver die Reaktion. Es läßt sich also durch abwechselnde Anwendung von warmen und kalten Prozeduren ebenso wie durch vorherige Anwärmung die Reaktion begünstigen, und zugleich sind bei diesen „wechselwarmen" Anwendungen (und ebenso bei vorheriger künstlicher Anwärmung) oft schon mäßige Kältegrade imstande, eine hinreichende Reaktion herbeizuführen.

4. Der mechanische Reiz, mag er nun durch gleichzeitiges Reiben, Frottieren, Bewegungen im Bade u. dgl. oder durch das Wasser selbst (Duschen, Übergießungen, Wellenschlag) herbeigeführt werden. Auch das Frottieren nach dem Bade, aktive Muskelübungen, Spazierengehen dienen dem Zwecke der reaktiven Wiedererwärmung.

Daß außerdem Zusätze zu dem Badewasser (Salze, spirituöse und aromatische Substanzen und vor allem Kohlensäure) den Eintritt der Reaktion begünstigen können, wird später beim Kapitel Balneotherapie noch zu erwähnen sein. Im übrigen werden wir bei Besprechung der einzelnen hydrotherapeutischen Prozeduren noch oft darauf zurückzukommen haben, in welcher Weise sich dabei jeweils der Eintritt der Reaktion begünstigen läßt. Zur informatorischen Prüfung der Reaktionsfähigkeit der Haut kann man entweder die Schnelligkeit, mit der sich nach Bestreichung der Haut mit dem Fingernagel eine sekundäre Rötung der gestrichenen Stelle entwickelt, benutzen (Baruch[1])), oder man nimmt, was noch zuverlässiger ist, eine partielle kalte Abreibung (Teilabreibung) einer Körperstelle (am besten Unterarm) zur Prüfung der Reaktionsfähigkeit vor.

Bleibt an dem von einer Kälteprozedur betroffenen Körper die Reaktion der Haut aus — sei es nun wegen individueller Disposition oder wegen zu langer Dauer der Kälteeinwirkung —, so besteht zunächst die Kontraktion der Hautgefäße eine Weile fort und macht sich in Blässe der Haut geltend; zugleich tritt infolge der Kontraktion der Arrectores pilorum eine sogenannte Gänsehaut auf. Auf diese Erscheinungen, die bei langandauernden intensiven Kälteanwendungen die Regel bilden, folgt dann aber ebenfalls nach einiger Zeit eine Gefäßdilatation, bei der jedoch, im Gegensatze zu der reaktiven Gefäßerweiterung, die Zirkulation verlangsamt ist, da die Gefäße sich in einem lähmungsartigen Zustande befinden und ihren Tonus verloren haben, und bei der die Haut blaurot und zyanotisch, nicht, wie bei der Reaktion, hellrot aussieht.

Die Frage, wie sich nun, abgesehen von den Kapillaren und Arteriolen der Haut, die tiefer liegenden Gefäße der Körperperipherie

<hr>

[1]) Hydrotherapie, deutsche Ausgabe von W. Lewin. Berlin: August Hirschwald 1904.

während der Reaktion nach Kälteeinwirkung verhalten, wird verschieden beantwortet. Während Matthes eine Erweiterung dieser Gefäße annimmt, sind Otfried Müller und di Gaspero der Ansicht, daß auch im Reaktionsstadium der Kontraktionszustand des tieferen zuführenden Gefäßgebietes weiter fort besteht. Jedenfalls muß daran festgehalten werden, daß ein erhöhter Tonus im Gebiete der peripheren Arterien nach Kälteeinwirkung auch im Reaktionszustande vorhanden ist, wie aus der übereinstimmend hier beobachteten Blutdruckerhöhung hervorgeht.

Was die Einwirkung der **Wärme** auf das Gefäßsystem betrifft, so ruft sie sowohl in den Hautgefäßen wie in den tiefer liegenden Gefäßen der gesamten Körperperipherie eine Erweiterung hervor. Bei höheren Hitzegraden, besonders wenn sie plötzlich einwirken, geht dieser Erweiterung ein kurzes Stadium der Gefäßkontraktion voraus. Wenn man beispielsweise in ein Vollbad von etwa 42⁰ Temperatur rasch hineinsteigt, so empfindet man zunächst ein deutliches intensives Frostgefühl, dem dann allerdings bald das Hitzegefühl mit seinen gewöhnlichen Begleiterscheinungen folgt. Von diesen Anfangserscheinungen abgesehen, bildet aber die gefäßerweiternde und hyperämisierende Wirkung den hauptsächlich in die Augen springenden und gesetzmäßigen Effekt der üblichen Wärmeanwendungen auf das ganze periphere Gefäßsystem.

Es ist früher darüber gestritten worden, ob die nach Wärmeapplikation erfolgende Gefäßdilatation mit der durch Kälte bedingten reaktiven Erweiterung identisch ist. Winternitz hielt zeitlebens an einer Verschiedenheit der beiden Erscheinungen fest. Er fand den Unterschied vor allem in der Erhaltung des Gefäßtonus bei der reaktiven Dilatation. Matthes und Bier sehen dagegen beide Arten der Hyperämie als gleichartig an, und es ist jedenfalls daran festzuhalten, daß es sich bezüglich der Blutversorgung der Gewebe in beiden Fällen um das handelt, was nach dem heutigen allgemeinen Sprachgebrauche als aktive Hyperämie (im Gegensatze zur passiven Stauungshyperämie) bezeichnet wird. Auch die von O. Bruns und F. König[1] beobachteten Veränderungen der Strömung in den Hautkapillaren nach warmen und kalten Bädern ergaben, daß diese Strömung nach warmen Bädern, sogar mehr noch wie bei der auf Kältereiz folgenden reaktiven Hyperämie, beschleunigt wird.

Die Strömungsgeschwindigkeit im peripheren Zirkulationssystem überhaupt wird nach Versuchen von E. Freund[2] über den Kohlensäure- und Sauerstoffgehalt des venösen Blutes nach örtlichen und allgemeinen warmen und kalten Bädern folgendermaßen beeinflußt: Nach warmen Prozeduren findet sich der CO_2-Gehalt des Venenblutes vermindert, der O-Gehalt erhöht, es ist also die Strömung im peripheren Kreislaufe beschleunigt; nach Kälteeinwirkungen fand sich eine derartige „Arterialisierung" des Venenblutes nur dann, wenn sie in ganz kurzer Dauer (Übergießung, kurzes Eintauchen) appliziert wurden, so daß eine deutliche reaktive Hyperämie entstand; jede länger einwirkende lokale oder allgemeine Kälteapplikation hatte eine Zunahme des CO_2-Gehaltes des Venenblutes als Zeichen einer Verlangsamung der peripheren Zirkulation zur Folge.

Von großer Wichtigkeit für die Gefäßwirkung thermischer Reize ist nun die Erscheinung, daß, wenn der Kälte- oder Wärmereiz eine

---

[1] Zeitschr. f. physikal. u. diät. Therapie Bd. 24, S. 1. 1920.
[2] Arch. f. Balneol. Bd. 1, S. 25. 1925.

beschränkte Körperstelle trifft, z. B. einen Unterarm, auch entfernte, nicht direkt betroffene peripherische Gefäßbezirke in
gleichem Sinne reagieren. Und zwar erfolgt diese gleichsinnige Beeinflussung (also Gefäßkontraktion und Volumabnahme nach Kälteeinwirkung, Dilatation und Volumzunahme nach Wärmeapplikation)
nicht nur, wie man früher annahm, an symmetrischen Körperstellen,
sondern an der ganzen Körperperipherie, wie aus den plethysmographischen Versuchen von Otfried Müller, Ernst Weber und
G. Hauffe geschlossen werden muß. Wahrscheinlich ist es ferner, daß
die Muskelgefäße sich bei dieser offenbar reflektorischen Einwirkung
gleichsinnig wie die Hautgefäße verhalten.

Die Gefäße des Körperinneren, also die großen Gefäße der Brusthöhle und die Abdominalgefäße, verhalten sich nun bei Einwirkung
äußerer thermischer Reize umgekehrt wie die Gefäße der Körperperipherie. Nach dem Dastre-Moratschen Gesetz tritt in diesen
tiefen Gefäßen eine erhöhte Blutfülle bei Gefäßverengerung in
der Peripherie und umgekehrt eine Verengerung bei Erweiterung
der peripheren Gefäße ein. Somit erfolgt bei äußerer Kälteapplikation ein erhöhter Füllungszustand in den Gefäßen des
Körperinnern, bei Wärmeeinwirkung verengern sich dieselben.
Das konnte Otfried Müller[1]) auf plethysmographischem Wege durch
Partialwägungen genau nachweisen. Er machte auch noch insofern die
Probe aufs Exempel, als er bei innerer Wärmeapplikation (Trinken
von heißem Wasser) Abnahme des Blutvolumens in der Peripherie
fand, und umgekehrt bei Trinken von kaltem Wasser vermehrte Blutfülle dortselbst. Die Gefäße des Schädelinnern (Gehirngefäße) verhalten sich dagegen, nach Beobachtungen von Strasburger[2]), gleichsinnig wie die Hautgefäße bei Einwirkung von thermischen Reizen;
so sinkt das Gehirnvolumen nach einem kalten Fußbade, um später
wieder zuzunehmen. G. Hauffe[3]) nimmt im Gegensatze dazu allerdings an, daß sich die Gleichsinnigkeit mit dem Verhalten der Gefäße
der Peripherie nur auf die Gefäße der Hirnsubstanz selbst, nicht
aber auf die freien Gefäße an der Schädelbasis und der Gehirnoberfläche erstreckt.

Bei der Beurteilung aller dieser, für den Einfluß der Hydrotherapie
auf die Blutverteilung so wichtigen Versuche, ist aber nicht zu übersehen, namentlich soweit es sich um Kälteeinwirkungen dabei handelt, daß sich diese Verhältnisse im Stadium der Reaktion und des
auf sie folgenden Ausgleiches sehr wohl noch ändern können.
Auch durch die Beobachtung Strassers und seiner Mitarbeiter, daß
die Gefäße der Milz und der Niere konsensuell mit den Hautgefäßen reagieren, durch das erwähnte abweichende Verhalten der
Gehirngefäße und die von Hauffe aufgestellte Theorie, daß außer

---

[1]) Sammlung klin. Vorträge Innere Medizin Nr. 194—196. Leipzig: J. A.
Barth 1910.

[2]) Einführung in die Hydrotherapie und Thermotherapie. Jena: Gustav
Fischer 1909.

[3]) Med. Klinik 1926, Nr. 8, S. 301.

Milz und Niere sich auch die übrigen inneren Organe des Abdomens und auch die des Thorax (Herz und Lunge) in bezug auf ihre Blutfüllung mit der Peripherie gleichsinnig verhalten, erfährt das oben Gesagte eine Einschränkung. Trotzdem aber ist die praktische Bedeutung aller dieser Beobachtungen eine große. Sie zeigen uns, welche mächtige Beeinflussung auch die Zirkulation im Körperinnern durch den thermischen Reiz erfährt. Es kommt dabei weniger auf die einzelnen Phasen dieser immerhin sehr komplizierten Vorgänge an, als darauf, daß wir mit thermischen Reizen große Umschaltungen von Blutmassen bewirken können (Strasser).

In ganz gesetzmäßiger Weise beeinflussen nach G. Hauffe die allmählich von indifferenter auf heiße Temperatur gesteigerten warmen Bäder die Blutverteilung, besonders wenn sie als allmählich erwärmte Teilbäder gegeben werden. Es findet unter deren Einwirkung primär eine plethysmographisch feststellbare Erweiterung der Gefäße in der ganzen Peripherie unter gleichzeitiger Entlastung der großen Gefäße der Körperhöhlen statt.

Es darf hier nicht unerwähnt bleiben, daß die Winternitzsche Schule im Gegensatz zu den O. Müllerschen Versuchen annimmt, daß nach lokalen Kälteapplikationen in anderen Gefäßbezirken der Haut, besonders in zentral vom Applikationsort gelegenen, eine primäre Zunahme der Blutfüllung erfolgt, daß also dort ein gegensätzliches Verhalten als am Locus applicationis selbst besteht. Dieser offenbar nur sehr kurz dauernde Vorgang wurde früher als Rückstauungskongestion bezeichnet, und es wurden damit, vor allem mit der Rückstauungskongestion nach dem Kopfe, die bei einer Kälteprozedur oft auftretenden unangenehmen Sensationen (Kopfschmerz, Schwindel, Augenflimmern, Ohnmacht) erklärt. Matthes schlägt für diesen Vorgang den Ausdruck „zentrale Wallung" vor, der nichts präjudiziert; er erklärt die Bekämpfung der genannten Erscheinungen durch kalte Kompressen mit O. Müller einfach dadurch, daß bei dieser Maßnahme es sich um ein allmähliches Einschleichen des Kältereizes und somit um seine Milderung handle. Praktisch ist es jedenfalls wichtig, daß jene „Wallungen" sich durch kalte Waschungen des Kopfes oder durch kalte Kompressen auf den Kopf verhindern lassen.

Was die Einwirkung des thermischen Reizes auf das Herz selbst betrifft, so läßt sie sich im allgemeinen in der Weise charakterisieren, daß den ganzen Körper treffende Kälteprozeduren die Pulsfrequenz verlangsamen, Wärmeprozeduren dieselbe beschleunigen; zugleich kann man sich vorstellen, daß die Kälteprozeduren tonisierend, Wärmeprozeduren im allgemeinen erschlaffend auf den Herzmuskel wirken. Für die tonisierende Wirkung allgemeiner Kälteapplikationen auf das Herz sprechen auch Untersuchungen am Elektrokardiogramm, welche im allgemeinen eine als günstige Beeinflussung aufzufassende Verkleinerung des sogenannten Ventrikelquotienten ($J:F$) ergaben (Jastrowitz). Bemerkenswert ist jedoch, daß das Schlagvolumen des Herzens durch einfache kalte Bäder nicht vergrößert, sondern eher verkleinert wird (O. Müller), mithin dabei, zumal der Blutdruck gleichzeitig erhöht ist, an die Herzarbeit größere Ansprüche gestellt werden.

Lokale Kälteapplikationen, besonders in der Herzgegend angewandte, wirken gleichfalls pulsverlangsamend; vermutlich ist diese Wirkung keine direkte, sondern sie kommt auf dem Reflexwege zustande. Dasselbe läßt sich von dem Effekt sonstiger lokaler

Kälteanwendungen, besonders solcher in der Nackengegend, annehmen, die gleichfalls in der Regel pulsverlangsamend wirken. Lokale Wärme bleibt solange ohne Effekt auf die Pulsfrequenz, als sie nicht in sehr intensiver Weise oder in längerer Dauer einwirkt, in welchem Falle das Zirkulationssystem ähnlich, wenn auch schwächer, als nach allgemeinen Wärmeanwendungen beeinflußt wird. Von der besonderen Wirkung der Hauffe-Schweningerschen allmählich erwärmten Teilbäder auf die Herzfunktion wird bei Besprechung der Herzkrankheiten im speziellen Teile noch näher die Rede sein.

Der Blutdruck, der ja einerseits von der Stärke der Herzkontraktion, andererseits von dem Tonus und Füllungszustande der Gefäße abhängig ist, wird durch hydriatische Prozeduren in bemerkenswerter Weise alteriert, und es ist diese Wirkungsweise der Gegenstand einer sehr umfangreichen Literatur geworden. Auf die sich vielfach widersprechenden Angaben über Blutdruckänderungen nach hydriatischen Maßnahmen hier näher einzugehen, ist unmöglich; es haben sich aber doch im Laufe der Zeit die Meinungen soweit geklärt, daß man darüber etwa folgendermaßen resümieren kann: Vor allem ist festzuhalten, daß gefäßverengernde Prozeduren blutdruckerhöhend, gefäßerweiternde blutdruckerniedrigend wirken. Es wird also durch Kälteanwendungen der Blutdruck zunächst gesteigert, um so mehr, je niedriger die einwirkende Temperatur ist; bei der reaktiven Gefäßerweiterung tritt dann, gewöhnlich aber erst nach Aufhören der Prozedur, ein leichtes Absinken des Blutdruckes ein, doch ist dasselbe meist nicht erheblich und geht gewöhnlich nicht bis zum ursprünglichen Blutdruckwert herunter, besonders dann nicht, wenn die Prozedur mit einem starken mechanischen Reiz verbunden war. Denn jeder mechanische Reiz wirkt an sich durch Anregung der Herzkontraktionen blutdrucksteigernd, und so ist die Blutdruckerhöhung am stärksten nach Kälteprozeduren mit mechanischem Reiz (Strahlduschen, Abreibungen, bewegten Bädern usw.). Nur dann tritt als Endeffekt von Kälteprozeduren eine wirkliche Blutdrucksenkung ein, wenn dieselben, ohne mit mechanischem Reiz verbunden zu sein, eine langdauernde reaktive Gefäßerweiterung im Gefolge haben (Einpackungen). Duschen können nur dann blutdruckerniedrigend wirken, wenn sie unter geringem Druck appliziert werden und ihre Temperatur sich vom Indifferenzpunkt nicht weit entfernt (douches hypotensives der Franzosen).

Wärmeprozeduren wirken, in einer Temperatur von 37—40° angewandt, nach anfänglicher Blutdruckerhöhung druckvermindernd; je mehr sie sich nach oben vom Indifferenzpunkte entfernen, desto größer und länger anhaltend ist die initiale Drucksteigerung. Jedoch tritt auch nach heißen Prozeduren (über 40°) sekundär eine Drucksenkung ein, entsprechend der starken Gefäßerweiterung, und zwar ist diese Druckerniedrigung eine erheblichere als die nach Kälteprozeduren eintretende sekundäre Senkung. Der mechanische Reiz kann auch hier die Verhältnisse ändern, so daß beispielsweise eine unter starkem Druck applizierte heiße Dusche immer, auch als Endeffekt, eine Blutdruckerhöhung ergibt. Bei allmählich erwärmten Teilbädern fehlt die primäre Drucksteigerung völlig.

Will man nun aus dem Verhalten der Pulsfrequenz, des Schlagvolumens, des Elektrokardiogramms und des Blutdrucks die Einwirkung hydrotherapeutischer Prozeduren auf die Herzarbeit beurteilen, so läßt sich resümieren: Kühle und kalte Bäder vermindern insofern die Herzarbeit, als die Herzkontraktionen seltener werden und das Schlagvolumen abnimmt; durch die auch im Stadium der Reaktion erfolgende Volumabnahme in den peripheren Gefäßgebieten wird dagegen der Herzarbeit ein gewisser Widerstand entgegengesetzt, der überwunden werden muß und von dem suffizienten Herzen infolge der tonisierenden Wirkung des Kältereizes auf den Herzmuskel und auch durch die Blutdrucksteigerung überwunden wird, zumal die auch hier maßgebenden Gesetze der Wärmeregulation keine Beschleunigung der peripherischen Zirkulation, sondern im Gegenteil eine Verminderung der Wärmeabgabe erfordern. Der gleichzeitige mechanische Reiz ruft reflektorisch eine Anregung der Herzarbeit hervor und vergrößert, im Gegensatze zum reinen Kältereize, das Schlagvolumen. Alles in allem muß man trotz der durch die Pulsverlangsamung bedingten Schonung mit O. Müller und di Gaspero annehmen, daß kalte Prozeduren mit einer Mehranforderung an das Herz (Tonisierung, Übung) verbunden sind.

Warme Prozeduren nahe dem Indifferenzpunkt alterieren die Herzarbeit nur wenig; je höher die Temperatur ist, um so mehr wird aber die Herzarbeit vergrößert; namentlich die eigentlichen Hitzeprozeduren steigern dieselbe in bedeutendem Maße, vor allem infolge der Vermehrung der Herzkontraktionen, die notwendig sind, um der Haut die zur Wärmeabgabe nötigen Blutmengen zuzuführen.

c) Wirkung auf den Stoffwechsel.

Durch intensive allgemeine Kälteprozeduren wird der respiratorische Stoffwechsel, also die Verbrennung N-freier Substanzen, in erheblichem Maße erhöht; es hängt dies zusammen mit der vorher besprochenen chemischen Wärmeregulation, die hauptsächlich in einer Erhöhung der Verbrennungsvorgänge in den Muskeln besteht und durch willkürliche und unwillkürliche Muskelbewegungen (Zittern) bedingt ist, die bei der betreffenden Kälteprozedur vor sich gehen. Beachtenswert ist, daß auch solche Kälteanwendungen, die noch keine Herabsetzung der Körpertemperatur mit sich bringen, von einer Erhöhung des respiratorischen Stoffwechsels begleitet sind. Daß diese Wirkung durch begleitende aktive Muskelbewegungen gefördert und verstärkt wird, leuchtet wohl ohne weiteres ein.

Eine Vermehrung der Zersetzung stickstoffhaltiger Substanzen, also ein erhöhter Eiweißzerfall, tritt nur nach sehr intensiven und länger dauernden Kälteprozeduren ein, wie sie jedenfalls zu therapeutischen Zwecken kaum in Betracht kommen. Dagegen hat Strasser[1]) gefunden, daß unter dem Einflusse der üblichen kalten hydriatischen Prozeduren (Halbbäder) die Ausnutzung N-haltiger Substanzen eine bessere ist, und daß ihr Abbau bis zu ihrem natürlichen Endprodukte, dem Harnstoff, ein ausgiebigerer wird. Ferner fand Jakab[2]), daß durch kalte Bäder die Ausscheidung der endogenen Harnsäure verringert, nach Schwitzprozeduren dagegen erhöht wird. Die Ausscheidung von sonstigen Säuren und Salzen (Phosphorsäure, Schwefelsäure, Kochsalz) wird nach Strassers Untersuchungen durch kalte hydrotherapeutische Anwendungen vermehrt; neben der Stoffwechselwirkung kommt dabei auch die Beeinflussung der Zirkulationsverhältnisse in der Niere selbst als Ursache in Betracht.

Auf jeden Fall muß daran festgehalten werden, daß die kühlen und kalten Wasseranwendungen auf die Ernährungs- und Stoffwechselvorgänge anregend und auf ihren normalen Ablauf begünstigend einwirken. Diese Wirkung ist neben der direkten Beförderung des respiratorischen Stoffwechsels durch Kältemaßnahmen nicht zu übersehen.

Wärmeprozeduren bleiben, solange sie die Temperatur des Körpers nicht erhöhen, ohne Einfluß auf die Oxydationsvorgänge, resp. sie können bei längerer Dauer und bei Vermeidung einer Wärmestauung die Oxydationen sogar herabsetzen, da der Körper dabei weniger Arbeit zur Erhaltung seiner Eigenwärme zu leisten braucht. Kommt es dagegen infolge behinderter Wärmeabgabe zur Wärmestauung und zur Erhöhung der Körpertemperatur, so werden die Oxydationsvorgänge in erheblichem Maße erhöht; auch hier werden wieder zunächst und vor allem die stickstofffreien Substanzen betroffen. Intensivere und, was von Wichtigkeit ist, öfters wiederholte wärmestauende Prozeduren vermehren aber auch den Eiweißzerfall und somit die N-Ausscheidung.

Aus dem Gesagten geht hervor, daß die wärmestauenden heißen Wasserbäder, Moorbäder, Dampfbäder in erheblicherem Maße den Stoffwechsel beeinflussen als die eine bessere Wärmeregulation gestattenden Heißluft- und elektrischen Lichtbäder. Ferner kommt aber in Betracht, daß auch der Hautreiz die Stoffwechselwirkung warmer Bäder erhöht, wie das H. Winternitz[3]) für die Senfbäder und Sandbäder nachgewiesen hat; auch die Solbäder wirken, vor allem bei öfterer Wiederholung, mehr auf den Stoffwechsel ein als gewöhnliche Wasserbäder von entsprechender Temperatur, doch sind die Unterschiede hier nicht so erheblich als bei den Senfbädern.

Bezüglich des Einflusses thermischer Maßnahmen auf die innere Sekretion können wir nach unseren heutigen Kenntnissen nur sagen, daß, wie schon in der Einleitung erwähnt, Kälteprozeduren im Sinne einer Sympathikotonisierung, Wärmemaßnahmen, insbesondere warme Bäder, im allgemeinen als Vagusreize wirken. Denn nach den Untersuchungen von R. Stahl und seinen

---

[1]) Verhalten des Stoffwechsels bei hydriatischer Therapie. Wiener Klinik 1895.
[2]) Zeitschr. f. physikal. u. diät. Therapie Bd. 11, S. 674. 1908.
[3]) Dtsch. Arch. f. klin. Med. Bd. 72, H. 3—4.

Mitarbeitern[1]) wird durch kalte Bäder, ganz ähnlich wie durch Adrenalin, der Serumeiweißgehalt und die Viskosität des Blutserums erhöht, während beide Faktoren sowohl nach warmen Bädern wie nach Atropininjektionen eine Verminderung erfahren; auch die Hautreaktionen nach künstlich gesetzten Quaddeln werden durch Wärme- und Kälteanwendungen in analoger Weise wie durch vagus- und sympathikusreizende Mittel beeinflußt. Das Verhalten der Leukozyten nach kalten und warmen Bädern entspricht ebenfalls einer sympathikotonischen resp. vagotonischen Reaktion (F. Glaser[2])), und auch Schober[3]) und Blacher[4]) haben die warme Thermalbäderwirkung im Sinne einer verstärkten Vagotonie erklärt.

d) Einfluß auf die Blutzusammensetzung.

Nach allgemeinen Kälteapplikationen nimmt die Zahl der roten und weißen Blutkörperchen, der Hämoglobingehalt und das spezifische Gewicht des Kapillarblutes zu; ebenso wird die Viskosität des Blutes dadurch erhöht. Diese rasch eintretende Wirkung kann naturgemäß nicht auf einer Neubildung von Blutelementen beruhen, sondern sie ist einerseits dadurch verursacht, daß mehr rote und weiße Blutkörperchen, die in den Gefäßen des Körperinneren stagnierten, durch die allgemeine Anregung der Zirkulation in die Peripherie gebracht werden; andrerseits wird durch die unter Kältereiz erfolgende Kontraktion und Dilatation der Hautkapillaren der Flüssigkeitsaustausch zwischen Kapillarblut und der Gewebsflüssigkeit beeinflußt und dadurch auch die Blutzusammensetzung selbst (im Sinne einer Eindickung des Blutes). Schließlich darf für die Vermehrung der Leukozyten wohl sicher auch der direkte leukotaktische Reiz der Kälte mit als Ursache angenommen werden (Kälteleukozytose).

Über das Verhalten von Hämoglobingehalt, Zahl der roten Blutkörperchen sowie der Leukozyten nach allgemeinen Wärmeprozeduren sind die Angaben nicht einheitlich. Jedenfalls erfolgt eine Zunahme aller dieser Werte im Kapillarblute, sobald eine allgemeine Diaphorese stattgefunden hat, offenbar infolge der Eindickung des Blutes. Eine Ausnahme von dieser Regel machen die heißen Wasserbäder und auch die Dampfkastenbäder, wo also keine Wasserentziehung stattfindet; hier erfolgt keine Zunahme der Blutelemente, sondern eher eine Abnahme. Es würde zu weit führen, auf die Hypothesen einzugehen, die an dieses abweichende Verhalten der heißen Wasserbäder angeknüpft worden sind; doch sei bemerkt, daß auch die Blutviskosität nach heißen Wasserbädern abnimmt, während sie nach den stark diaphoretisch wirkenden elektrischen Lichtbädern eine Zunahme zeigt (Determann[5])), und daß W. Schultz und G. Wagner gefunden haben, daß das heiße Vollbad einen erheblichen Zustrom von Lymphe aus den Geweben in das Blut bedingt[6]). Durch eine Serie von täglich applizierten Heißluft- oder Dampfkastenbädern wird, wie G. Gordon[7]) im Tierversuche zeigen konnte, die Zahl der roten Blutkörperchen im Gesamtblute erhöht. Zugleich wird

---

1) 2) 3) 4) Vgl. S. 2.   5) Zeitschr. f. klin. Med. Bd. 59, H. 2—4.
6) Folia serologica Bd. 3. 1909.   7) Berlin. klin. Wochenschr. 1920, Nr. 39.

durch solche Wärmeapplikationen die Gerinnungszeit des Blutes in den Kapillaren verkürzt.

Lokale Kälte- wie lokale Wärmeprozeduren bewirken am Locus applicationis vor allem eine mäßige Vermehrung der Leukozyten. Die anderen Blutelemente werden dadurch weniger und nicht konstant alteriert, am ehesten kann man hier nach lokaler Kälte, und zwar in Form der erregenden Umschläge, eine Zunahme konstatieren. An vom Orte der lokalen thermischen Einwirkung entfernten Körperstellen findet sich öfters eine Abnahme der Leukozyten im Kapillarblute, doch ist dieser Befund nicht konstant.

Zusammenfassend kann man aus den mitgeteilten Tatsachen schließen, daß hydrotherapeutische Prozeduren, und zwar sowohl kalte wie warme, vorübergehende Veränderungen im Flüssigkeitsaustausch zwischen Blut und Gewebsflüssigkeit (Flüssigkeitsaufnahme des Blutes nach Wärme, Abgabe nach Kälte), ferner, durch Beschleunigung des Blutumlaufes, eine Anregung der blutbildenden Organe und vor allem eine Leukozytose herbeiführen, und zwar tritt die letztere nach kalten Applikationen in höherem Maße und regelmäßiger ein als nach warmen.

Der Einfluß von warmen und kalten Bädern auf die Senkungsgeschwindigkeit der Erythrozyten ist nach den Untersuchungen von R. Stahl und K. Bahn[1]) kein einheitlicher; die beobachteten, zum Teil erheblichen Ausschläge erfolgten nach beiden Richtungen hin. Stückgold[2]) fand nach elektrischen Lichtbädern die Senkungsgeschwindigkeit der Erythrozyten fast regelmäßig vermehrt. Der Fibrinogengehalt des Blutes wurde von ihm nach Lichtbädern ebenfalls erhöht gefunden. Nach örtlichen Wärme- und Kälteanwendungen wird die Gerinnungszeit im venösen und kapillaren Blute verkürzt (von den Velden[3])).

Es liegt nun die Annahme nahe, daß mit der Vermehrung der Leukozytose auch die **natürlichen Abwehrkräfte des Blutes** gegen bakterielle Schädigungen durch hydrotherapeutische Prozeduren erhöht werden. Als Indikatoren für die natürlichen Schutzstoffe im Blute kommen dabei in Betracht die Opsonine bzw. die von ihnen abhängige Phagozytose, die bakteriziden Eigenschaften des Blutes, die Agglutinine, die Hämolysine und der Komplementgehalt des Blutserums.

Was zunächst den Einfluß von Kälteprozeduren auf diese Faktoren betrifft, so kommen die Resultate von Tierversuchen, die in dieser Richtung angestellt sind, für die praktische Hydrotherapie meistens nicht in Betracht, weil im Tierexperiment Kaltwasseranwendungen fast stets mit einer Schädigung des Organismus durch die Abkühlung und demgemäß auch mit einer Verminderung der genannten Abwehrkräfte im Blute verbunden sind. Verwertbar für unsere Zwecke sind nur die Beobachtungen von Fukahara[4]), der nach kurz dauernder Abkühlung an Tieren eine Vermehrung der Bildung

---

[1]) Zeitschr. f. d. ges. physikal. Therapie Bd. 29, S. 57. 1924.
[2]) Med. Klinik 1922, Nr. 46.
[3]) Arch. f. exp. Pathol. u. Pharmakol. Bd. 70, S. 55. 1912.
[4]) Arch. f. Hygiene Bd. 65.

spezifischer Antikörper im Blute fand, sowie die wichtigen Experimente von Keysser[1]), welche ergaben, daß die Wiederholung einer energischen Abkühlung bei Tieren zur Folge hat, daß die anfänglich danach auftretende Schädigung der Phagozytose und der hämolytischen Kraft des Serums später ausbleibt. Wir haben hier also einen experimentellen Beleg für die Wirkung einer Abhärtungskur.

Am Menschen fand Keysser nach sehr energischer Abkühlung in der Zugluft eine Verminderung der Opsonine. Die Wirkung der in der Hydrotherapie üblichen Kälteprozeduren auf die Schutzkräfte im normalen Blute wurde am Menschen von dem Verfasser[2]) untersucht. Es ergab sich dabei in der Regel zwar keine Vermehrung, aber im Gegensatze zu den Tier- und Menschenversuchen mit forcierter Abkühlung auch keine Verminderung jener Indikatoren der Schutzkraft. Die Versuche bezogen sich fast ausschließlich auf die im normalen Blute enthaltenen Schutzstoffe. Bei einer Untersuchung der Agglutinationskraft im Blute von Typhusrekonvaleszenten konnte ich zweimal eine Erhöhung dieser spezifischen Eigenschaft nach Applikation von kühlen Bädern nachweisen.

Mehr positive und eindeutige Resultate ergaben hingegen diesbezügliche Versuche über die Einwirkung von Wärmeprozeduren auf die Schutzkräfte des Blutes, und zwar sowohl bei Tieren wie beim Menschen. Eine Reihe von Autoren konnte hier eine Erhöhung der Schutzstoffe im Blute nach Wärmeanwendungen nachweisen. Die Menschenversuche sind allerdings auch hierbei spärlich. Es liegt eine Mitteilung von Lüdke[3]) vor, der bei einem gegen Typhus immunisierten Menschen nach heißen Bädern eine Vermehrung der Agglutinine konstatierte. Dasselbe fand der Verfasser bei Rekonvaleszenten nach Typhus und Paratyphus nach heißen Bädern bzw. nach einer Serie von Lichtbädern. Auch die phagozytären Eigenschaften des Blutes fand ich nach verschiedenen allgemeinen und lokalen Wärmeprozeduren beim Menschen deutlich erhöht (übrigens auch nach Inhalation von Radiumemanation). Der Komplementgehalt des Blutes zeigte sich nur nach russisch-römischen Bädern und Fango-Umschlägen erhöht, im übrigen blieb er durch Wärmeapplikationen unbeeinflußt. Auch die bakteriziden Eigenschaften im normalen Blutserum des Menschen erleiden nach meinen Versuchen durch die therapeutisch üblichen Wärme- und Kälteprozeduren keine Veränderung.

Jedenfalls ergaben auch diese Versuche, daß die feuchten Wärmeanwendungen den trockenen an Wirksamkeit überlegen sind. Im übrigen können diese Experimente die Heilwirkung kalter und auch heißer Prozeduren bei Infektionskrankheiten nicht völlig erklären. Denn hier im praktischen Falle handelt es sich um ein Zusammenwirken all der genannten einzelnen Schutzkräfte, das dazu noch unter-

---

[1]) Das Wesen der Resistenzherabsetzung bei der Erkältung. Dissert. Berlin 1910.

[2]) Zeitschr. f. Balneologie Jahrg. 5, 1912—1913.

[3]) Archiv f. klin. Med. Bd. 95.

stützt wird durch den günstigen Einfluß der betreffenden Prozedur auf örtliche und allgemeine Zirkulationsverhältnisse, Herzkraft, Atmung usw.

Sehr lehrreich sind die Untersuchungen von Jean Schäffer[1]) über die Beeinflussung lokaler bakterieller Entzündungsprozesse durch örtliche thermische Maßnahmen. Es ergab sich, daß solche Prozesse dadurch aufgehalten bzw. verhindert werden können; am deutlichsten trat die antibakterielle Wirkung heißer Umschläge dabei zutage. Auch die lokale Heißluftbehandlung wirkte ähnlich, in geringerem Grade übten kalte, trocken bedeckte Umschläge einen antibakteriellen Einfluß aus (am wenigstens die Prießnitzschen, nicht impermeabel bedeckten Umschläge), während durch intensive Kälteanwendung (Eisblase) die bakterielle Infektion nur vorübergehend für die Dauer der Kälteeinwirkung gehemmt wurde. Die Leukozytose spielt bei diesen Vorgängen offenbar eine geringere Rolle als die seröse Durchtränkung der Gewebe mit bakterizid wirkender lymphatischer Flüssigkeit.

e) Einfluß auf die Sekretionen.

Von allen Drüsen des menschlichen Körpers werden die Schweißdrüsen durch thermotherapeutische Prozeduren am meisten in Mitleidenschaft gezogen. Der Schweißverlust nach einem energischen Schwitzbade kann 1—2 l und darüber betragen, und es leuchtet ein, welche mächtige Anregung die Zirkulation nicht nur in der Haut, sondern auch im gesamten Körper dadurch erfährt. Da das Blut, beim Gesunden wenigstens, mit großer Hartnäckigkeit seine ursprüngliche Konzentration behauptet, so ist seine Eindickung durch Schweißverlust immer nur eine vorübergehende, der ursprüngliche Flüssigkeitsgehalt stellt sich rasch wieder her, und so resultiert aus einer diaphoretischen Prozedur auch eine vermehrte Strömung in den Lymphbahnen, die für die Resorption pathologischer Exsudate und Transsudate von großer Bedeutung ist. Infolge der erwähnten Ausgleichsvorgänge wird auch die molekulare Konzentration des Blutes durch Schwitzprozeduren beim Gesunden gar nicht oder nur unbedeutend geändert. Anders ist es bei der Urämie; hier kann die pathologisch erhöhte molekulare Konzentration des Blutes durch Diaphorese deutlich herabgesetzt werden. Ebenso findet sich in solchen Fällen der gewöhnlich nur sehr geringe Stickstoffgehalt des Schweißes deutlich erhöht.

Auch für die Ausscheidung sonstiger pathologischer Produkte oder körperfremder Substanzen (Quecksilber, Blei usw.) spielt die Schweißsekretion eine wichtige Rolle; wir werden bei Besprechung der Intoxikationen noch darauf zurückzukommen haben. Daß auch Bakterien durch den Schweiß ausgeschieden werden können, scheint zum mindesten wahrscheinlich. Für die ganze Frage der Entfernung pathologischer Produkte durch den Schweiß ist ferner von Wichtigkeit, daß ihre Ausscheidung durch gleichzeitige Flüssigkeitszufuhr gefördert wird, wie das auch experimentell nachgewiesen werden konnte (Georgopulos[2])).

Die Urinsekretion wird sowohl durch kalte wie durch warme hydrotherapeutische Prozeduren beeinflußt. Vorweg sei bemerkt,

---

[1]) Einfluß unserer therapeutischen Maßnahmen auf die Entzündung. Stuttgart: F. Enke 1907.

[2]) Dtsch. med. Wochenschr. 1908, Nr. 9.

daß die Urinentleerung, wie ja allgemein bekannt, durch kalte Bäder und Duschen ebenso wie durch warme Bäder gefördert wird. Es beruht das offenbar darauf, daß der Kältereiz die Erregbarkeit der Zentren für die Blasenentleerung und der zu ihnen führenden sensiblen Bahnen erhöht; bei den warmen Bädern spielt wohl der krampflösende Effekt der Wärme die Hauptrolle.

Von dieser Wirkung ist zu unterscheiden die Beeinflussung der eigentlichen Diurese, d. h. der Urinabsonderung. Dieselbe wird durch kalte hydrotherapeutische Prozeduren, überhaupt durch alle blutdrucksteigernden Mittel, vorübergehend erhöht; eine Vermehrung der 24stündigen Urinmenge erfolgt aber bei gesunden Zirkulationsorganen durch diese vasomotorische Wirkung nicht, wohl aber bei Patienten, die an Zirkulationsstörungen leiden; hier ist eben die Erhöhung der Diurese das Zeichen der Verbesserung des Blutumlaufs durch die angewandte hydriatische Prozedur.

Hitzeprozeduren erniedrigen, sofern sie zur Schweißsekretion führen, bekanntlich im Maße des ausgeschiedenen Schweißes die Urinmenge; ist die Schweißsekretion bei der betreffenden Prozedur jedoch unbedeutend oder fehlt sie ganz, so kann auch der Wärmereiz zu einer vorübergehenden Erhöhung der Diurese führen. Es verhalten sich nämlich, nach den Untersuchungen Strassers, wie schon früher erwähnt, die Nieren thermischen Reizen gegenüber ähnlich wie die Haut, d. h. es tritt sowohl nach Wärmeprozeduren als auch sekundär (konsensuell mit der Reaktion) nach Kälteprozeduren eine Dilatation der Nierengefäße ein, die eine Zeitlang anhält und so die wichtigste Funktion der Niere, die Urinsekretion, begünstigt (nur bei längerdauerndem Kältereiz bleiben die Nierengefäße kontrahiert). Während nun die Erhöhung der Diurese durch Wärmeprozeduren, die in der gewöhnlichen Form appliziert werden, eine nur vorübergehende ist, ebenso wie die nach den Kälteapplikationen eintretenden Folgen, ist bei Anwendung prolongierter lauwarmer Vollbäder von 34—35⁰ Temperatur und 1—2stündiger Dauer auch eine Vermehrung der Tagesmenge des Urins zu konstatieren (Strasser und Blumenkranz[1])). Es ist von großem theoretischen wie praktischen Interesse, daß diese lauwarmen Bäder, die auch bezüglich der vasomotorischen Wirkung früher vielfach für „indifferent" gehalten wurden, bei langdauernder Einwirkung einen solchen Einfluß auf die Nieren ausüben. Neben der Steigerung der Diurese konnten Strasser und Blumenkranz auch eine Erhöhung der Kochsalz- und Stickstoffausscheidung, wenigstens bei Nierenkranken, nach solchen prolongierten indifferenten Vollbädern beobachten.

Was im übrigen die Beeinflussung der Zusammensetzung des Urins durch hydrotherapeutische Maßnahmen betrifft, so haben wir darüber bei Besprechung der Stoffwechselwirkungen das Wichtigste

---

[1]) Blätter f. klin. Hydrotherapie 1906, Nr. 3 u. 1907, Nr. 5; Strasser, Physikal. Therapie der Krankheiten der Niere und Harnwege. Stuttgart: F. Enke 1908.

gesagt; über die Wirkung hydriatischer Prozeduren auf Alkaleszenz und Toxizität des Urins liegen zu widersprechende und zu wenig einheitliche Untersuchungen vor, als daß hier darauf näher eingegangen werden könnte. Die nach exzessiven Kälteeinwirkungen auftretende und auch experimentell zu erzeugende Albuminurie und Hämoglobinurie kommt für in der Praxis gebräuchliche Kälteprozeduren nicht in Betracht, sofern es sich um nierengesunde Individuen handelt. Bei der Indikationsstellung hydriatischer Maßnahmen für Nierenkranke muß jedoch auch an diesen Punkt gedacht werden; doch scheint es, daß es sich bei der Kältealbuminurie hauptsächlich um eine vorübergehende Störung der Nierenfunktion und viel weniger um eine wirkliche Schädigung des Parenchyms der Niere handelt (Faber, H. Strauss).

Was den Einfluß hydrotherapeutischer Maßnahmen auf die Sekretion der Verdauungssäfte betrifft, so wissen wir darüber bisher wenig Positives. Bezüglich der Gallenabsonderung scheint eine Vermehrung durch innerlichen Gebrauch von Wasser, namentlich von heißem Wasser, sowie durch heiße Bäder und lokale heiße Duschen festzustehen. Dagegen haben die meisten neueren Untersucher (Lüdin[1]), v. Friedrich[2])), die den Einfluß äußerlich applizierter allgemeiner und lokaler physikalischer Maßnahmen auf die Menge und Zusammensetzung des Magensaftes prüften, wesentliche Änderungen dabei nicht gefunden. Nur A. Fischer[3]) fand an Hunden, die nach der Pawlowschen Methode operiert waren, daß nach äußerlich applizierter lokaler und allgemeiner Wärme die Sekretion des vom „kleinen Magen" gewonnenen Magensaftes deutlich, bis zu 50 $^0/_0$ vermindert wird; eine Tendenz zur Abnahme der Azidität stellten auch Kaufheil und Simo nach Diathermie fest[4]). Im übrigen muß man sich aber davor hüten, aus dem negativen Ausfall von Versuchen, die doch immer nur eine einmalige Anwendung und meist gesunde Versuchsindividuen betrafen, ohne weiteres auch für fortgesetzte kurgemäße hydrotherapeutische Applikationen am Kranken dieselben Schlüsse zu ziehen.

Die Magenperistaltik und somit die Magenentleerung wird, wie aus Lüdins und v. Friedrichs Versuchen einwandfrei hervorgeht, durch heiße Kataplasmen und sonstige örtliche Wärmeapplikationen auf die Magengegend beschleunigt (s. auch S. 22).

f) Einfluß auf das Nervensystem.

Die meisten der vorher besprochenen Einwirkungen hydriatischer Maßnahmen, speziell die Beeinflussung sekretorischer und vasomotorischer Vorgänge, kommen auf dem Wege der Nervenbahnen zustande. Wir können uns also bei diesem Kapitel kurz fassen und auf

---

[1]) Zeitschr. f. d. ges. exp. Med. Bd. 8. 1919.
[2]) Zeitschr. f. d. ges. physikal. Therapie Bd. 28, S. 52. 1924.
[3]) Schweiz. med. Wochenschr. 1920, Nr. 50.
[4]) Zeitschr. f. d. ges. physikal. Therapie Bd. 31, S. 25. 1926.

die Beeinflussung von Erregbarkeit und Leitungsvermögen der
peripheren Nerven durch hydrotherapeutische Prozeduren beschränken.

Die Sensibilität der Hautnerven wird durch einen kurzen
Kältereiz erhöht, ebenso durch einen kurzen Wärmereiz; das bezieht sich sowohl auf die Wahrnehmung taktiler Reize wie der Schmerz-
empfindung. Lang dauernde Kältereize dagegen setzen die
Sensibilität der Nerven herab; praktisch wird in der Chirurgie durch
Anwendung der Kälteanästhesie von dieser Eigenschaft der Kälte
Gebrauch gemacht. Aber auch jede länger dauernde Wärmeeinwirkung vermindert die Erregbarkeit der sensiblen Nerven
und wirkt schmerzstillend; hier spielt vermutlich die Hyperämiewirkung eine Rolle, die durch die stärkere seröse Durchtränkung der
Gewebe die Schmerzempfindlichkeit der peripheren Nervenendigungen
herabsetzt. Nach der Goldscheiderschen Theorie kommt außerdem
der schmerzstillende Effekt der Wärme dadurch zustande, daß die Erregung besonderer Wärmenerven auf die Reizung von Schmerz-
nerven hemmend wirkt. Hinzuzufügen ist noch, daß, ähnlich wie primär applizierte Wärme, auch die reaktive Erwärmung nach einem
kalten Umschlage beruhigend und schmerzstillend wirkt.

Daß die Funktion der peripheren Nerven überhaupt durch kurze Kälteapplikationen gekräftigt wird, konnte Sternberg[1]) auch daran nachweisen,
daß in einzelnen Fällen nach kalten Duschen vorher erloschene Patellarreflexe
wieder auszulösen waren und daß dadurch jedenfalls die Erregbarkeit der Re-
flexbahnen erhöht wird.

In ähnlichem Sinne wie die lokale Sensibilität der Nerven werden
auch die Allgemeingefühle durch hydrotherapeutische Maßnahmen
beeinflußt. Es ist bekannt, daß die Kälteanwendungen bei be-
nommenem Sensorium, Ohnmachtsanfällen u. dgl. in eminenter Weise
erregend wirken, und daß auch beim normalen Individuum nach
kalten hydrotherapeutischen Prozeduren das Gefühl der Erfrischung,
Kräftigung und Anregung besteht. Umgekehrt wirken warme Applikationen auf die Allgemeingefühle beruhigend, namentlich wenn
sie von längerer Dauer sind, und darauf beruht z. B. die therapeutische
Anwendung lauwarmer Vollbäder oder von reaktiver Erwärmung be-
gleiteter Einpackungen bei Erregungszuständen und Schlaflosigkeit. Als
Nachwirkung warmer und heißer Applikationen macht sich im allgemeinen das Gefühl der Ermüdung geltend, jedoch kann bei neurasthenischen Individuen manchmal zugleich damit eine Steigerung der allgemeinen Erregbarkeit verbunden sein. Ganz kurz dauernde intensiv
warme Bäder (japanische heiße Tauchbäder) rufen dagegen bei Nervenge-
sunden ein deutliches Gefühl der Kräftigung und Erfrischung hervor.

Die geistige Leistungsfähigkeit findet sich nach lauwarmen Bädern
sowie nach Wärmeprozeduren, soweit diese nicht zu ermüdender Wärmestauung führen, erhöht; weniger regelmäßig ist dies bei kühlen Halbbädern
der Fall (Isler[2]), Herz[3]), di Gaspero[4])). Die Erhöhung der psychischen Lei-

---

[1]) Die Reflexe und ihre Bedeutung. Leipzig u. Wien: W. Deuticke 1893.
[2]) Zeitschr. f. d. ges. physikal. Therapie Bd. 29, S. 152. 1924.
[3]) Zeitschr. f. diätet. u. physikal. Therapie Bd. 7, S. 138. 1904.
[4]) Grundlagen der Hydro- u. Thermotherapie Bd. 5 u. 6, S. 628.

stungsfähigkeit hängt offenbar mit der besseren Durchblutung des Gehirns nach Wärmeprozeduren und mit der reaktiven Gefäßerweiterung nach Kälteanwendung zusammen.

g) Wirkung auf die Muskulatur.

Wir haben bereits früher gesehen, daß die Zirkulation und die Verbrennungsvorgänge in den Muskeln durch hydrotherapeutische Eingriffe in erheblichem Maße beeinflußt werden. Was nun die Wirkung hydriatischer Prozeduren auf die Muskelkraft und die Leistungsfähigkeit der quergestreiften Muskeln betrifft, so erhöhen kurze Kälteprozeduren in mäßigem Grade die Leistungsfähigkeit der Muskeln, vor allem beseitigen sie auch vorher vorhandene Ermüdung (durch Anregung der Zirkulation und dadurch bewirkte beschleunigte Fortschaffung der Ermüdungsstoffe). Energischer ist diese Einwirkung, wenn die Kälteprozedur mit mechanischem Reiz verbunden ist (Duschen, Abreibungen).

Kurze Hitzeanwendungen, vor allen Dingen kurze heiße Bäder, wirken in ausgesprochenem Maße kräftigend und ermüdungsbeseitigend auf die quergestreifte Muskulatur, auch wenn sie nicht mit mechanischem Reiz verbunden sind. Diese Tatsache, auf der der alte japanische Brauch beruht, kurze heiße Bäder als Kräftigungsmittel zu benutzen, konnte von Uhlich auch experimentell mittels des Mossoschen Ergographen demonstriert werden[1]).

Bäder von indifferenter Temperatur haben auf die Muskelkraft keinen Einfluß, Duschen von indifferenter Temperatur erhöhen sie nur wenig. Länger dauernde warme Bäder (38—39⁰) setzen die Muskelkraft herab; wichtig ist jedoch, daß eine darauffolgende kalte Dusche diese schwächende Wirkung wieder aufhebt und sogar überkompensieren kann. Schließlich sei noch bemerkt, daß auch sehr kalte Bäder ohne mechanischen Reiz schwächend auf die quergestreifte Muskulatur wirken können, insbesondere bei schwächlichen und anämischen Individuen.

Was den Einfluß thermischer Maßnahmen auf die glatte Muskulatur betrifft, so kommt hier neben der Gefäßmuskulatur, deren Verhalten bereits früher besprochen ist, vor allem die Muskulatur des Magendarmtraktus in Frage. Es wird, nach übereinstimmenden Untersuchungen (Lüdin, v. Friedrich), die Magenmotilität durch örtliche Wärme auf die Magengegend erheblich beschleunigt; zugleich wirkt die Wärme antispasmodisch, besonders auf die Pylorusmuskulatur, so daß auf diese Weise eine beschleunigte Entleerung des Magens zustande kommt. Die durch den Prießnitzschen Umschlag hervorgerufene reaktive Erwärmung wirkt ähnlich wie die primäre Wärme auf die Magenmotilität. Die Darmperistaltik wird durch kurz dauernde Wärme- und Kälteapplikationen beschleunigt, durch länger dauernde Wärme und Kälte (Eisblase) beruhigt. Die antispasmodische Wirkung der Wärme ist an der Darmmuskulatur ebenso wie an der des Magens augenscheinlich.

---

[1]) Zeitschr. f. exp. Pathol. u. Therapie 1906, H. 3.

h) Wirkung auf die Respiration.

Wir haben uns bei Betrachtung dieser Wirkung nur mit dem Einflusse auf Atmungstiefe und -frequenz zu beschäftigen, die Veränderungen des respiratorischen Stoffwechsels sind ja bereits in einem früheren Kapitel erwähnt. Die Respiration wird auf reflektorischem Wege durch hydriatische Maßnahmen in folgender Weise beeinflußt: nach einem kurzen plötzlichen Kältereiz erfolgt eine tiefe Inspiration, in deren Höhe zunächst ein Stillstand der Atmung eintritt (sogenannte „Dyspnöe des Kälteschrecks"), worauf dann eine lange Exspiration folgt. Bei weiterer Kälteeinwirkung werden die Atemzüge tiefer und manchmal, nicht immer, auch frequenter.

Die geschilderte Vertiefung der Atmung ist besonders stark, wenn der Kältereiz die Nackengegend trifft; ob diese Erscheinung mit einer direkten oder reflektorischen Beeinflussung des Atmungszentrums zusammenhängt, mag dahingestellt bleiben; jedenfalls ist die eigentümliche Reaktion der Nackengegend auf Kältereize von großer praktischer Bedeutung, und es werden überall da, wo man rasch eine Verbesserung der Atmung erzielen will (z. B. bei der Pneumoniebehandlung) die kalten Übergießungen hauptsächlich auf die Nackengegend appliziert.

Auch der plötzliche intensive Wärmereiz ruft zunächst, in ähnlicher Weise wie die Kälte, eine vertiefte Inspiration hervor. Länger dauernde Wärmeprozeduren erhöhen zwar auch die Respirationsfrequenz (da hier der respiratorische Gaswechsel und die Herzarbeit erhöht sind), jedoch wird die Atmung dabei oberflächlicher.

Allgemein beruhigende Prozeduren (wie feuchte Einpackungen, prolongierte indifferente Vollbäder) können auf die Frequenz der Atmung einen verlangsamenden Einfluß ausüben.

2. Technik der Hydrotherapie.

Bevor wir auf die Einzelheiten der verschiedenen hydrotherapeutischen Prozeduren eingehen, sei bezüglich der Kälteprozeduren noch einmal auf das im vorigen Kapitel über Reaktion, Wiedererwärmung und Schutz vor Kongestionen Gesagte verwiesen. Da, wie wir dort sahen, die Reaktion dadurch begünstigt wird, daß die betreffende Kälteprozedur einen vorher erwärmten Körper trifft, so wird man bei anämischen oder an Kälteapplikationen noch nicht gewöhnten Individuen, bei denen eine normale prompte Reaktion nicht zu erwarten ist, der Kälteanwendung eine künstliche Anwärmung vorausschicken. Am einfachsten geschieht dies in der häuslichen Behandlung dadurch, daß man morgens aus der Bettwärme heraus die Behandlung vornimmt; sonst läßt sich überall auch durch eine trockene Einpackung von etwa $^1/_2$ Stunde Dauer die Vorwärmung erreichen. In Anstalten kann man durch ein elektrisches Licht- oder Heißluftkastenbad von etwa 5 Minuten Dauer noch rascher und bequemer den Patienten auf die kalte Prozedur präparieren. In allen Fällen aber, auch wo eine derartige künstliche Vorwärmung nicht notwendig ist, ist darauf zu achten, daß die Behandlung in einem genügend **warmen Raume** (nicht unter 20⁰ C) vor sich geht.

Auch für die **reaktive Wiedererwärmung nach der Prozedur** ist die richtige Temperierung des Baderaumes von Wichtigkeit; weiterhin **unterstützt** man die reaktive Wiedererwärmung einmal durch kräftiges **Frottieren** beim Abtrocknen, dann dadurch, daß man den Patienten, je nach der Lage des Falles, entweder **Körperbewegungen** nach der Behandlung machen läßt (Freiübungen, kleine Spaziergänge in beschleunigtem Tempo), oder aber ihn gut **zugedeckt ruhen** läßt, bis ein behagliches allgemeines Wärmegefühl wiedergekehrt ist. Bei kalter Außentemperatur sind solche Maßnahmen natürlich besonders zu beachten.

Großer Wert ist auf diesen **Schutz vor Erkältung** auch nach **Wärmeprozeduren** zu legen; es verlieren nämlich die nach einer längeren Wärmeanwendung erschlafften und dilatierten Hautgefäße leicht die Fähigkeit, auf zufällige Kältereize mit prompter Kontraktion zu reagieren, wie das zum Schutze des Körpers gegen Erkältung notwendig ist. Nimmt man dagegen **nach der Wärmeprozedur eine kurze Kälteapplikation** vor, so wird der normale Tonus der Hautgefäße wiederhergestellt, und die Einwirkungen der Außentemperatur bleiben ohne schädliche Folgen. Auch das **Ermüdungsgefühl** nach Wärmeapplikationen und die ihm zugrunde liegende **Schwächung des Zirkulationssystems** wird durch eine nachfolgende Kälteprozedur bekämpft, was E. Weber objektiv an der plethysmographischen Arbeitskurve zeigen konnte. Es empfiehlt sich daher, **nach jeder Wärmeapplikation**, mag sie nun eine allgemeine oder nur eine lokale sein, **eine Abkühlung folgen zu lassen.** Dieselbe geschieht am einfachsten durch eine **kalte Abwaschung oder Abgießung,** sonst in einem **Halbbade** (32—26⁰), einem **allmählich abgekühlten Vollbade,** oder durch **Duschen** (wechselwarme oder kalte). **Das allmählich abgekühlte Vollbad,** beginnend mit einer indifferenten Temperatur (34—35⁰), zum Schlusse auf 30—26⁰ abgekühlt, ist in den Fällen zu empfehlen, wo sehr schonend vorgegangen werden soll, also bei starker nervöser Erregbarkeit oder bei großer Empfindlichkeit gegen Kälteeinwirkungen, z. B. bei rheumatischen Leiden, Ischias, Bronchialasthma u. dgl.; über seine **Dauer** läßt sich nichts Bestimmtes sagen, im allgemeinen dürften 5—10 Minuten genügen; das Hauptkriterium für die hinreichende Wirkung des abkühlenden Bades ist das **Sistieren der Schweißsekretion.** Die abkühlenden Abreibungen oder Abwaschungen werden nur **kurz** appliziert, damit die Gefäßwirkung danach um so prompter eintreten kann; in etwas längerer Dauer die hier besonders empfehlenswerten **allmählich abgekühlten Duschen.** Noch länger (5—10 Minuten) können die mit mechanischem Reiz verbundenen **Halbbäder** oder die **Bassinbäder** ausgedehnt werden, welch letztere sich gleichfalls für Abkühlungszwecke sehr gut eignen.

Ganz ohne Ausnahme ist die Regel, eine abkühlende Prozedur auf jede Wärmeanwendung folgen zu lassen, allerdings nicht. Es gibt Fälle, in denen man den

Kranken nach dem warmen Wasser- oder sonstigen Bade noch nachschwitzen lassen will (wir werden darauf bei der speziellen Indikationsstellung noch zurückkommen); dabei unterbleibt dann natürlich die Abkühlung bzw. man begnügt sich mit kurzem Abspülen des Schweißes im lauwarmen Vollbade. Bei Krankheitszuständen, in denen jede stärkere Abkühlung wegen einer Idiosynkrasie gegen Kälte vermieden werden muß, z. B. bei manchen Fällen von Asthma bronchiale oder Bronchialkatarrh, läßt man ebenfalls der Wärmeprozedur (gewöhnlich handelt es sich um ein Lichtbad) nur ein indifferentes Vollbad zum Abkühlen folgen. Schließlich sei noch erwähnt, daß die ganz kurzen heißen Wasserbäder, wie sie neuerdings als Kräftigungsmittel empfohlen worden sind und deren physiologische Wirkung der einer kurzen Kälteprozedur sehr ähnlich ist, naturgemäß ebenfalls ohne nachfolgende Kälteapplikation gegeben werden. Das sind aber alles Ausnahmen, für die meisten lokalen und allgemeinen Wärmeprozeduren ist an obiger Regel festzuhalten.

Eine weitere allgemeingültige Regel für die hydrotherapeutische Behandlung ist die, daß sowohl bei Kälte- wie bei Wärmeprozeduren, zur Verhütung von Kongestionen und unangenehmer Sensationen (Kopfschmerz, Schwindel, Ohnmachtsanfällen), für Kopfkühlung zu sorgen ist. Man nimmt zu diesem Zweck vor Beginn der Applikation zunächst eine kalte Waschung des Gesichtes unter besonderer Berücksichtigung der Schläfen vor und legt dann entweder eine kalte Kompresse oder eine in kaltes Wasser getauchte Leinenkappe auf den Kopf des Patienten; bei weiblichen Patienten, wo die Durchnässung des Haares gern vermieden wird, empfiehlt es sich, ein nasses Handtuch turbanartig um den Kopf zu legen, während eine Badekappe aus impermeablem Stoff das Haar selbst bedeckt. Im Verlaufe der länger dauernden Wärmeprozeduren (Schwitzbäder) muß der kühlende Kopfumschlag natürlich öfter erneuert werden, sofern nicht besondere Vorrichtungen zur permanenten Kühlung (Kopfkühlschläuche) vorhanden sind.

Vor sehr intensiven Kälteprozeduren empfiehlt es sich, außer einer Waschung des Kopfes auch eine solche des Halses, der Achselhöhlen und der Brust zur Verhütung von Wallungen und zur Milderung des Kälteschrecks vorzunehmen.

Vor kurzen Hitzeprozeduren, insbesondere den heißen Tauchbädern, müssen zur Verhütung von Kongestionen bzw. Gewöhnung der Gefäße des Schädels an den Hitzereiz Waschungen oder besser Übergießungen des Kopfes mit heißem Wasser (42^0—44^0) angewandt werden.

a) Abreibungen und Abwaschungen.

Die Teilabreibung resp. Teilwaschung. Diese einfache und überall ausführbare Prozedur spielt in der Hydrotherapie eine große Rolle. Sie beeinflußt in energischer und doch schonender Weise die Zirkulation durch Tonisierung und Erweiterung der Hautgefäße, wirkt in milder Weise anregend auf eine Reihe von wichtigen Funktionen des Körpers (Respiration, Herzaktion, Nervensystem) und bildet ein sehr wirksames Ableitungsmittel, das sich z. B. bei Menorrhagien sehr gut bewährt hat. Die Teilabreibung ist ferner deshalb von besonderer Bedeutung, weil sie, da die Manipulationen sukzessive an den einzelnen Körperteilen vorgenommen werden und der Kranke dabei das Bett nicht zu verlassen braucht, auch an

Schwerkranken, speziell auch bei vorhandener Herzschwäche, unbedenklich angewandt werden kann. Die Teilabreibung ist als mildester hydrotherapeutischer Eingriff zugleich ein gutes Mittel, um den Patienten an eine hydriatische Kur zu gewöhnen resp. ihn auf spätere Kälteapplikationen vorzubereiten; ferner gibt diese Prozedur einen guten und unschädlichen Prüfstein für die Reaktionsfähigkeit der Haut des Patienten ab.

Die Prozedur wird entweder im Bette aus der Bettwärme heraus oder nach etwa $1/4$- bis $1/2$ stündiger Anwärmung in einer trockenen Einpackung (leinenes Laken mit einer Wolldecke bedeckt) vorgenommen. Im ersteren Falle hüllt man den Kranken vor Beginn der Teilabreibung noch besonders in ein leinenes Laken; liegt er vorher in einer Trockenpackung, so muß dieselbe vor

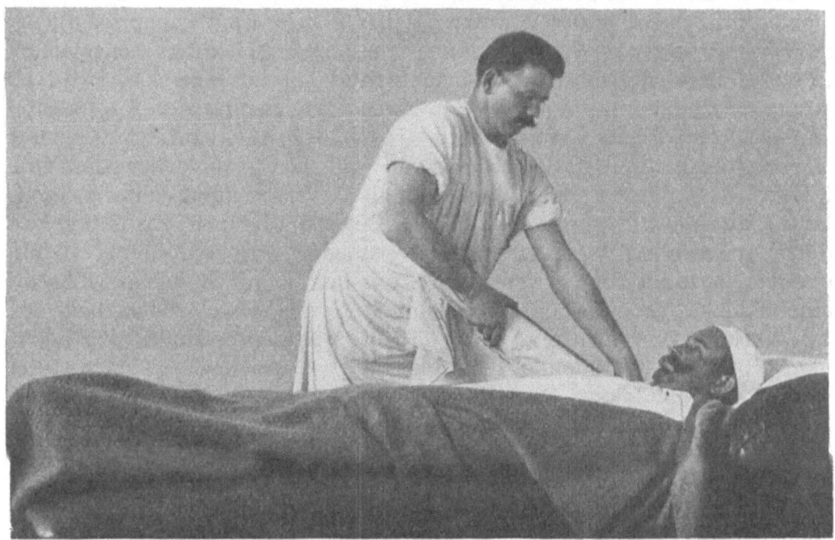

Abb. 1. Teilabreibung (Arm).

Beginn der Abreibung etwas gelockert werden. Zwei Eimer mit brunnenkaltem Wasser werden neben das Lager bereitgestellt, in jedem Eimer befindet sich ein Handtuch, während ein drittes Handtuch, am besten ein Frottiertuch, zum Trockenreiben bereit gehalten wird. Nun wird erst der eine Arm des Patienten entblößt, mit dem rasch aus dem einen Eimer entnommenen und flüchtig ausgerungenen Handtuch umhüllt, und während eine Hilfsperson das Tuch am oberen und unteren Ende festhält, wird in langen Strichen mit beiden Händen auf dem Tuche der Arm kräftig gerieben (ähnlich wie auf Abb. 1 dargestellt), bis sich das Tuch überall warm anfühlt. Sodann wird das Tuch in den Eimer zurückgeworfen, der durch die Reaktion gut gerötete Arm rasch mit dem trockenen Handtuche abgerieben und wieder unter die Decken zurückgebracht. In derselben Weise wird dann der andere Arm behandelt, wozu man sich des aus dem zweiten Eimer entnommenen Tuches bedient (damit das erste, durch den Gebrauch erwärmte, sich inzwischen wieder abkühlen kann), dann sukzessive der Rücken (am sitzenden Patienten), Brust und Leib (hierbei werden die Reibungen besser in transversaler Richtung gemacht), und schließlich jedes der beiden Beine. Nach der Prozedur bleibt der Patient dann noch gut zugedeckt eine Zeitlang liegen. Die ganze Prozedur muß sehr rasch vor sich gehen.

Hat man keine zweite Hilfsperson zur Hand, so geschieht das Fixieren des nassen Tuches in der Weise, daß bei Behandlung des Armes der Patient das untere Ende des Tuches, bei Behandlung des Beines das obere Ende mit der gleichseitigen Hand festhält, während der Ausführende mit seiner linken Hand das andere Ende (also an der Schulter resp. dem Fuße) hält und nur die rechte Hand zum Reiben benutzt (Abb. 1). Beim Abreiben von Brust und Rücken hält der Patient mit seinen beiden Händen das Tuch oben an der Schulter fest (Abb. 2).

Bei sehr empfindlichen Patienten, bei anämischen, schlecht reagierenden sowie besonders bei arteriosklerotischen Individuen kann man, nach Winternitz' Empfehlung, die Teilabreibung zur Beförderung der Reaktion durch Kontrastwirkung in der Weise vornehmen, daß jeweils der kalten Abreibung eine solche mit etwa 40⁰ heißem Wasser vorausgeht, (sogenannte schottische Teilabreibung). Jedoch dürfte diese Komplikation des Verfahrens, wofern sonst für gute Vorwärmung gesorgt wird, nur in Ausnahmefällen notwendig sein.

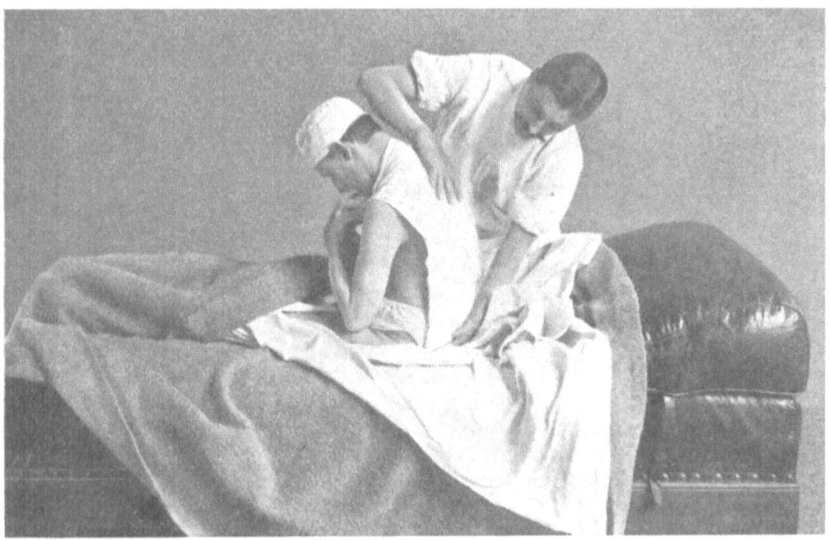

Abb. 2. Teilabreibung (Rücken).

Noch milder als die Teilabreibung wirkt die Teilwaschung, die mit einem nassen Tuche oder triefenden Schwamm in derselben äußeren Anordnung wie die Teilabreibung vorgenommen wird; auch hierbei wird jeder Körperteil nur ganz kurz (wenige Sekunden lang) bis zum Eintreten der reaktiven Hautrötung abgewaschen und sodann trocken gerieben und wieder bedeckt.

Die einfachste hydrotherapeutische Prozedur, die der Patient auch ohne jede Hilfe ausführen kann, ist die **Ganzwaschung,** bei der entweder der ganze Körper entblößt und mit einem Schwamm oder nassen Tuche kurz kalt abgewaschen wird, oder es wird erst der Oberkörper vorgenommen und sofort abgetrocknet und umhüllt (Überziehen des Hemdes), bevor der Unterkörper abgewaschen wird. Die Ganzwaschung wird ebenfalls am besten morgens aus der Bettwärme heraus appliziert. Auch hier ist durch nachfolgendes rasches

Ankleiden oder durch Ausruhen bei gut bedecktem Körper für reaktive Wiedererwärmung zu sorgen.

Die **Ganzabreibung** ist eine in der häuslichen Praxis sehr beliebte und unschwer ausführbare Prozedur, die aber vermöge des dabei auf den ganzen Körper ausgeübten energischen thermischen und mechanischen Reizes eine viel eingreifendere Maßregel als die Teilabreibung und die Ganzwaschung darstellt. Demgemäß sind ihre Indikationen vorsichtiger zu wählen; speziell ist bei starker ner-

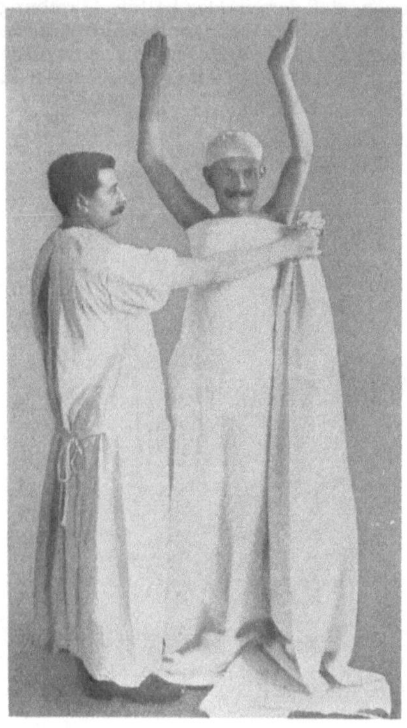

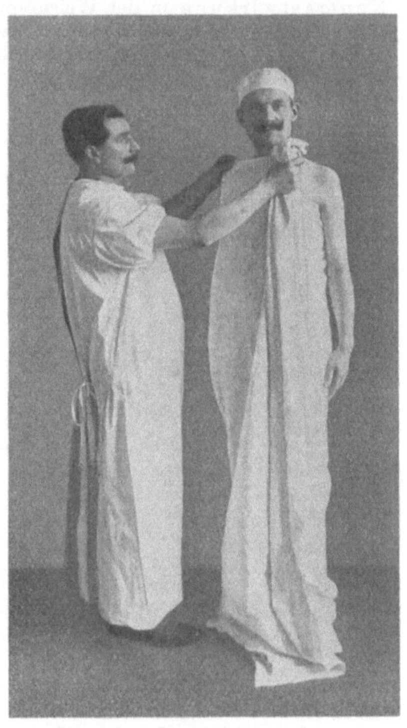

<table>
<tr><td>Abb. 3. Umlegen des Lakens
zur Ganzabreibung (1. Phase).</td><td>Abb. 4. Umlegen des Lakens
zur Ganzabreibung (2. Phase).</td></tr>
</table>

vöser Erregbarkeit die Ganzabreibung gar nicht oder erst nach Gewöhnung an mildere Kälteprozeduren anwendbar.

Technik: Ein Laken, das lang genug ist, um vom Halse bis zu den Füßen des Patienten zu reichen (150—170 cm) und dessen Breite 2—3 m betragen muß, da es zwiemal um den Patienten geschlungen wird, wird in kaltes Wasser getaucht (man nimmt dasselbe bei empfindlichen Patienten zu Anfang etwa 20⁰, sonst brunnenkalt), gut ausgerungen, bis es nicht mehr tropft und dann an der längeren Breitseite gerafft. Mit dem so gehaltenen Tuche stellt sich der Wärter vor den Patienten, der entblößt vor ihm steht und zunächst beide Arme hochhebt; rasch legt nun der Wärter das mit der linken Hand gehaltene freie Ende des Lakens in die rechte Achselhöhle des Patienten, führt dann das geraffte Laken, es am oberen Ende ausbreitend, vorne über die Brust nach der linken Achselhöhle (Abb. 3); darauf klappt Patient seine Arme herunter und legt sie an den Körper an, so das Tuch festhaltend; unterdessen führt der Wärter das Tuch über den Rücken hinüber zur rechten Schulter herauf, dann, diese und den rechten Arm bedeckend, wiederum vorne, aber diesmal weiter oben am Halse, über die Brust und den anliegenden linken Arm zum Rücken zurück (Abb. 4). Hier wird nun das obere Ende durch Hereinstecken in die vorige Tour am Halse befestigt, und nun wird (falls dies nicht schon inzwischen geschehen ist) rasch durch Nachziehen der unteren Teile des Lakens dafür gesorgt, daß dasselbe überall möglichst glatt am Körper anliegt; speziell läßt man den Kranken das Laken zwischen die Beine klemmen, um auf diese Weise größere Lufträume zwischen dem Körper und dem Tuche zu vermeiden.

Nachdem so das Laken umgelegt und befestigt worden ist (das Ganze muß sehr schnell geschehen und darf nicht mehr wie 10 bis 15 Sekunden dauern), stellt man sich auf die eine Seite des Patienten und reibt mit kräftigen langen Strichen auf dem Tuche von oben nach unten, wobei eine Hand der Vorderseite, die andere Hand der Rückseite anliegt (Abb. 5); es ist darauf zu achten, daß alle eingehüllten Teile (speziell sind auch die Arme nicht zu vergessen) gleichmäßig von den Reibungen betroffen werden. Das Reiben dauert so lange, bis sich alle Teile des Tuches warm anfühlen und der Patient, der zunächst beim Umlegen des Lakens ein Frostgefühl hatte, eine angenehme Wärme auf der Haut verspürt, was bei einigermaßen gut reagierenden Individuen nach höchstens einer Minute der Fall ist.

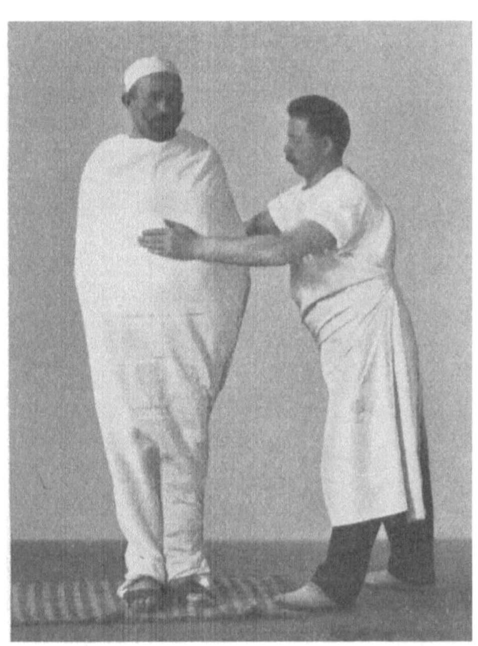

Abb. 5. Ganzabreibung.

Einige Klatschungen mit der flachen Hand auf Brust und Rücken beschließen die Prozedur. Es wird darauf das Laken rasch abgenommen, der Patient in ein Frottiertuch gehüllt und kräftig trocken gerieben, worauf er sich entweder rasch ankleidet und durch Körperbewegung den Eintritt der Reaktion unterstützt, oder noch im Bette oder auf der Chaiselongue $1/4$—$1/2$ Stunde lang gut zugedeckt ausruht.

Man kann die thermische Reizwirkung der Ganzabreibung bei resistenten Individuen noch dadurch erhöhen, daß man nach Warmreiben des nassen Lakens aus einer Gießkanne oder einem Eimer den eingehüllten Patienten noch einmalmit kaltem Wasser übergießt und nun nochmals rasch warm reibt; eventuell läßt sich diese, das Lakenbad genannte, Prozedur noch öfters wiederholen. Ihre Wirkung ist vor allem eine energisch wärmeentziehende.

Es ist bei der Ganzabreibung darauf zu achten, daß die Füße des Patienten nicht kalt werden; gewöhnlich läßt man den Kranken bei der Abreibung auf einen Lattenrost, einen Badeteppich oder in einen leeren Zuber treten; anämische Leute, die leicht kalte Füße bekommen, stellt man bei der Abreibung am besten in einen mit 38—40⁰ warmem Wasser gefüllten Zuber.

b) Packungen und Umschläge.

1. Einpackungen.

Die **feuchte Ganzeinpackung,** bei der der ganze Körper in ein nasses, von einer Wolldecke bedecktes Laken gehüllt wird, dient hauptsächlich dreierlei Zwecken: der Wärmeentziehung, der Beruhigung des Nervensystems und der Diaphorese. Es hängt im wesentlichen von der Dauer der Einpackung ab, welche der drei Wirkungen erzielt werden soll. Am häufigsten dient die reguläre Ganzeinpackung

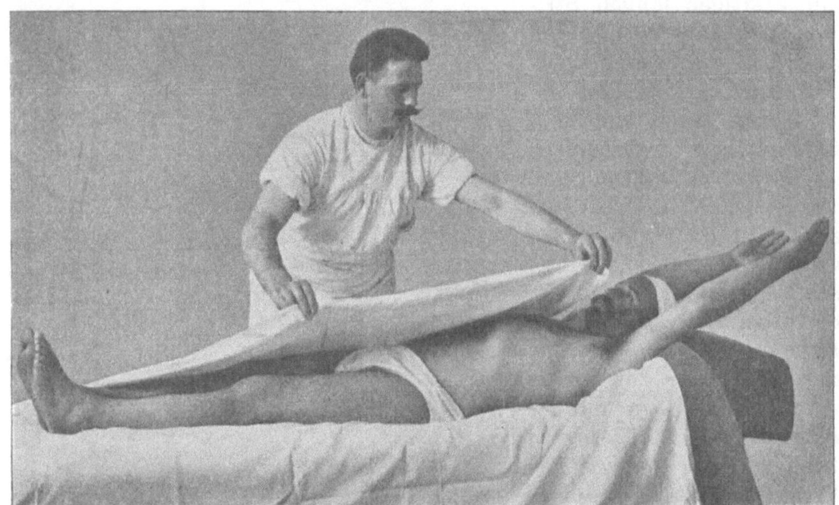

Abb. 6. Ganzeinpackung (1. Phase).

der Beruhigung, während bei Einpackungen zur Wärmeentziehung deren Technik gewöhnlich etwas vereinfacht wird; die Diaphorese läßt sich, wofern sie durch Packungen erzeugt werden soll, meist schneller und bequemer durch die später noch zu erwähnende Trockenpackung erzielen.

Technik der Ganzpackung: Auf einem von beiden Seiten zugänglichen Bette oder einer Chaiselongue wird eine 2—2¹/₂ m breite, zirka 2 m lange Wolldecke derart ausgebreitet, daß die Enden nach beiden Seiten und am Fußende herabhängen, und zwar das eine seitliche Ende weiter als das andere. Darüber wird ein annähernd ebenso großes, in brunnenkaltes, seltener in stubenwarmes Wasser getauchtes und gut ausgerungenes leinenes Laken in derselben Weise ausgebreitet; nunmehr legt sich der entkleidete Patient auf das Laken derart, daß dessen oberer Rand ihm bis zum Nacken reicht. Zunächst werden die Arme in die Höhe gehoben, während der Wärter vorne über die Brust den kürzeren, ihm zugewandten seitlichen Teil des Lakens führt (Abb. 6) und durch Unterstecken unter den Rücken auf der entgegengesetzten Seite befestigt. Nachdem nun der entsprechende untere Teil des Lakens um die Beine gehüllt und zwischen dieselben gesteckt worden ist, so daß sich das Laken überall der Haut anschmiegt, klappt der Patient seine Arme herunter — ähnlich wie das bei der Ganzabreibung beschrieben ist —, und der Wärter führt jetzt über den dem Rumpfe anliegenden Armen den etwas längeren Teil des Lakens über den Oberkörper, so daß dessen oberer Rand am Halse abschneidet, und befestigt das Laken durch Unterstecken auf der ihm zugewandten Seite des Kranken; das untere Stück des Lakens wird in der schon geschilderten Weise um die Beine geschlungen. Schließlich werden die eingehüllten Beine erhoben und das über sie herausragende untere Ende des Lakens unter sie gelegt (Abb. 7); damit ist die Umlegung des feuchten Lakens beendet. Nunmehr wird die wollene Decke in der Weise darübergelegt, daß das dem Wärter zugewandte Stück zunächst um den Patienten geschlungen wird, wobei durch Bildung einzelner schräg gestellten Falten dafür gesorgt wird, daß der Abschluß am Halse oben ein guter ist (Abb. 8), worauf der untere Teil nachgezogen und um die Beine gehüllt wird. Das andere Stück wird dann von der entgegengesetzten Seite her in derselben Weise herumgelegt; nachdem noch die nach unten überragenden Teile der Wolldecke, ebenso wie es

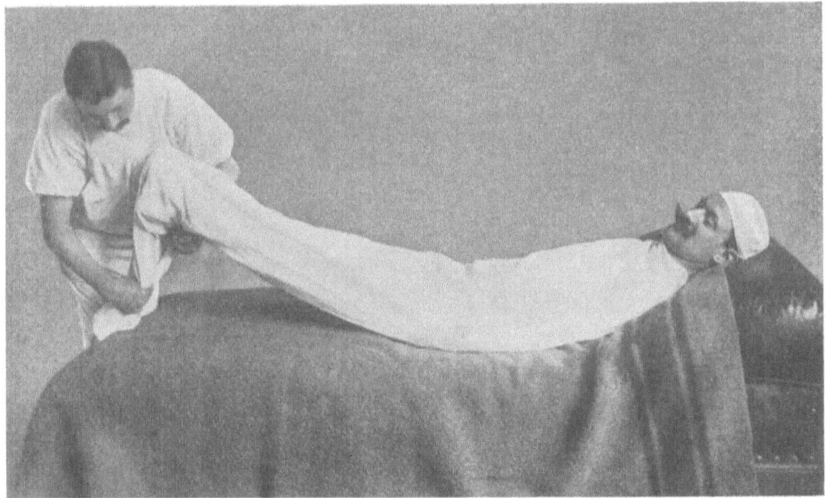

Abb. 7. Ganzeinpackung (2. Phase).

bei dem nassen Laken der Fall war, unter die Füße geklappt worden sind, ist die Packung beendet. Es erübrigt nur noch, durch Unterstecken eines Handtuches zwischen Kinn und oberem Rand der Packung, die Haut des Halses vor der Reizung durch die Wolldecke zu schützen (Abb. 9).

Das Wichtigste bei der Anlegung der Einpackung ist die Sorge dafür, daß das feuchte Laken überall dem Körper glatt anliegt und daß sich keine größeren Lufträume zwischen der Haut und dem feuchten Laken bilden. Denn sonst tritt an der betreffenden Stelle eine mangelhafte reaktive Erwärmung ein, und es kommt leicht zu einem Frösteln und allgemeinen Unbehagen, statt daß sich, wie es bei korrekter Ausführung der Packung und einigermaßen guter Hautreaktion die Regel ist, nach dem ersten Kälteschauer allmählich ein behagliches allgemeines Wärmegefühl einstellt.

Die Wirkung der Einpackung ist kurz folgende: Nach anfänglicher Gefäßkontraktion tritt eine allgemeine reaktive Erweiterung

der Hautgefäße ein; dieselbe wird durch die Bedeckung mit der
schlecht wärmeleitenden Wolldecke gefördert. Die warme Bedeckung
verhindert auch, daß aus der Wärmebindung, die bei der allmählich
eintretenden Verdunstung und Trocknung des Umschlags benötigt
wird, eine Abkühlung resultiert, immer vorausgesetzt, daß ein ge-

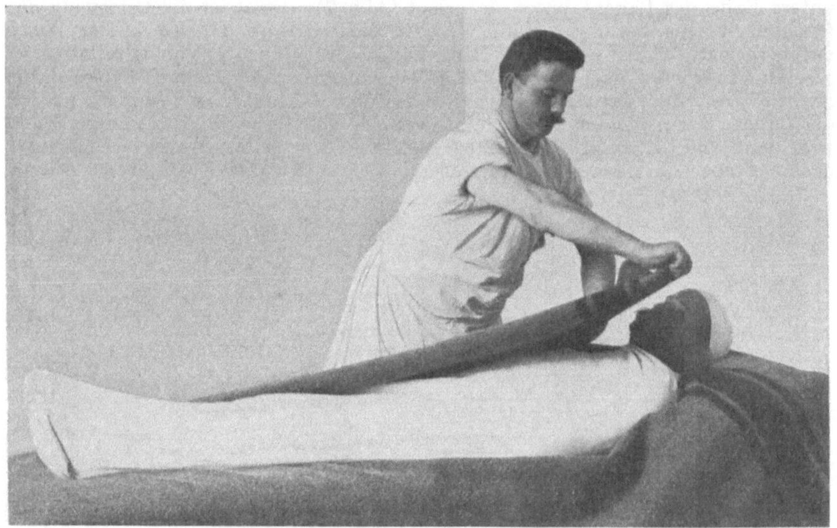

Abb. 8.   Ganzeinpackung (3. Phase).

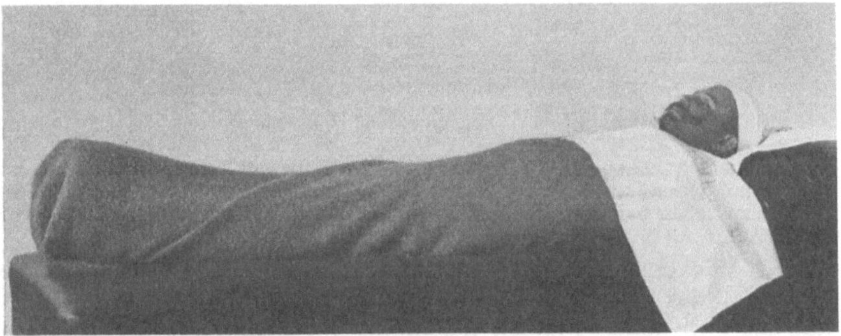

Abb. 9.   Ganzeinpackung (vollendet).

wisses Maß der Reaktionsfähigkeit der Haut vorhanden ist und daß
das feuchte Laken überall dem Körper gut anliegt. Diese gleichmäßige
allgemeine Erwärmung der Hautoberfläche ist auch der Grund für die
beruhigende Wirkung der Packung auf das gesamte Nervensystem.
    Bei langer Dauer der Packung kommt es infolge der behinder-
ten Wärmeabgabe zur Wärmestauung und dann zum Schweiß-

ausbruch, um so schneller, je besser die Hautreaktion des Eingepackten ist; beim Nichtfiebernden tritt dieser Effekt nach frühestens einer Stunde ein; durch Zufuhr heißer Getränke und durch Einfügung von Wärmflaschen in die Packung (man nimmt am besten dazu die sogenannten Weißbierkruken mit Patentverschluß) läßt sich der Eintritt der Diaphorese unterstützen. Bei fiebernden Patienten erfolgt der Schweißausbruch oft schon nach $^1/_4$—$^1/_2$ Stunde.

Das Einlegen von 1 oder 2 Wärmflaschen am Fußende der Packung ist übrigens auch bei den lediglich zur Beruhigung dienenden Einpackungen dann empfehlenswert, wenn es sich um Individuen handelt, die leicht über kalte Füße klagen. Ein anderes Mittel gegen diesen oft lästigen Übelstand sind wechselwarme Fußbäder von 3—5 Minuten Dauer, die unmittelbar vor dem Beginn der Einpackung gegeben werden.

Die Dauer der Einpackung richtet sich nach dem damit verbundenen Zweck; soll sie energisch wärmeentziehend wirken, so muß sie schon nach 20—30 Minuten erneuert werden, die beruhigende Packung (die häufigste Anwendungsform) dauert in der Regel $^3/_4$ bis 1 Stunde; soll mit der Einpackung zugleich eine Diaphorese verbunden werden, wie das meist bei Applikation der Packungen bei Fiebernden der Fall ist, so beträgt die Dauer bis 2 Stunden und darüber. Nach Beendigung der beruhigenden Packung erfolgt entweder eine kühle Abwaschung oder sonstige Kälteprozedur (Halbbad, Dusche), um die erschlafften Hautgefäße wieder zur Kontraktion zu bringen, oder es wird der Körper zu demselben Zwecke trocken frottiert.

Eine vielfach gebräuchliche Modifikation der feuchten Ganzeinpackung ist die sogenannte **Dreiviertelpackung,** d. h. eine Packung, bei der die Arme frei gelassen werden, und die nach oben hin in der Höhe der Achselhöhle abschließt. Sie empfiehlt sich besonders bei manchen nervös erregbaren und ängstlichen Individuen, die, wenn sie mit dem ganzen Körper einschließlich der Arme eingepackt sind, leicht ein Gefühl der Beängstigung und der Beklemmung empfinden; dadurch, daß man die ersten Male oder auch dauernd eine Dreiviertelpackung anwendet, umgeht man diesen Übelstand. Auch bei Kombination mit Herzkühlschläuchen oder heißen Magenschläuchen ist der einfacheren Technik halber die Dreiviertelpackung der Ganzpackung oft vorzuziehen. Schließlich wird man öfters in der häuslichen Praxis, mangels genügend großer Laken und Decken, zur Dreiviertelpackung seine Zuflucht nehmen müssen; sie steht an beruhigender Wirkung der Ganzpackung kaum nach. Natürlich ist dafür zu sorgen, daß der Patient bei der Dreiviertelpackung an den frei bleibenden oberen Thoraxpartien und an den Armen nicht friert. Das geschieht entweder durch einfaches lockeres Bedecken dieser Teile mit einer Bettdecke, einem Schal, Bademantel oder dgl., oder aber man kombiniert nach Buxbaums Vorschlag die in diesem Fall nur bis zur Mamillarhöhe heraufreichende Dreiviertelpackung mit einer Kreuzbinde, die die oberen Thoraxpartien einschließlich der Schultern einhüllt, so daß nur noch die Arme selbst freibleiben.

Daß man die diaphoretische feuchte Einpackung zweckmäßigerweise durch eine **trockene Packung** ersetzt, ist schon vorher erwähnt

worden. Die trockene Einpackung wird in derselben Weise wie die
feuchte, nur eben mit einem **trockenen Leinenlaken** vorgenommen.
Man erreicht in ihr eine Diaphorese am schnellsten, wenn man ein
Vollbad von 37—40° ansteigend **vorausgehen läßt**; auch die Zufuhr heißer Getränke, Einfügung von Wärmflaschen usw. ist bei der
diaphoretischen Trockenpackung eventuell mit heranzuziehen. Außerdem
ist aber die trockene Einpackung, namentlich in der häuslichen Praxis,
das bequemste Mittel, um den Körper für eine nachfolgende Kälteprozedur **vorzuwärmen**; ihre Dauer beträgt in diesem Falle $^1/_4$ bis
$^1/_2$ Stunde.

2. Umschläge und Kühlapparate.

Bei den feuchten Umschlägen müssen wir prinzipiell zwei Arten
unterscheiden:

1. Umschläge, die mit in kaltes Wasser getauchten Leintüchern[1])
hergestellt und mit einem impermeablen Stoff oder mit einem schlechten Wärmeleiter (Flanell, Wolle u. dgl.) **bedeckt** werden, so daß an
der Applikationsstelle nach der ersten Kältewirkung eine **gleichmäßige reaktive Erwärmung** erfolgt. Es werden diese Umschläge, speziell wenn sie **nicht** mit einem impermeablen Stoff bedeckt sind, als **erregende** oder **Prießnitzsche Umschläge** bezeichnet.

2. Umschläge, die **während der ganzen Dauer ihrer Anwendung auf ihrer ursprünglichen Temperatur gehalten
werden**, sei dieselbe nun kalt oder warm; die Konstanterhaltung der
Temperatur geschieht entweder durch häufiges **Erneuern der Kompresse** (Leintuch) oder, bei **kalten** Umschlägen, durch aufgelegte
Kühlapparate, in denen kaltes Wasser zirkuliert, durch eine Eisblase, Berieseln mit kaltem Wasser usw., bei **warmen** Umschlägen
durch Auflegen von Apparaten mit zirkulierendem heißem Wasser,
durch Verwendung von Umschlagsmaterial, das die Wärme lange hält,
resp. selbst solche erzeugt (Brei, Hafergrütze, heißer Sand, Thermophore). Durch sorgfältiges Bedecken mit einem schlechten Wärmeleiter kann übrigens auch ein einfacher heißer **Wasserumschlag** längere Zeit hindurch heiß gehalten werden.

ad 1. Was die erstgenannte Art von Umschlägen betrifft, also
die kalten Umschläge, die infolge der Bedeckung mit entsprechendem
trockenen Material zur **reaktiven Erwärmung** führen, so ist zunächst die Frage zu besprechen: Sollen diese Umschläge mit **impermeablen** Stoffen bedeckt werden oder nur mit **Wolle** resp. **Flanell**?
Der Unterschied ist der, daß unter einem Umschlage, der **nicht** impermeabel bedeckt ist, also speziell dem „erregenden" oder Prießnitzschen Umschlage, allmählich, gleichzeitig mit den Vorgängen der
reaktiven Erwärmung, eine langsame **Verdunstung** eintritt, wie wir
sie schon bei den Packungen kennengelernt haben. Infolgedessen
trocknet mit der Zeit eine solche Kompresse, in der Regel innerhalb
von 2—3 Stunden, je nach der Reaktionsfähigkeit der Haut. Dabei

---

[1]) Auch Rohseide läßt sich gut zu Umschlägen verwenden.

werden zwar infolge der Wärmebindung, die zur Verdunstung und
Trocknung des Umschlags notwendig ist, zunächst größere Ansprüche
an die Tätigkeit der Haut gestellt; später jedoch, im Maße als der Umschlag trocknet, ist zu dessen Erwärmung und Warmhaltung weniger
Wärmeproduktion von seiten der Haut nötig, als es bei den impermeabel bedeckten Umschlägen der Fall ist, wo die Kompresse lange
Zeit hindurch feucht bleibt. Es kann hier infolge dieses Feuchtbleibens
der Kompresse, wenn einmal das Stadium der ersten lebhaften Gefäßreaktion vorüber ist, eine für den Patienten unangenehme Abkühlung zustande kommen, wobei der Patient fröstelt und sich unbehag-
lich fühlt. Ferner findet unter den impermeabel bedeckten Kompressen eine Quellung der Haut statt, die bei häufiger Wiederholung der Umschläge zu Mazerationen, unangenehmen Ausschlägen
und sonstigen Hautschädigungen führen kann.

Andrerseits ist zu berücksichtigen, daß nach Untersuchungen,
die Schäffer sowie Plate[1]) angestellt haben, die Tiefenwirkung
der impermeabel bedeckten Umschläge, sowohl was den entzündungs-
widrigen Effekt als auch was die Resorptionsbeförderung betrifft,
eine viel größere ist als bei den erregenden oder Prießnitzschen Umschlägen. Danach wird man bei lokalisierten akut entzündlichen
und infektiösen Prozessen, vorzugsweise also bei chirurgischen Erkrankungen, den impermeabel bedeckten Umschlägen den Vorzug
geben. Will man dagegen vor allem eine ausgiebige Hautreaktion,
eine Ableitung auf die Haut erzielen, will man ferner von der beruhigenden, schmerzstillenden Wirkung der reaktiven Erwärmung Gebrauch
machen, so sind die erregenden, nicht impermeabel bedeckten Umschläge vorzuziehen; ebenso überhaupt bei allen größeren Umschlägen (Leibumschlägen, Brustumschlägen), die sich bei impermeabler
Bedeckung besonders leicht abkühlen. Man muß, wenn auch bisher
ein experimenteller Beweis dafür fehlt, aus vielfacher praktischer Erfahrung annehmen, daß auch den einfachen erregenden Brust- oder
Leibumschlägen eine Tiefenwirkung keineswegs abgeht; sie tritt
beispielsweise bei den Leibumschlägen als Beruhigung der Peristaltik,
bei den Brustumschlägen als Linderung pleuritischer Schmerzen und
der katarrhalischen Symptome in eklatanter Weise in Erscheinung.
Wir können also, um zu resümieren, zu rein hydrotherapeutischen
Zwecken, wenn es auf eine indirekte Wirkung des thermischen Reizes
ankommt, im allgemeinen auf die Bedeckung der Umschläge mit impermeablen Stoffen verzichten.

Bei der Anlegung der erregenden Umschläge sind nun einige allgemeingültige Regeln zu beachten. Erstens einmal ist stets für gute Bedeckung der
Kompressen zu sorgen, in der Weise, daß das Flanelltuch, das sich am besten
zum Bedecken eignet, überall mit seinen Rändern die feuchte Kompresse überragt; auch ist darauf zu achten, daß die Bedeckung nirgends größere Falten
bildet. Natürlich darf niemals die Kompresse das Flanell durchnässen, eventuell
muß man dasselbe in mehreren Schichten auflegen. Weiter ist es wichtig, für
gute Hautreaktion unter dem erregenden Umschlage Sorge zu tragen. Das
geschieht einmal durch Verwendung kalter Temperaturen zum Umschlage

---

[1]) Zeitschr. f. physikal. u. diät. Therapie Bd. 12, S. 517. 1909.

(je intensiver der Kältereiz, um so prompter die Reaktion); nur bei sehr empfindlichen Individuen kann man im Anfange stubenwarmes Wasser zur Herstellung der Kompressen verwenden. Weiter kann für gute Reaktion dadurch noch Sorge getragen werden, daß bei schlecht reagierenden Individuen vor Anlegung der Kompresse der betreffende Körperteil mit kaltem Wasser, Salzwasser oder Spiritus kurz abgerieben wird; namentlich bei den Brustumschlägen der Tuberkulösen (Kreuzbinden) sind solche vorangehende Spiritusoder Salzwasserabreibungen sehr gebräuchlich. Auch wenn nach Abnehmen des Umschlags die Haut noch nicht recht warm und die Reaktion mangelhaft ist, empfiehlt es sich, durch trockene oder feuchte (spirituöse) kräftige Frottierung den unter dem Umschlage erschlafften Hautgefäßen ihren Tonus wiederzugeben.

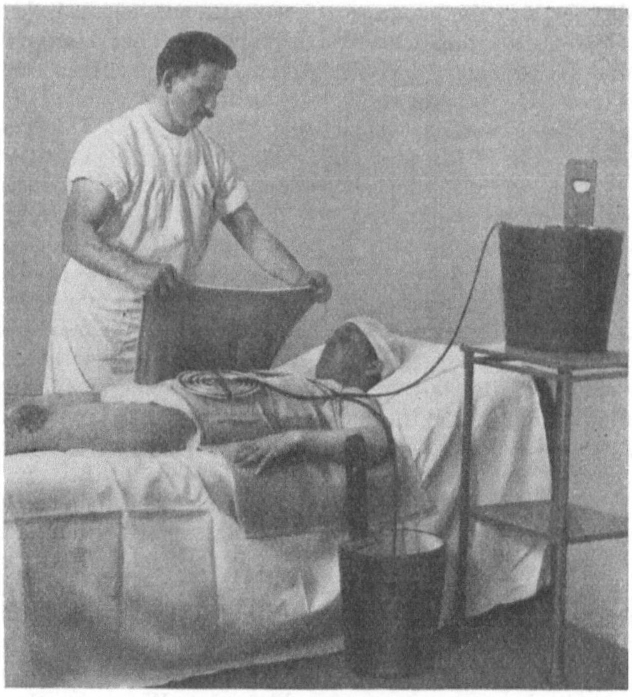

Abb. 10. Stammumschlag (mit Magenschlauch).

Was die Dauer der Umschläge betrifft, so richtet sich dieselbe nach der speziellen Indikation sowie nach der Reaktionsfähigkeit des Patienten. Im allgemeinen erneuert man einen erregenden Umschlag, sobald er trocken ist, also nach 2—3 Stunden, doch kann man einen gut bedeckten Prießnitzschen Umschlag bei einigermaßen guter Reaktion auch unbedenklich nachtsüber liegenlassen.

Die Erneuerung kalter resp. warmer Kompressen der zweiten Kategorie erfolgt, sowie die kalte Kompresse warm geworden ist, bzw. die heiße sich abgekühlt hat.

a) Stammumschläge oder Rumpfumschläge. Dieselben reichen von der Achselhöhle bis zur Symphyse und umfassen den ganzen

Rumpf (Abb. 10). Sie sind ein sehr einfach ausführbares, wenn auch unvollständiges Ersatzmittel für Einpackungen. Wenn sie als beruhigende Packung dienen sollen, so beträgt ihre Dauer wie die der Packungen etwa $^3/_4$—1 Stunde; häufiger (ca. halbstündlich) gewechselt müssen sie werden bei Verwendung zur Fieberbehandlung, wofür sie sich der leichten Technik wegen sehr gut eignen.

b) Der Leibumschlag wird wie der Stammumschlag angelegt, er reicht nach oben hin nur etwa bis an den Schwertfortsatz des Brust-

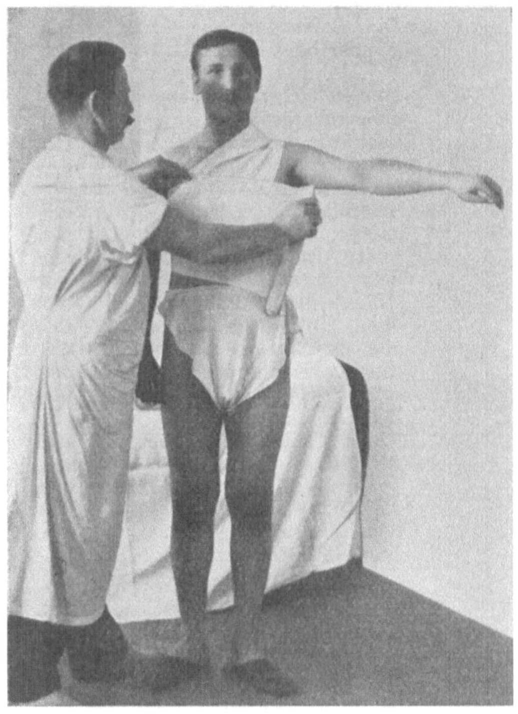

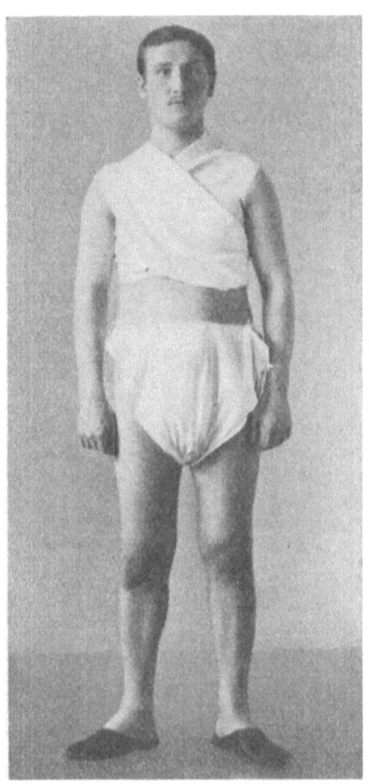

Abb. 11. Kreuzbinde (1. Phase).Abb. 12. Kreuzbinde (2. Phase).

beins; auf seine vielseitigen Indikationen werden wir noch später zu sprechen kommen.

c) Der Brustumschlag umfaßt den Thorax und ist ein beliebtes Mittel bei den verschiedensten Affektionen der Brusthöhle. Während man bei den akuten Erkrankungen (Pneumonie, Pleuritis, Bronchitis) den Brustumschlag in der Regel so anlegt, daß man ihn einfach von der Achselhöhle bis an den unteren Rippenrand reichen läßt, ist es bei chronischeren Erkrankungen, wie bei der chronischen Bronchitis und vor allem bei Lungentuberkulose, zweckmäßiger, auch die obersten Thoraxpartien (Lungenspitzen) in den Umschlag hineinzubeziehen. Das geschieht durch die sogenannte Kreuzbinde.

Die Kreuzbinde wird in der Weise angelegt, daß ein $2^1/_2$—3 m langes Leinentuch (evtl. zu improvisieren durch zwei an der Schmalseite zusammengenähte Handtücher), das 25—30 cm breit ist, nach Eintauchen in kaltes resp. stubenwarmes Wasser ausgewrungen, wie eine Binde aufgerollt und dann folgendermaßen um den Thorax geführt wird: Von der rechten Achselhöhle beginnend vorn schräg über die Brust zur linken Schulter, von da über den Rücken zur rechten Achselhöhle zurück, dann über die Brust zur linken Achselhöhle (Abb. 11), hinten herum zur rechten Schulter und wieder herunter zur Brust bis an die linke Seite herüber (Abb. 12). Das Ganze wird mit einer etwas breiteren Flanellbinde, die ebenso lang ist als die befeuchtete Binde, bedeckt (zur Not auch mit entsprechend gelegten Wollschals). Die Befestigung geschieht durch Bänder oder Sicherheitsnadeln.

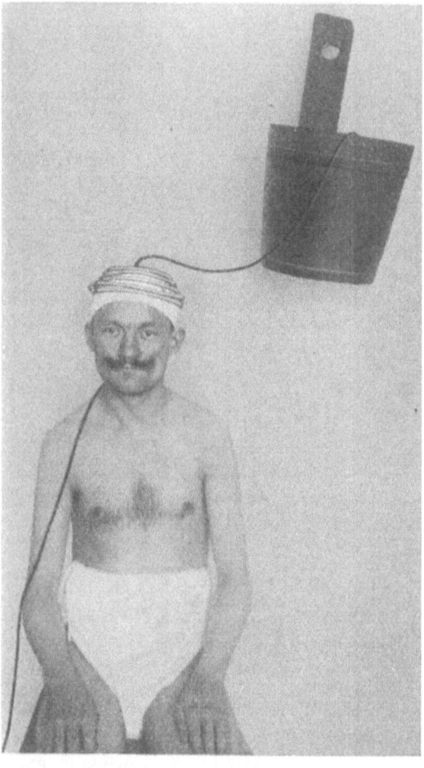

Als Ersatz für die Kreuzbinde können außer den schon erwähnten aneinandergenähten Handtüchern auch die in manchen Geschäften fertig vorrätigen sogenannten schottischen Wickel dienen, d. h. Brustumschläge, an denen, den Schultern entsprechend, tornisterriemenförmig breite Ansätze für die Lungenspitzen befestigt sind. Winternitz hat außerdem für Patienten, die sich ohne Hilfsperson die Kreuzbinde anlegen müssen, ein Tuch angegeben, das aus einem dreieckigen Mittelstück besteht mit zwei nach beiden Seiten schmaler zulaufenden $1^1/_2$ m langen Enden. Das Tuch wird mit der Spitze des Mittelstückes nach unten auf den Rücken gelegt, und die beiden Enden werden über die Schultern und dann kreuzweise vorn über die Brust geführt.

d) Die übrigen Umschläge passen sich in ihrer Form dem Körperteil an, für den sie bestimmt sind. Die bekannten Prießnitzschen Halsumschläge werden kravattenförmig um den Hals gelegt, wobei, wenn sie zur Anginabehandlung bestimmt sind, darauf zu achten ist, daß sie hoch genug sitzen, um auch die Tonsillengegend zu umfassen.

Abb. 13.   Kopfkühlschlauch.

Die Kopfumschläge werden meist nicht als erregende Umschläge, sondern durch Wechseln oder mittels des Kühlschlauchs als kühl gehaltene Kompressen verwendet (s. Abb. 13).

Weiter wären dann noch zur Behandlung der Anal- und Genitalgegend die sogenannten T-Binden zu erwähnen, bei denen senkrecht zu einem mehr oder minder breiten Leibumschlag ein entsprechendes schmales Stück angenäht ist, das zwischen den Beinen hindurchgeführt wird (Hämmorrhoidalumschläge).

Häufig gebraucht sind ferner die Wadenumschläge oder Wadenwickel, die die Unterschenkel umfassen und als Ableitungs- und mildes
Schlafmittel sehr beliebt sind. Sie lassen sich in der Praxis zur Not
dadurch improvisieren, daß man ein Handtuch an einem Ende mit
Wasser anfeuchtet, dieses zunächst um die Wade legt und darüber
den trockenen Teil wickelt.

ad 2. Kompressen und Kühlapparate. Was nun die Umschläge betrifft, die konstant auf derselben Temperatur gehalten werden, so bilden die **kalten,** oft erneuerten Kompressen
ein in der täglichen Praxis für bestimmte Indikationen unentbehrliches
Hilfsmittel. Es kommt den kalten Umschlägen eine zirkulationshemmende, schmerzstillende und die Exsudation beschränkende Wirkung zu, deshalb sind ihr Hauptindikationsgebiet akute
entzündliche Erkrankungen, bei denen die Schwellung, das Hitzegefühl und der Schmerz bekämpft werden sollen. Zu demselben
Zweck sind sie bei frischen Kontusionen und sonstigen frischen
Verletzungen beliebt, dann spielen sie auch, wie wir im physiologischen Teil schon gesehen haben, bei Applikation auf die Herzgegend als Beruhigungsmittel für die Herzaktion eine hervorragende Rolle. Die kalten Kompressen werden entweder durch häufiges Erneuern kalt erhalten oder durch Kühlapparate. Sie sind
im allgemeinen der Eisblase vorzuziehen, weil die Eisblase bei
längerem Liegen durch Schmelzen des Eises ihre ursprüngliche
Temperatur verlieren und dann an Wirksamkeit einbüßen kann.
Wird die Eisblase angewandt, so ist darauf zu achten, daß sie nie
direkt der bloßen Haut aufliegt; es muß entweder eine feuchte
Kompresse zwischengeschaltet werden oder aber die Eisblase in ein
Tuch eingehüllt sein, weil sonst Schädigungen der Haut entstehen
können.

Eine besondere Form der kalt erhaltenen Kompressen bilden die von Winternitz angegebenen sogenannten Longettenverbände, die sich namentlich
für Gelenke eignen: es werden eine Reihe von mit kaltem Wasser getränkten
und nicht ausgewrungenen Leinwandstreifen dachziegelförmig über das erkrankte
Gelenk gelegt und nun häufig durch einen triefenden Schwamm oder ein Trieftuch immer wieder mit möglichst kaltem Wasser angefeuchtet. (Zwischendurch
kann der Verband locker mit einem Flanelltuch bedeckt werden.) Nach Fürstenbergs Empfehlung läßt sich statt dessen die permanente Anfeuchtung
auch dadurch bewerkstelligen, daß aus einem in der Höhe angebrachten Eimer
durch einen Schlauch, der mit einem Quetschhahn oder einer Klemmschraube
versehen ist, das eiskalte Wasser auf den Verband langsam träufelt. Durch ein
unter das Gelenk geschobenes Gummituch wird die Unterlage vor dem Durchnässen geschützt. (Die Longettenverbände werden gewöhnlich bei bettlägerigen
Kranken verwandt.)

Die Kühlapparate bestehen in der Regel aus Kühlschläuchen,
die in ihrer Form der betreffenden Applikationsstelle angepaßt sind
und in denen möglichst kaltes, evtl. durch Eis gekühltes Wasser zirkuliert. Die Speisung eines Kühlschlauches geschieht aus der Wasserleitung oder, da ein solcher passender Anschluß meistens nicht vorhanden ist, aus einem höher stehenden Wassergefäß (Eimer), in das
das eine mit einem Bleistück beschwerte Ende des Kühlschlauches

taucht, während das Abflußrohr in einen am Boden stehenden Eimer mündet (s. Abb. 13 u. 10). Am Abflußende des Kühlschlauches ist in der Regel ein kleiner Hahn oder eine verstellbare Klemme angebracht, wodurch es ermöglicht ist, den Abfluß zu regulieren. Meist genügt ein Eimer von gewöhnlicher Größe zur Speisung eines Kühlschlauches während ca. $^1/_2$ Stunde. Bei Erneuerung des Zuflußwassers (die Applikationsdauer des Kühlschlauches beträgt gewöhnlich $^1/_2$ bis $^3/_4$ Stunden) darf Wasser, das schon einmal zirkuliert hat und dadurch wärmer geworden ist, nur nach Abkühlung durch Eisstückchen wieder benutzt werden. Die Kühlschläuche selbst bestehen entweder aus Aluminium (Gärtnersche Schläuche) oder es sind Bleiröhren (Leiter) oder in passender Form zusammengenähte Kautschuk- oder Duritröhren. Der Körperform leicht anpaßbar sind die von H. Davidsohn empfohlenen Gummischlauchkissen, auf Gummistoff oder Flanell aufgenähte Gummi- oder Duritschläuche. Auch für den ganzen Körper hat Davidsohn eine entsprechend konstruierte Schlauchmatratze angegeben.

Die gebräuchlichsten Formen der Kühlschläuche sind:

1. Der Kopfkühlschlauch (Abb. 13), der zur Kühlerhaltung von Kopfkompressen entweder für sich allein oder, zur Vermeidung von Kongestionen, bei den verschiedensten, namentlich heißen hydrotherapeutischen Prozeduren sehr häufig gebraucht wird.

2. Der Nacken- und Rückenkühlschlauch (Abb. 14a), der ca. 40—50 cm lang und 5—7 cm breit ist und gewöhnlich in Verbindung mit einer Packung benutzt wird. Er wird in der Nackengegend und längs der oberen Brustwirbel angelegt (als Beruhigungsmittel, namentlich bei der Basedowschen Krankheit gebräuchlich).

3. Der Herzkühlschlauch (Abb. 14b), der auf die Herzgegend aufgelegt wird. Dasselbe Modell dient gewöhnlich auch als Magenschlauch, nur daß der Magenschlauch (Abb. 10) vorwiegend zum Durchfließen von heißem Wasser verwandt wird. Statt des Herzkühlschlauches läßt sich zweckmäßig auch eine Herzflasche (Abb. 15) verwenden, die aus Metallblech hergestellt und mit Zu- und Abflußöffnungen versehen ist. Von unsicherer Wirkung ist dagegen die gewöhnliche, nur mit einer Öffnung zum Füllen versehene Herzflasche, wie sie die Patienten im Umhergehen manchmal benutzen; da das kalte Wasser darin nicht erneuert wird, so erwärmt die Flasche sich bald durch die Körperwärme und verliert dadurch ihre Wirkung.

Zu beachten ist, daß auch die Kühlschläuche niemals auf die bloße Haut aufgelegt werden dürfen, sondern immer auf eine feuchte Kompresse. Werden sie mit Packungen kombiniert, so muß zwischen dem Kühlschlauche und der Haut eine Lage des feuchten Tuches liegen. Natürlich ist bei Kombination des Kühlschlauches mit einer Packung dafür zu sorgen, daß durch die Tücher der Packung die Zu- und Abflußröhren nicht komprimiert werden, man führt dieselben gewöhnlich (bei Herz-, Magen-, Rückenkühlschläuchen) von oben her in die Packung hinein (Abb. 10).

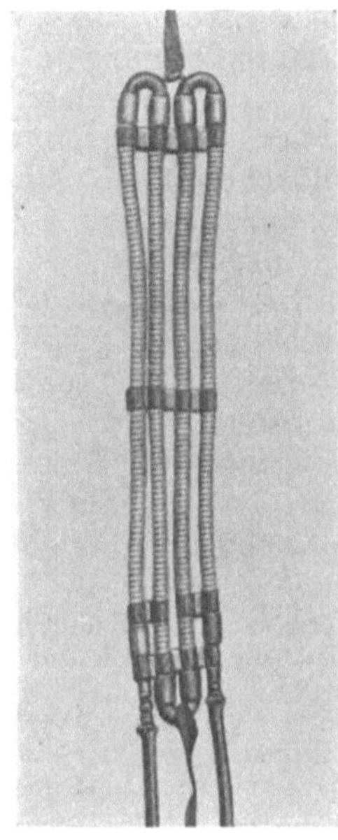

Abb. 14a. Rückenkühlschlauch.

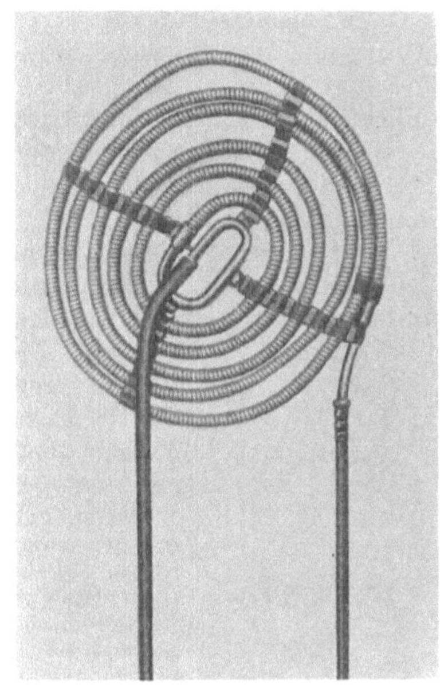

Abb. 14b. Herzkühlschlauch
(auch Magenschlauch).

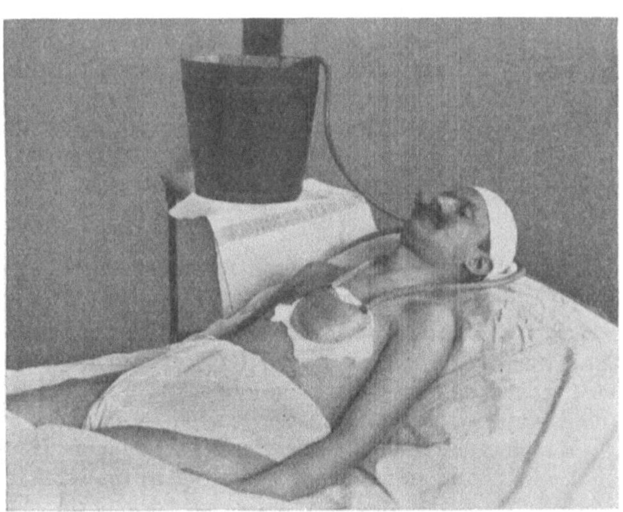

Abb. 15. Herzflasche.

Zur Kühlung der Körperhöhlen dienen folgende Apparate:

4. Als Kühlsonde für die Urethra das Winternitzsche Psychrophor, ein Metallkatheter mit Zu- und Abflußöffnung (à double courant) und ohne Fenster (Abb. 16 rechts). Das Instrument wird gewöhnlich nur bis zum Blasenhals eingeführt. Seine Applikationsdauer ist eine kürzere als die der Kühlschläuche (10—20 Minuten), auch vermeide man, im Anfange der Behandlung zu kaltes Wasser zu nehmen (nicht unter 10—12⁰).

5. Die Atzbergersche Mastdarmkühlsonde, bestehend aus einem etwa 7 cm langen, hohlen Metallzapfen (à double courant), der in das Rektum eingeführt wird, und in dem Wasser von gewünschter Temperatur zirkuliert (Abb. 16 links). Die Mastdarmsonde wird sowohl für kalte als auch, noch häufiger, für heiße Temperaturen benutzt. Bei Verwendung heißen Wassers betrage die Temperatur im Zuflußgefäß 45—48⁰.

Außer kalten Kompressen und Kühlschläuchen und der einfachen Eisblase dienen noch zur intensiven lokalen Kühlung:

1. Statt des Eisbeutels die Eiskataplasmen. Sie werden hergestellt, indem in einem Flanelltuche kleine Eisstückchen zwischen zwei Lagen von Leinmehl eingeschlagen werden. Die Eiskataplasmen oder Eiskissen schmiegen sich besser als die Beutel an und eignen sich, da die Eisstückchen wegen des zwischenliegenden Leinmehls nicht drücken, speziell zur Kühlung des Hinterhauptes.

2. Zur Kühlung der Wirbelsäule dient der bekannte Chapman-Eisbeutel, der ca. $^1/_2$ m lang und 15 cm breit ist, doch wird er sich in den meisten Fällen durch den erwähnten Nackenkühlschlauch ersetzen lassen.

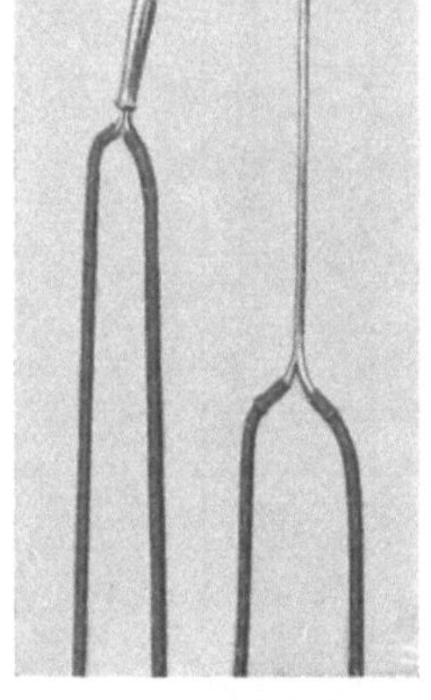

Abb. 16. Mastdarmsonde und Psychrophor.

Sonstige Methoden zur lokalen Kühlung, wie der Äthylchloridspray, der zur Bekämpfung hartnäckiger Neuralgien, insbesondere der Trigeminusneuralgie, verwandt wird, ferner die Erzeugung des in der Dermatologie gebräuchlichen Kohlensäureschnees gehören, strenggenommen, nicht mehr in das Gebiet der physikalischen Therapie und seien hier nur anhangsweise erwähnt.

<h2 style="text-align:center">Heiße Umschläge und Kompressen.</h2>

Die heißen Umschläge müssen, um auf derselben Temperatur erhalten zu werden, entweder durch zirkulierendes Wasser erwärmt, oder sie müssen, ebenso wie die kalten, öfter erneuert werden; doch ist die Erneuerung der heißen Umschläge, falls sie gut bedeckt werden, nicht so häufig notwendig als die der kalten. Die Bedeckung geschieht am besten auch hier wieder durch Wolle oder Flanell. Zur Erneuerung der heißen Kompressen empfiehlt sich, um stets in der Nähe des Bettes des Patienten heißes Wasser zu haben, die Verwendung der sogenannten Kataplasmenwärmer. Dieselben sind natürlich auch für Erwärmung resp. Erneuerung von Brei-, Leinsamen-, Fango-

und ähnlichen Umschlägen verwendbar, auf die wir beim Kapitel „Thermotherapie" noch zu sprechen kommen werden. Will man die mazerierende Wirkung einer heißen Kompresse auf die Haut oder, speziell bei nichtbettlägerigen Kranken, die Durchnässung der Kleidung vermeiden, so empfiehlt es sich nach Winternitz' Vorschlag, die Kompresse **nicht direkt auf die Haut** aufzulegen, sondern sie in ein Flanelltuch einzuschlagen; die Kompresse wird dabei alle 10 bis 15 Minuten erneuert. Man nennt diese sich für die häusliche Praxis eignende einfache Applikationsform **Dampfkompressen**. Die ebenfalls in der häuslichen Praxis sehr gebräuchlichen **Thermophore, elektrischen Wärmekissen** und **Heißwasserkissen** dienen meist zur Anwendung der örtlichen **trockenen Wärme,** von der im Kapitel „Thermotherapie" noch näher die Rede sein soll.

Es wurde schon gesagt, daß die heißen Umschläge durch gute Bedeckung sich längere Zeit heiß erhalten können, doch dürfte die gleichmäßige Wirkung eines gewöhnlichen heißen Umschlages in der Regel eine Stunde nicht übersteigen. Darüber hinaus wirkt er dann entweder ähnlich wie ein erregender Umschlag, oder es kann bei mangelhafter Bedeckung und unzweckmäßigem Verhalten des Patienten zu unangenehmen Abkühlungen kommen.

Will man die Hitzewirkung einer bedeckten heißen Kompresse für längere Zeit, 3—4 Stunden etwa, annähernd gleichmäßig erhalten, so empfiehlt sich, besonders für Gelenkumschläge, der von **Diehl** angegebene **heiße Watteverband.** Derselbe wird in der Weise angelegt, daß in möglichst heißes Wasser getauchte entfettete Watte (ihre Temperatur soll für die Haut eben noch erträglich sein) rings um das erkrankte Gelenk gelegt, sofort mit einem impermeablen Stoff, am besten Guttaperchapapier, bedeckt wird, worüber dann eine Flanellbinde in mehreren Lagen geführt wird. Es muß dabei darauf gesehen werden, daß ein möglichst dichter Abschluß des Umschlages nach außen hin erzielt wird; zur Schonung der Haut empfiehlt es sich, das Guttaperchapapier am Rande mit Vaseline einzufetten. Der Verband bleibt 3—4 Stunden lang liegen und wird dann erneuert, man kann ihn auch nachtsüber liegenlassen. Bei fortgesetztem Gebrauch der Diehlschen Verbände ist es rätlich, jeden Tag mehrere Stunden mit den Umschlägen zu pausieren, um eine Hautschädigung zu vermeiden. Außerdem ist darauf zu sehen, daß die Watte immer vor neuem Gebrauch zwecks Sterilisierung ausgekocht wird.

Die Heißerhaltung der Warmwasserumschläge durch **zirkulierendes Wasser** geschieht durch die schon früher erwähnten Kühlapparate, nur daß eben heißes statt kalten Wassers darin zirkuliert; die Temperatur des zufließenden Wassers betrage in der Regel 42—45⁰, bei rektaler Anwendung bis 48⁰. Von den beschriebenen Zirkulationsapparaten kommt vor allem für heißes Wasser der Magenschlauch in Betracht, der in Verbindung mit einem erregenden Stammumschlag ein sehr beliebtes hydrotherapeutisches Mittel bildet, das sogenannte **Winternitzsche Magenmittel** (Abb. 10). Daß die Mastdarmsonde für zirkulierendes heißes Wasser oft benutzt wird, wurde bereits erwähnt. Kompliziertere Apparate zur Warmhaltung des in Schläuchen usw. zirkulierenden Wassers, wie der Ullmannsche **Hydrothermoregulator,** haben sich in der Praxis nicht eingeführt.

Was die Wirkung der feuchten heißen Umschläge betrifft, so ist sie in mancher Beziehung derjenigen der kalt angelegten, impermeabel bedeckten ähnlich, nur ist sie in bezug auf die Hyperämisierung der tieferen Schichten, die Resorptionsbeförderung, die entzündungswidrige und antibakterielle Wirkung eine viel intensivere. Das haben insbesondere die schon öfter erwähnten Untersuchungen Schäffers gezeigt. Auch die schmerzstillende Wirkung heißer Umschläge ist, wenn wir von ganz akuten frischen Prozessen absehen, in der Regel derjenigen der erregenden Umschläge überlegen. So ist das Indikationsgebiet der heißen Umschläge ein ungemein großes; sie werden, je mehr die Biersche Lehre von der Heilwirkung der aktiven Hyperämie Eingang findet, in steigendem Maße auch bei akuten infektiösen Prozessen und nicht nur, wie früher, bei chronischen Erkrankungen angewandt. Es sei nur daran erinnert, daß die heißen Umschläge und Kataplasmen wie die lokalen heißen Bäder bei Furunkulose und anderen infektiösen Erkrankungen der Haut und des Zellgewebes ein wirksames unblutiges Heilmittel bilden. Hinzugefügt sei ferner, daß die feuchte Wärme, wie sie bei den heißen Umschlägen zur Wirkung kommt, doch wohl ein noch intensiveres hyperämisierendes Mittel ist, als die in der Praxis ja nur durch besondere Apparate (lokale Heißluftbäder, Lichtkästen, Thermophore usw.) zu beschaffende trockene Hitze, und daß somit die heißen Umschläge und Kataplasmen keineswegs nur einen Notbehelf für jene komplizierteren Anwendungen bilden.

Eine intensive örtliche Wärmestauung läßt sich auch ohne wärmezuführende Maßnahmen dadurch erreichen, daß man den betreffenden Körperteil — in Betracht kommen vor allem Gelenke — mit einem luftdicht abschließenden Verband bedeckt, der aus schlecht wärmeleitendem Material hergestellt ist. Als solche Maßnahmen sind zu nennen der von Langemak angegebene Jute-Fließverband (Dicke Jute-Schicht, mit Billroth-Batist bedeckt) sowie ein sogen. Werg-Verband, der von Gocht und Biesalski neuerdings empfohlen wird: Es wird über das Gelenk (meist handelt es sich um das Knie) zunächst ein Trikotschlauch gezogen, der mit Olivenöl gut durchgetränkt ist; dann wird das Gelenk in eine dicke Lage von Werg verpackt, die außen mit Billroth-Batist bedeckt wird, dessen Innenfläche mit Schmierseife bestrichen ist. Das Ganze wird dann mit Flanell oder dgl. umwickelt, der Verband bleibt 12—24 Stunden lang liegen. Die beschriebenen etwas komplizierten Maßnahmen dienen teils dazu, einen absoluten Luftabschluß zu sichern, teils jede Schädigung der Haut zu vermeiden.

c) Bäder.

1. Vollbäder.

Man nennt Vollbäder oder Hochbäder solche Bäder, bei denen der Patient bis zum Halse in das Wasser eintaucht. Sie werden in Bassins oder in Badewannen appliziert, namentlich für Vollbäder von kalter Temperatur empfiehlt sich, wenn möglich, die Anwendung von Bassins. Kalte Vollbäder werden, wenn sie nur in ganz kurzer Dauer genommen werden (wenige Sekunden bis mehrere Minuten lang bei einer Temperatur von etwa 10—15°), auch Tauchbäder genannt. Das Tauchbad, das sich natürlich auch in einer Wanne geben läßt, ist ein sehr intensiver und alle Körperfunktionen in starkem Maße alterierender Eingriff. Es eignet sich vor allem für die Behandlung von Stoffwechselkrankheiten, namentlich Fettsucht, aber auch sonst bei kräftigen Individuen als Anregungsmittel oder auch als Abschluß einer Hitzeapplikation. Wird das Tauchbad in einem Bassin gegeben, so empfiehlt es sich, darin Schwimmbewegungen machen zu lassen, wodurch die Reaktion begünstigt wird; auch im kalten Tauchbade in der Wanne soll der Patient sich soviel wie möglich bewegen.

Die lauwarmen Vollbäder, von einer Temperatur von 33—36⁰, dienen nicht nur zu Reinigungszwecken, sondern spielen auch in der Therapie eine große Rolle: so als Beruhigungsmittel, als Schlafmittel, zur Behandlung von Nierenkrankheiten, Hautkrankheiten usw. Eine große Bedeutung kommt den lauwarmen Vollbädern auch in der Behandlung von Lähmungen und Spasmen der verschiedensten Ursachen zu. Die Bäder werden hierbei als sogenannte kinetotherapeutische Bäder gegeben, d. h. man benutzt den Auftrieb des Wassers und die entspannende Wirkung der lauwarmen Temperatur, um aktive und passive Bewegungsübungen der gelähmten Extremitäten im Bade vorzunehmen, was sich hier viel leichter ausführen läßt als außerhalb des Bades. Es empfiehlt sich, wenn möglich, für kinetotherapeutische Bäder etwas größere Wannen als die gewöhnlich gebräuchlichen zu benutzen, ferner an der Wanne passende Handhaben für den Kranken anzubringen, an denen er sich während der Beinübungen festhalten kann.

Vorzüglich eignen sich übrigens auch Bassinbäder von lauwarmer Temperatur für Gehübungen bei spastischen Gehstörungen, wofern es sich um leichte Fälle handelt, bei denen noch etwas Gehfähigkeit vorhanden ist. Natürlich ist hierbei besondere Aufsicht nötig, um etwaige Unglücksfälle zu verhüten.

Bewegungsbäder von höherer Temperatur, 37—39⁰, werden nach Briegers Empfehlung für die Behandlung der Ischias verwandt. Es sind dazu besondere Wannen nötig, die etwa 70 cm hoch, 1,00—1,10 m breit und 1,90 m lang sind. In der Mitte der Wanne ist eine Querstange zum Festhalten des Patienten angebracht oder die Wanne ist an den Seiten mit passenden Handhaben, die an Stricken befestigt sind, versehen. Der Patient macht im Bade ausgiebige Streckbewegungen des erkrankten Beines, ebensolche Bewegungen, die die Dehnung des Nerven zum Zweck haben, werden auch passiv ausgeführt. Ferner macht der Patient, indem er sich auf die Arme aufstützt und nur mit den Fußspitzen die Beine aufstellt, mit nach abwärts gerichteter Vorderseite ausgiebige Streck- und Beugebewegungen des Rumpfes im Bade.

Der Druck, den das Wasser im Vollbade auf den darin liegenden Patienten ausübt, ist ein recht erheblicher; er beträgt nach Eisenmengers Berechnung ca. 81 kg. Strasburger[1]) hat zuerst darauf aufmerksam gemacht, daß infolge dieser Belastung der Umfang des Thorax sowohl wie der des Leibes im Bade erheblich abnimmt, und daß sich der Thorax darin der Exspirationsstellung nähert, was namentlich in der Behandlung von Asthma- und Emphysemkranken auch therapeutisch von Wichtigkeit ist. Diese Angaben konnten in meiner Anstalt durch Messungen sowohl an Gesunden wie an Emphysemkranken von R. Warschawsky[2]) bestätigt werden; es fand sich dabei an Gesunden im Bade eine Abnahme der Exspira-

---

[1]) Einführung in die Hydrotherapie und Thermotherapie. Jena: G. Fischer 1909.
[2]) Zeitschr. f. physikal. u. diät. Therapie Bd. 15. S. 268. 1911.

tionsstellung bis zu 7 cm, und auch bei den Emphysemkranken war dieselbe fast ebenso stark. Von Wichtigkeit ist, daß diese Verringerung des exspiratorischen Thoraxumfanges in der Mehrzahl der Fälle auch nach dem Bade anhielt und daß damit meistens auch in und nach dem Bade eine Vermehrung der Thoraxexkursion verbunden war. Da auch die Verringerung des Leibumfanges, worauf Strasburger besonders aufmerksam macht, eine Begünstigung der Exspiration gerade beim starren Thorax bedeutet, so erhellt daraus die therapeutische Verwertbarkeit des einfachen warmen Vollbades von längerer Dauer (ca. $^1/_2$ Stunde) bei Asthma- und Emphysemkranken, bei denen ja bekanntlich die Unterstützung der Exspiration von günstiger Einwirkung ist.

Auch auf das Zirkulationssystem wirkt der Wasserdruck im Bade ein, indem dadurch der Venendruck erhöht wird (E. Schott[1])), und zwar in stärkerem Maße in den Venen der Extremitäten als in denen der Thoraxorgane, wo die Brustwand dem Wasserdrucke einen höheren Widerstand leistet. Immerhin findet sich auch noch im rechten Vorhofe ein erhöhter Druck im Wasserbade. Durch diese Verhältnisse wird der Rückfluß des venösen Blutes nach dem Thorax erleichtert; doch muß sich das Herz an die veränderten Bedingungen erst anpassen, ein Moment, das bei der Bäderbehandlung von Herzkranken, namentlich solchen mit Mitralstenose, von nicht zu unterschätzender Bedeutung ist (Lurz[2]), Turan[3])).

Um den hydrostatischen Druck im Bade variieren zu können, hat R. Eisenmenger[4]) eine besondere Vorrichtung angegeben, welche eine rhythmische Veränderung des Wasserspiegels erlaubt, wobei der Patient in einer dampfkastenförmigen Badewanne sitzt. Außer bei Asthma und Emphysem wird diese Art der Behandlung auch für verschiedene Erkrankungen der Abdominalorgane, wie Magen-Darmatonie, Stauungsvorgänge im Leber- und Pfortaderkreislauf, Hämorrhoiden usw. empfohlen.

Als besondere Form der indifferenten Vollbäder sind noch die sogenannten Dauerbäder zu nennen, in denen der Patient viele Stunden, mehrere Tage und selbst Wochen zubringt. Bei diesen Bädern muß natürlich für Regulierung der Temperatur durch Zufluß warmen Wassers gesorgt werden, wofür besondere Vorrichtungen notwendig sind. Außerdem darf im Dauerbade der Patient nicht auf dem Boden der Wanne liegen, sondern auf einem in das Wasser gesenkten aufgespannten Tuche, resp. auf Schweben von passender Konstruktion; der Kopf ruht dabei auf einem Gummikranz oder einem Gummiluftkissen. Die Dauerbäder, die natürlich nur in Krankenhäusern anwendbar sind, haben sich in der Behandlung von schweren Rückenmarkskrankheiten mit Dekubitus, von gewissen Hautkrankheiten, von ausgedehnten Verbrennungen usw. eine große Beliebtheit erworben. Sie sind auch gegen schweren Gelenkrheumatismus empfohlen worden (Lenhartz).

---

[1]) Dtsch. Arch. f. klin. Med. Bd. 140, S. 358. 1922.
[2]) Dtsch. med. Wochenschr. 1924, Nr. 5 u. 13.
[3]) Arch. f. Balneol. Bd. 1.
[4]) Therapie d. Gegenw. 1918, H. 4.

Heiße Vollbäder, in der Temperatur von 38—42⁰, werden gewöhnlich in einer Dauer von 10—20 Minuten gegeben. Es empfiehlt sich dabei, die Temperatur des Wassers, nachdem der Patient schon in die Wanne eingestiegen ist, allmählich durch Zulaufenlassen von heißem Wasser zu erhöhen. Für gute Kopfkühlung ist hier besonders zu sorgen. Unter den Indikationen der heißen Vollbäder sind rheumatische Erkrankungen der verschiedensten Art sowie manche Infektionskrankheiten (Zerebrospinalmeningitis, katarrhalische Pneumonie, namentlich bei Kindern) zu nennen. Ferner bilden heiße Vollbäder von 10—20 Minuten Dauer mit nachfolgender Trockenpackung ein sehr wirksames Transpirationsmittel (z. B. bei Nephritis und Urämie). Auch als Kräftigungs- und Anregungsmittel werden heiße Vollbäder neuerdings nach japanischem Muster empfohlen, ihre Dauer ist dann aber eine erheblich kürzere.

Die japanische Technik dieser heißen Vollbäder ist etwa die folgende: Man benutzt am besten 2 nebeneinander stehende Wannen, von denen die eine nur in etwa Handspannenhöhe mit Wasser von ca. 40⁰ gefüllt ist, während in der zweiten, die zur Verabreichung der eigentlichen Bäder dient, ein Vollbad von 42—43⁰ Temperatur hergerichtet ist. Der Patient stellt sich zunächst in die erste Wanne und wird dort am Kopfe mehrere Male mit dem warmen Wasser übergossen, dann steigt er rasch in die zweite Wanne herüber und bleibt darin etwa 2 Minuten lang liegen. Darauf begibt er sich in die erste Wanne zurück, wird dort abermals einige Male übergossen und legt sich dann wieder für weitere 2—3 Minuten in die zweite Wanne. Dann Ankleiden ohne Ausruhen oder Nachschwitzen. Die Prozedur, an deren Schluß ein leichter Schweißausbruch eintritt und die Körpertemperatur um 1—1$\frac{1}{2}$⁰ gestiegen ist (um dann aber bald wieder abzufallen), wird von Patienten mit gesunden Zirkulationsorganen überraschend gut vertragen und hinterläßt für den ganzen Tag das Gefühl der Kräftigung und gesteigerten Aktivität. Kontraindiziert ist sie nicht nur bei organischen Erkrankungen des Herzgefäßsystems, sondern auch bei vasomotorischen Neurosen.

Als heiße Tauchbäder verabfolgt Determann die Prozedur in der Weise, daß er den Patienten nach ausgiebiger Kopfkühlung für wenige Sekunden in ein Bad von 40—50⁰ Temperatur hineinsteigen oder, auf einem von zwei Badedienern gehaltenen Laken liegend, für einen Augenblick hineintauchen läßt.

2. Halbbäder.

Man versteht unter einem Halbbade eine Reihe von Manipulationen, Übergießungen und Reibungen, die an dem Patienten ausgeführt werden, während er in einer nur zur Hälfte mit kühlem Wasser gefüllten Wanne sitzt. Das Halbbad verbindet so den thermischen Reiz mit dem mechanischen Reiz, und beide Einwirkungen lassen sich in beliebiger Weise abstufen, so daß man die Prozedur sowohl bei sehr widerstandsfähigen wie bei schwerkranken und dekrepiden Personen anwenden kann; die Indikationen des Halbbades sind demgemäß sehr ausgedehnt. Erwähnt sei aber, daß die Technik eine genaue sein muß, und es ist bedauerlich, daß einem beträchtlichen Teile unseres Krankenwärterpersonals die Technik eines Halbbades noch fremd ist. Hier muß der Arzt oft selbst zuerst einmal die richtige Anwendung zeigen.

Technik: Das Halbbad wird am besten in einer Holzwanne appliziert (weil durch die mannigfachen Manipulationen die Wände einer Fayence- oder

Metallwanne leicht beschädigt werden können). Die Wanne soll ca. 1,50 m lang und 80—90 cm breit sein, am besten nach unten zu sich verschmälernd (Abb. 18).

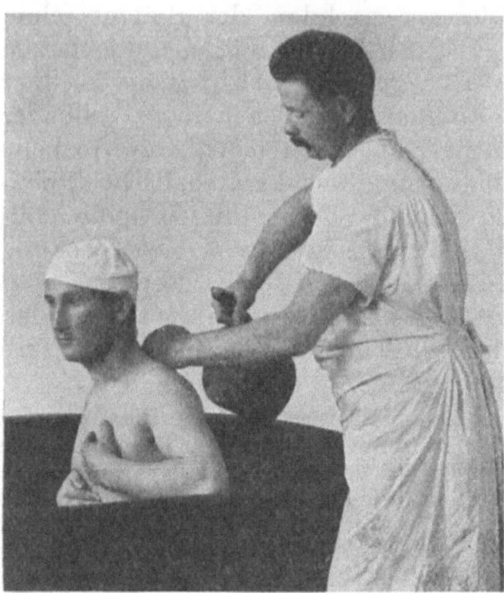

Abb. 17. Halbbad (Rückenübergießung).

Der Zulauf des Wassers soll am Fußende der Wanne geschehen, und zwar am besten vom Boden her, was sich evtl. durch Anschließen eines bis zum Boden der Wanne reichenden Schlauches an die Wasserleitung leicht bewerkstelligen läßt. Die Höhe der Wanne kann eine etwas geringere sein als die sonst übliche, weil die Wanne nur teilweise mit Wasser gefüllt wird.

Das Wasser wird nun so weit eingelassen, daß es eine Handspanne hoch (20—25 cm) in der Wanne steht. Die Anfangstemperatur beträgt zwischen 34° und 26°. Der Patient setzt sich nach vorheriger Kopfkühlung in das Bad und wird sofort mittels eines kleinen Holzschöpfers (man kann zur Not auch einen kleinen Metalleimer nehmen, ähnlich wie ihn die Kinder zum Spielen haben) vom Rücken her übergossen, während er sich selber die Brust mit beiden Händen kräftig reibt (Abb. 17). Darauf werden, nachdem der Patient sich möglichst flach in die Wanne gelegt hat, sukzessive die Arme und Beine in langen Strichen im Wasser frottiert (Abb. 18). Nunmehr läßt man vom Fußende der Wanne her kaltes Wasser zufließen, bis die gewünschte Endtemperatur des Bades,

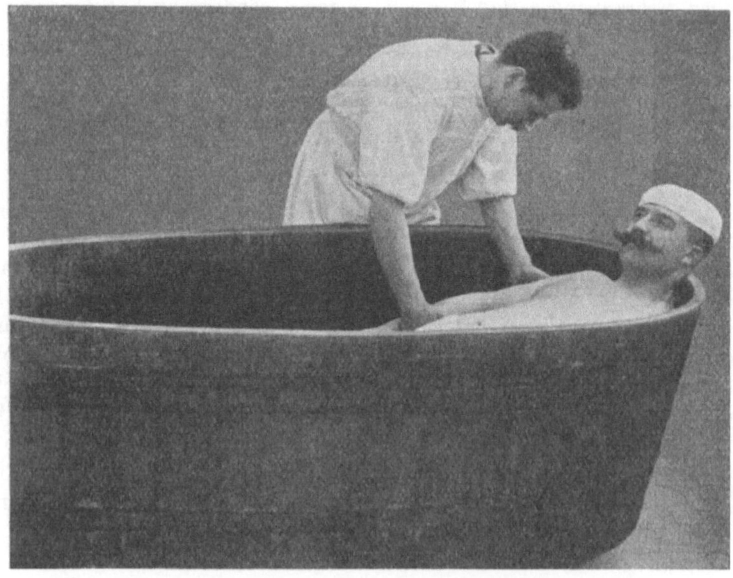

Abb. 18. Halbbad (Reiben des Arms)

die gewöhnlich um 4⁰ unter der Anfangstemperatur liegt, erreicht ist. Währenddessen wird der wieder höher gesetzte Patient bei gespreizten Beinen von vorne her mittels des Schöpfers übergossen (Abb. 19); die linke Hand des Wärters schützt dabei das Gesicht vor dem Bespritztwerden, zwischendurch mißt sie mit dem Thermometer die Temperatur des abkühlenden Wassers. Ist die gewünschte Endtemperatur erreicht, so wird der Zulauf des kalten Wassers abgestellt, und es werden dann noch mit beiden Händen kräftige Reibungen an Brust und Rücken des Patienten im Wasser ausgeführt. Damit schließt die Prozedur, die im ganzen 3—5 Minuten, selten länger, dauern soll.

Wie erwähnt, können die Temperaturen des Halbbades beliebig variiert werden; speziell in der Fieberbehandlung wendet man manchmal noch niedrigere Temperaturen als die angeführten an; auch für sonstige Fälle werden von vielen Hydrotherapeuten niedrige Anfangstemperaturen bevorzugt. Es muß hier eben individualisiert werden, absolute allgemeine Temperaturvorschriften lassen sich für Halbbäder nicht aufstellen; für die Mehrzahl der Fälle braucht man aber die Anfangstemperatur nicht niedriger als 28⁰ zu wählen.

Unter den mannigfachen Kombinationen, die mit einem Halbbade verbunden werden können, seien hier nur die sogenannten Bauchgüsse genannt; Nach Beendigung des Halbbades wird so viel Wasser abgelassen, bis der Bauch des Patienten nicht mehr davon bedeckt ist, und nunmehr aus einem 5—10 l haltenden Gefäße aus größerer Höhe der Leib mit Wasser von anfangs 20⁰ Temperatur, später auch mit brunnenkaltem Wasser, ein oder mehrere Male übergossen (Abb. 20). Die Prozedur, die einen kräftigen thermischen und mechanischen Reiz auf das Abdomen ausübt, wird namentlich bei Obstipation, ferner auch bei Magenatonie empfohlen; doch sei man bei empfindlichen Patienten wegen der damit verbundenen Schockwirkung vorsichtig.

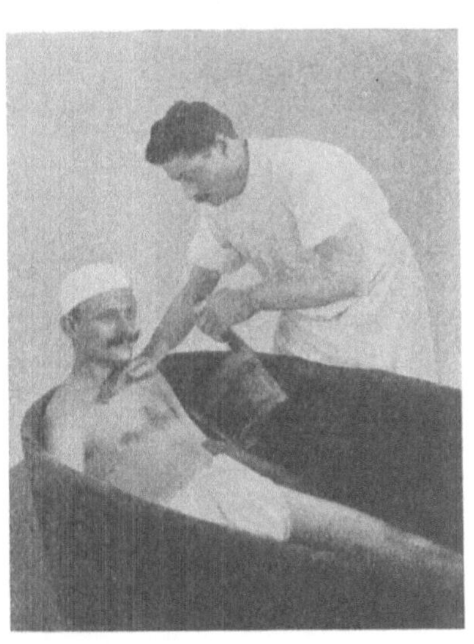

Abb. 19. Halbbad (Übergießung von vorne).

Den Halbbädern von milder Temperatur und in gewissem Grade den Kohlensäurebädern in der Wirkung ähnlich sind die von Lahmann empfohlenen Bürstenbäder; es wird dabei der Patient, der in einer mit Wasser von indifferenter Temperatur gefüllten Wanne liegt, am ganzen Körper sukzessive mit einer nicht zu rauhen Bürste abgebürstet. Die Prozedur übt einen intensiven Hautreiz aus und ruft eine energische Erweiterung der Hautgefäße hervor. Das Bürstenbad ist wegen der indifferenten Temperatur zu den schonenden und auch für wenig widerstandsfähige Patienten geeigneten Maßnahmen zu rechnen.

3. Sitzbäder.

Die Sitzbäder werden in kalter Temperatur (20—15⁰) oder in lauwarmer, indifferenter Temperatur oder schließlich als heiße Sitzbäder verabfolgt. Bei den kalten Sitzbädern unterscheidet man solche von kurzer Dauer, etwa 3—5 Minuten, die auf die Peristaltik des Darmes anregend wirken sollen, und die länger dauernden kalten Sitzbäder von 10—20 Minuten Dauer, die von Winternitz vor allen Dingen als Mittel gegen Diarrhöe, auch gegen Dysenterie und Cholera, empfohlen worden sind. Winternitz nimmt an, daß diese länger dauernden kalten Sitzbäder die Abdominalorgane anämisieren und bei Darmerkrankungen vor allem durch Beschränkung der Transsudation in den Darm heilsam wirken; hingegen haben, wie im physiologischen Teil schon erwähnt, die neueren Untersuchungen von Otfried Müller, denen sich auch Bruns angeschlossen hat, ergeben, daß kalte

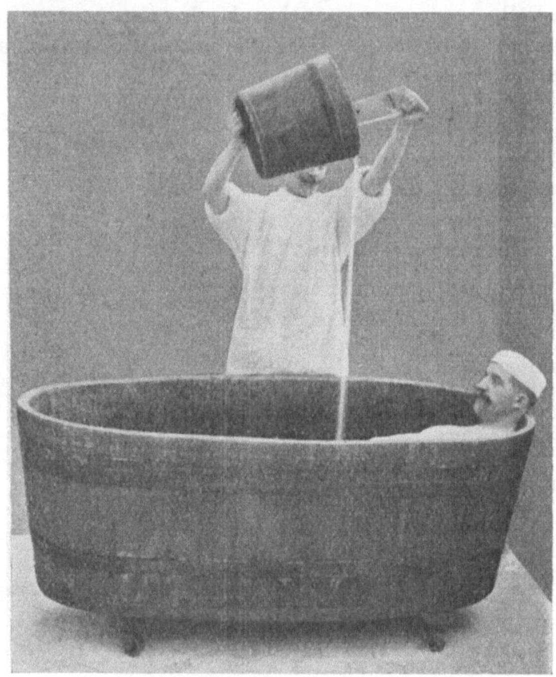

Abb. 20. Bauchguß im Halbbade.

Sitzbäder, ebenso wie sonstige kalte Prozeduren, die Blutfüllung in den großen Gefäßen des Abdomens erhöhen und nicht erniedrigen. Eine Erklärung dieses Widerspruchs gibt vielleicht die Hauffesche Auffassung, daß sich die Darmgefäße als Organgefäße gleichsinnig mit den Gefäßen der Peripherie und entgegengesetzt wie die frei in der Bauchhöhle verlaufenden großen Gefäße in ihrem Füllungszustande verhalten[1]). Die praktische Erfahrung spricht jedenfalls nicht gegen Anämisierung der Abdominalorgane durch länger dauernde kalte Sitzbäder.

Die kurzen kalten Sitzbäder, die auch als Ableitungsmittel vom Kopf gegeben werden, rufen eine Vermehrung der Blut-

[1]) Med. Klinik 1926, Nr. 8.

füllung im Leibe hervor. Mag dies nun, wie Winternitz behauptet,
durch sekundäre reaktive Erweiterung der großen Abdominalgefäße
zustande kommen oder, nach Bruns und Otfried Müller, durch
deren primäre kompensatorische Erweiterung bei Verengerung der Hautgefäße, jedenfalls üben diese Bäder auf die gesamte Blutverteilung im
Körper einen mächtigen Einfluß aus. Die kurzen kalten Sitzbäder
werden gewöhnlich mit einer etwas höheren Temperatur, 30—25⁰, begonnen und während ihrer 3—5 Minuten langen Dauer durch Zufließenlassen von kaltem Wasser um 5—10⁰ abgekühlt. Ist die Möglichkeit
eines Abflusses aus der Sitzwanne vorhanden, so kann man die Bäder
auch zweckmäßigerweise als fließende Sitzbäder geben.

Die lauwarmen Sitzbäder, in
einer Temperatur von 35—36⁰ appliziert, dienen als Beruhigungsmittel
für die Darm- und Blasenmuskulatur,
ferner sind sie aber auch, wenn sie
in längerer Dauer, etwa $^1/_2$ Stunde
lang, gegeben werden, als Schlafmittel zum Ersatz der indifferenten
Vollbäder verwendbar. Weiterhin spielen sie in der Gynäkologie eine
große Rolle, wo sie namentlich zur
Beförderung der Resorption
von Beckenexsudaten, zur Linderung
entzündlicher Reizungen der Adnexe
usw. beliebt sind. Man wendet hierbei gewöhnlich etwas höhere Temperaturen an, um 37⁰, oft wird Sole
oder Badesalz zugesetzt (Metallwannen sind dann aber nicht verwendbar). Heiße Sitzbäder (37—40⁰
und darüber, 10—20 Minuten Dauer)
dienen zur Bekämpfung von Spasmen
der Darmmuskulatur, auch werden sie
gegen Diarrhöe, gegen Amenorrhöe,

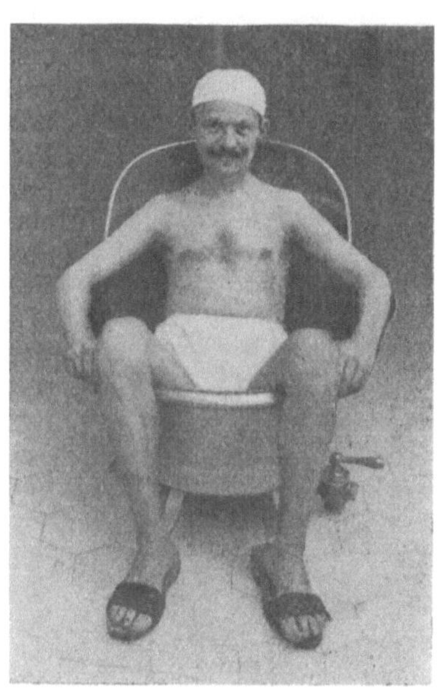

Abb. 21. Sitzbad.

gastrische Krisen u. dgl. empfohlen. Sie sollen, nach Bruns' Angaben,
anämisierend auf die Abdominalorgane wirken; sicher ist jedenfalls
ihre schmerzstillende und krampflösende Wirkung.

Man gibt die Sitzbäder in den bekannten Sitzbadewannen,
bei denen für gute Stütze der Arme zu sorgen ist (Abb. 21). Das Wasser soll dem Patienten bis zur Nabelhöhe reichen; der Oberkörper
muß gut bedeckt sein (Einschlagen in ein Wolltuch), ebenso empfiehlt
es sich, die Unterschenkel bekleidet zu lassen, da der Patient sonst
leicht friert. Auf Kopfkühlung ist bei dieser Prozedur, die eine
mächtige Einwirkung auf die Blutverteilung im Körper ausübt, besonders Wert zu legen. Im kalten Sitzbad soll der Patient während
der ganzen Dauer mit beiden Händen den Leib reiben, um dadurch
die Reaktion zu befördern.

4. Fußbäder.

Die Fußbäder, die sowohl zur Beförderung der lokalen Zirkulation in den Füßen (z. B. bei habituellen kalten Füßen) als zur reflektorischen Beeinflussung der Zirkulation an entfernten Körperstellen, speziell am Kopfe, gegeben werden (ableitende Wirkung), werden entweder in heißer (40—42⁰) oder in kalter Temperatur appliziert (20—10⁰), selten in lauwarmer. Man benutzt für sie besondere Fußwannen, wo solche nicht vorhanden sind, auch Eimer oder größere Waschbecken, in die der Patient, der auf einem Stuhle sitzt, die bis zum Knie entblößten Beine hereinstellt. Es ist darauf zu achten, daß bei den kalten Fußbädern, deren Dauer für gewöhnlich 3—5 Minuten beträgt, für gleichzeitigen mechanischen Reiz durch Aneinanderreiben der Füße im Bade gesorgt wird. Eine beliebte und sehr empfehlenswerte Prozedur sind die wechselwarmen Fußbäder, für die zwei Gefäße notwendig sind, ein mit heißem (40—42⁰) und ein mit brunnenkaltem Wasser gefülltes; es werden die Füße zunächst 1—2 Minuten in das heiße Wasser, dann ganz kurze Zeit, etwa 20—30 Sekunden, in kaltes Wasser gesteckt, und dieser Wechsel wird etwa 5—10 Minuten lang wiederholt; den Schluß macht, wie bei allen wechselwarmen Prozeduren, das kalte Bad.

Bei den fließenden Fußbädern erfolgt ein permanenter Zu- und Abfluß des über die Füße strömenden Wassers; dadurch wird gleichzeitig ein energischer mechanischer Reiz ausgeübt und so die Reaktion begünstigt. Fließende Fußbäder werden entweder in kalter Temperatur verabfolgt; oder es lassen sich, falls die Zuflußvorrichtung mit Mischventil versehen ist, auch wechselwarme fließende Fußbäder

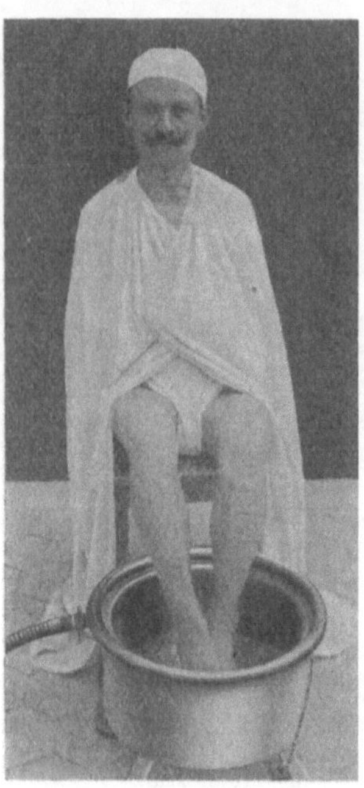

Abb. 22. Fußbad.

herstellen, bei denen die Reihenfolge von warm und kalt in derselben Weise wie bei den sonstigen wechselwarmen Fußbädern gehandhabt wird. In den Fußwannen, die für fließende Fußbäder dienen, erfolgt der Zufluß des Wassers entweder durch eine breite Öffnung oder aus einem rings um den oberen Rand der Wanne laufenden, mit zahlreichen kleinen Löchern versehenen Rohre, aus dem dann die Füße wie von einer Dusche übergossen werden (Abb. 22).

Eine weitere Modifikation des fließenden Fußbades, in dem ebenfalls ein energischer mechanischer Reiz zu dem thermischen hinzukommt, ist das sogen. Tretbad: In einer etwa 2 m langen und ½ m breiten Vertiefung des Fußbodens, die bis zur Knöchelhöhe mit kaltem Wasser gefüllt ist, geht der Patient 3—5 Minuten lang mit bloßen Füßen hin und her; natürlich lassen sich auch diese Tretbäder mit fließendem Wasser anwenden. Sie ähneln in der ableitenden und zugleich die Zirkulation in den Füßen begünstigenden Wirkung dem vom Pfarrer Kneipp empfohlenen Barfußlaufen auf feuchten Wiesen. In der Häuslichkeit des Kranken kann man die Prozedur einigermaßen dadurch ersetzen, daß man den Patienten auf einem nassen, auf dem Boden ausgebreiteten Handtuche barfuß auf und ab gehen läßt. Es ist dies, abends vor dem Zubettgehen ausgeführt, in leichten Fällen von Schlaflosigkeit ein ganz empfehlenswertes Schlafmittel.

5. Handbäder.

Die Handbäder werden am besten in Gefäßen gegeben, die tief genug sind, um zugleich auch das Eintauchen des Unterarms zu erlauben. Sie werden gewöhnlich als heiße Handbäder gegeben, zu Zwecken der Ableitung und Anregung bei Asthma bronchiale oder

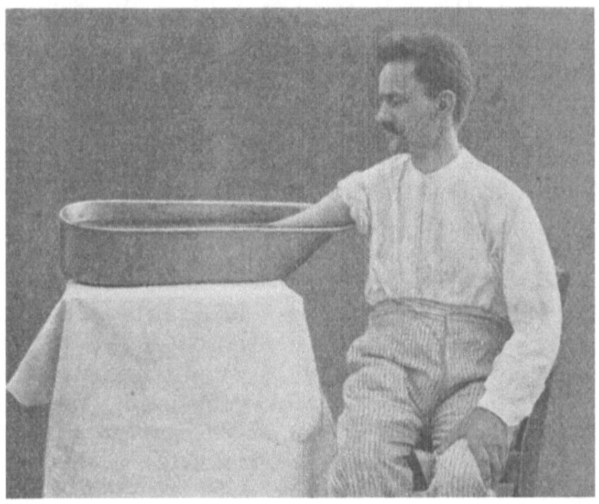

Abb. 23. Armbad.

cardiale, seltener als wechselwarme Handbäder, ähnlich wie die wechselwarmen Fußbäder. Für Behandlung des Unterarms und Ellenbogengelenks sind besondere Armbadewannen konstruiert worden (Abb. 23), in die der Arm bis zur Mitte des Oberarmes eintaucht.

Von der Technik und Wirkung der neuerdings von Hauffe propagierten allmählich erwärmten Teilbäder wird weiter unten (S. 63) die Rede sein.

6. Sonstige lokale Bäder.

Das Hinterhauptsbad, in einer besonders dafür konstruierten Wanne appliziert, in die der Hinterkopf und die Nackengegend eintauchen, wird in der Praxis selten benutzt und meistens durch Nackenkühlschläuche oder Eiskissen ersetzt. Auch für Augenbäder existieren besondere flache Schalen mit passendem Ausschnitt, in diese werden die Augen mehrere Minuten lang eingetaucht.

d) Duschen und Güsse.

1. Duschen.

Die Duschen sind hydrotherapeutische Applikationen, bei denen das Wasser in bewegter Form und unter mehr oder minder starker

Druck zur Wirkung kommt. Sie stellen somit eine gute Kombination von mechanischem und thermischem Reiz dar, und da außerdem sowohl der Druck wie die Temperatur der Duschen beliebig modifiziert werden können, so ist ihre Anwendungsmöglichkeit eine sehr große. Immerhin ist festzuhalten, daß fast allen Duschenformen eine gewisse erregende Wirkung zukommt. Namentlich die allgemeinen Regen- oder Fächerduschen wirken, sofern sie unter nicht ganz schwachem Druck gegeben werden, infolge des mechanischen Reizes fast durchweg blutdruckerhöhend; deshalb sind sie z. B. bei Neigung zu Hämoptöe, bei Arteriosklerose stärkeren Grades, bei Herzfehlern kontraindiziert.

Die Regulierung der Temperatur der Duschen geschieht durch Mischhähne oder Mischbatterien. Diese Vorrichtungen sollen erlauben, nicht nur eine bestimmte Temperatur der Dusche einzustellen, sondern auch einen raschen Wechsel der Temperatur in einer Grenze von $10—45^0$ vorzunehmen. Es existiert eine ganze Reihe von Mischapparaten, die diesem Zwecke dienen sollen, doch ist die Zahl der wirklich exakt arbeitenden eine geringe. Vor allen Dingen kommen infolge von Druckschwankungen in der Wasserleitung leicht Temperaturänderungen vor, die eine einmalige Einstellung der Dusche auf eine bestimmte Temperatur unmöglich machen. Am besten scheinen sich noch die Systeme zu bewähren, bei denen sowohl für das kalte Wasser wie für das heiße Wasser je ein Mischgefäß mit entsprechenden Zuläufen vorhanden ist. In beiden Mischgefäßen wird erst einmal durch Regulierung der Zuflüsse eine bestimmte Temperatur eingestellt und von da aus dann das Wasser in die gemeinsame Mündung geleitet. Natürlich müssen die Mischgefäße mit Thermometern versehen sein. Hat man keine exakt und schnell arbeitende Mischvorrichtung zur Verfügung, so empfiehlt es sich, für wechselwarme Duschen, insbesondere für wechselwarme Strahlduschen, zwei getrennte Schläuche zu benutzen, den einen für heißes, den anderen für kaltes Wasser. Die Regulierung des Druckes geschieht am besten unabhängig von der Temperaturregulierung durch einen besonderen Hebel, der eine Drosselung des Strahles erlaubt.

Um den für die Warmwasserduschen nötigen Druck zu erreichen, ist, falls in der Warmwasserleitung ein solcher Druck nicht existiert, die Anbringung eines besonderen Warmwasserkessels (Boiler) im Hause notwendig. Der für Duschen übliche Druck schwankt zwischen $^1/_2$ und 4 Atmosphären. Im allgemeinen wird man aber mit 3 Atmosphären als oberste Grenze auskommen können.

Man unterscheidet feststehende (stabile) und bewegliche (labile) Duschen. Unter den feststehenden sind die gebräuchlichsten die Regenduschen, bei denen das Wasser aus einem 1—2 m über dem Kopf des Patienten angebrachten Brausenansatz (Abb. 26 im Hintergrund), der mit zahlreichen Löchern versehen ist, sich nach unten ergießt. Vielen Individuen ist es unangenehm, wenn der Kopf mit vom Wasser betroffen wird; dem läßt sich abhelfen, wenn man die Brausenköpfe etwas abgeschrägt anbringt, so daß der Patient dann unter die Dusche treten kann, ohne daß der Kopf mit betroffen wird.

Die Dauer der Regendusche schwankt zwischen wenigen Sekunden und höchstens 3—5 Minuten. In dieser längeren Dauer werden die Regenduschen gewöhnlich als wechselwarme Regenduschen gegeben; auch bei den wechselwarmen Regenduschen bilden, wie bei allen wechselwarmen Prozeduren, kalte Duschen stets den Abschluß.

Unter den sonstigen stabilen Duschen sind die Kapellenduschen zu erwähnen, bei denen der Patient, in einer Art von Käfig stehend, von allen Seiten von Wasser übergossen wird. Eine größere therapeutische Bedeutung kommt der aufsteigenden Sitzdusche (Abb. 24) zu. Aufsteigende Sitzduschen können auch in Sitzbadewannen angebracht sein, die dann meist auch mit Gürtelduschen versehen sind, d. h. es läuft rings um den oberen Rand der Sitzwanne ein mit zahlreichen kleinen Öffnungen versehenes Rohr, aus dem sich Wasser von allen Seiten auf den Unterkörper des Patienten ergießt. In solchen Sitzwannen sind außerdem noch meist Vaginalduschen sowie Rückenduschen angebracht, von denen jedoch nur selten Gebrauch gemacht wird.

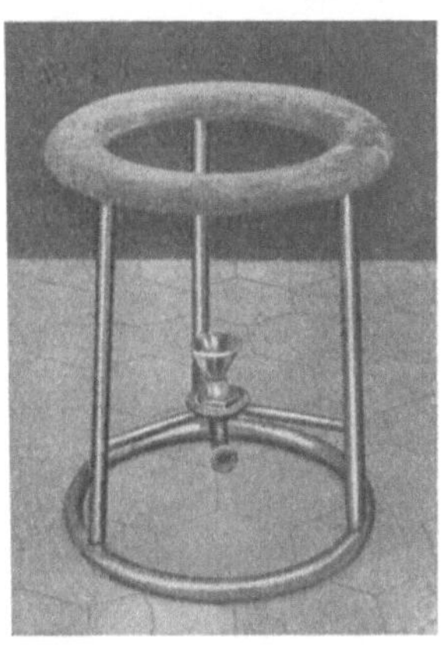

Abb. 24. Sitzdusche.

Die beweglichen (labilen) Duschen werden meistens in Form der Strahl- und der Fächerduschen verwandt. Bei der Strahldusche strömt das Wasser aus einem zirka 8—10 mm weiten Mundstück eines beweglichen Schlauches heraus, der sich beliebig auf die verschiedenen Körperpartien dirigieren läßt (Abb. 25 und 26). Es wird durch den Druck des Strahles ein erheblicher mechanischer Reiz auf die getroffene Körperpartie ausgeübt, die darauf bald mit lebhafter Hautrötung reagiert. Will man die mechanische Wirkung verringern und zugleich größere Körperpartien oder den ganzen Körper mit einer beweglichen Dusche treffen, so verwandelt man durch Vorhalten des Fingers vor die Schlauchöffnung die Strahldusche in eine Fächerdusche. Das Vorhalten des Fingers ist wegen der leichteren Modifikation der Ausdehnung des Wasserfächers zweckmäßiger als die Anbringung eines Gartenspritzen-Mundstückes, mit dem sich natürlich auch Fächerduschen herstellen lassen.

Die wechselwarmen Strahlduschen werden speziell als schottische Duschen bezeichnet; sie werden meist unter größerem Druck, $1^1/_2$—3 Atmosphären, gegeben und bilden ein mächtiges thermisches und mechanisches Reizmittel. Man wechselt, wie bei sonstigen wechselwarmen Prozeduren, zwischen heiß (40—42⁰ ca. 2 Minuten) und kalt (10—15⁰ $^1/_2$ Minute) mehrmals ab; die ganze Prozedur dauert 2 bis 5 Minuten, selten länger. Bei der wechselwarmen Fächerdusche ist das Vorgehen ein ähnliches, nur kann der angewandte Druck geringer sein.

Der Vollständigkeit halber sei hier noch die Douche filiforme erwähnt, eine fadenförmige Dusche, bei der sich unter sehr starkem Druck ein feiner Strahl

kalten Wassers auf den Patienten ergießt und einen sehr intensiven lokalen Reiz
setzt. Die wenig angenehme Prozedur, die in Frankreich eine Zeitlang viel in
Gebrauch war, wird bei uns kaum mehr angewandt.

Zu den beweglichen Duschen ist auch die Dampfdusche zu
rechnen, die in der Hydrotherapie eine große Rolle spielt: Aus einem
beweglichen Schlauche oder einem daran angebrachten Metallrohre[1]
strömt heißer Wasserdampf unter 1—1$^1/_2$ Atmosphären Druck hervor
(s. Abb. 25 hinten). Der zu behandelnde Körperteil wird so nahe vor
die Mündung der Dampfdusche gebracht, als die Temperatur eben
noch für die Haut erträglich ist. (Die Temperatur des Dampfes, un-

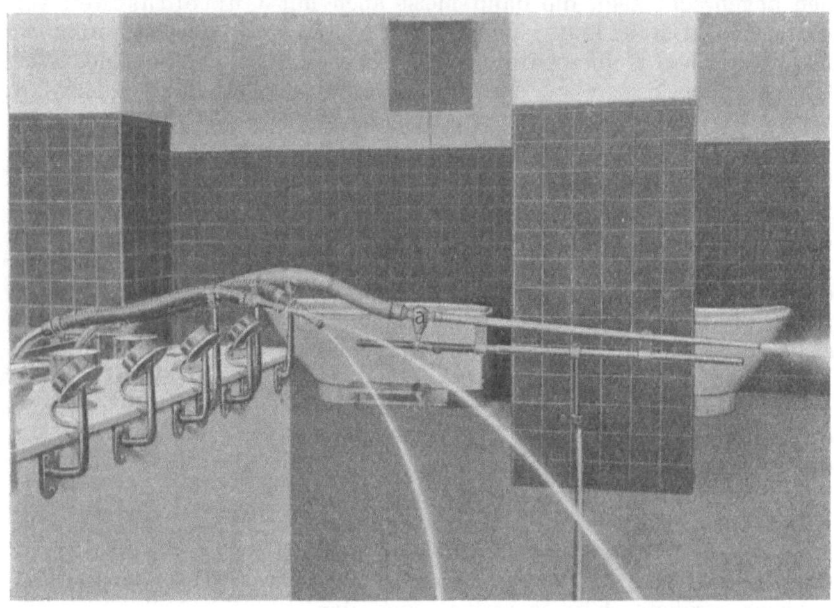

Abb. 25. Strahlenduschen (vorne) und Dampfdusche (hinten) mit Bambusstab
zum Dirigieren und Vorrichtung a zum Ablauf des Kondenswassers.

mittelbar über der Haut gemessen, beträgt dabei 45—48⁰.) Es ist
darauf zu achten, daß aus dem Rohre kein Kondenswasser mit
dem Dampfe herausspritzt, denn solche heiße Wassertropfen rufen
Hautverbrennungen hervor; deshalb ist es empfehlenswert, an dem
Rohre eine Vorrichtung anzubringen, in die das Kondenswasser trop-
fen kann (a auf Abb. 25), das man dann durch einen kleinen Hahn
von Zeit zu Zeit abläßt. Außerdem kann man das Herausspritzen
des Kondenswassers auch dadurch vermeiden, daß man vor Einstellung
der Dampfdusche auf den gewünschten Stärkegrad, und bevor der
Patient vor die Dusche tritt, zunächst einmal den Dampf unter maximaler Öffnung des Hahnes kräftig ausströmen läßt, wodurch das Kon-

---

[1] Dasselbe kann mittels eines parallel dazu befestigten Bambusstabes
dirigiert werden.

denswasser, das sich inzwischen angesammelt hat, mit herausgerissen wird[1]).

Die Dampfdusche, die in einer Dauer von 10—20 Minuten in der Regel angewandt wird, ist ein kräftig hyperämisierendes und auch in die tieferen Schichten wirkendes Mittel; namentlich die auflockernde und erweichende Wirkung auf Narbengewebe ist ihr neben der Schmerzstillung und Resorptionsbeförderung eigentümlich. Ihr Indikationsgebiet ist, wie wir sehen werden, ein sehr großes. Ein besonderer Vorteil der Dampfdusche ist der, daß während ihrer Applikation aktive und passive Bewegungen sowie auch Massage ausgeübt werden können ("Dusche-Massage"), was namentlich bei mit Kontrakturen einhergehenden Erkrankungen von großer Wichtigkeit ist. Ein weiterer Vorteil ist ihre Anwendbarkeit an Körperstellen, wo sich offene Wunden oder Fisteln befinden, denn eine Infektionsgefahr ist dabei nicht zu befürchten. Die Dampfdusche kann auch, statt der heißen Strahldusche abwechselnd mit einer kalten Strahldusche angewandt, zur Verabfolgung der schottischen Dusche dienen.

Will man die Dampfdusche im Gesicht anwenden, so ist die gewöhnliche Form nicht benutzbar, es kommen dann zweierlei Applikationsarten in Betracht:

1. Für zirkumskripte Stellen, speziell für das Kiefergelenk, verwendet man den aus einem Inhalationsapparate entströmenden feinen Dampfstrahl, nachdem von dem Apparat das Mundstück entfernt worden ist. Es lassen sich dafür alle Systeme von Inhalationsapparaten verwenden, die mit Wasserdampf arbeiten, auch die in der Häuslichkeit gebrauchten gewöhnlichen Inhalierapparate.

2. Für das ganze Gesicht wird der Dampf als sogenanntes Gesichtsdampfbad, namentlich bei Akne, mit gutem Erfolg angewandt. Saalfeld hat zu diesem Zwecke einen besonderen Apparat konstruiert, bei dem aus einem kleinen Kessel der Dampf in einen maskenförmigen Ausschnitt strömt, der in seiner Form den Grenzen des Gesichtes entspricht. Man kann aber auch die gewöhnlichen Inhalationsapparate durch Anbringen eines passenden Trichters, der vor das Gesicht gehalten wird, für Gesichtsdampfbäder verwenden.

Zweckmäßig ist es, die Strahlduschen, Dampfduschen sowie die Regulierungsvorrichtungen für die Regenduschen gemeinsam an einem sogenannten Winternitzschen Duschenkatheder anzubringen (Abb. 26). Die Duschenkatheder sind namentlich für Anstalten sehr empfehlenswert; sie sind außer mit den Duschenschläuchen mit den Mischbatterien, Griffen für die Mischhähne, Hähnen oder Hebeln für die Regulierung des Druckes, ferner mit Thermometern und Manometern versehen. Als Thermometer werden für die Duschenkatheder statt der einfachen Quecksilberthermometer auch Zeigerthermometer, die den Temperaturänderungen rascher folgen, benutzt. Doch

---

[1]) Der allgemeineren Einführung der Dampfduschen steht leider der Umstand entgegen, daß zur Herstellung des nötigen Druckes von 1—1$\frac{1}{2}$ Atm. ein besonderer Dampfkessel benötigt wird. Der in den üblichen Niederdruck-Dampf-Zentralheizungen vorhandene Druck von zirka $\frac{1}{10}$ Atm. ist zur Herstellung wirksamer Dampfduschen unzureichend. Ist keine Zentral-Dampfleitung mit dem nötigen Druck vorhanden, so können Dampfduschen zur Not auch durch Ableitung des Dampfes aus einem mit Spiritus oder Gas geheizten kleinen Wasserkessel hergestellt werden; ein derartiger ganz brauchbarer Apparat ist von der Firma Moosdorf & Hochhäusler (Berlin) konstruiert worden.

kontrolliere man bei allen diesen Manipulationen die Temperatur außerdem stets mit dem **Finger**, denn die Änderungen der Temperatur erfolgen in der Regel rascher, als ein noch so prompt funktionierendes

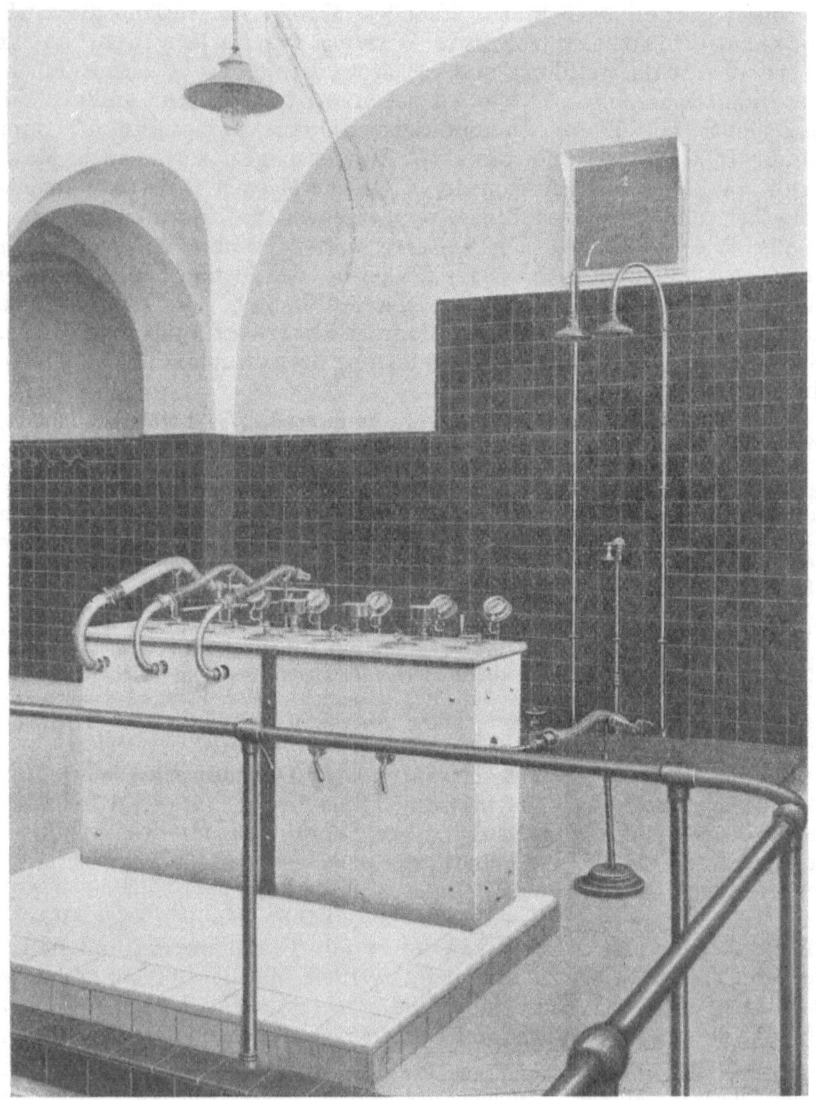

Abb. 26. Duschenkatheder (Virchow-Krankenhaus).

Thermometer anzuzeigen vermag. An manche Duschenkatheder ist auch noch Zulauf und Regulierung für fließende Fuß- und fließende Sitzbäder angeschlossen.

Im Anschluß an die eigentlichen Duschen sei hier noch einer Prozedur gedacht, bei der ebenfalls aus einem Schlauche fließendes Wasser zur Anwendung kommt, das aber nur unter geringem Druck steht. Es ist dies die sogenannte Duschenmassage, die zuerst in Frankreich, namentlich in Aix-le-Bains, ausgeübt wurde, nachher auch bei uns Eingang gefunden hat. Es wird dabei heißes Wasser von 38⁰ bis selbst 50⁰ aus einer breiten Schlauchöffnung ohne erheblichen Druck auf den zu behandelnden Körperteil geleitet, und zugleich wird mir der anderen Hand oder, wenn eine Hilfsperson den Schlauch hält, mit beiden Händen eine Massage ausgeübt. Die Prozedur, die bei den verschiedensten rheumatischen, neuralgischen und gichtischen Affektionen angewandt wird, ist auch zur Behandlung von Beschäftigungs-Neurosen (Schreibkrampf, Musikerkrampf usw.) empfohlen worden (Strasser)[1].

2. Güsse.

Die Güsse werden, im Gegensatz zu den Duschen, mit ganz geringem Druck appliziert. Es kommt bei ihnen lediglich der thermische Reiz in Betracht, und zwar, da sie nur in kalter Temperatur angewandt werden, der Kältereiz. Aus diesem Grunde dürfen die Güsse, um eine gute Reaktion zu erzielen, nur von kurzer Dauer sein, da die reaktionsbefördernde mechanische Wirkung hier fast völlig wegfällt. Die Dauer der Güsse schwankt im allgemeinen zwischen $\frac{1}{2}$ und 2 Minuten, die Temperatur des Wassers ist brunnenkalt. Die Güsse werden entweder aus einem an die Wasserleitung angeschlossenen Schlauche mit breiter Öffnung, aus dem man das kalte Wasser unter ganz geringem Druck strömen läßt, gegeben, oder, wenn keine Wasserleitung vorhanden ist, aus einer Gießkanne, bei der das Ansatzstück entfernt worden ist. Die Mündung des Schlauches resp. der Kanne wird dabei nahe an den zu behandelnden Körperteil gebracht (Abb. 27). Es ist bei den Güssen darauf zu achten, daß das Wasser gleichmäßig über den Körper rinnt und gleichsam einen Spiegel darauf bildet; die Reaktion tritt unter der kalten Temperatur des Gusses fast momentan ein. Auf das Abtrocknen nach dem Gusse zu verzichten, wie es der Pfarrer Kneipp, der Erfinder dieser Prozeduren, empfohlen hat, ist nicht ratsam; vielmehr befördert rasches Abtrocknen, verbunden mit nachfolgender Körperbewegung, entschieden die Reaktion und damit die Wirkung des Gusses, nach welchem der Patient ein behagliches Wärmegefühl empfinden soll. Kneipp hat eine große Anzahl von verschiedenen Güssen empfohlen, hier seien nur einige der in der Praxis gebräuchlichsten genannt:

---

[1]) In Aachen, wo die Duschenmassage in ausgedehntem Maße verwandt wird, wird der heiße Duschestrahl unter ziemlich starkem Drucke appliziert; der Patient befindet sich dabei $\frac{1}{2}$—1 m vor der Mündung des Schlauches. Eine weitere mancherorts gebräuchliche Einrichtung für Duschenmassage besteht darin, daß über einer Badewanne ein horizontales Rohr verläuft, aus dem sich an einer oder mehreren Stellen das warme Wasser im breiten Strahl von oben her auf den in der Wanne liegenden Patienten ergießt.

1. Der Kniegußch (Abb. 27) wird bei bis zur Mitte des Oberschenkels entblößten Beinen appliziert; der Patient steht dabei auf einem
Lattenrost oder in einer Fußwanne. Man beginnt die Übergießung
von hinten her in der äußeren Knöchelgegend, steigt mit dem Schlauch-
ende resp. der Gießkannenmündung bis zur Kniekehle herauf, macht
dort eine Schleife und geht an der inneren hinteren Seite des Unterschenkels wieder herunter. Nach eventueller Wiederholung dieses
Vorgehens geht man dann auf die Vorderseite des Beines über, beginnt
dort ebenfalls an dem äußeren Knöchel und verfährt ebenso wie an der

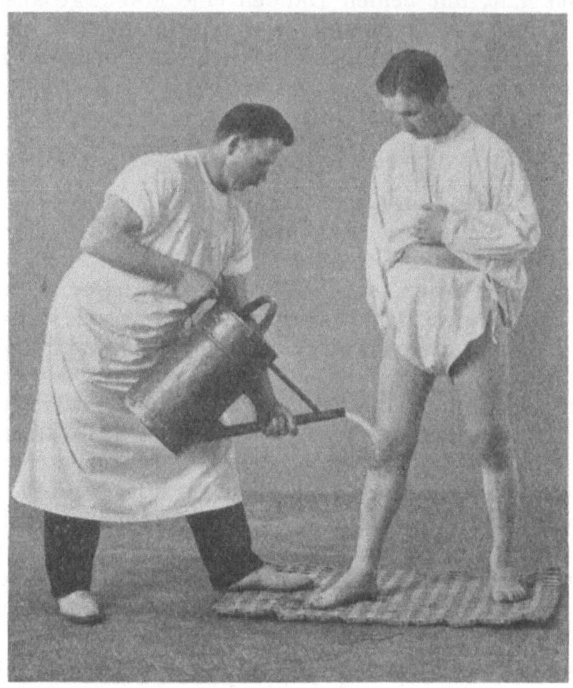

Abb. 27. Kniegußch.

Rückseite. Die Dauer des Kniegusses darf für ein Bein höchstens
1 Minute betragen.

2. Der Schenkelguß wird in ähnlicher Weise gegeben, nur daß
man bis zur Mitte des Oberschenkels dabei aufsteigt.

3. Der Rückenguß dient vor allen Dingen dazu, die Atmung
zu beeinflussen und zu vertiefen. Der Patient steht dabei mit vorn-
übergebeugtem Oberkörper über einer Sitzwanne, auf deren Seitenwände er seine Arme aufstützt. Man tritt von hinten her an den Kranken heran, begießt zunächst, von unten aufsteigend, den linken Arm,
dann den rechten Arm und schließlich die obere Rückenpartie, wobei
man durch die vorgehaltene linke Hand den Hinterkopf schützt; es entsteht hierbei ein gleichmäßiger Wasserspiegel auf dem ganzen Rücken.

Ein zweckmäßiges, auch bei bettlägerigen Kranken anwendbares
Mittel zur Vertiefung der Atmung sowie zur reflektorischen Beeinflussung (Anämisierung) der geschwollenen Nasenschleimhaut im
Asthmaanfalle ist der Nackenguß; man benutzt dabei am besten
einen Irrigator oder sonst ein kleineres Gefäß, aus dem man vom Hinterhaupt her die Nackengegend übergießt, und läßt das Wasser in ein
an den Rücken angedrücktes Eiterbecken abfließen. Die Dauer dieser
Prozedur beträgt 1—2 Minuten.

Noch andere Güsse, die Kneipp angegeben hat, lassen sich bequemer durch lokale oder allgemeine Duschen resp. kalte Waschungen
ersetzen. Der sog. Blitzguß besteht in einer unter kräftigem Druck
(1—1$^{1}/_{2}$ Atm.) sukzessive an allen Körperteilen applizierten kalten
Strahldusche, die mit einer allgemeinen kalten Fächerdusche beginnt
und abschließt.

3. Wärmeanwendungen durch nichthydrotherapeutische Maß-
nahmen (Thermotherapie).

Wir haben bereits in der physiologischen Einleitung die Wirkungen
der Wärmeprozeduren auf die verschiedenen Körperfunktionen erwähnt. Hier sei noch einmal kurz rekapituliert, daß der Körper den
Wärmeeinwirkungen gegenüber seine Eigentemperatur vermittels der
physikalischen Regulation verteidigt, d. h. durch gesteigerte
Wärmeabgabe. Dieselbe geschieht einmal durch Erweiterung der
Hautgefäße und schnellere Durchblutung derselben, wodurch
eine Abkühlung des nach dem Körperinneren zurückströmenden Blutes
erfolgt, dann durch den Schweißausbruch und die Schweißverdunstung. Es wird sowohl durch die Drüsentätigkeit bei der Schweißsekretion Wärme verbraucht, als auch namentlich durch die Verdunstung des Schweißes Wärme gebunden.

Es liegt nun auf der Hand, daß diese Regulierung nur so lange
vollkommen von statten gehen kann, als das umgebende Medium
die Wärmeabgabe und die Schweißverdunstung erlaubt; am besten
ist dies in trockener Luft möglich. Werden jedoch durch Feuchtigkeit des umgebenden Mediums oder durch dessen schlechtes Wärmeleitungsvermögen (Sand, Schlamm usw.) die erwähnten Regulierungsvorrichtungen behindert, so kommt es zur Wärmestauung, d. h. zur
Erhöhung der Eigentemperatur des Körpers; damit geht parallel eine
Erhöhung der Oxydations- und Zersetzungsvorgänge. Ferner wird
durch die Wärmestauung die Herzarbeit, die schon durch die gewöhnliche Wärmezufuhr erhöht wird, in noch bedeutenderem Maße
gesteigert, und dasselbe gilt für die Respiration. Die wärmestauenden Prozeduren sind somit als die eingreifenderen Wärmeapplikationen anzusehen. Es tritt jedoch auch bei den allgemeinen Licht-
oder Heißluftbädern, wo also die physikalische Regulation zunächst
unbehindert vor sich gehen kann, bei intensiverer und länger dauernder
Wärmezufuhr, und besonders dann, wenn die umgebende Luft durch
die Schweißverdunstung feucht geworden ist, gewöhnlich eine gewisse
Wärmestauung ein.

All diese Reaktionsvorgänge des Körpers nach Wärmezufuhr und Stauung bedingen nun zugleich auch die Heilwirkung der Wärmeprozeduren; sowohl die Schweißerzeugung als auch die allgemeine Hyperämisierung der Gewebe und, wenn es zur Wärmestauung kommt, die Erhöhung der Zersetzungsvorgänge tragen zu dieser therapeutischen Wirkung mit bei. Wir haben schon früher gesehen, daß die Schweißsekretion einerseits die Ausscheidung krankhafter Produkte begünstigt, andererseits indirekt die Zirkulationsvorgänge sowohl in den Gefäßen wie auch besonders in den Lymphbahnen beschleunigt und günstig beeinflußt. Eng damit verbunden ist die Hyperämiewirkung überhaupt, die man nach Bier mit den Worten gefäßerweiternd, bakterientötend, auflösend, resorptionsbefördernd und schmerzstillend charakterisieren kann; auch die Ernährung der Gewebe wird durch die Hyperämiewirkung begünstigt. Daß speziell die auflösende Wirkung auf krankhafte Produkte bei gleichzeitiger Wärmestauung eine größere sein muß als bei nur wärmezuführenden Maßnahmen, geht aus dem vorher Gesagten hervor.

Bei der Wahl der Wärmeprozedur muß das Entscheidende sein, welche der genannten Wirkungen vorzugsweise beabsichtigt wird. Wir werden bei Besprechung der einzelnen Wärmeprozeduren noch auf ihre charakteristische Wirkungsweise zurückzukommen haben; hier seien nur noch einige allgemeingültige praktische Hinweise gegeben. Vor allen Dingen, daß bei Wärmeanwendungen, die den ganzen Körper treffen, stets auf sorgfältige Kopfkühlung besonders zu achten ist, daß bei nicht ganz intaktem Herzen, sofern man überhaupt hier von allgemeinen Wärmeanwendungen Gebrauch machen will, nach Möglichkeit eine gleichzeitige Herzkühlung erfolgen muß, und daß in der Regel nach Beendigung der Prozedur eine Abkühlung stattzufinden hat (im allmählich abgekühlten Vollbade, durch Halbbäder, Duschen oder kühle Bassinbäder). Ferner kann man eine Wärmeprozedur für die Zirkulationsorgane schonender gestalten, wenn die Prozedur nicht gleich in voller Stärke einsetzt, sondern man sich mit dem Wärmereiz allmählich einschleicht; diese allmähliche Temperaturerhöhung ist vor allem bei warmen Wasserbädern technisch leicht ausführbar.

Die Frage, ob bei Individuen mit Erkrankungen des Herzens oder der Gefäße allgemeine Wärmeapplikationen erlaubt sind, läßt sich generell nicht beantworten. Im allgemeinen sind in solchen Fällen, wegen ihrer geringeren Herzwirkung, die wenig wärmestauenden Licht- und Heißluftbäder zu bevorzugen. Es kommt aber praktisch noch ein zweites wichtiges Moment in Betracht, das ist die Lagerung des Kranken während der Wärmeprozedur; so kommt es, daß manche Patienten ein stark wärmestauendes heißes Wasserbad, Moor- oder Sandbad, in dem sie bequem liegen, besser zu ertragen vermögen als ein Licht- oder Heißluftkastenbad, in dem sie in mehr oder minder gezwungener Haltung längere Zeit sitzen müssen. Ferner läßt sich die so wichtige Herzkühlung am liegenden

Patienten (z. B. im Sand- oder Bett-Lichtbade) viel eher applizieren als in den gewöhnlichen Schwitzkästen. Bei Beobachtung dieser Kautelen können bei Kranken, deren Herzleiden gut kompensiert ist, bzw. bei denen die Arteriosklerose noch nicht vorgeschritten ist, allgemeine Wärmeanwendungen, falls sie sonst indiziert sind, versuchsweise angewandt werden; genaue Dosierung, Kontrolle des Pulses usw. ist natürlich erforderlich. Bestehen aber Kompensationsstörungen, so sehe man von allgemeinen diaphoretischen Maßnahmen ganz ab. Verhältnismäßig sehr wenig angreifend für das Allgemeinbefinden und für das Zirkulationssystem ist die allgemeine Diathermie, trotzdem sie zu den temperaturerhöhenden wärmestauenden Prozeduren gehört.

Die lokalen Wärmeprozeduren haben auf die allgemeinen Körperfunktionen (Herzaktion, Atmung, Stoffwechsel, Körpertemperatur) nur einen geringen Einfluß, wofern sie nur kleinere Körperabschnitte treffen, z. B. ein Gelenk oder den Unterarm resp. den Unterschenkel. Je größer der Körperabschnitt ist, der einer Wärmeprozedur ausgesetzt wird (beispielsweise der ganze Unterkörper), um so mehr kommt dieselbe in ihrer Wirkung den allgemeinen Wärmeprozeduren gleich. Es werden also begrenzte lokale Wärmeapplikationen durch allgemeine Erkrankungen meist nicht kontraindiziert. Man kann aber andrerseits dadurch, daß man z. B. während eines lokalen Heißluftbades einer Extremität den ganzen Körper einpackt bzw. warm umhüllt, am Ende dieses Bades einen allgemeinen Schweißausbruch bewirken, ohne daß dadurch die Herzaktion wesentlich alteriert würde. Diese schonende Art, eine allgemeine Diaphorese durch lokale Erhitzung zu erzeugen, hat speziell die Schweningersche Schule empfohlen; hierbei werden als Lokalprozeduren allmählich erwärmte Teilwasserbäder benutzt.

Das Wesentliche dieses neuerdings von Hauffe[1]) eingehend studierten Verfahrens besteht in der Erzielung von Zirkulationsänderungen im ganzen Kreislaufsystem unter Vermeidung einer jeden primären Reizwirkung; die durch letztere sonst bedingten Erscheinungen, wie Blutdruckerhöhung, starke Vermehrung der Pulsfrequenz, Kontraktion im peripheren Gefäßgebiete usw. fehlen hier. Im Gegenteil erfolgt nach den allmählich erwärmten Teilbädern eine Blutdrucksenkung, die Vermehrung der Pulsfrequenz ist eine mäßige, die Blutfüllung im gesamten peripheren Gefäßgebiete nimmt zu. Die Herzarbeit wird durch diese Erleichterung der peripheren Zirkulation entlastet; aus der Untersuchung des Elektrokardiogramms, des Röntgenschattens und des Schlagvolumens des Herzens (das zunimmt) war zugleich eine deutliche günstige Beeinflussung der Herztätigkeit erkennbar. Deshalb empfiehlt Hauffe diese Prozedur speziell zur Bekämpfung der Insuffizienz der Kreislauforgane.

Die Teilbäder werden als Arm- oder Fußbäder, eventuell auch als Sitzbäder, gegeben, deren Temperatur bei warmer Umhüllung des übrigen Körpers allmählich von 37° bis etwa 45° erhöht wird. Nach etwa 10—20 Minuten tritt dabei ein allgemeiner Schweißausbruch ein. Danach läßt man noch ca. 10 Minuten weiterschwitzen — bei erheblicher Pulsbeschleunigung hört man eventuell schon früher auf—, worauf der Patient, gut zugedeckt, aber nicht fest eingepackt, auf dem Bett oder Ruhelager abschwitzt. Dabei sistiert die Schweißsekretion nach ungefähr 20—30 Minuten.

[1]) Physiologische Grundlagen der Hydrotherapie. Berlin: Fischers med. Buchhandlung. 1924.

Soll hingegen die Nebenwirkung lokaler Wärmeprozeduren auf den Gesamtkörper vermieden werden, so ist es zweckmäßig, durch Kopfkühlung, Applikation der Prozedur in einem gut gelüfteten Raum und bei nur leichter Bedeckung der nicht behandelten Teile (Ablegen der Oberkleider!) dieser Allgemeinwirkung vorzubeugen.

Erwähnt sei noch, daß auch nach einer lokalen Wärmeprozedur, sofern ihre Wirkung örtlich begrenzt sein soll, stets eine Abkühlung durch kaltes Abwaschen u. dgl. zu erfolgen hat, um die erschlafften Gefäße wieder zu tonisieren und so einer Erkältungsgefahr vorzubeugen. Ernst Weber hat übrigens durch seine Untersuchungen an der plethysmographischen Arbeitskurve gezeigt, daß sich die allgemeine Ermüdung nach örtlichen Wärmeapplikationen (Heißluftbädern) auch beseitigen läßt, wenn ein nichtbehandelter Körperteil (z. B. der Arm nach Beinbehandlung) nach der Prozedur mit kaltem Wasser mehrere Minuten lang bespült wird[1]).

a) Die Trockenpackung.

Diese schon früher näher beschriebene Prozedur ist zu den rein wärmestauenden zu rechnen, denn sie wirkt ausschließlich durch Verhinderung der Wärmeabgabe. Daß man ihre Wirkung durch ein vorausgehendes heißes Bad erheblich unterstützen kann, ist ebenfalls schon gesagt worden. Das heiße Wasserbad von 38—42⁰ ist an sich schon eine eminent wärmestauende Prozedur; es spielt in der Therapie wegen seiner energischen Wirkungen auf Zirkulation, Stoffwechsel und Zersetzungen und ebenso in jener Kombination mit der Trockenpackung als diaphoretisches Mittel eine wichtige Rolle.

b) Das Dampfbad und das russisch-römische Bad.

Das allgemeine Dampfbad ist, da hier wegen der Feuchtigkeit der den Körper umgebenden Luft die abkühlende Wirkung der Schweißverdunstung nur in geringem Maße vor sich gehen kann, zu den wärmestauenden Prozeduren zu rechnen. Es stellt an die Herzarbeit, den Stoffwechsel, die Atmung usw. verhältnismäßig große Anforderungen und wird aus diesem Grunde heutzutage als diaphoretisches Mittel viel weniger benutzt als die Heißluft- und Lichtbäder. Doch muß man sich immer vor Augen halten, daß das Dampfbad in Fällen, wo neben der Zirkulation speziell der Stoffwechsel beeinflußt werden soll, auch die wirksamere Prozedur darstellt; daher ist es auch jetzt noch durch die anderen allgemeinen Wärmeanwendungen keineswegs ganz überflüssig gemacht worden. Nur sind seine Indikationen enger zu ziehen, vor allem sollte die Prozedur nur bei absolut intaktem Herzgefäßsystem Anwendung finden.

Das Dampfbad wird gewöhnlich und am zweckmäßigsten in Form eines Dampfkastenbades gegeben. Der Dampfkasten ist etwa 1,2 bis 1,5 m hoch, ca. 1 m breit und tief, vorn abgeschrägt und mit Klapptüren versehen; an der oberen Seite ist die Öffnung zum Durchstecken des Kopfes ausgespart (Abb. 28). Der Kasten ist entweder aus Holz mit Zinkblechwänden im Innern hergestellt oder aus Kacheln oder auch aus Marmor gemauert; im Innern befindet sich ein verstell-

---

[1]) Med. Klinik 1915, Nr. 22.

barer Holzsitz mit ebensolcher Fußbank. Zweckmäßig ist es, wie bei allen Schwitzkästen, am Dampfkasten eine Glocke anzubringen, die der Patient von innen her mittels eines im Bereiche der Hand befindlichen Glockenzuges jederzeit ertönen lassen kann. Der Dampf wird entweder von außen her aus der Dampfleitung in den Kasten hinein-

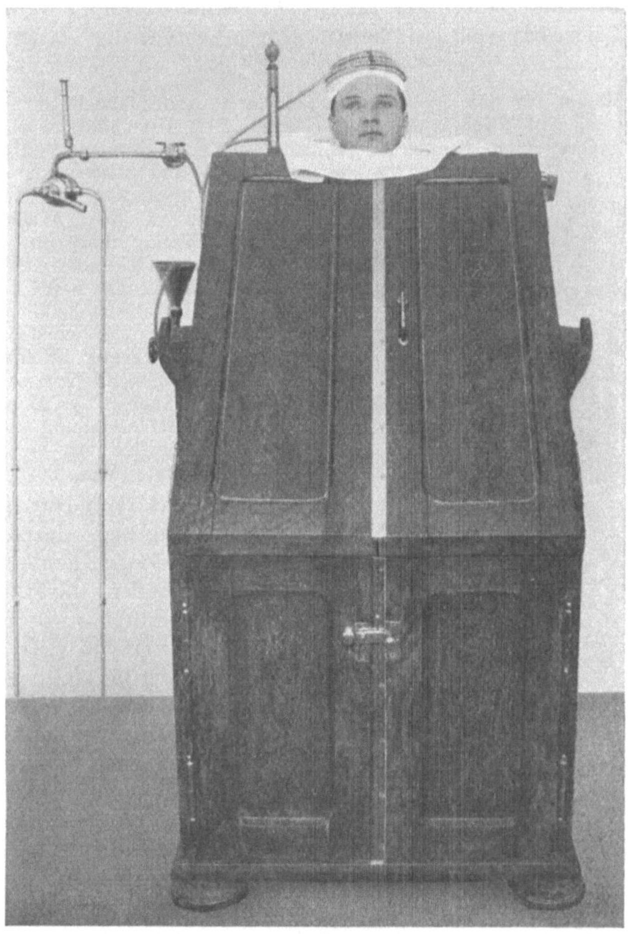

Abb. 28. Heißluft- und Dampfkastenbad.

geleitet und strömt unter dem Sitze aus, oder er wird im Kasten selbst entwickelt aus einem gleichfalls unter dem Sitze befindlichen Wassergefäß, das durch eine Heizschlange erhitzt wird; doch ist diese letztere Art der Dampfentwicklung schwerer regulierbar.

Nicht empfehlenswert ist die Methode, in Dampfkästen dadurch den Dampf zu entwickeln, daß auf metallene Heizröhren, die an beiden Seiten des Kastens verlaufen, von oben her aus einem kleinen Zulaufe Wasser tropft, das beim Auftreffen auf die Metallschlangen verdunstet resp. verdampft. Es wird nämlich der auf diese Weise erzeugte Dampf leicht überhitzt und die Prozedur für den Kranken in kurzer Zeit unerträglich.

Die Temperatur innerhalb des Dampfkastens soll 40—50⁰ betragen, die Dauer der Prozedur 15—20 Minuten. Wie bei allen Wärmeanwendungen, muß der Patient durch allmähliches Ansteigen von Temperatur und Dauer erst an die Prozedur gewöhnt werden. Auf gute Kopfkühlung ist beim Dampfkastenbade besonders zu achten.

Einen Ersatz für das Dampfkastenbad kann in der häuslichen Praxis der sogennante Dampf-Schwitzmantel (Moosdorf & Hochhäusler) bilden. Der Patient sitzt auf einem Stuhle, der in einer niedrigen runden Zinkblechwanne steht, und wird unter Ausschluß des Kopfes von einer Hülle aus Gummistoff oder Wachsleinwand mantelförmig umgeben. Unten in der Wanne befindet sich eine Öffnung, in die der heiße Dampf aus einem danebenstehenden Spiritus-Dampfentwickler einströmt (Abb. 29). Auch die sog. „Kreuz-Thermalbäder" (Kreuzversand Alfred Klotz, München SW 2) werden als Mittel zur Herstellung von Dampf- und Heißluftbädern in der Häuslichkeit empfohlen.

Die lokalen Dampfbäder sind heutzutage durch die einfacher herzustellenden lokalen Heißluftbäder fast vollkommen verdrängt worden; nur zur Behandlung von Hautkrankheiten werden sie noch benutzt, vor allem das schon bei Erwähnung der Dampfdusche beschriebene Gesichtsdampfbad.

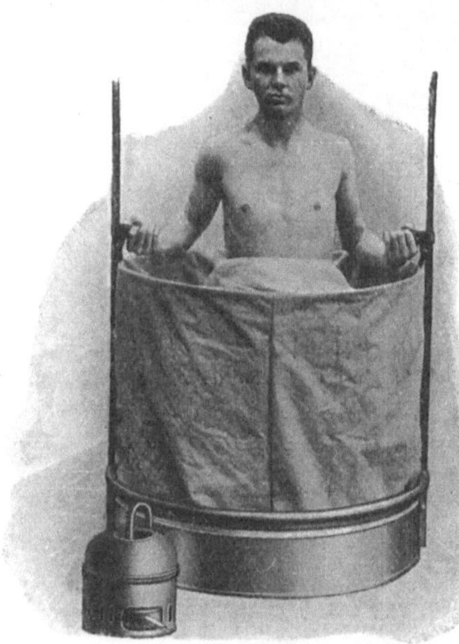

Abb. 29. Dampf-Schwitzmantel.
(Moosdorf & Hochhäusler, Berlin).

Die genannten Dampfbäder werden alle unter Ausschluß des Kopfes gegeben. Im russischen Dampfbade dagegen wird der ganze Körper einschließlich des Kopfes behandelt. Es wird das selbe gewöhnlich in Verbindung mit ebensolchen Warm- und Heißluftbädern appliziert, und diese Kombination wird, wie bekannt, russisch-römisches oder auch römisch-irisches Bad genannt. Das russisch-römische Bad besteht in der Regel aus drei Räumen, einem Warmluftraum von 40—50⁰ Temperatur, einem Heißluftraum von 60—70⁰ und einem Dampfraum, in dem die Temperatur 45—50⁰ beträgt. Der Patient geht gewöhnlich zunächst in den Warmluftraum, dann in den Heißluftraum, zum Schlusse in den Dampfraum, worauf dann eine energische Abkühlung, am besten in einem kalten Bassin, erfolgt. Im Warmluftraume bleibt man durchschnittlich ¹/₂ bis 1 Stunde, im Heißluftraume ¹/₄ bis ¹/₂ Stunde, im Dampfraume 10 bis

20 Minuten[1]). Die Heizung der Räume des russisch-römischen Bades erfolgt durch Zuführung heißer Luft nach verschiedenen Methoden. (Bekanntlich waren dieselben schon bei den alten Römern sehr kunstvoll ausgebildet.) Im Dampfraume wird der Dampf entweder durch Wasser, das über heiße Steine fließt, erzeugt, oder er strömt von außen her aus der Dampfleitung herein.

Das russisch-römische Bad ist eine recht angreifende Prozedur, vor allen Dingen, weil der Patient gezwungen ist, die warme und heiße Luft einzuatmen, was ja bei den sonstigen allgemeinen Wärmeanwendungen sorgfältig vermieden wird, und weil der Kopf nicht hinreichend vor Kongestionen geschützt werden kann. Es wird daher hier das Allgemeinbefinden viel mehr alteriert als bei den sonstigen allgemeinen Wärmeapplikationen, und es ist die Anwendung der russisch-römischen Bäder bei Kranken nur mit großer Vorsicht erlaubt. Andrerseits ergibt gerade die Eigenart dieser Bäder eine besondere Indikation; sie sind bei akuten Katarrhen der Luftwege ein sonst nicht vollwertig ersetzbares Heilmittel. Ferner ist speziell der Warmluftraum des russisch-römischen Bades, wenn man seine Temperatur auf 40—45⁰ reguliert, zur Behandlung von Nierenkrankheiten sowie auch von Diabetes in manchen Fällen geeignet. Man läßt hier den entkleideten Patienten sich 1 bis 2 Stunden lang aufhalten; die Trockenheit der Luft erlaubt eine ausgiebige Schweißverdunstung, die Hauttätigkeit wird mächtig angeregt und die Herztätigkeit bei obiger Temperatur nur wenig alteriert. Eine nachfolgende Abkühlung braucht, da aller Schweiß in der Regel verdunstet, nur in milder Form (lauwarmes Vollbad) in solchen Fällen zu erfolgen.

Bei der Anwendung der russisch-römischen Bäder ist besondere Aufsicht nötig; vor allen Dingen müssen auch hier die Patienten die Möglichkeit haben, sich durch Glockenzeichen jederzeit bemerkbar zu machen. Außerdem sollte in jedem Raume eine Wasserleitung vorhanden sein, damit der Patient seine Kopfkompresse immer aufs neue kühlen kann. Zur bequemen Lagerung seien die Räume, außer mit Sitzen, auch mit Ruhebetten aus ungestrichenem Holz versehen.

c) Heißluftbäder.

1. Allgemeine Heißluftbäder.

Dieselben werden (abgesehen vom russisch-römischen Bade) in einem Kasten gegeben, der ebenso wie der Dampfkasten konstruiert ist (Abb. 28). Die Erwärmung der Innenluft geschieht durch Heizschlangen oder auch auf elektrischem Wege (elektrische Heizkörper). Die Temperatur der Innenluft schwankt zwischen 60⁰ und 80⁰; die Dauer der allgemeinen Heißluftbäder beträgt 10—25 Minuten.

Häufiger als die Heißluftkastenbäder, die jetzt mehr und mehr durch die Lichtbäder verdrängt sind, werden in der Praxis die Bett-Heißluftbäder angewandt. In ihrer ursprünglichen Form wurden sie der-

---

[1]) In manchen russisch-römischen Bädern ist es auch üblich, daß nach Verlassen des Dampfraumes, entweder sofort oder nach Einschiebung einer Abkühlung, in einem Warmluftraume von ca. 40⁰ Temperatur noch nachgeschwitzt wird.

art appliziert, daß vermittels eines Blechschornsteins (Quinckescher Schornstein) die durch eine Gas- oder Spiritusflamme erhitzte Luft direkt unter die über eine Reifenbahre gelegte Bettdecke geleitet wurde. Zweckmäßiger und feuersicherer ist der von Hilzinger in Stuttgart konstruierte Apparat; hier strömt die heiße Luft aus dem Schornstein zunächst in einen doppelwandigen, am Fußende des Bettes befindlichen Holzkasten und von dort erst durch verschiedene Öffnungen unter eine ausziehbare Reifenbahre, die, je nach Bedarf, über den ganzen Körper bis zum Halse oder nur über dessen untere Hälfte gestülpt werden kann (Abb. 30). Über die Reifenbahre wird dann die Bettdecke gelegt. Die Dauer eines Bett-Heißluftbades kann eine längere sein als die des Heißluftkastenbades ($^1/_2$—$^3/_4$ Stunden), da der Patient dabei bequem gelagert ist, evtl. dabei auch eine Herzkühlung erfolgen kann.

Die allgemeinen Heißluftbäder sind, da sie eine ausgiebige Schweißverdunstung erlauben, weniger anstrengend und angreifend als die Dampfbäder; nur muß dabei für gute Ventilation der Innenluft Sorge getragen werden, damit die durch die Schweißverdunstung feucht gewordene Luft sich immer wieder erneuern kann. Es genügen zu diesem Zweck bei den Heißluftkästen einige am Boden und an der Decke angebrachte kleine Öffnungen. Bei den Bett-Heißluftbädern ist schon durch die Zuführung der heißen Luft von außen her genügend Sorge für Zirkulation der Luft getragen.

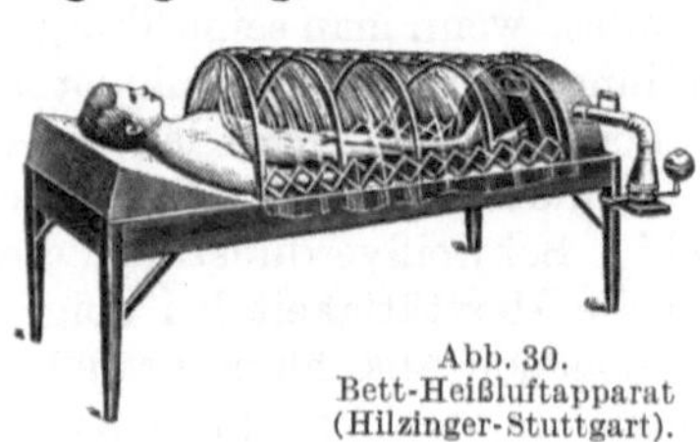

Abb. 30.
Bett-Heißluftapparat
(Hilzinger-Stuttgart).

Die Heißluftbäder sind vor allen Dingen zu diaphoretischen Zwecken sehr gut brauchbar. Von den elektrischen Lichtbädern unterscheiden sie sich dadurch, daß sie an das Herz größere Ansprüche stellen, da der Schweißausbruch im Heißluftbade erst bei höherer Temperatur als im elektrischen Lichtbade erfolgt. Dafür ist aber wohl die resorbierende Wirkung im Heißluftbade eine größere.

2. Lokale Heißluftbehandlung.

Die lokale Heißluftbehandlung spielt in der Therapie eine viel bedeutendere Rolle als die allgemeine; sie ist besonders durch die Forschungen und Arbeiten Biers in die Praxis eingeführt worden. Bier hat nachgewiesen, daß die lokale Heißluftbehandlung das stärkste Mittel zur Herbeiführung einer aktiven Hyperämie ist, das wir zur Verfügung haben, und gerade an der Hand der lokalen Heißluftbehandlung sind die Wirkungen der aktiven Hyperämie von Bier und seinen Schülern genauer studiert worden. Es hat sich vor allem ergeben, daß die Hyperämie sich bei der Heißluftbehandlung auch in die tieferen Schichten erstreckt, daß also nicht, wie man früher annahm, eine Ableitung nach der Hautoberfläche das Wesentliche bei dieser Methode ist. Im übrigen kommen bei der lokalen Heißluftbehandlung alle Heilfaktoren der Hyperämie zum Ausdruck. Doch sei erwähnt, daß nach Schäffers Untersuchungen die antibakte-

rielle Wirkung hier nicht so intensiv ist wie bei den heißen Umschlägen; auch die resorbierende Wirkung auf feste Exsudate
scheint bei den feuchten lokalen Hitzeapplikationen größer zu sein.
Dafür ist die resorbierende Wirkung der Heißluftbehandlung auf
flüssige Ergüsse eine sehr intensive.

Bei der lokalen Heißluftbehandlung wird das zu behandelnde
Glied in einem geschlossenen Kasten einer Temperatur von 80—120⁰
ausgesetzt, und diese Temperatur wird auch dank der ausgiebigen
Schweißverdunstung, die in den Heißluftkästen ermöglicht ist, von
der Haut gut vertragen. Doch sind in dieser Beziehung örtliche Unterschiede vorhanden; speziell sind manche Körperteile, am meisten die
Zehen und die Gegend des Schienbeins, besonders empfindlich gegen die hohen Temperaturen, und es empfiehlt sich, wenigstens
in den ersten Sitzungen, diese Teile mit einem leichten Stück Gaze
zu überdecken. Sonst darf aber das zu behandelnde Glied nicht bedeckt werden, damit die Schweißverdunstung unbehindert vor sich
gehen kann. Aus demselben Grunde muß in den Heißluftkästen,
gleichviel welchen Systems, für Erneuerung der feucht gewordenen
Innenluft gesorgt sein (Öffnungen an Boden und Decke). Bezüglich
der Temperaturmessung ist zu bemerken, daß das gewöhnlich an
der Decke des Apparates angebrachte Thermometer, da die Wärme
nach oben steigt, eine höhere Temperatur anzeigt, als sie weiter unten,
also auch in der Gegend, wo das zu behandelnde Glied liegt, in Wirk-
lichkeit herrscht. Der Unterschied beträgt etwa 15—20⁰. Die Hautoberfläche selbst nimmt natürlich an der Erwärmung nur wenig
teil, sie erwärmt sich nur um wenige Grade.

Bemerkenswert ist, daß, wie Rautenberg gefunden hat, die
Schweißsekretion im lokalen Heißluftbade nicht parallel mit
der Erwärmung zunimmt, sondern daß sie bei 50—60⁰ Lufttemperatur ihr Optimum erreicht. Dagegen geht die Hyperämie
mit dem Temperaturgrade parallel, doch ist offenbar auch hier eine
übermäßige Erhitzung, über 120⁰ etwa, überflüssig. Die Dauer eines
lokalen Heißluftbades beträgt in der Regel $\frac{1}{2}$—1 Stunde. Das Allgemeinbefinden wird dadurch wenig beeinflußt, nur kann am Ende
der Prozedur eine leichte Beschleunigung des Pulses auftreten und
es kann zu einem leichten allgemeinen Schweißausbruch kommen.
Von besonderen Vorsichtsmaßregeln bei der Heißluftbehandlung
ist vor allem der Schutz der Haut gegen die Verbrennung zu erwähnen,
wobei zu bedenken ist, daß die Hyperämie an sich die Haut etwas
unempfindlich macht und es zuweilen zu Verbrennungen ersten Grades kommen kann, ohne daß der Patient davon etwas merkt. Doch
wird man bei zweckmäßig konstruierten Kästen durch Überwachung
und Regulierung der Temperatur (Öffnung des Kastens oder Verminderung resp. Beendigung der Erwärmung, sowie der Patient über
brennendes Gefühl klagt!) und durch Schutz der vorher genannten Körperteile im allgemeinen eine Hautverbrennung mit Sicherheit vermeiden
können. Bei Störung der Sensibilität der Haut ist die lokale
Heißluftbehandlung wegen der Verbrennungsgefahr kontraindiziert.

Die lokale Heißluftbehandlung geschieht, wie erwähnt, in der Regel in Kästen, in die die betreffende Extremität gesteckt wird; die Öffnungen werden durch passende Stoffmanschetten abgedichtet, die Erhitzung erfolgt durch Zuführung heißer Luft mittels eines Schornsteins, unter dem eine regulierbare Spiritusflamme oder eine Gasflamme brennt und der in den Kasten hineinmündet. Vor der Mündung des Schornsteins muß im Innern des Kastens ein Brettchen oder eine Asbestplatte angebracht sein, die verhindert, daß das behandelte Glied direkt von dem heißen Luftstrom getroffen wird (Abb. 31). Eine andere Art der Erwärmung von Heißluftkästen ist die elektrische, sie erfolgt durch elektrische Heizkörper (Widerstandsdrähte), die am Boden des Kastens angebracht sind. Die durch Glühlampen erwärmten Apparate finden bei dem Kapitel „lokale Lichtbäder" Besprechung.

Die bekanntesten Heißluftkästen sind die Bierschen. Sie sind aus mit Wasserglas imprägniertem Holz gebaut, das mit Packleinwand überzogen ist; innen sind passende Vorrichtungen für Lagerung der Extremitäten angebracht. Für die verschiedenen Körperteile dienen entsprechende Formen: der Kasten für Knie- und Ellenbogengelenk hat zwei mit Filz ausgekleidete Öffnungen zum Durchstecken der Extremität, der für das Fuß- und Handgelenk benutzbare nur eine, für das Schultergelenk sowie für die Hüftgelenke sind besondere Kästen konstruiert. Der für die beiden Hüftgelenke bestimmte Kasten, der am liegenden Patienten angewandt wird und den Körper von der Mitte des Leibes bis zur Mitte der Oberschenkel bedeckt,

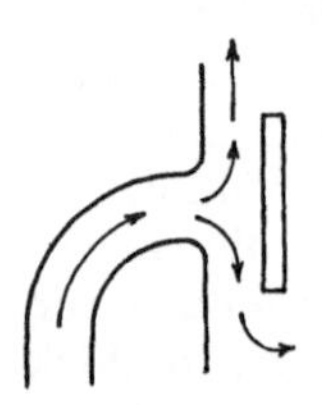

Abb. 31. Zuführung der heißen Luft aus dem Schornstein in den Kasten.

läßt sich auch zur lokalen Heißluftbehandlung des Unterleibes verwenden. Ferner hat Klapp, ein Schüler Biers, einen Apparat zur Heißluftbehandlung des Rückens angegeben, der speziell bei Skoliosen angewandt wird. Derselbe besteht aus einem aufrecht stehenden Kasten, der an seiner Vorderseite mit einem Ausschnitte versehen ist, an den der Rücken angelegt wird; die Abdichtung erfolgt durch Auskleidung der Öffnungen mit filzartigem Tuch. Es gibt auch für mehrere Personen gleichzeitig verwendbare derartige Rückenapparate.

Unter den sonstigen Systemen zur lokalen Heißluftbehandlung seien noch die Krauseschen Kästen und ihnen nahestehende Konstruktionen genannt; sie bestehen aus einem Drahtgestell, das mit Stoff überzogen und innen mit Asbestpappe ausgekleidet ist. Sie sind leichter und eleganter im Aussehen als die Bierschen Apparate, aber auch weniger haltbar. Die in Österreich viel benutzten Reitlerschen Apparate, die den Krauseschen äußerlich ähnlich sehen, sind im Innern noch mit geglühtem Chlorkalzium zur Absorption der Luftfeuchtigkeit versehen. Auch der schon vorher erwähnte Hilzingersche Apparat läßt sich zur lokalen Heißluftbehandlung verwenden, indem über den zu behandelnden Körperteil eine muffartige Umhüllung gestülpt wird, die dann in Verbindung mit dem Heizkasten gebracht wird.

Der Tallermannsche Apparat, der zu den ältesten Heißluftapparaten gehört, ist durch modernere Konstruktionen überholt.

Die bei den bisher genannten Apparaten durch Gas- oder Spiritusflammen erfolgende Erwärmung hat neben der Feuersgefahr auch den Nachteil, daß durch die Verbrennungsgase die Luft im Behandlungsraume erheblich verschlechtert wird. Diese Nachteile sind vermieden bei den elektrisch geheizten Apparaten, unter denen der bekannteste der Lindemannsche „Elektrotherm" ist (Abb. 32). Der Heizkörper, der auf dem Boden des Kastens angebracht ist, besteht hier aus dünnen Widerstandsdrähten, die sich beim Durchtritt des Stromes erhitzen; von außen her läßt sich durch verschiedene Schaltungen die Temperatur regulieren. Der Apparat, der an jede elektrische Leitung vermittels Steckkontakts angeschlossen werden kann, ist an allen Gelenken der Extremitäten, mit Ausnahme des Hüftgelenks, verwendbar. Für das Schultergelenk besteht ein besonderer Ansatz; für das Hüftgelenk existiert ein eigener Elektrotherm-Apparat, ein Kasten, in dem am sitzenden Patienten beide Hüftgelenke einschließlich des Unterleibes eingeschlossen sind. Dieser Apparat läßt sich auch zur Heißluftbehandlung gynäkologischer Leiden verwenden.

Manche Elektrotherm-Apparate sind im Innern

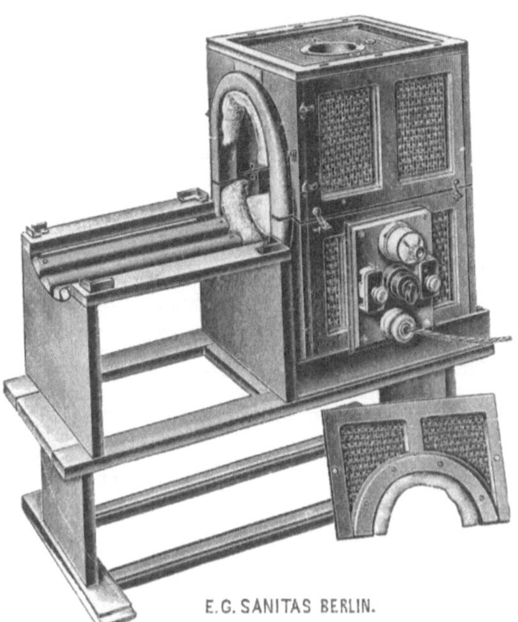

Abb. 32. Lindemannscher Elektrotherm.

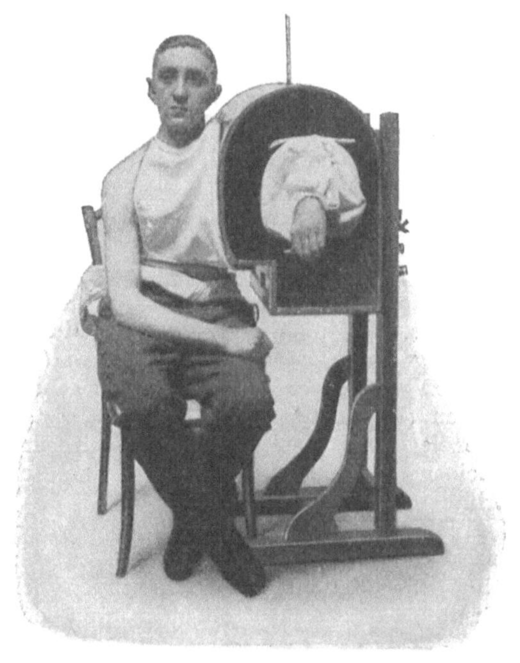

Abb. 33. Elektrischer Heißluftapparat zur Behandlung des Schultergelenks (System Dr. Tyrnauer). (Rossel, Schwarz & Co., Wiesbaden).

noch mit ein oder zwei Glühlampen versehen. Diese Kombination hat den Vorteil, daß die Erwärmung rascher erfolgt als bei Einwirkung der „dunkeln" Heizkörper allein. Der Nachteil besteht jedoch darin, daß sich die von der Lampe ausgehende strahlende Wärme schon bei verhältnismäßig niedriger Temperatur als unangenehmes Brennen bemerkbar macht, und daß die Verbrennungsgefahr in einem solchen Heißluftkasten größer ist als in einem nur durch Heizkörper erwärmten Apparat. Durch zeitweiliges Abstellen der Lampen läßt sich diese Gefahr bei einiger Vorsicht vermeiden.

Von sonstigen durch Elektrizität geheizten Apparaten seien noch der von Gotthardt angegebene[1]) sowie die Tyrnauerschen erwähnt[2]) (Abb. 33); die letzteren stellen in bezug auf Eleganz und Zweckmäßigkeit der Ausführung wohl das vollkommenste System dar. Ihr Preis ist allerdings auch ein dementsprechender.

Trotz der erwähnten äußeren Nachteile werden die mit Gas- oder Spiritusheizung erwärmten Apparate auch heute noch als energischer wirksam den elektrisch erwärmten von manchen Ärzten vorgezogen.

3. Heißluftduschen.

Durch die Heißluftduschen wird heiße strömende Luft auf eine zirkumskripte Körperstelle geleitet. Es lassen sich dabei recht hohe Temperaturen verwenden; an der Ausströmungsstelle des Heißluftstromes kann dessen Temperatur 150—200° betragen, da, wo derselbe die Haut trifft, beträgt seine Temperatur 80—120°. Die Dosierung geschieht durch Nähern oder Entfernen der Duschemündung von der behandelten Stelle, je nach der individuellen Verträglichkeit; jedenfalls muß aber die Erwärmung so stark sein, daß eine sichtbare lebhafte Hyperämie an der behandelten Hautpartie entsteht. Die Dauer einer Heißluftduschenanwendung beträgt 10 bis 20 Minuten. Die Heißluftdusche hat vor den Heißluftkästen den Vorteil, daß sie sich bei lokalisierten Erkrankungen auf den erkrankten Herd (und dessen nächste Umgebung) beschränken läßt; dann ist sie auch am Kopfe anwendbar, und ein weiterer Vorteil ist auch, daß sie sich mit gleichzeitiger Massage in der Art der Duschenmassage kombinieren läßt. Dafür ist die Wirkung der Heißluftdusche keine so tiefgehende, wie die des lokalen Heißluftbades. Es kommt also die Heißluftdusche vorzugsweise in Anwendung bei Erkrankungen der Haut (Akne, schlecht heilende Ulzerationen usw.), bei nicht zu tief liegenden neuralgischen Erkrankungen (Trigeminus-Neuralgie, Interkostal-Neuralgie), aber auch bei tiefer liegenden Prozessen, wie Muskelrheumatismus, Lumbago, Sehnenscheidenerkrankung usw., wenn eine scharfe Lokalisation der Erhitzung erwünscht ist.

Die nicht durch Elektrizität betriebenen Formen der Heißluftdusche (hergestellt durch ein Ansatzstück für den zur Heizung der Bierschen Heißluftkästen dienenden Schornstein, durch einen erwärmten Kohlensäurestrom oder durch den Vorstädterschen Spiritus-

---

[1]) Hermann Katsch, München, Schillerstr. 4.
[2]) Rossel, Schwarz & Co., Wiesbaden.

flammen-Gebläse-Apparat) sind heute kaum mehr in Gebrauch. Vielmehr benützt man jetzt fast ausschließlich die elektrische Heißluftdusche, deren Prinzip darin besteht, daß ein durch Elektrizität betriebener kleiner Motor einen Luftstrom erzeugt, der über einen elektrischen Heizkörper geleitet wird und dann durch ein passendes Ansatzrohr dem Apparate entströmt. Der älteste derartige Apparat war die von Freysche Heißluftdusche, ein sehr kompendiöses und teures Instrument, das zugleich auch erlaubte, zwischen dem heißen Luftstrom einen kalten Luftstrom einzuschalten, so daß die Heißluftdusche quasi auch als schottische Dusche gegeben werden konnte. Dieses System ist später erheblich vereinfacht worden und hat sich unter dem Namen „Fön"-Dusche eine ungemein große Verbreitung, insbesondere auch in der häuslichen Behandlung, erworben. Die „Fön"-Dusche (Abb. 34) läßt sich an die elektrische Straßenleitung durch Steckkontakt anschließen; durch eine separate Schaltung wird zunächst der Motor, dann der Heizkörper in Betrieb gesetzt, so daß eine sofortige Abstellung des Warmluftstromes sowie auch ein Wechsel zwischen Heiß- und Kaltluftstrom ermöglicht ist. Der Apparat ist so leicht, daß er beim Gebrauch in einer Hand gehalten werden kann, doch existieren auch besondere Aufhängevorrichtungen und Stative dafür.

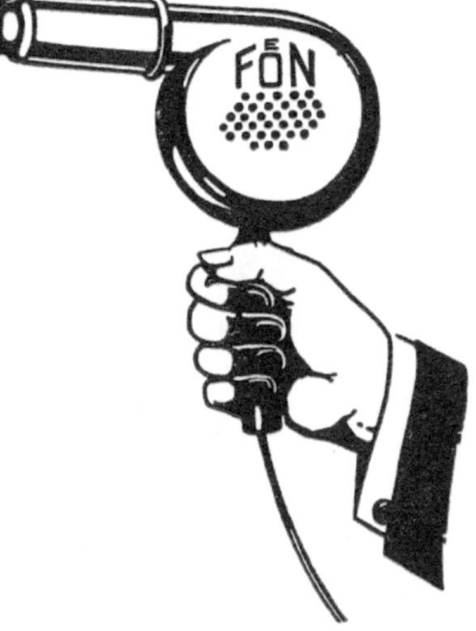

Abb. 34. Heißluftdusche „Fön".
(Sanitas, Berlin.)

Die zu Zwecken der Kauterisation und Blutstillung verwendeten Heißluftduschen, die mit mehreren 100° hohen Temperaturen arbeiten, gehören nicht mehr in das Gebiet der physikalischen Therapie im engeren Sinne, und es kann daher hier nicht näher darauf eingegangen werden.

Auch die elektrischen Heizlampen, die unter dem Namen „Heizsonne" oder „Wintersonne" neuerdings hergestellt werden, lassen sich zu Zwecken der örtlichen Thermotherapie ganz gut verwenden. Die von einem Reflektor, in dessen Brennpunkt sich ein elektrischer Heizkörper befindet, ausgehenden dunklen Wärmestrahlen wirken zwar nicht so intensiv als die Föndusche, dafür ist aber ihr Aktionsradius ein größerer.

d) Lichtbäder.

Elektrische Glühlichtbäder und lokale Glühlichtanwendungen.

Die elektrischen Glühlichtbäder werden in einem ca. 1,50 m hohen und 1 qm Grundfläche messenden achteckigen Holzkasten oder weiß gestrichenen Metallkasten gegeben, dessen Innenseiten mit reihenweise angeordneten elektrischen Glühlampen von 16 Kerzen Stärke versehen sind, die Zahl der Lampen beträgt 36 bis 48. Der Patient sitzt in dem Lichtkasten, ähnlich wie im Dampfkasten, auf einem verstellbaren Sitz (Abb. 35), der Kopf wird durch die obere Öffnung gesteckt; es ist darauf zu achten, daß die Abdichtung am Halse, besonders nach vorne hin, möglichst sorgfältig geschieht, damit die aufsteigende heiße Luft das Gesicht des Kranken nicht belästigt. An der oberen Fläche des Kastens ist auch das Thermometer angebracht. Eine durch eine besondere Glühlampe erwärmte Fußbank sollte stets im Lichtkasten vorhanden sein, da sonst die Patienten leicht über kalte Füße klagen. Zweckmäßig ist es, am Kasten eine kleine Klappe anzubringen, durch die der Patient die Hand zwecks Pulszählung stecken kann (Abb. 36). Ferner empfiehlt es sich auch, den Verschluß der vorderen Tür so zu gestalten, daß sie auch von innen vom Patienten selbst zu öffnen ist. Daß die Innenwände des Glühlichtkastens mit Spiegelglas ausgeschlagen sind, wie das früher geschah, ist bei Verwendung der gewöhnlichen Glühlampen nicht notwendig; es genügt hier ein weißer Anstrich der Innenfläche zur Reflexion. (Bei der Verwendung des noch zu besprechenden Wulffschen Systems sind

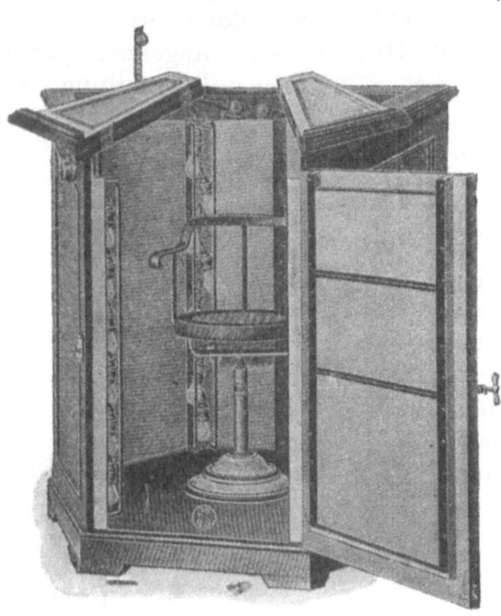

Abb. 35. Elektrisches Glühlichtbad.
(Moosdorf & Hochhäusler, Berlin).

die Lampen selbst mit den notwendigen Reflektoren versehen.) Werden die Lichtkästen gleichzeitig für Bogenlicht benutzt, so befindet sich an vier Ecken des Apparates in einem kleinen Ausbau je eine Bogenlampe von 8—12 Ampere Stromstärke (Abb. 36 links); meist sind die Bogenlampen nach der Innenseite zu mit einer blauen Glasscheibe versehen. Die Schaltung und Regulierung der Lampen der Lichtbäder geschieht an einem am Kasten selbst oder daneben befindlichen Schaltbrette; gewöhnlich ist für je 6 Glühlampen eine besondere Schaltung vorhanden. An manchen Apparaten kann die Stärke der Schaltung noch durch einen Rheostaten reguliert werden.

Die Wirkung der elektrischen Glühlichtbäder läßt sich als Wirkung der strahlenden Wärme im wesentlichen charakterisieren. Da das Licht der Glühlampen sehr arm an ultravioletten und überhaupt an kurzwelligen Strahlen ist, so spielen die chemisch wirksamen Strahlen dabei so gut wie gar keine Rolle. Wohl aber hat die strahlende Wärme ihre Besonderheiten, die es bedingen, daß die Glühlichtbäder unter den Wärmeprozeduren eine eigene Stellung einnehmen. Praktisch ist dieselbe vor allem dadurch gekennzeichnet, daß im Glühlichtbade der Schweißausbruch bei niedrigerer Temperatur und in kürzerer Zeit erfolgt als in dem Heißluftkastenbade, das ihm unter den sonstigen Wärmeprozeduren noch am nächsten in der Wirkung steht. Die Differenz beträgt bezüglich der Temperatur etwa 10°, auch mehr; der Schweißausbruch erfolgt etwa

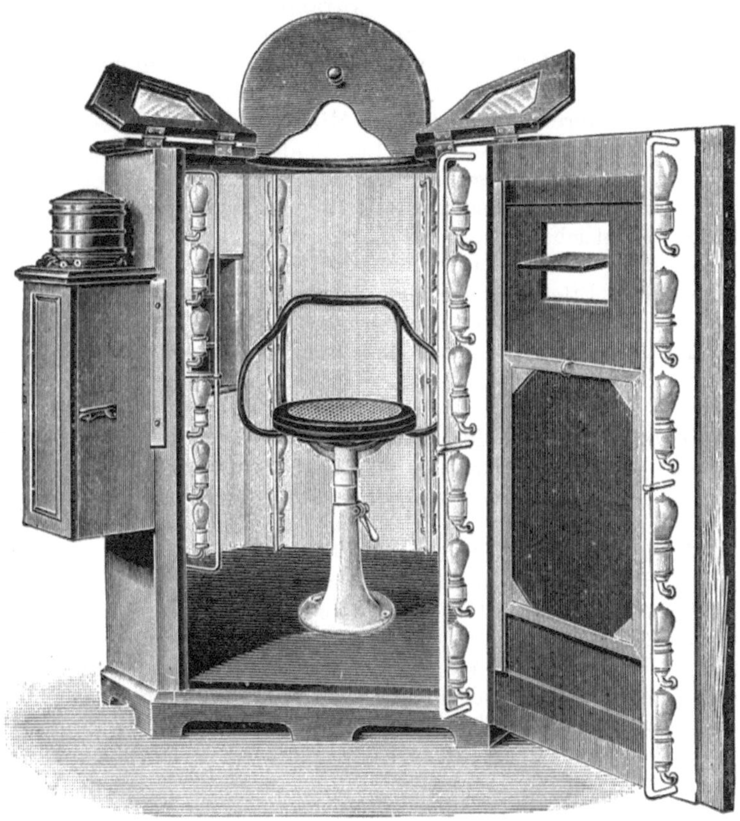

Abb. 36. Elektrisches Lichtbad für Glüh- und Bogenlicht (Sanitas, Berlin.).

in der halben Zeit als im Heißluftbade. Absolute Zahlen lassen sich dafür nicht geben, da in bezug auf die Leichtigkeit des Schwitzens ja die individuellen Verschiedenheiten sehr groß sind; im Durchschnitt erfolgt der Schweißausbruch im Glühlichtbade bei 38—40° und nach 5—8 Minuten. Bei Wiederholung der Prozedur tritt in den späteren Lichtbädern der Schweißausbruch infolge einer gewissen Trainierung der Schweißdrüsen gewöhnlich früher ein als bei der ersten Applikation.

Die eben gemachten Temperaturangaben bedürfen insofern einer Korrektur, als sie sich auf Messungen beziehen, die im Licht-

bade mit einem gewöhnlichen Thermometer gemacht werden.
Solche Messungen ergeben aber ungenaue Werte, denn sie zeigen nur
die Lufttemperatur im Kasten an, nicht aber die strahlende
Wärme, die durch das Quecksilbergefäß eines gewöhnlichen Thermo-
meters zum großen Teile reflektiert wird. Um die strahlende Wärme
zu messen, ist es notwendig, ein berußtes Thermometer zu benutzen;
der Ruß absorbiert die Wärmestrahlen, und es ergibt sich dann, daß
im Glühlichtbade ein solches Strahlungsthermometer erheblich
höhere Temperaturen anzeigt als das gewöhnliche Thermometer.
Die Differenz beträgt bei den hier in Betracht kommenden Tempe-
raturgraden ca. 8—10⁰, d. h. also etwa gerade soviel, als die vorher
angegebene Differenz zwischen dem Minimum für die Schweißerzeugung
im Heißluftkastenbade und im Lichtbade. Praktisch sind aber doch
diese Unterschiede von großer Bedeutung. Die Alteration der Herzaktion, der Körpertemperatur und des Stoffwechsels richtet sich nämlich im wesentlichen nach der Lufttemperatur, viel weniger nach
der Strahlungstemperatur[1]); mit anderen Worten also, es werden,
um denselben Effekt, den Schweißausbruch, zu erreichen, im Lichtbade an das Herz viel geringere Ansprüche gestellt als im
Heißluftkastenbade. Das läßt sich auch daran konstatieren, daß die
Pulsfrequenz in einem bis zur reichlichen Transpiration fortgesetzten
Glühlichtbade eine wesentlich geringere Beschleunigung erfährt
als im entsprechenden Heißluftkastenbade. Das Lichtbad ist also für
das Herz und für das Allgemeinbefinden die schonendere Prozedur.
Damit soll aber nicht gesagt werden, daß es einen für die Zirkulationsorgane ganz indifferenten Eingriff darstellt; denn wenn auch in geringerem Maße, so wird doch die Herzaktion auch im Glühlichtbade alteriert, der Blutdruck zunächst gesteigert, später, nach starkem Schweißausbruch, erniedrigt, und auch die Körpertemperatur erfährt im Lichtbade von 15 Minuten eine Erhöhung um ca. 1⁰; kurzum, die allgemeine
Wirkung der sonstigen Wärmeprozeduren auf den Organismus fehlt
hier keineswegs völlig, nur ist sie eben eine geringere.

Eine zweite Eigenart der strahlenden Wärme ist die, daß sie in
tiefere Gewebsschichten einzudringen vermag. Es ist ja bekannt, daß
die Tiefenwirkung der Lichtstrahlen mit der Wellenlänge zunimmt, daß
also die langwelligen roten und gelben Strahlen viel tiefer eindringen als
die nur wenige Millimeter tief wirkenden kurzwelligen violetten und ultravioletten Strahlen des Spektrums. So konnte Frankenhäuser,
dem wir überhaupt wichtige Untersuchungen über die Wirkung der
Lichtwärmestrahlen verdanken, nachweisen, daß in der Urethra nach
äußerlicher Bestrahlung des Penis mit einer Glühlampe die Temperatur um 5⁰ erhöht werden kann[2]). Möglich ist, daß auf dieser Tiefenwirkung auch die frühzeitige Anregung der Schweißdrüsen zur
Sekretion im Lichtbade beruht. Auch der heilsame Einfluß der Glühlichtbäder auf manche Hautkrankheiten, wie z. B. die Furunkulose,

---

[1]) Nach Rubners Untersuchungen wird der Stoffwechsel durch die strahlende
Sonnenwärme nur halb soviel erhöht als durch entsprechende Lufttemperatur.

[2]) Zeitschr. f. physikal. u. diät. Therapie Bd. 7, S. 364. 1904.

wird sich wohl gerade durch die stark hyperämisierende Wirkung der Bestrahlung auf die tieferen Hautschichten erklären lassen.

Die praktische Anwendung des Glühlichtbades gestaltet sich folgendermaßen: Nachdem der Patient in den Lichtkasten gesetzt und der Kopf mit einer kalten Kompresse oder einem Kühlschlauche bedeckt ist, wird zunächst bei Einschaltung aller Lampen solange erwärmt, bis der Schweißausbruch beginnt, was, wie früher erwähnt, nach 5—10 Minuten der Fall ist. Von da an wird die Prozedur, falls sie zu diaphoretischen Zwecken gegeben wird, noch weitere 5 bis 10 Minuten lang fortgesetzt, wobei gegen Ende, wenn der Schweißausbruch schon sehr reichlich ist, einige Lampenreihen ausgeschaltet werden können. Im ganzen wird die Dauer der Prozedur 15 bis 20 Minuten, bei spät einsetzender Transpiration oder sehr resistenten Individuen höchstens 25 Minuten betragen. Durch vorheriges Anwärmen des Kastens durch Einschaltung der Lampen kann man die Dauer der Prozedur abkürzen und den Eintritt der Transpiration beschleunigen. Die Kastentemperatur beträgt am Ende des Bades, mit einem gewöhnlichen Thermometer gemessen, durchschnittlich 45—50⁰.

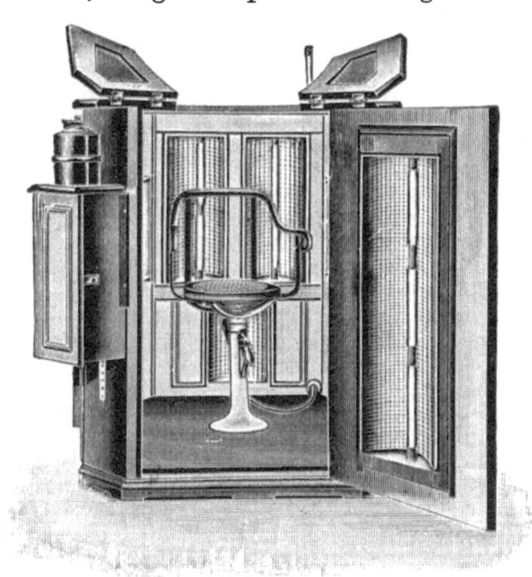

Abb. 37. Polysolbad. (Sanitas, Berlin.)

Im übrigen sind die obigen Angaben als schematische anzusehen, und für individuelle Abänderungen des Verfahrens, die sich aus dem Verhalten des Patienten ergeben — ständige Beobachtung während der ganzen Dauer des Bades ist notwendig! —, besteht ein weiter Spielraum.

Nach dem Lichtbad erfolgt eine Abkühlung, meist im lauwarmen Vollbade, dessen Temperatur am Schlusse (nach 5—10 Minuten) noch weiter erniedrigt wird, oder unter einer allmählich abgekühlten oder wechselwarmen Regen- oder Fächerdusche. Danach Ausruhen mindestens $^1/_2$ Stunde lang, aber ohne Nachschwitzen.

Die Glühlichtbäder wurden neuerdings noch dadurch modifiziert, daß man statt der gewöhnlichen Glühlampen besondere langgestreckte, aus einem ausgezogenen Glühfaden bestehende, ca. 25 cm lange Lampen benutzt, hinter denen sich je ein Parabolspiegel-Reflektor befindet (Abb. 37). Der Reflektor ist von außen her beweglich und so konstruiert, daß der größte Teil des von der Lampe erzeugten Lichtes auf den Körper geworfen wird. Im ganzen befinden sich in derartigen Lichtbädern 17 solcher Lampen. Es werden diese Lichtbäder Wulffsche Lichtbäder oder Schonungs-Lichtbäder (Reiniger, Gebbert & Schall) oder Polysolbäder (Sanitas) genannt. (Der Unterschied zwischen beiden Systemen ist unerheblich). Diese Lampen entwickeln, im Gegensatz zu den gewöhnlichen Glühlampen, nur eine sehr geringe Wärme; es wird damit aber trotzdem, infolge der äußerst günstigen Ausnützung der Strahlen, ein Schweißausbruch schon bei sehr niedriger Temperatur, 30—35°, in einem solchen Lichtbade erzielt. Die Pulsbeschleunigung ist dabei eine ganz unbedeutende, auch die Erhöhung der Körpertemperatur (Wärmestauung) ist viel geringer als im gewöhnlichen Glühlichtbade. Das Wulffsche Bad bildet also eine das Allgemeinbefinden so gut wie gar nicht alterierende Prozedur; nur ist zu bedenken, daß der Schweißausbruch zwar bei viel niedrigerer Temperatur, aber auch sehr viel später erfolgt als im gewöhnlichen Glühlichtbade; es dauert meist 25—30 Minuten, bis eine deutliche Diaphorese zustande kommt. Der Patient muß also dazu viel länger im Kasten sitzen, und das lange Stillsitzen bedeutet doch gerade für die schonungsbedürftigen Patienten, für die speziell das neue System bestimmt ist, eine nicht unerhebliche und lästige Anstrengung. Wir halten es für das beste, um diesen Nachteil zu vermeiden und doch die sonstigen Vorteile des Wulffschen Systems auszunutzen, im Lichtkasten die gewöhnlichen Glühlampen mit den Wulffschen Lampen zu kombinieren. Auf diese Weise erreicht man einen baldigen Schweißausbruch und kommt trotzdem mit niedrigeren Temperaturen aus als im Glühlichtbade älteren Systems.

Das hier Gesagte bezieht sich auch auf die neuen Modelle von Glühlichtbädern, bei denen Lampen verwandt werden, deren Licht neben verhältnismäßig weniger wärmenden Strahlen auch chemisch-aktive Strahlen enthält (Spektrosollampen von Reiniger, Gebbert & Schall, Ultra-Polysol-Lichtbad der Firma Sanitas). Wir halten die ausschließliche Verwendung derartiger Lampen in einem zu diaphoretischen Zwecken dienenden Lichtbade für keinen Vorteil; Allgemeinbestrahlungen mit chemisch-aktivem Lichte werden besser außerhalb eines Kastens vorgenommen.

Eine weitere, bisher noch nicht viel benutzte Modifikation des Glühlichtbades bildet das von M. Herz angegebene Zirkulations-Licht-Luftbad. Es wird dabei zirkulierende Luft ständig durch einen Lichtkasten hindurchgetrieben, wodurch eine stärkere Erhitzung vermieden wird. Das Verfahren ist besonders für Nieren- und Stoffwechselkranke zur Anregung der Hauttätigkeit empfohlen worden. Auf einfachere Weise wird eine sehr ausgiebige Ventilation in einem Lichtbade hergestellt, das nach den Angaben von Plate und Schuster[1]) von der Firma R. Seifert & Co. in Hamburg konstruiert ist. Die Wandung dieses Lichtbades besteht statt aus Holz einfach aus Leinen. Ein am Halse des Kranken anschließender Bademantel wird über die Seitenwände herübergeschlagen und bildet so den oberen Abschluß des Bades. Im Innern desselben sind an 6 Ständern je 6 Glühlampen angebracht; ferner je 2 unterhalb des Sitzes und der Fußbank. Vergleichende Messungen der genannten Autoren haben ergeben, daß in diesem Lichtbade die Lufttemperatur nicht annähernd so hoch steigt als in Lichtkästen, während die Wärmestrahlung entsprechend der geringen Luftfeuchtigkeit verhältnismäßig recht hohe Werte erreicht. Die Körpertemperatur wird in diesem Lichtbade nur wenig erhöht, die Steigerung der Pulsfrequenz hält sich in erträglichen Grenzen, der Schweißausbruch tritt ziemlich frühzeitig ein. Die Patienten vertragen die Prozedur länger als sonstige Lichtbäder ohne Beschwerden, da eben die sehr ausgiebige Ventilation eine hinreichende Regulierung der Körperwärme durch stetige Schweißverdunstung ermöglicht. Auch der Umstand, daß in dem Plate-Schusterschen Lichtbade der Patient eine bequemere Körperhaltung einnehmen kann, da der beschriebene obere Abschluß ihn nicht zwingt, durch eine fixe Öffnung den Kopf hindurchzustecken, trägt zu der Annehmlichkeit der Prozedur nicht unwesentlich bei.

Die Anbringung von Glühlampen von verschiedenen Farben in einem Lichtkasten ist zwar, um die thermischen Wirkungen modifizieren zu können, ganz angenehm (rote Lampen besitzen eine größere Heizwirkung als die blauen),

---

[1]) Zeitschr. f. physikal. u. diät. Therapie Bd. 14, S. 285. 1910.

in der Praxis wird man aber fast stets mit einfarbigen weißen Glühlampen auskommen.

Der Wert der Verwendung des Bogenlichts in Lichtkästen ist ein beschränkter. Zwar enthält das Bogenlicht neben den wärmenden Strahlen auch chemisch aktivere Strahlung, doch kommt dieselbe in den gewöhnlichen Bogenlichtkastenbädern nur recht unvollkommen zur Geltung. Die stark heizende Wirkung, die 4 Bogenlampen in einem solchen Kasten ausüben, ist nicht immer erwünscht; auch die Verschlechterung der Innenluft des Kastens durch die vom Lichtbogen erzeugten Gase macht sich oft unangenehm geltend. Daher ist die Bogenlichtbehandlung außerhalb eines Kastens, sei es in Form der lokalen oder der allgemeinen Bestrahlung, bei weitem den Bogenlichtkästen vorzuziehen. Immerhin sind dieselben in der Praxis, auch ihrer suggestiven Wirkung wegen, die namentlich bei Verwendung des blauen Bogenlichts in Betracht kommt (beruhigende Wirkung), recht beliebt.

Liege-Lichtbäder. Als Liege-Lichtbäder oder Rumpf-Lichtbäder („Phönix“) bezeichnet man Vorrichtungen, die es erlauben, am im Bette liegenden Patienten Glühlichtbäder anzuwenden. Sie bestehen aus einer Art Reifenbahre, die im Innern mit einer Anzahl von Glühlampen versehen ist und über den entkleideten Patienten gestülpt wird (Abb. 38); das Ganze wird dann mit

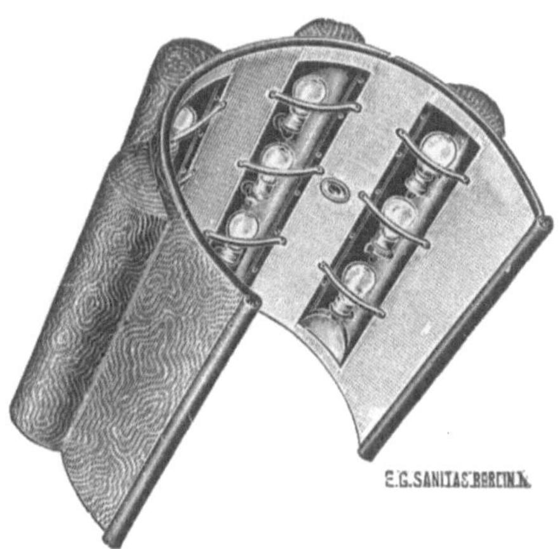

Abb. 38. Rumpf-Lichtbad.

Decken bedeckt, die dem Patienten bis zum Halse reichen. Die Liege-Lichtbäder, die an jeden stärker gesicherten Steckkontakt angeschlossen werden können und namentlich in Krankenhäusern und auch in der Hauspraxis eine große Verbreitung gefunden haben, erlauben die gleichzeitige Applikation von Herzkühlung und sind deshalb, sowie wegen der bequemen Lagerung, in der sich der Kranke dabei befindet, eine verhältnismäßig wenig angreifende Prozedur. Ihre Dauer kann deshalb auch etwas länger als die der Lichtkastenbäder ausgedehnt werden, bis zu einer halben Stunde und darüber. Ein vollständiger Ersatz für die Lichtkastenbäder sind die Rumpf-Lichtbäder aber deshalb nicht, weil sie nicht eine allseitige gleichmäßige Bestrahlung des Patienten erlauben; dafür ist aber ihr Indikationsgebiet ein ausgedehnteres (speziell bei Kranken mit Herzkomplikationen sind sie viel eher als die Lichtkastenbäder verwendbar). Man vermeide bei ihrer Anwendung, daß die Lampen nicht zu nahe an die Haut des Patienten kommen, weil sonst leicht Verbrennungen erfolgen können.

Die Bett-Lichtbäder lassen sich auch lokal für den Unterkörper und für den Unterleib verwenden, indem man die Reifenbahre speziell über diese Teile stülpt und durch Abdichtung durch Tücher nach oben hin den Oberkörper frei läßt, der aber natürlich zum Schutze gegen Erkältung noch außerdem etwas bedeckt sein muß. Eine allgemeine Transpiration kommt meist auch bei dieser Anordnung zustande.

Als lokale Lichtbäder dienen Kästen, die, ähnlich wie die lokalen Heißluftapparate, in entsprechenden Formen für die verschiedenen Gelenke konstruiert und im Innern mit einer oder mehreren Glühlampen versehen sind (Abb. 39). Die lokalen Lichtbäder sollen als Ersatz für die lokalen Heißluftbäder dienen, doch ist dieser Ersatz kein gleichwertiger; denn, wie auf S. 72 schon einmal erwähnt, ist die Toleranz der Haut gegenüber hohen Temperaturen der strahlenden Wärme eine weniger große als gegenüber der geleiteten Wärme (Heißluft), und so kommt es, daß in diesen lokalen Lichtkästen nur Temperaturen von höchstens ca. 60—70⁰ ertragen werden und leichte Hautverbrennungen bei ihrer Anwendung nicht eben selten sind. Bei leichten und mittelschweren rheumatischen oder neuralgischen Affektionen, wenn es mehr auf Schweißerzeugung als auf maximale Hyperämie ankommt, ebenso bei lokalen Zirkulationsstörungen und Ödemen an den Extremitäten, erfüllen jedoch auch die lokalen Glühlichtbäder ganz gut ihren Zweck. Sie sind auch billiger und speziell bei bettlägerigen Kranken leichter anwendbar als die elektrischen Heißluftapparate. In der laryngologischen Praxis hat das Kopf-Lichtbad, nach den von Killian und von Determann angegebenen Modellen, insbesondere bei Erkrankungen der Nebenhöhlen, aber auch bei sonstigen Affektionen am Kopfe, wo Wärmeapplikation angezeigt ist, eine große Verbreitung gefunden.

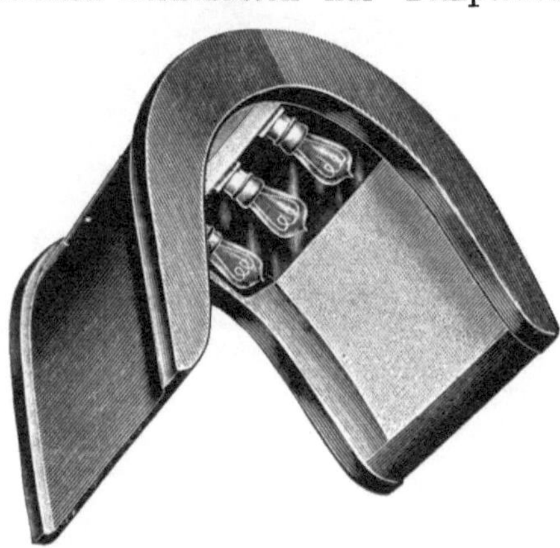

Abb. 39. Teil-Lichtbad für Arm oder Bein.
(Stock & Urban, Charlottenburg.)

Die lokale Glühlichtbestrahlung außerhalb von Kästen wird mit der sonstigen Anwendung der Lichtstrahlen im Abschnitte „Lichtbehandlung“ besprochen werden.

e) Sandbäder.

Die Sandbäder bilden ein sehr energisch wirkendes thermotherapeutisches Mittel. Es wird dabei der Patient in erhitztem trockenen Sande von einer Temperatur von 42—50⁰ entweder mit dem ganzen Körper bis zum Halse oder partiell eingegraben; er verbleibt in dieser Lage $^1/_2$—$^3/_4$ Stunden. Gewöhnlich werden die Sandbäder in niedrigen Holzwannen gegeben (Abb. 40 u. 41); die Wannen sind fahrbar, einmal, damit sie unter den Erwärmungsapparat geschoben werden können, aus dem der heiße Sand in sie hineinfließt, und dann auch, um, wenn angängig, nach fertiger Bereitung des Sandbades die Wanne ins Freie zu fahren, wie das z. B. im Bade Köstritz üblich ist. (Die Verabfolgung des Sandbades in frischer Luft gestaltet die Prozedur viel weniger angreifend.)

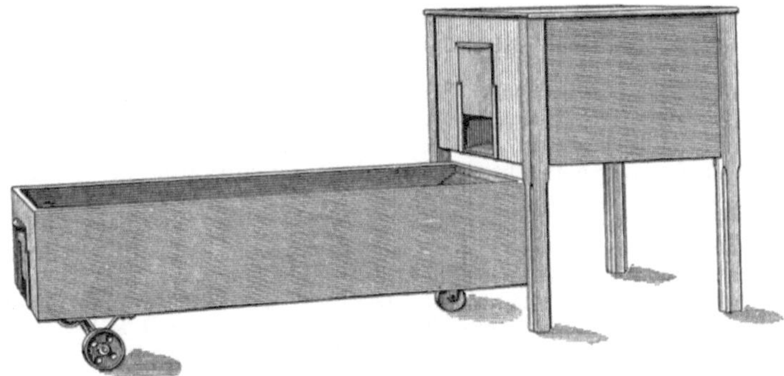

Abb. 40. Sandbad (Modell Moosdorf & Hochhäusler, Berlin).

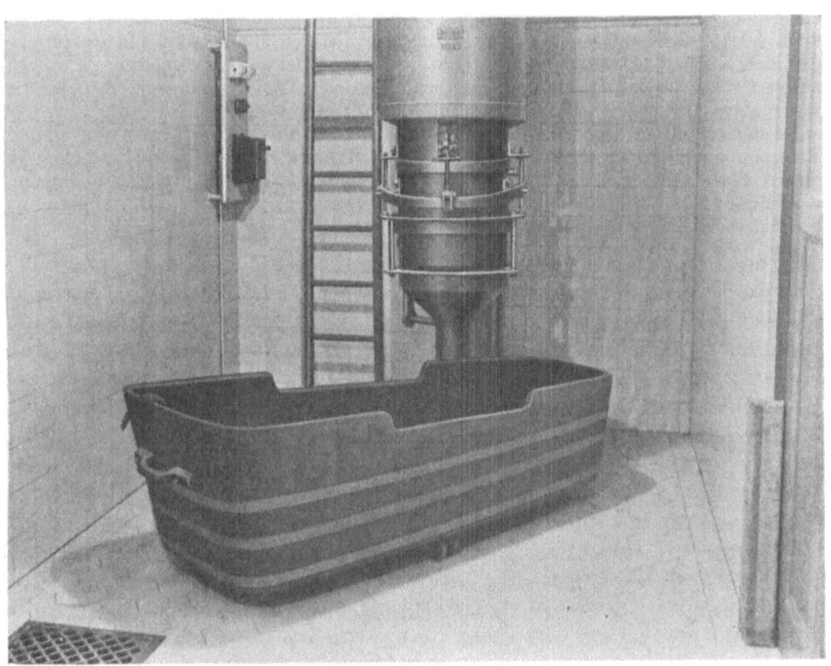

Abb. 41. Sandbadewanne mit Erwärmungsvorrichtung für den Sand.
(Virchow-Krankenhaus; System Bolte & Loppow, Hamburg).

Man benutzt zu Sandbädern am besten Flußsand; speziell da, wo der Sand nach Benutzung sterilisiert und gewaschen werden kann, ist es notwendig, nicht schlammenden und nicht staubenden Sand zu gebrauchen (Magdeburger Elbkies). Wird der Sand nur einmal oder immer nur für denselben Kranken be-

nutzt, so läßt sich zur Not auch Seesand verwenden, namentlich ist derselbe
für lokale Sandbäder in der Häuslichkeit brauchbar.

Die Erwärmung des Sandes geschieht in Anstalten entweder in einem
Kasten, durch den Dampf-Heizschlangen verlaufen und aus dem der Sand dann
in die untergeschobene Wanne fällt (Abb. 40) oder, nach einem allerdings komplizierteren System, in einem tubusartigen großen Behälter, der ebenfalls durch
Dampfschlangen erwärmt wird und durch den der Sand, nachdem er durch ein Pa-
ternosterwerk in die Höhe gebracht worden ist, hindurchfließt (Abb. 41). Zu
beachten ist, daß bei der Einfüllung des Sandes in die Wanne aus dem Heiz-
gefäß, falls sich der Kranke dabei schon in der Wanne befindet, der erhitzte Sand
nicht direkt den Patienten treffen darf; der Sand muß vielmehr erst in der
Wanne, eventuell durch Umschaufeln oder Mischen mit kühlerem Sand, auf
die richtige Temperatur gebracht werden. (Anfangstemperatur für Vollbäder 40⁰,
allmählich ansteigend auf 45—48⁰.) Es wird zunächst eine Sandschicht auf den
Boden der Wanne ausgebreitet, darauf legt sich der Patient, und er wird dann
mit dem übrigen Sande (ohne Zwischenschaltung eines Leintuches) zugedeckt.
Wenn es die Indikationen irgend erlauben, empfiehlt es sich, die Brust frei
zu lassen (sie wird dann mit einem Leinentuche locker bedeckt); trotzdem
tritt dabei eine allgemeine starke Transpiration ein, und selbst wenn nur
der Unterkörper im Sande eingegraben ist und der Oberkörper frei bleibt, ist die
Transpiration noch eine sehr starke. Gleichzeitige Herzkühlung ist bei Frei-
lassen der Brust im Sandbade sehr bequem anwendbar.

In größeren Anstalten wird der Sand nach der Benutzung durch Erhitzen
auf über 100⁰ Temperatur sterilisiert und kann dann wieder benutzt werden;
doch genügt bei längerem Gebrauche das Sterilisieren allein nicht den Ansprüchen
der Reinlichkeit, da dem Sande anhaftende Fetteilchen und sonstige Verunreini-
gungen dadurch natürlich nicht entfernt werden. Es ist zu diesem Zwecke vielmehr notwendig, den Sand außerdem des öfteren zu waschen, und zwar geschieht dies, indem der Sand in einem dicht abgeschlossenen Eisenkasten mehrere
Stunden lang unter fließendes heißes Wasser gesetzt und hinterher auf
einem Roste getrocknet wird. Dieses Vorgehen erfordert komplizierte Anlagen;
wo solche nicht vorhanden sind, ist jedenfalls der nur durch Sterilisieren gereinigte
Sand des öfteren zu erneuern.

Die Dauer eines Sandbades beträgt $^1/_2$—$^3/_4$ Stunden; nach dem
Sandbade wird der Sand und Schweiß im lauwarmen Vollbade abgewaschen, in dem der Patient zu seiner Abkühlung ca. 10 Minuten
verbleibt. Hinterher noch eine Trockenpackung zum Nachschwitzen zu geben, halten wir im allgemeinen nicht für erforderlich.

Die Wirkung der Sandbäder ist zunächst eine stark diaphoretische; der Verlust an Schweiß, der durch den trockenen Sand auf-
gesaugt wird, ist ein sehr großer. Neben der Wirkung der trockenen
Wärme kommt ferner auch die mechanische Wirkung des Sandes
in Betracht; der durch den Sand ausgeübte starke Hautreiz gibt
sich unter anderem auch in einer energischen Steigerung des Stoffwechsels und Erhöhung der Innentemperatur des Körpers kund (H. Winternitz). Die Belastung durch den Sand ist
ebenfalls für seine energische resorptionsbefördernde Wirkung von
Bedeutung, und so eignen sich die Sandbäder gerade auch für schwere
Fälle von rheumatischen und neuralgischen Erkrankungen sowie für
sonstige mit Exsudationen einhergehende Prozesse (Adnexerkrankungen). Da der Patient im Sandbade bequem lagert, auch immer
gute Luft dabei einatmen kann, so ist die Prozedur, trotz ihrer energischen Wirkung, für viele Personen nicht so angreifend als die nicht
so intensiv wirkenden allgemeinen Heißluft- oder Dampfbäder.

Lokale Sandbäder der Füße oder Hände, die in entsprechenden Holzgefäßen oder Eimern gegeben werden, können länger als die allgemeinen, etwa 1 bis 1½ Stunden lang, appliziert werden; man kann hier, bei Gewöhnung des Patienten an den heißen Sand, bis zu 55° Temperatur allmählich ansteigen. Jedenfalls sei man aber bei den ersten Sandbädern (allgemeinen wie lokalen) vorsichtig mit der Temperatur, um Verbrennungen zu vermeiden und die Haut erst an den heißen Sand zu gewöhnen.

In der häuslichen Praxis lassen sich lokale heiße Sandbäder für kleinere Körperteile ganz gut auf die Weise herstellen, daß man den Sand auf einem Kuchenblech erhitzt und in entsprechende Gefäße füllt. Sehr gebräuchlich ist auch in der häuslichen Praxis die Verwendung von heißen Sandsäcken, die schmerzhaften Stellen direkt aufgelegt werden. Es ist bei der Herstellung der Sandsäcke darauf zu achten, daß die Sandschicht nicht zu dünn ist, damit die Abkühlung nicht zu schnell erfolgt.

f) Moorbäder.

Das Moor ist eine Erdschicht, in der unter Luftabschluß Pflanzen und sonstige organische Stoffe sich bei mäßiger Feuchtigkeit zersetzt haben. Infolgedessen enthält das Moor eine Reihe von organischen Substanzen, wie Huminsäure, Ameisensäure, Essigsäure usw.; außerdem sind im Moor, soweit es in der Nähe von Mineralquellen gewonnen wird (die bekanntesten sind Franzensbad, Marienbad, Elster, Kudowa, Kissingen, Teplitz, Steben, Flinsberg, Pyrmont, Polzin, Muskau u. a. m.), auch eine Reihe von Mineralstoffen enthalten, unter denen, je nach Zusammensetzung der betreffenden Quelle, Eisensalze oder Schwefelverbindungen die Hauptrolle spielen. In jenen Badeorten wird das aus der Erde gestochene Moor zunächst zerstoßen und an der Luft getrocknet, dann erst durch Vermischen mit warmem Wasser bis zu dickflüssiger bis mitteldicker Konsistenz zu Badezwecken verwendet. Ein Moorvollbad enthält ca. 1½—2 Zentner Moorerde; viel geringere Mengen sind zur Herstellung lokaler Moorpackungen und Moorumschlägen erforderlich. Jedenfalls ist aber die Zubereitung des Moores für Badezwecke wie für Packungen eine umständliche. Sie erfordert größere maschinelle Einrichtungen, welche, von einzelnen Ausnahmen abgesehen, nur in der Nähe der Fundstellen des Moores, also in den allerdings recht zahlreichen Moorbadeorten, vorhanden sind.

Die Wirkung des Moorbades setzt sich zusammen aus der Temperaturwirkung und der mechanischen Wirkung, die die Moormassen bei Berührung mit der Hautoberfläche auf dieselbe ausüben. Die chemische Wirkung der in der Moorerde enthaltenen Substanzen kommt wohl nur in zweiter Linie in Betracht, immerhin ist sie nicht ganz ohne Bedeutung.

Für die Temperaturwirkung ist von Wichtigkeit, daß das Moor eine viel geringere Wärmekapazität und ein geringeres Wärmeleitungsvermögen als das Wasser besitzt, der Körper daher höhere Temperaturen im Moorvollbade vertragen kann als im Wasservollbade. So werden im Moorbade z. B. Temperaturen bis zu 42° gut vertragen, und so kommt es ferner, daß im Moorbade energische thermische Einwirkungen (Wärmestauung) unter verhältnismäßig geringer Alteration der Herzaktion erreicht werden können. Speziell von Bedeutung ist die blutdruckherabsetzende Wirkung der Moorbäder (die Pulsfrequenz wird im warmen Moorbade nur in mäßigem Grade erhöht). Es können daher Moorbäder von nicht zu hoher Temperatur (bis 38°) auch bei anämischen und schwächlichen Personen gegeben werden; bei jenem Temperaturgrad liegt erst für die Zirkulationsorgane beim Moorbade der Indifferenzpunkt.

Die mechanische Wirkung des Moorbades, hervorgerufen durch die eigentümliche Reibung zwischen Körperoberfläche und dem Moorbrei, ist vor allem, ähnlich wie es bei den Sandbädern der Fall ist, für die resorptionsbefördernde Wirkung von Bedeutung, weshalb die Moorbäder gerade in der Therapie chronischer Exsudate eine große Rolle spielen.

Für die chemische Wirkung kommt neben einem gewissen, durch die im Moore enthaltenen Säuren ausgeübten Hautreiz vor allem auch die adstringierende Eigenschaft der Moorsubstanzen in Betracht, die sich besonders auch an Schleimhäuten (Vagina) geltend macht. Schließlich kommen für den in Moor- und Schlammbädern ausgeübten Hautreiz auch elektrochemische Vorgänge in Betracht, da an der Berührungsfläche zwischen Moor und Hautoberfläche nachweisbare schwache elektrische Ströme infolge der Spannungsdifferenz zwischen diesen beiden Medien entstehen (Wengerhoff[1])).

Da die Moorvollbäder und -sitzbäder vorzugsweise nur in Badeorten gegeben werden können, und der Export des Moores in größeren Mengen mit Schwierigkeiten verbunden ist, so hat man versucht, durch Herstellung von flüssigem Moorextrakt, das in einer Menge von 1—2 Litern dem Bade zugesetzt wird, Moorbäder in der Häuslichkeit zu ersetzen. Dieser Ersatz ist aber nur ein unvollkommener, denn es fehlt dabei sowohl die eigentümliche thermische wie die mechanische Wirkung des Moores. Immerhin ist den Moorsalzen, die in dem Moorextrakt enthalten sind, eine gewisse therapeutische Wirksamkeit nicht abzusprechen, namentlich ist eine hautreizende und adstringierende Wirkung unzweifelhaft vorhanden; so werden in der Gynäkologie Moorextraktsitzbäder vielfach verwendet, und auch bei manchen rheumatischen Krankheiten haben sich Sitz- und Vollbäder mit Moorextraktzusatz als schmerzstillend entschieden nützlich erwiesen.

Das bekannteste Moorextraktpräparat ist die Franzensbader Moorlauge; auch Polziner Moorlauge hat sich uns ganz brauchbar erwiesen. Zu beachten ist, daß die Moorextraktbäder die Wäsche durch Eisenflecke verunreinigen.

g) Schlammbäder, Fango-Anwendungen.

Der Schlamm, der zu Bäderzwecken dient, wird entweder aus dem Niederschlag von Mineralquellen gewonnen oder er stammt aus Meer-, Fluß- oder Seeschlamm. Besonders der erstgenannte Schlamm ist ziemlich reich an Salzen und enthält daneben auch (in geringerer Menge als das Moor) organische Stoffe, die aus zugrunde gegangenen Pflanzenteilen stammen. Die Wirkung der Schlammbäder beruht jedoch vor allen Dingen auf den physikalischen Eigenschaften des Schlammes, seiner geringen Wärmekapazität und seinem hohen spezifischen Gewicht, das dasjenige des Moores noch erheblich

---

[1]) Zeitschr. f. d. ges. physikal. Therapie Bd. 31, S. 360 (Referatenteil). 1926.

übertrifft. Wir haben also auch hier wieder eine Kombination von thermischer und mechanischer Wirkung vor uns.

Die Schlammvollbäder werden fast nur in Badeorten gebraucht, in denen geeigneter Schlamm aus den meist schwefelhaltigen Quellen gewonnen werden kann. Die bekanntesten derartigen Bäder sind die von Pistyan und Trenčin-Teplitz in der Tschechoslwakei, Nenndorf in der Provinz Hannover, Eilsen in Schaumburg-Lippe, Ischl, Aix-les-Bains in Frankreich, dann eine Reihe italienischer Bäder, Battaglia, Abano, Acqui, Monsummano, wo der Schlamm Fango genannt wird. Alle die genannten Orte gewinnen den Schlamm aus den Niederschlägen ihrer Thermalquellen. Der Seeschlamm findet am meisten Anwendung in den russischen Limanenbädern unweit von Odessa, dann auch in Balaton-Füred am Plattensee in Ungarn, sowie in verschiedenen schwedischen und norwegischen Orten. Neben Vollbädern werden dort überall auch lokale Schlammumschläge sowie Schlammeinreibungen benutzt, die namentlich da, wo der Schlamm reich an Spongiennadeln ist, einen lebhaften Hautreiz ausüben.

Außerhalb jener Kurorte wird der Schlamm fast ausschließlich in Form von Schlammpackungen angewandt. Am meisten dazu eignet sich der schon erwähnte italienische Fango, derselbe wird in getrocknetem Zustand viel nach außerhalb verschickt. Ihm gleichwertig, außer dem Gehalt an Radiumemanation, ist der deutsche Fango, der aus dem vulkanischen Boden der Eifel (Gegend von Neuenahr und Liblar) gewonnen wird. Der Fango bildet getrocknet ein feines Pulver von gleichmäßiger Konsistenz, das neben anderen Mineralbestandteilen vor allen Dingen reich an Kieselpanzern von Diatomeen ist; außerdem enthält der italienische Fango nicht sehr beträchtliche Mengen von Radiumemanation. Mit heißem Wasser angerührt, bildet er eine breiartige Masse, die sich innig an die Haut anschmiegt, keinerlei Reizwirkung auf dieselbe ausübt und die Wärme sehr lange zu halten imstande ist.

Man benützt zum Anrühren des Fangos Wasser von ca. 80° Temperatur; der Fango wird dabei in einem Eimer solange mit Wasser gemischt, bis er sogenannte „mittlere Salbenkonsistenz" hat, und wird dann umgerührt, bis er zu einer Temperatur von 40—50° abgekühlt ist; dieser Brei wird dann zu Packungen resp. Umschlägen benutzt. Zu diesem Zwecke wird zunächst auf ein ausgebreitetes Gummituch eine Schicht des Fangobreis aufgetragen, darauf das zu behandelnde Glied gelegt, dann werden die oberen und seitlichen Partien des betreffenden Teils mit Fango in einer Schicht von etwa 4 cm Dicke bedeckt (Abb. 42), darüber kommt das Gummituch und dann eine Flanellbinde resp. ein größeres Flanelltuch. Auf möglichst dichten Abschluß und warme Bedeckung der Packung ist besonders zu achten.

Wird der Fango in kleine Metallwannen eingefüllt, so läßt er sich auch zu lokalen Fango-Hand- oder Fußbädern verwenden. Nach Davidsohns Vorschrift können diese auch so hergestellt werden, daß die Hand bzw. der Fuß in einen länglichen mit Fango gefüllten Gummibeutel gesteckt wird, der zur Vermeidung der Abkühlung während der Applikation in eine mit warmem Wasser gefüllte Hand- oder Fußbadewanne eintaucht.

Der Fango hält seine Temperatur bei guter Bedeckung stundenlang; die gewöhnliche Dauer einer Fangopackung beträgt $^1/_2$ bis

1 Stunde. Werden größere Körperteile, z. B. ein ganzes Bein, eingepackt, so verbindet man damit gewöhnlich eine allgemeine trockene Einpackung, in der der Patient dann meistens stark transpiriert. Nach Schluß der Fangopackung wird der Fango im lauwarmen Bade oder mit einer lauwarmen Dusche abgespült, was sehr leicht vonstatten geht. Eine Verstopfung der Wasserleitung ist bei der feinen Verteilung des Fangos hierbei nicht zu befürchten.

Die Fangopackung ist ein sehr energisch wirkendes und dabei in der Form mildes wärmestauendes Mittel, das einen sehr ausgedehnten Indikationskreis hat und bei örtlicher Anwendung nur wenig

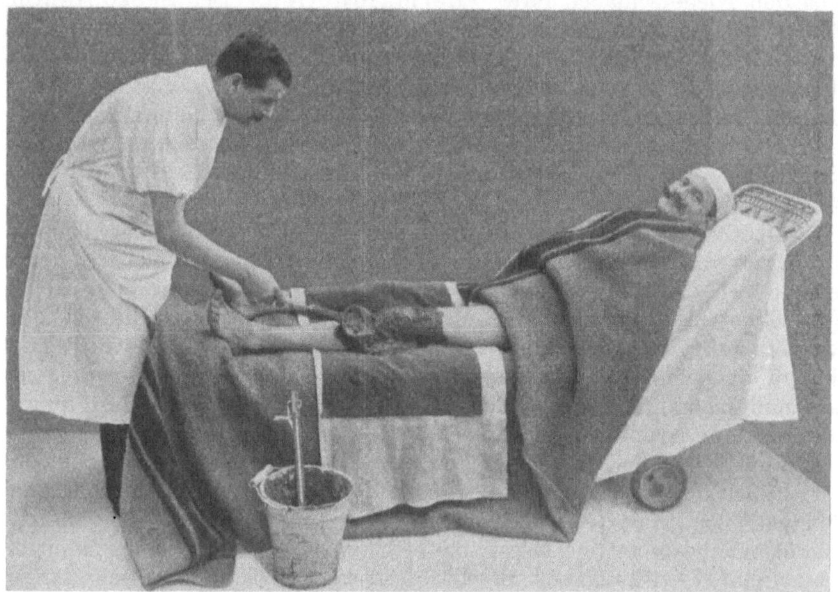

Abb. 42. Fangopackung (Knie).

Gegenindikationen besitzt. Gerade in schweren Fällen, z. B. von rheumatischen, gichtischen und gonorrhoischen Gelenkerkrankungen, auch schon im subakuten Stadium, ferner bei traumatischen Infiltraten und Versteifungen dürfte die lokale Fangopackung von kaum einem anderen Mittel an Wirksamkeit übertroffen werden.

Bei Abgabe in kleineren Mengen wird der Fango auch in Büchsen in dickflüssiger Form verkauft; er braucht dann zum jedesmaligen Gebrauch nur erwärmt zu werden. Eine längere Fangokur gestaltet sich aber auf diese Weise ziemlich kostspielig.

Außer Fango lassen sich natürlich auch die sonstigen Schlammarten zu Umschlägen verwenden, z. B. sind mit einem in Pommern gewonnenen „Seeschlick" erfolgreiche Versuche angestellt worden. Nur haben die anderen Schlammarten nicht den Vorteil, von so gleichmäßig-weicher Konsistenz und so leicht abspülbar und sauber in der Anwendung zu sein als der Fango. Sie werden auch meist nur in dickflüssigem, nicht eingetrocknetem Zustande in den Handel gebracht; bei längerer Aufbewahrung macht sich bei diesen Präparaten häufig ein unangenehmer Geruch geltend.

Die sogen. Fangokompressen sind in flachen Säcken eingenähte Fango-massen, die beim Gebrauche mit heißem Wasser angefeuchtet werden. In ihrer Wirkung stehen sie den unten erwähnten warmen feuchten Umschlägen näher als den eigentlichen Fangopackungen.

Die sonstigen Methoden zur Bereitung lokaler heißer Umschläge sind zum größten Teile bereits bei der Besprechung der hydrotherapeutischen Methodik erwähnt worden. Hier seien der Vollständigkeit halber nur noch die allbekannten heißen Brei- und Leinsamenumschläge genannt, deren Charakteristikum, ähnlich wie beim Fango, das innige Anschmiegen an den behandelten Körperteil und das lange Halten der Wärme ist; ferner als trockene Wärmeträger die Thermophore, flache Gummibeutel, die mit einer Salzmischung (essigsaurem Natron) gefüllt sind, die sich beim Eintauchen des Beutels in heißes Wasser verflüssigt. Wenn das Thermophor dann aus dem Wasser entfernt und dem Körper aufgelegt wird, so beginnen die Salze wieder auszukristallisieren, und während der Zeit des Auskristallisierens gibt das Thermophor ständig Wärme ab; die Wärmeentwicklung hält so mehrere Stunden lang an. Ebenfalls zur trockenen lokalen Wärmeanwendung dienen die Lindemannschen Elektrothermkompressen und die sonstigen elektrischen Kompressen (elektrische Thermophore); dieselben bestehen aus zwei Lagen von Stoff, zwischen denen sich durch den elektrischen Strom erhitzte Drähte befinden, die ähnlich wie die Heizkörper des elektrischen Heißluftkastens konstruiert sind. Die Elektrothermkompressen sind in verschiedener, der Applikationsstelle angepaßter Form hergestellt; sie lassen sich an die elektrischen Leitungen anschließen und sind, ebenso wie die Thermophore, speziell bei bettlägerigen Patienten recht brauchbar[1]).

Zur Kombination von lokaler Wärmeapplikation mit gleichzeitiger Massage (Thermomassage) hat Goldscheider besondere Apparate angegeben, rollenförmige Metallzylinder, die das Aussehen der bekannten Elektrisierrollen haben und im Inneren mit der bei Thermophoren gebräuchlichen Salzmischung gefüllt sind.

Die ebenfalls zur Thermotherapie gehörende Diathermie findet in einem besonderen Kapitel bei den Hochfrequenzströmen Besprechung.

B. Mit besonderen chemischen und physikalischen Reizen kombinierte Bäderanwendungen (Balneotherapie).

Es seien hier unter der Rubrik „Balneotherapie" Bäderanwendungen besprochen, bei denen durch Zusatz flüssiger, fester oder gasförmiger Substanzen zum Badewasser oder durch sonstige im Bade ausgeübte Reize (z. B. durch den durchgeleiteten elektrischen Strom) die rein thermische Wirkung des Bades eine Modifikation erfährt. Strenggenommen gehören hierher auch die Moor- und Schlammbäder, die wir aber schon zusammen mit den sonstigen Wärmeträgern im vorigen Abschnitte besprochen haben.

---

[1]) Die heißen Sandsäcke sind bereits weiter oben (S. 83) erwähnt.

1. Kohlensäurebäder.

Kohlensäurebäder sind Wasserbäder, in denen Kohlensäuregas in Form von kleinen Bläschen enthalten ist, die sich auf dem Körper des Badenden absetzen und dadurch eine eigentümliche, noch näher zu beschreibende Wirkung auf den Organismus hervorrufen. Die Wirkung der Kohlensäurebäder lernte man zunächst an den natürlichen kohlensäurehaltigen Quellen kennen. Vor allen Dingen wurde sie an den Nauheimer kohlensauren Solbädern studiert; doch enthalten auch eine Reihe anderer bekannter natürlicher Mineralquellen reichlich CO_2 und lassen sich zu wirksamen Kohlensäurebädern verwenden. Als die wichtigsten seien außer Nauheim die Quellen von Kissingen, Franzensbad, Marienbad, Kudowa, Altheide, Salzuflen, Oeynhausen, Tarasp, Steben in Bayern, Rippoldsau im Schwarzwald genannt. Auch in vielen anderen Quellen, am meisten in den Stahlquellen, ist CO_2 in mehr oder weniger großen Mengen enthalten. Die natürlichen Kohlensäurebäder haben vor den künstlichen vor allem den Vorteil, daß ihr Gehalt an CO_2-Gas ein konstanter ist, daß die Bindung der CO_2-Bläschen an das Wasser eine sehr innige ist, und daß daher, im Gegensatze zu den künstlichen Bädern, nur wenig oder gar kein CO_2-Gas während des Bades bei zweckmäßigem Verhalten des Patienten aus dem Wasser entweicht. Die sonstigen Vorzüge der natürlichen Kohlensäurebäder vor den künstlichen sind noch nicht ganz aufgeklärt; von Bedeutung ist dabei sicherlich ihr Gehalt an Mineralbestandteilen, vor allen Dingen an Sole (Nauheim, Oeynhausen, Kissingen) sowie wohl auch das Vorhandensein von gebundener, nicht bläschenförmiger Kohlensäure im Quellwasser. Die Rolle der Radioaktivität der Quellen aber dürfte bei dieser Kategorie von Bädern kaum von Bedeutung sein.

Bei der Bereitung von künstlichen Kohlensäurebädern kommt es vor allen Dingen darauf an, die Bindung des Gases an das Wasser möglichst innig zu gestalten und ein Entweichen desselben aus dem Wasser zu verhüten. Es gelingt dies im allgemeinen leichter bei den auf chemischem Wege hergestellten künstlichen CO_2-Bädern, als durch diejenigen Methoden, bei denen das Gas resp. damit künstlich imprägniertes Wasser direkt in die Wanne geleitet wird.

Die auf chemischem Wege, durch Entwicklung der Kohlensäure nach Zusammenbringen eines kohlensauren Salzes mit einer Säure im Badewasser hergestellten künstlichen CO_2-Bäder eignen sich vor allem für die häusliche Praxis. Am einfachsten ist die Methode, $^1/_2$—1 kg Soda oder Natron bicarbonicum zusammen mit Salzsäure dem Badewasser zuzusetzen. Auf diesem Prinzip beruhen die bekannten Quaglioschen Bäder, bei denen $^1/_2$ kg Natron-Bikarbonat auf den Boden der Wanne gestreut wird, worauf dann aus einer Flasche mittels Hebervorrichtung Salzsäure langsam in das Wasser bis zur genügenden CO_2-Entwicklung geleitet wird. Nach dem Sandowschen System werden 4 Päckchen von Natron bicarbonicum à 250 g und 4 Tafeln Kalium-Bisulfat im Wasser aufgelöst; gewöhnlich werden die Päckchen resp. Tafeln vorher noch in kleinere Stücke zerteilt.

Diese Verfahren, bei denen anorganische Säuren zur Entwicklung des CO_2-Gases aus den kohlensauren Salzen benutzt werden, haben den Nachteil, daß Zink- oder sonstige Metallwannen durch die Säuren angegriffen werden,

wenn man sie nicht mit Linoleum- oder Holzeinlagen schützt, während Holzwannen natürlich unbedenklich dazu verwandt werden können. Der genannte
Nachteil fällt weg bei Benutzung **organischer Säuren** zur CO_2-Entwicklung,
und es haben sich solche Systeme, die allerdings etwas kostspieliger sind, in
neuerer Zeit sehr eingebürgert. Unter ihnen seien genannt: die Kohlensäurebäder
von Kopp & Joseph in Berlin („Zeo"-Bäder), wobei Essigsäure, die mit Chlorkalzium beschwert ist, als Säure dient, die **Lebramschen** kohlensauren For-
mika-Bäder, durch Zusatz von Ameisensäure zu dem Badewasser, in dem vorher
Natron-Bikarbonat gelöst ist (Norddeutsche chemische Werke), die **Sedlitzki-**
schen und die **Zuckerschen** CO_2-Bäder mit dem **Kissen** (Max Elb, Dresden).
Bei letzteren ist das kohlensaure Salz in mehreren Kissen eingeschlossen, die
an beliebiger Stelle in die Wanne niedergelegt werden können und eine stärkere
Lokalisierung der CO_2-Entwicklung an bestimmten Körperstellen erlauben.

Bei all diesen Systemen der Kohlensäureentwicklung im Bade
wird zunächst das kohlensaure Salz im Badewasser aufgelöst resp.
deponiert und dann die Säure zugesetzt. Sehr bald nach dem Säure-
zusatz besteigt der Patient das Bad, um möglichst noch von dem Hautreiz, den die bei der Entwicklung erzeugten aufsteigenden CO_2-Bläschen
ausüben, zu profitieren.

Beim Zusatz von fertigem CO_2-Gas zum Badewasser ist
das einfache Hineinleiten des Gases in die Wanne nicht zweckmäßig,
weil die Bläschen, selbst wenn sie aus einer am Boden liegenden Röhre,
die mit kleinen Öffnungen versehen ist, aufsteigen, im Badewasser
nicht gebunden bleiben, sondern schnell nach oben hin entweichen.
Hingegen haben sich zur Bereitung künstlicher Kohlensäurebäder,
namentlich in größeren Anstalten, diejenigen Methoden gut bewährt,
bei denen die aus einer der üblichen Kohlensäureflaschen entnommene
CO_2 zunächst unter Druck mit kaltem Wasser gemischt
und dann das so imprägnierte kalte Wasser in die Wanne geleitet wird,
worauf die vorsichtige Vermischung mit warmem Wasser erfolgt.
Die Anschaffungskosten dieser Apparate sind zum Teil beträchtlich,
dafür stellen sich die Herstellungskosten des einzelnen CO_2-Bades
niedrig.

Der bekannteste Apparat, der nach diesem Prinzipe arbeitet, ist der von
Fischer & Kiefer in Karlsruhe (Abb. 43): Es wird aus einer CO_2-Bombe, die
mit einem Reduzierventil versehen ist, CO_2 von unten her in einen großen Zylinder eingeleitet, unter einem Druck von $1^1/_2$—2 Atmosphären. Von oben her
strömt in diesen Zylinder kaltes Leitungswasser ein, das unter etwas höherem
Druck stehen muß; das Wasser wird mittels feiner Brauseköpfe oder mehrerer
Lagen von kleinen Marmorkugeln zerstäubt, und das zerstäubte Wasser mischt
sich nun mit dem von unten her aufsteigenden Kohlensäure-Gas. Das auf diese
Weise innig mit CO_2 imprägnierte kalte Wasser sammelt sich in einem unter
dem Zylinder befindlichen großen Reservoir, aus dem es dann mittels Röhren
in die Wanne geleitet wird. (Der Apparat kann auch außerhalb des Badezimmers
aufgestellt werden.) Beim Einleiten des kohlensäurehaltigen Wassers in die Wanne
ist darauf zu achten, daß das Einfließen nicht zu stürmisch erfolgt (Vorhalten
des Fingers vor die Öffnung); auch läßt man zweckmäßigerweise zunächst etwas
warmes Wasser in die Wanne hinein, ehe man das kalte CO_2-Wasser zuströmen
läßt. Man kann aber auf diese Weise sehr starke CO_2-Bäder erzielen. Der Patient
setzt sich in die Wanne entweder unmittelbar nach Bereitung des CO_2-Bades
oder schon kurz bevor das Bad fertiggestellt ist; auf diese Weise läßt sich noch
besonders für guten Ansatz der Bläschen sorgen. Bei Verwendung dieses Systems
ist ferner darauf zu achten, daß, sowie der Patient die Wanne bestiegen hat,
mittels eines Fächers oder dergleichen die über dem Wasser öfters lagernde

Schicht von CO_2-Gas entfernt wird, sonst kann man durch Einatmung derselben unangenehme Zustände (Schwindelanfälle, Kopfschmerzen) erleben.

Nach ähnlichem Prinzip wie der Fischer & Kiefersche Apparat ist der von Keller in Dresden und der von Dr. Wagner in Wien konstruiert. Auf einfachere Weise erfolgt die Mischung von CO_2 und kaltem Wasser nach dem System der Firma Moosdorf & Hochhäusler (Berlin); dieser kleine und verhältnismäßig wohlfeile Apparat ist ebenfalls zum Anschlusse an eine Kohlensäurebombe eingerichtet. In ähnlicher Weise wird das kohlensäurehaltige Wasser mittels des „Kohsapp“-Apparates in die Wanne geleitet; ein ebenfalls wenig umfangreicher Apparat ist der von Paschka in Wien.

Die Temperatur, in der die CO_2-Bäder gegeben werden, beträgt 34—27°; sie ist also niedriger als die der gewöhnlichen Vollbäder, trotzdem kann der Patient auch kühle Kohlensäurebäder infolge des eigentümlichen Wärmereizes, den die Gasbläschen auf die Haut ausüben, ohne Frösteln ertragen. Die Wirkung der CO_2-Bäder ist im allgemeinen um so stärker, je niedriger die Temperatur ist. Man beginnt daher bei empfindlichen Patienten mit dem Indifferenzpunkt nahen Temperaturen (34—33°) und erniedrigt da, wo man eine stärkere Gefäßwirkung erzielen will, im Laufe der Behandlung allmählich die Bädertemperatur bis ca. 30°. Tiefere Temperaturen als 27° anzuwenden, hal-

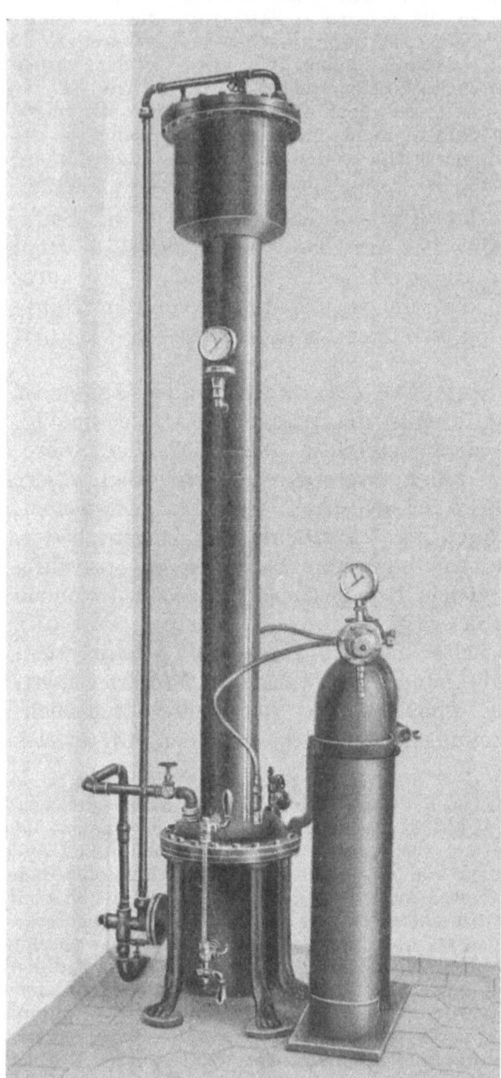

Abb. 43.
Apparat zur Bereitung künstlicher Kohlensäurebäder
(Fischer & Kiefer, Karlsruhe).

ten wir nur in Ausnahmefällen für notwendig. Die Dauer des Kohlensäurebades beträgt 10—15 Minuten, bei schwerer Herzkranken im Anfange noch weniger. Während des Bades hat der Patient ruhig zu liegen und alle Bewegungen zu vermeiden, um die angesetzten

Kohlensäurebläschen nicht vom Körper abzustreifen und eine gleichmäßige Wirkung derselben auf die ganze Körperoberfläche zustande kommen zu lassen. Ganz zweckmäßig ist es, namentlich bei künstlichen CO_2-Bädern, zur Verhinderung der Einatmung des Gases die Wanne bis zum Halse des Patienten mit einem Tuche zu bedecken.

Der Patient empfindet im CO_2-Bade ein lebhaftes Kribbeln an der Hautoberfläche, außerdem stellt sich bald ein angenehmes Wärmegefühl ein. (Bei nicht zu tiefer Temperatur des Bades fehlt der primäre Kälteschauer entweder vollständig, oder er ist nur von kurzer Dauer.) Die Hautkapillaren erweitern sich, und es tritt eine lebhafte Hautrötung ein, die namentlich auch nach Verlassen des Bades sehr deutlich erkennbar und ganz charakteristisch für die Kohlensäurebäder ist.

Die **Wirkungen** der Kohlensäurebäder auf den Organismus sind auf den Einfluß von drei hauptsächlichen Faktoren zurückzuführen. Da die CO_2-Bäder meist in einer Temperatur unter dem Indifferenzpunkt verabfolgt werden, so spielen hier einmal die Temperaturwirkungen des kühlen Wasserbades an sich schon eine wichtige Rolle. Das Charakteristische für die Kohlensäurebäder ist aber, daß hier auch schon bei indifferenter Wassertemperatur ähnliche Einwirkungen, wie sie sich sonst nur bei kühlen Wasserbädern geltend machen, beobachtet werden.

Ein zweiter wichtiger Faktor bei der Kohlensäurebäderwirkung ist der durch die Bläschen hervorgerufene sensible Hautreiz. Derselbe ruft auf reflektorischem Wege wichtige Änderungen im Verhalten der Gefäße und der Herzarbeit hervor. Auch die Funktion der sensiblen Nerven wird durch den Hautreiz der Kohlensäurebläschen reflektorisch beeinflußt (schmerzstillende Wirkung).

Als dritter Faktor kommt endlich die chemische Wirkung des Kohlensäuregases als solchen in Betracht. Als derartige chemische Wirkung muß die Erweiterung der Hautkapillaren betrachtet werden, die sich in einer lebhaften Hautrötung nach einem CO_2-Bade kund tut. Denn wie Versuche, die mit reinen Kohlensäuregasbädern ohne Wasserzusatz angestellt wurden (Kisch sr., Fellner, Weiß und Kommerell), zeigten, ruft an sich schon das Kohlensäuregas eine Erweiterung der Hautkapillaren, ferner eine Tonisierung der Gefäße und ein subjektives Wärmegefühl auf der Haut hervor. Das Kohlensäuregas wird schon bei einer Temperatur von 20^0 C subjektiv als warm empfunden, was bei gleich temperierter Luft nicht der Fall ist. Nach Goldscheider hat das Kohlensäuregas die Eigenschaft, die spezifischen Wärmenerven der Haut zu reizen. Auch im Kohlensäurewasserbade macht sich diese Eigenschaft der Kohlensäure in charakteristischer Weise geltend. Hier kommt allerdings noch hinzu, daß die Kohlensäurebläschen im kühlen Bade an sich schon durch Abhaltung der kühlen Wasserteilchen von der Haut das Kältegefühl vermindern, und daß außerdem nach der Theorie von Senator und Frankenhäuser durch den Kontrast zwischen kühlen Wasserteilchen und den als warm empfundenen Kohlensäurebläschen eine

Kontrastwirkung, welche eine reaktive Hautgefäßerweiterung bewirkt, hervorgerufen wird, ähnlich wie es bei wechselwarmen hydrotherapeutischen Prozeduren der Fall ist.

Im Zusammenhange mit diesen Verhältnissen erklärt sich auch die Beobachtung, daß im kühlen Kohlensäurebade die Wärmeabgabe des Körpers höher ist als im gleichtemperierten Süßwasserbade (Schemel u. Eichler, Schmincke, v. Dalmady). Denn im ersteren verhindert bzw. verzögert das eigentümliche, durch die Kohlensäure bedingte subjektive Wärmegefühl das reflektorische Eintreten der chemischen Wärmeregulation, die sonst im kühlen Bade den Körper vor Wärmeverlust schützt (Liljestrand und Magnus[1])).

Von Wichtigkeit ist ferner für die chemische Wirkung der Kohlensäure, daß im Kohlensäurebade eine Resorption des Gases durch die Haut erfolgt. Nach den Untersuchungen von v. Dalmady[2]) wird diese Resorption dadurch erleichtert, daß die CO_2-Bläschen besonders an den Mündungen der Hautdrüsen sitzen, und daß hier die Kohlensäure unter erhöhtem Druck steht. Jedenfalls scheint die Resorption der Kohlensäure durch die Haut (zuerst von H. Winternitz) erwiesen. Sie hat zur Folge, daß die resorbierte Kohlensäure durch Reizung des Atmungszentrums die Atmung vertieft, was sich auch an einem Tiefertreten des Zwerchfells nach dem Bade konstatieren läßt. Daneben kann auch durch Inhalation der Kohlensäure, die aus dem Badewasser entweicht, eine Aufnahme in das Blut erfolgen.

Nach einer neuerlichen Auffassung F. M. Groedels[3]) beruht die bei CO_2-Bädern beobachtete erhöhte Kohlensäureausscheidung durch die Lungen und die Vermehrung des CO_2-Gehaltes des Blutes nicht auf einer Resorption der Kohlensäure durch die Haut, sondern auf einer Retention des Kohlensäuregases im Körper. Es wird nämlich schon im gewöhnlichen Wasserbade die Perspiratio insensibilis, d. h. insbesondere die CO_2-Ausscheidung durch die Haut, durch den Wasserdruck und die behinderte Schweißdrüsentätigkeit vermindert. In noch höherem Maße ist das im Kohlensäurebade der Fall, wo eine Abgabe der in der Haut angesammelten Kohlensäure durch den Gasmantel, der die Haut überkleidet, erst recht erschwert wird. Groedel mißt der Kohlensäurestauung in der Haut eine weitgehende ursächliche Bedeutung für die Zirkulations- und Stoffwechselwirkung der CO_2-Bäder zu.

Die am meisten interessierenden physiologischen und therapeutischen Einwirkungen der Kohlensäurebäder beziehen sich nun auf die Beeinflussung des Zirkulationssystems. Es existiert darüber eine ungemein große Literatur, in der es an Widersprüchen nicht fehlt. Immerhin lassen sich die Ergebnisse der Beobachtungen etwa folgendermaßen zusammenfassen:

Die durch den lokalen Hautreiz hervorgerufene Erweiterung der Hautkapillaren spielt für die allgemeine Zirkulationswirkung nur eine untergeordnete Rolle. Von viel größerer Wichtigkeit ist die auf reflektorischem Wege bedingte Änderung in dem

---

[1]) Pflügers Arch. f. d. ges. Physiol. Bd. 193, H. 5—6. 1922.
[2]) Zeitschr. f. physikal. u. diät. Therapie Bd. 24, S. 137. 1920.
[3]) Physikal. Therapie der Herz-, Gefäß- u. Zirkulationsstörungen. Berlin: Julius Springer 1925.

Verhalten der peripheren arteriellen Gefäße und die ebenfalls
auf dem Wege eines sensiblen Hautreizes erfolgende Beeinflussung
der Herztätigkeit selbst. Der Einfluß auf das Gefäßsystem tut
sich kund in einer Blutdruckerhöhung, ähnlich wie sie bei kühlen
und kalten Wasserbädern zustande kommt, nur daß hier auch schon
bei indifferenter Temperatur vielfach, wenn auch nicht regelmäßig, eine Erhöhung des Blutdrucks eintritt. Mit der Blutdruckerhöhung geht einher eine Vergrößerung des Pulsamplitude und
eine Vergrößerung des Schlagvolumens des Herzens. In diesem
letzteren Punkt unterscheidet sich die Wirkung der CO_2-Bäder von
derjenigen der einfachen kühlen Süßwasserbäder, wo die Vergrößerung
des Schlagvolumens fehlt. Die Beeinflussung der Herzfunktion
macht sich im CO_2-Bade vor allem auch in einer deutlichen Pulsverlangsamung geltend. Weitere Zeichen für die Kräftigung der
Herzfunktion bestehen darin, daß das Elektrokardiogramm
nach einem Kohlensäurebade eine für Kräftigung der Herzfunktion
charakteristische Veränderung erfährt. (Erhöhung der F-Zacke im
Verhältnis zur I-Zacke.) Diese Einwirkung ist auch schon bei hydrotherapeutischen Kälteprozeduren vorhanden, sie wird aber verstärkt
durch den Zusatz des Kohlensäuregases zum Wasser.

Ein weiterer Beleg für die Verbesserung der Herzfunktion durch das CO_2-
Bad ist auch durch die plethysmographische Funktionsprüfung nach
der Methode von Ernst Weber von diesem Autor erbracht[1]). E. Weber fand
bei Herzkranken mit pathologischer plethysmographischer Arbeitskurve eine
Umwandlung dieser Kurve in eine normale unter dem Einflusse der CO_2-Bäder.
Von Wichtigkeit ist, daß diese Wirkung viel regelmäßiger und schärfer nach
natürlichen Kohlensäurebädern als nach künstlichen Bädern in Erscheinung
trat, und daß sie ferner häufig fehlte, wenn die Kohlensäurebäder unbedeckt
gegeben wurden, so daß eine Inhalation der Kohlensäure erfolgen konnte.

Der Unterschied zwischen natürlichen und künstlichen
Kohlensäurebädern (in den letzteren ist der Kohlensäureverlust
durch Entweichen des Gases aus dem Badewasser etwa dreimal so
groß als bei den natürlichen Bädern) tut sich auch darin kund, daß
die Untersuchungsresultate betreffs Beeinflussung der Blutverteilung durch künstliche und natürliche Bäder Verschiedenheiten
aufweisen. Während Otfried Müller und seine Schüler im Plethysmogramm bei künstlichen CO_2-Bädern eine Abnahme der Blutfüllung in den peripheren Gefäßgebieten fanden, kam Strasburger und sein Mitarbeiter Meyer bei gleichartigen Versuchen mit
natürlichen Kohlensäurebädern (Nauheimer Bäder) zu dem Resultat, daß die Blutfüllung in den peripheren Stromgebieten
zunimmt. Diese Abweichungen können teilweise dadurch erklärt
werden, daß O. Müller vorzugsweise an kühlen künstlichen Kohlensäurebädern seine Versuche angestellt hat, wo der Einfluß der kühlen
Wassertemperatur die spezifische CO_2-Wirkung überwiegt. Noch mehr
einleuchtend ist die Erklärung von Th. Schott, daß durch vermehrte
Inhalation der Kohlensäure im künstlichen Bade die

---

[1]) Dtsch. med. Wochenschr. 1918, Nr. 45; Zeitschr. f. d. ges. exp. Med. Bd. 8,
H. 1—2. 1919.

Atmung derart vertieft wird, daß im Plethysmogramm die verstärkte Blutfüllung in der Peripherie nicht mehr in Erscheinung tritt. Für diese Erklärung sprechen auch die vorher erwähnten Unterschiede in der Wirkungsweise künstlicher und natürlicher, verdeckt und unverdeckt gegebener Kohlensäurebäder, die Ernst Weber bei seinen Funktionsprüfungen gefunden hat. Erwähnt sei übrigens, daß F. Hirschfeld im Gegensatze zu O. Müller auch bei künstlichen Kohlensäurebädern eine Vermehrung der Blutfülle in der Peripherie konstatierte.

Zusammenfassend läßt sich über die Zirkulationswirkung der Kohlensäurebäder sagen, daß dabei eine Erleichterung des Kreislaufs infolge Abnahme der peripheren Widerstände (Vergrößerung der Pulsamplitude, Gefäßerweiterung in den Kapillargebieten und wohl auch im Arteriensystem) erfolgt, wozu auch die Vertiefung der Atmung durch Erleichterung des Blutrückflusses in den großen Gefäßen des Thorax wesentlich beiträgt. Diese Beeinflussung der Blut- verteilung im gesamten Gefäßsystem ist verbunden mit einer allgemeinen Tonisierung der peripheren Gefäße (Blutdruckerhöhung) und des Herzens selbst (Erhöhung des Schlagvolumens, Pulsverlangsamung usw.). Die Kohlensäurebäder sind also infolge der durch sie bewirkten Begünstigung des peripheren Blutumlaufs und infolge ihrer regulatorischen Wirkung auf die Blutverteilung als herzschonende Prozedur aufzufassen, bei der zugleich aber auch eine gewisse Herzübung durch die reflektorische Beeinflussung des Herzmuskels selbst erfolgt. Je kühler die Temperatur der Bäder ist und je mehr der Einfluß des kühlen Wasserbades die spezifische Kohlensäurewirkung auf Herz und Gefäße überwiegt, um so mehr wirken die Kohlensäurebäder als herzübende Prozedur.

Die regulatorische Wirkung der CO_2-Bäder auf das gesamte Zirkulationssystem tut sich auch darin kund, daß bei pathologischer Blutdruckerhöhung trotz der beim Normalen durch das Einzelbad erfolgenden Drucksteigerung die Kohlensäurebäder in ihrem Gesamteffekt druckerniedrigend wirken können, falls die Hypertonie keine zu starke ist.

Es ist vorher schon mehrfach betont worden, daß die meisten Wirkungen der geschilderten Art auf dem Wege eines nervösen Reflexes von der Peripherie aus erfolgen. Das hat zur Folge, daß bei abnorm gesteigerter nervöser Erregbarkeit diese Wirkungen, speziell auch die Blutdruckerhöhung, die Pulsverlangsamung, Amplitudenvergrößerung, Einfluß auf das Elektrokardiogramm, ausbleiben und sich sogar in das Gegenteil verkehren können (K. Brandenburg und A. Laqueur). Andrerseits können diese Wirkungen auch ausbleiben oder nur in abgeschwächtem Maße vorhanden sein, wenn das Zirkulationssystem selbst infolge von schwerer Erkrankung (vorgeschrittene Myokarditis, Arteriosklerose, starke Kompensationsstörungen) auf den äußeren Reiz nicht mehr zu reagieren imstande ist, und wenn die Reservekraft des Herzens erschöpft ist.

Der Einfluß der CO_2-Bäder auf den Stoffwechsel zeigt sich nicht nur in der Erhöhung der Wärmeabgabe, sondern auch in Veränderungen des Blutzuckergehaltes, der meistens eine Verminderung erfährt (Arnoldi, Groedel und Mez). Vermutlich hängt das zusammen mit Beeinflussung von innersekretorischen Vorgängen, insbesondere von einer Änderung der innersekretorischen Funktionen der Haut, doch ist Genaueres über diese Dinge noch nicht bekannt.

Der Salzgehalt des Kohlensäurebades modifiziert dessen Wirkungen in verschiedener Hinsicht. Er verstärkt einerseits die Reizwirkung der Kohlensäure auf die sensiblen Nervenendigungen, ferner begünstigt er die Resorption der Kohlensäure durch die Haut (H. Winternitz); andrerseits wirken, nach Weißbeins Untersuchungen am Elektrokardiogramm, salzhaltige CO_2-Bäder weniger blutdruckerhöhend als die nichtsalzhaltigen resp. salzarmen kohlensauren Stahlbäder, und die praktischen Erfahrungen bei Anwendung der natürlichen Heilquellen dieser beiden Kategorien entsprechen dieser Auffassung. Neuerdings wird auch dem Kalziumgehalt der natürlichen Thermalsolbäder eine besondere Rolle für deren Kreislaufwirkung von manchen Seiten zugesprochen (Martin, Wermel); das aus dem Badewasser resorbierte Ca soll dabei seine bekannten pharmakologischen Wirkungen auf das Herz und die innersekretorischen Vorgänge entfalten. Die Resorption des Ca durch die Haut soll nach Wermel[1]) dadurch ermöglicht werden, daß die dissoziierten Kalziumionen von den Kolloiden der Hautzellen adsorbiert werden, welche ihrerseits andere Ionen an das Badewasser abgeben; die Kohlensäure begünstigt dabei diese Vorgänge.

Von der Rolle des hydrostatischen Druckes bei. der Kreislaufwirkung der CO_2-Bäder wird noch bei Besprechung der Therapie der Herzkrankheiten im zweiten Teile dieses Buches die Rede sein.

Neben der Beeinflussung des Zirkulationssystems ist auch die Einwirkung der Kohlensäurebäder auf das Nervensystem von praktischer Bedeutung. Der eigentümliche Hautreiz, den die Kohlensäurebläschen ausüben, bewirkt bei dem Badenden ein Gefühl der Kräftigung, das sich auch in Erleichterung der Muskeltätigkeit kundgibt. Zugleich bewirkt die Summation von kleinen Hautreizen, die im Kohlensäurebade stattfindet, eine Übertönung schmerzhafter Reizzustände, und es kommt dadurch im Verein mit der eigentümlichen Wärmewirkung der Kohlensäurebläschen zu einer Herabsetzung der Hautsensibilität (F. Munk) und zu einer schmerzstillenden Wirkung. Andererseits aber kann die anregende und reizende Wirkung der Kohlensäurebäder auf das Nervensystem überhaupt bei nervöser Übererregbarkeit diese noch steigern, so daß in solchen Fällen die CO_2-Bäder schädlich wirken können. Bemerkt sei, daß bei Bädern mit anderen gashaltigen Zusätzen (Sauerstoff- oder Luftperlbädern) diese erregende Wirkung auf das Nervensystem fehlt und der durch diese Gase hervorgerufene Hautreiz eher beruhigend zu wirken imstande ist.

2. Sauerstoffbäder; Luftperlbäder.

Die Sauerstoffbäder werden entweder durch direktes Einleiten des Gases in das Wasser hergestellt oder durch chemische Entwicklung von O im Badewasser. Dem ersteren Zwecke dient eine Verteilungsvorrichtung, die

---

[1]) Zeitschr. f. klin. Medizin. 1926.

aus mehreren auf einer Zinkblechplatte montierten ausgehöhlten Bambusstäben besteht. Die Platte wird auf den Boden der Badewanne gelegt und durch einen Verbindungsschlauch an eine mit Reduzierventil versehene Sauerstoffbombe angeschlossen. Durch die natürlichen Poren der Bambusstäbe entweicht dann das Sauerstoffgas in feinen Bläschen. An Stelle der Bambusstäbe können auch mit möglichst feinen Öffnungen versehene Zinkblech- oder Kautschukröhren verwandt werden.

Zur chemischen Entwicklung wird ein Peroxydsalz (Natrium-perborat) im Badewasser aufgelöst, aus dem dann durch Zusatz eines als Katalysator wirkenden Stoffes das O-Gas im Bade entwickelt wird. Dieses Prinzip findet Verwendung bei den Sarasonschen Ozetbädern, wobei früher Manganborat als Katalysator diente, das neuerdings durch kolloidales Mangandioxyd ersetzt worden ist. Bei den Zuckerschen Sauerstoffbädern und den Zeo-Sauerstoffbädern der Firma Kopp & Joseph in Berlin dient ein anderes, aus organischen Körpern hergestelltes Ferment zur O-Entwicklung, dessen Zusammensetzung nicht angegeben ist. Bei den Hepin-Sauerstoffbädern (Behring-Werk, Marburg) dient als Katalysator eine aus Lebersubstanz gewonnene Flüssigkeit, die zu dem Bade, in das vorher 1 Liter der käuflichen 3%igen Wasserstoffsuperoxyd-Lösung hineingeschüttet worden ist, zugesetzt wird. Zu beachten ist, daß bei der Bereitung der O-Bäder auf chemischem Wege man zweckmäßigerweise nach Zufügung der Zusätze zum Badewasser einige Minuten vergehen läßt, bis der Patient die Wanne besteigt, denn die Gasentwicklung erfolgt zu Anfang nur allmählich. Die Temperatur, in der die O-Bäder gegeben werden, beträgt 33—35^0, ist also höher als bei den CO_2-Bädern. Da der eigentümliche Wärmereiz, den die CO_2 ausübt, hier wegfällt, so ist die Verwendung kühlerer Temperaturen nicht angängig. Die Dauer des Bades beträgt durchschnittlich 15 Minuten.

Der Sauerstoff setzt sich in den Bädern in Form von kleinen Bläschen, die kleiner als die CO_2-Bläschen sind, an die Haut an; er ruft ein sehr lebhaftes Gefühl des Prickelns hervor. Dagegen fehlt im O-Bade, wie schon erwähnt, das bei den CO_2-Bädern eigentümliche Wärmegefühl, ebenso die im Kohlensäurebade fast regelmäßig eintretende Hautrötung. Der Puls wird meist· etwas verlangsamt, wenn auch nicht in dem Maße, wie im CO_2-Bad; der Blutdruck bleibt entweder gleich oder er wird erniedrigt, namentlich ist dies bei pathologischen Blutdruckerhöhungen der Fall. Auf das Nervensystem übt das O-Bad eine beruhigende Wirkung aus. Es unterscheidet sich also in mancher Beziehung von dem CO_2-Bade, und seine Indikationen sind daher auch zum Teil andere; eine regulatorische Wirkung auf den Kreislauf und eine direkte Herzwirkung kommt jedoch auch den Sauerstoffbädern zu, nur ist sie, wie alle anderen Wirkungen der O-Bäder, quantitativ schwächer als die der CO_2-Bäder.

Von praktischer Bedeutung ist ferner auch, daß im Sauerstoffbade die Schädlichkeit einer evtl. Einatmung des Gases durch den Patienten naturgemäß wegfällt. Eine Resorption des Sauerstoffs durch die Haut ist nicht nachgewiesen worden.

Das O-Bad ist vor allen Dingen bei solchen Erkrankungen des Zirkulationssystemes indiziert, wo Blutdruckerhöhungen zu vermeiden sind oder bekämpft werden müssen (Arteriosklerose usw.); ferner ist es überall da am Platze, wo zu Beginn einer Bäderbehandlung von Herzkranken zunächst ein milderer Eingriff, als es die CO_2-Bäder sind, angezeigt ist, oder wo die letzteren wegen nervöser Komplikationen des Herzleidens vermieden werden müssen. Dann dient es als Beruhigungsmittel bei nervösen Erregungszuständen, insbesondere auch zur Behandlung vasomotorischer Neurosen, klimakterischer Beschwerden u. dgl.[1]).

Schließlich wird, nach Empfehlung von Senator und Schnütgen[2]), auch die atmosphärische Luft zur Herstellung von Gasbädern benutzt. Es wurde dazu ursprünglich ein Apparat verwandt, bei dem die Luft zunächst in einem Windkessel unter Druck gesetzt und dann mittels des oben geschilderten Verteilers in die Wanne geleitet wird.

Auf einfachere Weise werden neuerdings solche Luftperlbäder oder Luftsprudelbäder durch eine von dem Mechaniker Ernst Weber in Zürich konstruierte Vorrichtung erzeugt[3]), die auf dem Prinzipe des Wasserstrahlgebläses beruht, wobei die angesaugte Luft in einem Nebenrohre durch den Druck des Wassers komprimiert und dann mittels Verteilers in die Wanne geleitet wird. Der Apparat läßt sich an jede Wasserleitung anschließen.

Die auf diese Weise hergestellten Luftperlbäder sind, wie die genannten Autoren nachgewiesen haben und wie wir aus langer Erfahrung bestätigen können, in ihrer Wirkung den O-Bädern ganz ähnlich. Ihr Betrieb ist, wenn man von den Anschaffungskosten des Apparates absieht, naturgemäß ein sehr billiger.

3. Solbäder.

Solbäder werden entweder in Badeorten mit natürlichen Solquellen gegeben, oder auf künstliche Weise derart hergestellt, daß man 3—9 kg Kochsalz, Seesalz oder Staßfurter Salz im Wasser einer Wanne auflöst. Berechnet man den Inhalt einer Wanne auf etwa 200—300 l, so ist danach die Menge des zuzusetzenden Salzes zu bestimmen, unter Berücksichtigung, daß 1—2 $^0/_0$ige Solbäder zu den schwächeren, 2 bis 6 $^0/_0$ige zu den stärkeren Solbädern zu zählen sind; Solbäder über 6 $^0/_0$ werden außerhalb der Badeorte wohl selten Anwendung finden und sind wegen ihrer stark hautreizenden Wirkung nur mit großer Vorsicht zu gebrauchen. Andrerseits vermeide man es, zu wenig Salz im Wasser aufzulösen, denn erst 3 kg Salz geben z. B. im Badewasser einer großen Wanne ein 1 $^0/_0$iges Bad. Der Hauptbestandteil aller Solquellen ist das Kochsalz, daneben sind, wie im Staßfurter Salz, auch andere Chloride, vor allem Chlorkalium, Chlorkalzium und Chlormagnesium, enthalten; einige natürliche Quellen enthalten auch geringe Mengen von Jod oder Brom.

Außer dem Salz wird auch Mutterlauge zur Bereitung von Solbädern verwandt, die aus der durch Einkochen konzentrierten Sole von Kreuznach, Reichenhall und anderen Badeorten gewonnen wird. Sie enthält etwa 30—40 $^0/_0$ feste Bestandteile. Man setzt zu einem Vollbade 2—3 l Mutterlauge, zu einem Sitz-

---

[1]) Als besondere Indikation der Sauerstoffbäder hat A. Wolff (Berlin. klin. Wochenschr. 1910, Nr. 12) noch die Rekonvaleszenz nach Infektionskrankheiten aufgestellt; es werden hier leichte Herzstörungen günstig beeinflußt, und weiter wird nach akuten Exanthemen der Abschuppungsprozeß durch Sauerstoffbäder erheblich beschleunigt.

[2]) Dtsch. med. Wochenschr. 1909, Nr. 35.

[3]) Vertriebsgesellschaft für industrielle Erzeugnisse, München, Habsburgstraße 5.

bade (Mutterlaugenbäder werden vor allen Dingen als Sitzbäder angewandt)
1 l Mutterlauge zu; zuweilen wird außerdem noch etwas Badesalz hinzugefügt.
In Badeorten wird außerdem auch die sogen. konzentrierte Sole, die aus den
Gradierwerken gewonnen wird und die etwa 15—20% Salz enthält, zur Bereitung
von Bädern benutzt. Je nach der Stärke der Sole und der Größe der Badewanne
fügt man 20—30 l Sole zum Badewasser hinzu.

Die Temperatur, in der die Solbäder gegeben werden, beträgt
in der Regel 33—35°. Bei rheumatischen oder neuralgischen Leiden
wendet man aber auch höhere Temperaturen, bis 37 und 38°, an. Die
Dauer beträgt bei den künstlich hergestellten Solbädern 10—15
Minuten, in Badeorten oft noch länger, bis zu $1/_2$ Stunde.

Die Wirkung der Solbäder beruht keinesfalls auf einer Resorption von Salzen in das Blut, sondern in der Hauptsache auf dem Hautreiz, den die Salzpartikelchen, die dabei allerdings in tiefe Schichten
der Epidermis eindringen können, hervorrufen. Von Wichtigkeit für
die Wirkung einer Solbäderkur ist weiter der Umstand, daß nach
einem jeden Bade kleine Salzkristalle an der Haut haften
bleiben. Dadurch wird, nach Frankenhäusers Theorie, die Wasserverdunstung durch die Haut eingeschränkt (da die Salzteilchen
Wasser an sich binden); die Folge ist eine verminderte Wärmeabgabe und eine stärkere Durchblutung der Haut. Indirekt
wird dadurch nach der obigen Theorie der ganze Wärme- und Wasser-
haushalt des Organismus verändert.

Tatsächlich üben die Solbäder einen Einfluß auf den Stoffwechsel aus.
Nach älteren Angaben von Röhrig und Zuntz wird nach Solbädern die Kohlen-
säureabgabe vermehrt, also der Stoffwechsel der N-freien Substanzen
gesteigert, doch konnten diese Beobachtungen von H. Winternitz später
nicht bestätigt werden. Dagegen haben an Kindern Langstein und Ritschel
eine Beförderung der Stickstoffausscheidung durch eine Solbäderkur
nachgewiesen. Die Herztätigkeit wird durch Solbäder, die keine Kohlensäure
gleichzeitig enthalten, weniger als durch die CO_2-Bäder alteriert. Doch findet
man auch hier in der Mehrzahl der Fälle (und zwar auch bei indifferent warmen
Solbädern) eine leichte Pulsverlangsamung und Blutdruckerhöhung; das
Elektrokardiogramm zeigt nach Solbädern ähnliche Veränderungen, wie
sie nach CO_2-Bädern beobachtet worden sind, also Verkleinerung der I-Zacke,
Erhöhung der F-Zacke (C. Schütze). Die Resorption von CO_2 durch die Haut
wird im Kohlensäurebade, wie oben erwähnt, durch Solezusatz befördert
(H. Winternitz).

Praktisch läßt sich die Wirkung der reinen Solbäder auf das Zirkulationssystem als schwächer als die der CO_2-Bäder charakterisieren, der sie aber in mancher Beziehung ähnlich ist. Daraus
ergeben sich dann die Indikationen der Solbäder. In Verbindung
mit Kohlensäure im Bade befördert und modifiziert der
Solegehalt (vor allem auch durch den Hautreiz) die CO_2-Bäderwirkung
in der auf S. 95 geschilderten Weise.

Daß auch der Temperaturgrad der Solbäder für ihre physiologische und therapeutische Wirksamkeit von großer Bedeutung ist,
bedarf wohl kaum der besonderen Betonung. Bemerkenswert ist,
daß infolge der durch den Salzreiz hervorgerufenen Hauthyperämie
kühle Salzbäder eher vertragen werden als entsprechend temperierte reine Wasserbäder.

Nach Heller wird auch die Phagozytose durch die Solbäder angeregt. Die Begünstigung der Wundheilung durch diese Bäder beruht, außer auf der Phagozytosebeförderung, wohl aber hauptsächlich auf der allgemein-roborierenden Wirkung.

Ähnlich wie die Solbäder wirken die Seebäder, die einen Salzgehalt von 1—4 % aufweisen (Nordsee, Atlantischer Ozean, Mittelmeer und Adriatisches Meer 3—4 %, Ostsee 0,8—1,4 %). Allerdings kommen hier zu der Solbäderwirkung noch die Einflüsse der starken Luftbewegung und der kühlen Wassertemperatur hinzu. Darauf mag zurückzuführen sein, daß Löwy und Franz Müller nach Seebädern eine deutliche Erhöhung des respiratorischen Stoffwechsels konstatieren konnten, die für einfache Solbäder nicht feststeht.

4. Schwefelbäder.

Schwefelbäder werden in der Weise hergestellt, daß entweder 100 g Schwefelleber im Badewasser aufgelöst oder 60—120 g Kalium sulfuratum und 15—20 g englische Schwefelsäure dem Wasser zugefügt werden. Da in diesen Bädern eine beträchtliche Schwefelwasserstoffentwicklung erfolgt, so ist für gute Durchlüftung des Badezimmers zu sorgen; außerdem dürfen nur Holz- oder gut emaillierte Metallwannen zu Schwefelbädern benutzt werden, da der Schwefelwasserstoff alle Metallteile angreift und schwärzt; ferner ist zu bedenken, daß auch sonstige im Baderaum befindlichen Metallgegenstände durch den SH_2 angegriffen werden. Diese Nachteile werden vermieden bei einem neuerdings viel verwandten Präparat, dem Thiopinol (Matzka), einer Verbindung von Schwefel mit aromatischen Stoffen (Nadelholzöl), die, zum Wasser hinzugefügt, nur ganz wenig Schwefelwasserstoff entwickelt; trotzdem stehen die Thiopinolbäder in ihrer therapeutischen Wirkung den sonstigen künstlichen Schwefelbädern nicht nach.

Die therapeutische Wirkung der Schwefelbäder ist empirisch vor allem bei rheumatischen, gichtischen und neuralgischen Erkrankungen, außerdem auch bei Hautkrankheiten seit alter Zeit erprobt. Ferner werden die Schwefelbäder, namentlich die Schwefelquellen von Aachen, bei der Syphilisbehandlung zur Unterstützung und Ergänzung der merkuriellen Kur benutzt. Bei dem Zustandekommen dieser Wirkungen spielt die Aufnahme von Schwefelwasserstoff durch Inhalation im Bade sowie die Einverleibung des Schwefels durch eine eventuelle gleichzeitige Trinkkur eine Rolle. Aber auch die Resorption des Schwefels durch die Haut (in Form von Schwefelwasserstoff) muß, nach neuen Versuchen von Maliwa[1]), als sicher möglich angenommen werden (Schwärzung von subkutanen Bismutdepots nach äußerlicher Applikation des Badener-Thermalschwefelwassers); auch hat W. Heubner[2]) beim Kaninchen schwere Vergiftungserscheinungen nach Bestreichen der Haut mit Thiosulfatsalbe beobachtet.

---

[1]) Med. Klinik 1926, Nr. 22.
[2]) Verhandlungen des 41. Balneologen-Kongresses 1926. Deutsche med. Wochenschr. 1926, Nr. 19.

Die besondere Wirkung der Schwefelbäderkuren beruht zum Teil auf der Erhöhung des Stoffwechsels, die nach etwa 3 Wochen eintritt, der dann später wieder eine Anpassung des Umsatzes an den Schwefel-Einfluß zu folgt (W. Heubner). Die Einwirkung der Kur bei der Syphilis ist noch umstritten; die Wirkung des Quecksilbers wird dabei vermutlich abgeschwächt, indem der Schwefel sich mit dem Metall zu dem unlöslichen und therapeutisch unwirksamen Quecksilbersulfid verbindet. Nach Engel[1]) läßt sich durch eine gleichzeitige Schwefelquellen-Trink- und -Badekur die Wirkung des Hg regulieren, und es können toxische Schädigungen durch Begünstigung der Hg-Ausscheidung vermieden werden. Daß die Ausscheidung metallischer Gifte durch die Haut durch den Schwefel gefördert wird, haben Delbanco und K. F. Müller[2]) kürzlich zeigen können. Im übrigen findet eine therapeutische Beeinflussung der Syphilis durch eine Schwefelbäderkur insofern statt, als sowohl die Temperaturwirkung des Bades wie die spezifische Schwefelwirkung das Allgemeinbefinden heben und durch Beeinflussung der Zirkulation und des Stoffwechsels die Quecksilber-Wirkung erhöhen (Bruck[3])).

5. Aromatische Bäder.

Unter den aromatischen Bädern sind die bekanntesten und wohl auch wirksamsten die Fichtennadelbäder, die durch Zufügen von ca. 200 g käuflichem Fichtennadelextrakt zum Badewasser hergestellt werden. Das Wasser nimmt dabei eine dunkelbraune Farbe an, schäumt stark und entwickelt einen angenehmen, sehr erfrischenden Geruch. Die Bäder, die in einer Temperatur von 34 bis 37⁰ genommen werden, wirken hauptsächlich auf psychischem Wege durch den anregenden und zugleich beruhigenden Einfluß, den der Geruch nach Nadelholzöl auf viele Individuen, namentlich auf Nervöse, ausübt. Doch dürfte auch der Hautreiz bei diesen Bädern nicht ganz außer acht zu lassen sein, und darauf beruht offenbar der günstige Einfluß des Zusatzes von Fichtennadelextrakt zu höher temperierten Bädern bei rheumatischen und neuralgischen Leiden.

Auch den Lohtanninbädern kommen ähnliche Wirkungen zu. Sie werden hergestellt durch Zufügen von 2—3 kg Gerberlohe zum Badewasser resp. durch Auflösen von 200—300 g Tannin. In ähnlicher Weise, wenn auch schwächer und hauptsächlich durch ihren Geruch, wirken die namentlich in der Laienmedizin so beliebten Kräuterbäder; sie werden hergestellt durch Abbrühen von $^1/_2$—1 kg verschiedener aromatischer Kräuter (Pfefferminz, Rosmarin, Thymian, Gewürznelken usw.) mit etwa 4 l Wasser. Die Kräuter werden zu diesem Zweck in ein Säckchen getan und die Brühe dann dem Badewasser zugesetzt; statt dessen kann man auch spirituöse Extrakte der Kräuter (50—150 g) oder Spiritus aromaticus benutzen. Heublumen- und Haferstrohbäder werden auf ähnliche Weise wie die Kräuterbäder hergestellt.

Viel im Gebrauch sind außerdem fertige Präparate zur Herstellung derartiger aromatischer Bäder, wie z. B. die Silvanaextrakte und sonstige Zusätze in flüssiger oder Tablettenform, die als Ersatz für das Fichtennadelextrakt benutzt werden (Pinofluol, Fluidosan, Fluinol usw.). Der Ersatz ist aber nur bezüglich des Geruches der Fichtennadelbäder ein vollwertiger; der Hautreiz, den das Extrakt selbst ausübt, fällt bei diesen Präparaten fort.

6. Bäder mit milderndem Zusatz und hautreizende Bäder.

Um den Hautreiz, den reines Wasser ausübt, besonders wenn es stark kalkhaltig ist, zu mildern, sowie speziell zu dermatologischen

---

[1]) Zeitschr. f. physikal. u. diät. Therapie Bd. 10, S. 605. 1907.

[2]) Verhandlungen des 41. Balneologen-Kongresses 1926. Zeitschr. f. d. ges. phys. Therap. Bd. 31. S. 485. 1926.

[3]) Zeitschr. f. exp. Pathol. u. Therapie Bd. 6, H. 3.

Zwecken (Ekzembehandlung), werden Kleiebäder als Vollbäder oder Lokalbäder viel verwandt. Zum Vollbade wird eine Abkochung von 1—2 kg Weizenkleie in 4—6 l Wasser dem Bade zugesetzt; für Lokalbäder, Fuß- oder Handbäder, verwendet man eine Abkochung von $^1/_2$—1 kg Kleie. Außer Kleie wird auch Malz als reizmilderndes Mittel benutzt (2—3 kg Malz werden in 4—6 l Wasser gekocht, die Abkochung nach Durchseihen zugesetzt).

Als hautreizende Bäder dienen vor allem die Senfmehlbäder. Man stellt sie her durch Anrühren von 100—200 g Senfmehl mit kaltem oder lauem Wasser, bis ein dicker Brei entsteht; derselbe wird in Leinwandsäckchen gebracht, und diese Säckchen werden im Badewasser ausgedrückt. Weniger wirksam ist der Zusatz von 200 g Senfspiritus zum Bade. Die Senfmehlbäder üben einen sehr starken Hautreiz aus, der neben der Wirkung auf Herzaktion, Respiration und Nervensystem auch zur Folge hat, daß in heißen Senfmehlbädern der Stoffwechsel erheblich mehr erhöht wird als in entsprechenden Wasserbädern (H. Winternitz[1])).

Zu den hautreizenden Bädern sind auch die neuerdings von H. Stabel und W. Arndt[2]) angegebenen Transkutan-Bäder zu rechnen. Das Präparat, dessen genauere Zusammensetzung nicht angegeben ist, das aber offenbar Terpentin und andere aromatische Öle, daneben auch Menthol enthält, wird einem nach der Schweningerschen Methode allmählich von 37° auf 39—40° erwärmtem Vollbade zugesetzt. Nach dem Zusatze verbleibt der Patient noch etwa 10 Minuten im Bade; er verspürt zunächst, trotz der warmen Wassertemperatur, ein Kältegefühl auf der Haut (Mentholwirkung?), dann beginnt ein Gefühl des Brennens, das sich nach Verlassen des Bades in der nachfolgenden Schwitzpackung noch verstärkt; die Haut zeigt dabei häufig eine lebhafte Rötung. Die Transkutanbäder haben sich uns bei hartnäckigen rheumatischen und namentlich bei neuralgischen Leiden in vielen Fällen gut bewährt.

7. Balneologische Anwendung radioaktiver Substanzen.

a) Wesen der Radiumemanation.

Die Verwendung von radiumemanationshaltigen Wässern und sonstigen radioaktiven Präparaten spielt außerhalb der Badeorte zwar heutzutage bei weitem nicht mehr die große Rolle, wie vor etwa 20 Jahren, als diese Verfahren zuerst bekannt wurden. Immerhin wäre die Aufzählung von balneotherapeutischen Prozeduren ohne Erwähnung der therapeutischen Anwendung der Radiumemanation unvollständig, und es sollen daher im folgenden die Grundzüge dieser Behandlungsmethoden ganz kurz und ohne Anspruch auf Vollständigkeit skizziert werden. Bezüglich näherer Einzelheiten muß auf die einschlägigen zahlreichen Monographien verwiesen werden, unter denen neben einer älteren übersichtlichen Darstellung von E. Sommer[3]) und dem P. Lazarusschen Handbuche[4]) als praktisch brauchbarste die in den letzten Jahren erschienenen Kompendien von W. Falta[5]) und von F. Gudzent[6]) zu nennen sind.

---

[1]) Über Senfwasser-Einwicklungen. Näheres bei Besprechung der Masern-Behandlung.

[2]) Dtsch. med. Wochenschr. 1924, Nr. 51.

[3]) Über Emanation und Emanationstherapie. München: Otto Gmelin 1913.

[4]) Handbuch der Radium-Biologie u. Therapie. Wiesbaden: J. F. Bergmann 1913.

[5]) Die Behandlung innerer Krankheiten mit radioaktiven Substanzen. Berlin: Julius Springer 1918.

[6]) Grundriß zum Studium der Radiumtherapie. Berlin-Wien: Urban & Schwarzenberg 1919.

Die Radiumemanation ist bekanntlich ein Umwandlungsprodukt des Radiums. Sie entsteht neben den α-, β- und γ-Strahlen ständig überall da, wo das Radium selbst oder Radiumsalze oder auch sonstige radiumhaltige Substanzen, z. B. radiumhaltiges Gestein (Uranpechblende), vorhanden sind. Wir müssen uns die Radiumemanation als ein Gas vorstellen, das sich aber nicht nur der Luft, sondern auch Flüssigkeiten und festen Körpern mitteilen kann und diesen, wenn auch nur in abgeschwächtem Maße, die Eigenschaften des Radiums selbst verleiht, d. h. sie radioaktiv macht. So entsteht z. B. die Radioaktivität von Quellwässern oder von Grubenwasser dadurch, daß diese Flüssigkeiten unter der Erde mit radiumhaltigem Gestein in Berührung kommen. Auch die Quellgase werden in solchen Fällen radioaktiv.

Im Gegensatz zum Radium selbst besitzt nun die Radiumemanation nur eine kurze Lebensdauer, da sie auch ihrerseits in ständigem schnellen Zerfall begriffen ist. Nach $3^{1}/_{2}$ Tagen ist die Radioaktivität emanationshaltiger Substanzen bis auf die Hälfte ihres ursprünglichen Wertes reduziert und nach einer Woche vollständig verschwunden, falls nicht die betreffende Substanz Spuren von Radium selbst enthält, das dann seinerseits immer neue Radioaktivität erzeugen kann. Daraus resultiert die geringe Haltbarkeit radiumemanationshaltiger Wässer.

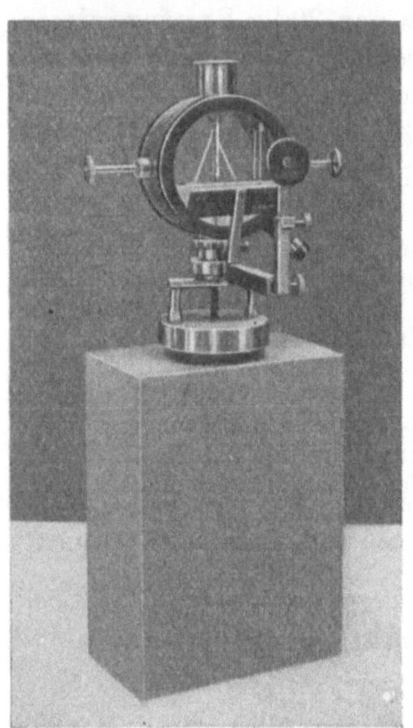

Abb. 44. Instrument zur Bestimmung des Radiumemanationsgehaltes (Fontaktoskop nach Elster & Geitel).

Der Nachweis und die Messung der Radioaktivität geschieht unter Nutzbarmachung des Umstandes, daß die Radiumemanation die Eigenschaft hat, die Luft für den elektrischen Strom leitend zu machen, d. h. zu ionisieren. Ein aufgeladenes Elektroskop entlädt sich also in emanationshaltiger Luft, und zwar entspricht die Geschwindigkeit und der Grad des Spannungsabfalls der Menge der in der Luft enthaltenen Emanation. Auf diese Weise läßt sich der Emanationsgehalt sehr genau berechnen. Zur Untersuchung von Flüssigkeiten verfährt man dabei in der Weise, daß durch Ausschütteln der Flüssigkeit in einem geschlossenen Gefäß, das etwa nur zu einem Drittel gefüllt ist, die gashaltige Emanation in die darüber gelegene Luftschicht gebracht und ihr Ionisierungsvermögen dann durch ein am Deckel des Gefäßes angebrachtes Elektroskop gemessen wird (Fontaktoskop, Abb. 44).

Als Maßeinheit für Messung der Radioaktivität dient die Macheeinheit (M.E.). Bei sehr stark radioaktiven Substanzen bedient man sich statt dessen auch der elektrostatischen Einheit als Maß (e.S.E.), wobei 1 e.S.E. = 1000 M.E. ist[1]).

---

[1]) Neuerdings ist zur Bestimmung der Radioaktivität von Quellen eine neue Meßmethode vorgeschlagen worden, bei welcher als Maßeinheit das Eman dienen soll. Das Eman (der zehnmilliardenste Teil einer Curie-Einheit) verhält sich zur Mache-Einheit wie 3,6 : 1.

Da die Radiumemanation auf der Erde ungemein verbreitet ist, so gibt es kaum ein Quellwasser, das ganz frei davon wäre, und auch die natürlichen Heilquellen enthalten fast durchweg Radiumemanation in mehr oder minder großer Menge. Eine praktische Bedeutung erhält die Radioaktivität aber nur bei solchen Heilquellen, deren Emanationsgehalt ein gewisses Minimum überschreitet, das etwa bei 30 M.E. im Liter Wasser liegt. Daneben spielt aber auch die Radioaktivität der Quellsalze und der Quellgase eine Rolle; dieselbe übertrifft z. B. bei den Kreuznacher und den Teplitzer Quellen den Emanationsgehalt des Quellwassers selbst erheblich. Die höchste Radioaktivität findet sich unter den Heilquellen des deutschen Sprachgebietes in Gastein (Grabenbäcker Quelle, 155 M.E.), Baden-Baden (Büttquelle, 126 M.E.) und in Landeck (Georgsquelle, 206 M.E.). Als erheblich radioaktiv sind ferner die Quellen von Teplitz-Schönau, Kreuznach, Karlsbad, Münster a. Stein, Nauheim und Soden i. T. zu nennen. Noch höhere Werte als in den bisher erwähnten bekannten Heilquellen weist das Grubenwasser von Joachimsthal in Böhmen, dem Fundort des Uranpecherzes, auf (600 M.E. im Liter), sowie die neu entdeckten Quellen von Brambach und von Oberschlema, beide im sächsichen Erzgebirge. Das Brambacher Wasser besitzt eine Radioaktivität von 2100 M.E., das Wasser der Quellen von Oberschlema eine solche von 1000—2000 M.E. im Liter.

b) Anwendungsarten der Radiumemanation.

Die therapeutische Applikation der Radiumemanation erfolgt nun auf dreierlei Weise. Erstens durch Trinken von radiumemanationshaltigem Wasser, zweitens durch Baden in emanationshaltigem Wasser, drittens durch Inhalation von emanationshaltiger Luft. Zum Zwecke der **Inhalation** werden in Badeorten entweder die Quellgase direkt in einen geschlossenen Raum (Emanatorium) geleitet, in dem sich der Patient mehrere Stunden lang täglich aufhält, oder es wird, wie es z. B. in Teplitz der Fall ist, durch Zerstäubung des radioaktiven Quellwassers innerhalb eines Emanatoriums dessen Innenluft aktiviert. Außerhalb der Badeorte erfolgt die Inhalation ebenfalls in Emanatorien, kleineren geschlossenen Räumen, in denen ein Apparat zur Verteilung der Emanation in der Innenluft des Raumes aufgestellt ist („Radiogen"-Emanator). Dieser Apparat besteht aus einer Reihe von einzelnen Behältern, von denen jeder eine kleine Menge Radiumsalz enthält und abwechselnd durch einen Verbindungsschlauch an eine Sauerstoffbombe angeschlossen wird. Der Sauerstoffstrom reißt nun aus dem Apparat Emanation mit sich und verteilt sie in der Innenluft des Behandlungsraumes. Da das Emanatorium während des Gebrauches nicht gelüftet werden darf, so sind außerdem besondere Vorrichtungen zur Absorption der von den Patienten ausgeatmeten Kohlensäure vorgesehen. Die Radioaktivität der Innenluft eines Emanatoriums soll mindestens 4—5 M.E. im Liter betragen. Während Gudzent diese Dosis im allgemeinen für ausreichend hält, werden in Wien von Falta viel größere Dosen, bis zu

400 M.E. pro Liter Luft, verwandt. Die Dauer einer jeden Sitzung beträgt 2 Stunden, die Dauer einer Kur 4—6 Wochen bei täglicher Benutzung des Emanatoriums.

Die **Trinkkur** erfolgt entweder mittels der natürlichen Quell- und Grubenwässer, wobei namentlich die hochaktiven Wässer von Joachimsthal, Brambach und Oberschlema in Frage kommen; oder man bedient sich zur künstlichen Herstellung von radioaktivem Trinkwasser besonderer Aktivatoren. Solche Apparate, von der Radiogen-Gesellschaft und von der Radium-Heilgesellschaft in Berlin sowie von Dr. Aschoff in Kreuznach hergestellt, enthalten ein unlösliches Radiumsalz, das in einem Kieselgurfilter eingeschlossen ist, das seinerseits sich in einem mit Wasser gefüllten Gefäß befindet. Das Wasser wird dadurch aktiviert und kann nach jeweils 24 Stunden zum Gebrauch abgezapft werden. Am besten wird statt des Leitungswassers destilliertes Wasser zur Füllung des Apparates verwendet, um Verunreinigung durch Staub oder chemische Prozesse zu vermeiden. Die Dosis beträgt bei der Trinkkur 5—10000 M.E. pro Tag, doch kann man im Laufe der Kur, falls der Apparat stark genug ist, auch bis zu 50000 M.E. täglich steigen. Von manchen Autoren (Falta, Strasburger) werden noch viel höhere Dosen, bis zu mehreren 100000 M.E., zu Trinkkuren verwandt. Im Anfange der Kur empfiehlt es sich, namentlich bei Gichtkranken, mit niedrigeren Dosen, etwa 1000 M.E. pro Tag, zu beginnen. Die Dauer der Kur beträgt 5—8 Wochen, doch ist in manchen chronischen Fällen auch ein viel längerer Gebrauch zulässig.

Wenn das emanationshaltige Wasser auf nüchternen Magen getrunken wird, so wird es sehr schnell resorbiert und die Emanation wird sehr rasch durch die Lungen wieder ausgeschieden. Um diesen Prozeß zu verzögern und das Blut möglichst lange Zeit hindurch mit Emanation zu beladen, empfiehlt es sich daher, das emanationshaltige Wasser mit und nach den Mahlzeiten, etwa 3mal täglich, trinken zu lassen. Daneben empfiehlt P. Lazarus in manchen Fällen früh auf nüchternen Magen noch 1—2 Stunden lang alle 10 Minuten kleine Trinkdosen („Schlückchen") des radioaktiven Wassers zu nehmen, wodurch eine längerdauernde Imprägnation des Körpers mit Emanation erreicht wird („Sipping"-Kur).

Ein noch längeres Verweilen der Emanation im Körper und eine erheblich stärkere Retention derselben läßt sich erreichen, wenn man statt emanationshaltigem Wasser emanationshaltiges Öl trinken läßt (Strasburger und Vaternahm). Das Fett, das die Emanation mehr an sich bindet als das Wasser, wird im Darm langsamer resorbiert, und auch seine Spaltungsprodukte geben vermöge ihrer starken Affinität die Emanation nur langsam an die umgebende Darmflüssigkeit ab.

Die radiumemanationshaltigen **Bäder** werden entweder mit den natürlichen radioaktiven Wässern oder durch Zusatz von aktiviertem Wasser oder auch von sonstigen radioaktiven Substanzen (Kreuznacher Quellsediment) zum Badewasser bereitet. Sie werden für sich allein nur in den Badeorten angewandt, sonst im allgemeinen nur in Verbindung mit einer Trink- oder Inhalationskur. Die Bäder bilden nämlich das am wenigsten sichere Mittel zur Einverleibung der Radioaktivität in den Körper. Die Emanation wird direkt nur in geringem Maße durch die Haut resorbiert; sie wird andrerseits in nicht kontrollierbarer Menge durch Einatmen beim Bade dem Körper einverleibt, außerdem spielt bei dieser Anwendungsform auch die direkte Strahlung durch die beim Zerfall der Emanation entstehenden Strahlen eine gewisse Rolle. Die Dosis eines Bades soll mindestens 30000 M.E. betragen (Bad von 200 Litern in Baden-Baden 25000 M.E., in Gastein 31000, in Landeck 41000, in Joachimsthal 120000 M.E.).

Sehr häufig wird bei der Emanationsbehandlung eine Kombination der drei verschiedenen Applikationsarten vorgenommen. Es wird sowohl die Trinkkur mit der Badekur kombiniert, als auch die Inhalationsbehandlung mit der Trink- oder Badekur. In der häuslichen Behandlung außerhalb der Badeorte bildet da, wo ein Emanatorium nicht zur Verfügung steht, die Trinkkur die häufigste Applikationsart.

Als seltenere Anwendungen der Radiumemanation sind die subkutanen Injektionen von emanationshaltigem Wasser zu nennen, oder vielmehr von Wasser, das Spuren von Radiumsalzen enthält. Die Injektionen werden gewöhnlich in die Umgebung der erkrankten Gelenke bei Gicht oder Rheumatismus ausgeführt. Auch die intravenöse Injektion einer $2^1/_2\,^0/_0$ radioaktives Olivenöl enthaltenden Emulsion (2—6 ccm) ist von Vaternahm vorgeschlagen worden. Rein örtliche Applikationen sind ferner die Kompressen, die entweder mit stark radioaktivem Wasser oder mit radioaktiven festen Substanzen hergestellt werden (Radiogenkompressen, Radium-Linnen der Radium-Heilgesellschaft; Kreuznacher Radiolkompressen). Diese Kompressen werden trocken auf die erkrankten Stellen (bei Gelenkerkrankungen, Muskelrheumatismus, Neuralgien usw.) aufgelegt. Auch radioaktiver Schlamm und radioaktive Salben werden zu solchen Zwecken benützt.

c) Wirkungen und Indikationen.

Bei der Einverleibung der Radiumemanation durch Trinken oder Inhalation gelangt die Emanation in das Blut und wird auf diese Weise dem gesamten Organismus und besonders auch den erkrankten Körperteilen zugeführt. Sie verhält sich im Blute wie ein sonstiges dort adsorbiertes Gas. Sie wird vor allen Dingen sehr bald durch die Lungen wieder ausgeschieden. Nach Trinken von emanationshaltigem Wasser auf nüchternen Magen erscheint die Emanation schon nach etwa 10 Minuten in der Ausatmungsluft. Durch die oben erwähnte besondere Art der Verarbeichung sowie durch Verwendung radioaktiven Öls kann man aber die Aufenthaltsdauer der Emanation im Blute erheblich verlängern. Bei der Inhalationskur richtet sich die Dauer der Beladung des Blutes mit Emanation nach der Dauer der Inhalation (gewöhnlich 2 Stunden). Neben der Ausscheidung durch die Lunge spielen die übrigen Ausscheidungswege für die Emanation nur eine untergeordnete Rolle. Nur etwa der viertausendste Teil der zugeführten Emanation wird durch die Nieren ausgeschieden, etwas erheblicher ist die Ausscheidung durch den Darm.

Unter den **physiologischen Wirkungen** der Radiumemanation steht in erster Linie die Beeinflussung des Stoffwechsels. Es darf jetzt als sicher gelten, daß die Harnsäureausscheidung durch Emanationszufuhr gesteigert wird und daß parallel damit der Harnsäuregehalt des Blutes nach anfänglicher Vermehrung eine Verminderung erfährt. Darauf beruht die Bedeutung der Emanationstherapie in der Behandlung gichtischer Erkrankungen. Es läßt sich dadurch aber auch das nicht seltene Auftreten eines frischen Gichtanfalls im Anfange einer Emanationskur erklären. Auch die gesamte N-Ausscheidung wird durch die Emanation erhöht.

Eine Erhöhung erfährt auch der respiratorische Stoffwechsel durch die Emanationsbehandlung. Ob die verschiedenen für Stoffwechsel und Verdauung in Betracht kommenden Fermente durch die Radiumemanation eine Aktivierung erfahren, ist noch unsicher; diesbezügliche Versuche lauten vielfach widersprechend.

Hingegen ist ein Einfluß auf die Blutzirkulation in Tierversuchen und in Beobachtungen am Menschen festgestellt. Die Emanation bewirkt eine Blutdruckerniedrigung, und zwar kommt diese Eigenschaft auch radioaktiven Bädern zu. Das Schlagvolumen des Herzens wird vermindert, der Puls verlangsamt. Im allgemeinen bewirken also die Applikationen von Radiumemanation eine Schonung des Zirkulationssystems (Engelmann). Die Zusammensetzung des Blutes selbst wird durch Radiumemanation in den üblichen therapeutischen Dosen in der Weise beeinflußt, daß eine vorübergehende Hyperleukozytose eintritt. Die phagozytären Vorgänge erfahren eine Verstärkung, vereinzelt findet sich auch eine Steigerung der Eosinophilie. Die roten Blutkörperchen werden durch die Radiumemanation nicht beeinflußt, während das auf das Blut viel stärker wirkende Thorium X eine Vermehrung derselben hervorruft. Die Gerinnungsfähigkeit des Blutes wird durch Radiumemanation erhöht.

Von praktischer Wichtigkeit ist ferner, daß bei Neigung zu Blutungen durch die Radiumemanation Blutungen provoziert werden können und daß bei Nierenerkrankungen die Albuminurie dadurch erhöht werden kann. Daraus ergeben sich auch die Kontraindikationen bei diesen Krankheitszuständen. Auf das Nervensystem wirken kleine und mittlere Dosen der Radiumemanation beruhigend, sehr hohe Dosen können erregend wirken.

Unter den **Indikationen** der Emanationstherapie stehen die subchronischen und chronischen rheumatischen Gelenkentzündungen sowie die gichtischen Erkrankungen der Gelenke und sonstiger Organe obenan. Von den sogenannten rheumatischen Gelenkerkrankungen eignen sich besonders die chronisch-exsudativen Formen von polyartikulärem Charakter für die Emanationsbehandlung. Viel mehr refraktär verhält sich die eigentliche Arthritis deformans und überhaupt die trockene Form der Gelenkentzündung. Charakteristisch ist für die Wirkung der Emanation bei rheumatischen und gichtischen Gelenkerkrankungen sowie auch bei Neuralgien, daß sich im Anfange der Kur in den meisten Fällen eine reaktive Verschlimmerung zeigt, die dann aber oft, wenn auch nicht regelmäßig, von einer Besserung gefolgt wird. Es kann jedoch auch, wie gesagt, trotz der Reaktion eine Besserung ausbleiben. In den meisten

Fällen allerdings, die durch die Behandlung nicht gebessert werden, fehlt auch die anfängliche Reaktion. Daß bei der Gicht im Anfang der Kur ein echter Anfall ausgelöst werden kann, wurde bereits erwähnt. Das relativ häufige Versagen der Emanationstherapie bei den genannten Erkrankungen, zum Teil wohl bedingt durch ungenügende Dosierung, hat dazu beigetragen, das ganze Verfahren in Mißkredit zu bringen. Man ist aber immerhin berechtigt, in hartnäckigen Fällen einen Versuch damit zu machen.

Auch die chronischen und subchronischen Myalgien eignen sich für die Emanationsbehandlung. Bei Neuralgien sind vielfach gute Erfolge erzielt worden; neben der Trink- und Badekur kommen hier auch die radioaktiven Kompressen sowie, speziell bei der Trigeminusneuralgie, radioaktive Salben zur Anwendung (Strasburger). Recht gute Erfolge wurden bei den lanzinierenden Schmerzen bei Tabes beobachtet. Unter sonstigen Indikationen ist dann noch die Arteriosklerose zu erwähnen, bei der, namentlich in Badeorten, welche stark radioaktives Wasser anwenden, gute Resultate erzielt worden sind (Blutdruckerniedrigung). Ferner sind beachtenswert die Heilerfolge, welche Mittenzwey in Oberschlema bei der Psoriasis mit kombinierter Bäder- und Trinkkur erreicht hat, sowie die von Loewenthal bei der Migräne durch Inhalationskur erreichten Resultate.

Die therapeutische Applikation des Thorium X, eines der Radiumemanation ähnlich, aber viel stärker wirkenden radioaktiven Körpers, geschieht ausschließlich durch Trink- und Injektionskuren sowie durch Thorium X-haltige Salben. Da eine Bäderanwendung dabei nicht in Frage kommt, so können wir im Rahmen dieser Ausführungen darauf hier nicht näher eingehen.

8. Hydro-elektrische Bäder.

a) Elektrische Vollbäder.

In den elektrischen Vollbädern wird der elektrische Strom durch das Wasser der Badewanne geleitet und so auf den Körper des Badenden übertragen. Die Bäder dürfen nur in Holz- oder Fayencewannen gegeben werden; Metallwannen sind dazu nicht verwendbar, auch wenn sie gut emailliert sind. Ferner ist wegen der Möglichkeit eines etwa bestehenden Erdschlusses darauf zu achten, daß der Badende nicht mit Metallteilen der Wasserleitung in Berührung kommt, solange der Strom eingeschaltet ist, und daß die Wanne selbst vom Erdboden gut isoliert ist, namentlich wenn sie aus Holz besteht. Auch das Abflußventil der Wanne darf nicht in leitender Verbindung mit dem Ablaufrohr sein. In die Badewanne werden zwei oder mehr große Plattenelektroden

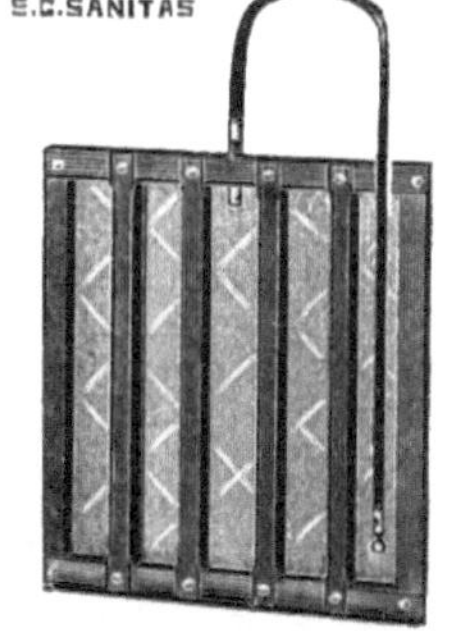

Abb. 45. Elektrode für hydro-elektrische Bäder.

(Abb. 45) gesenkt, die mit einem Wandtableau oder Anschlußapparat in Verbindung stehen; diese Anschlüsse sollen möglichst erdschlußfrei sein und sind an die Zentralleitung oder eine sonstige

Stromquelle angeschlossen und mit den nötigen Vorrichtungen zur
Zuführung, Regulierung und Messung des Stromes versehen. Für
galvanische und faradische Bäder benutzt man gewöhnlich zwei
Elektroden, von denen die eine sich am Kopfende, die andere am Fußende der Wanne befindet, oder aber es werden mehrere Elektroden-
paare verwandt (Abb. 46). Galvanische Bäder wurden außerdem
früher vielfach als monopolare Bäder gegeben, d. h. es waren bei
diesen Bädern die Elektroden in der Wanne nur an einen Pol angeschlossen, während als zweiter Pol eine quer über die Wanne gelegte
Metallstange diente, die der Patient beim Bade mit den Händen berührte
(vgl. Abb. 46). Diese Vorrichtung ist aber unzweckmäßig, denn bei
ihrer Anwendung konzentrieren sich die Ströme in den Armen derart,
daß der übrige Körper nur von sehr geringen Stromdosen getroffen wird.

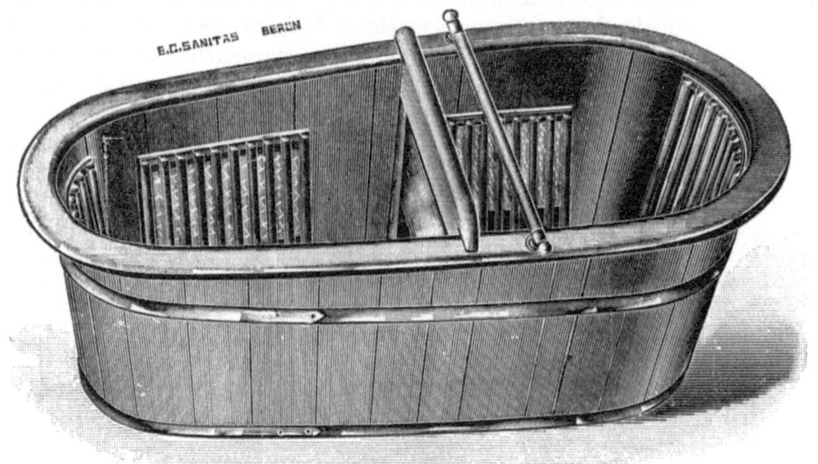

Abb. 46. Wanne für hydro-elektrische Bäder mit eingebauten Elektroden, Diaphragma
und Querstange für monopolare Bäder.

Da bei hydro-elektrischen Bädern viel Strom für den Patienten dadurch ver-
lorengeht, daß die Elektrizität durch das besser als der Körper leitende Wasser
fließt, so hat man dabei früher ein Gummidiaphragma verwandt, das in die
Mitte der Wanne eingesenkt wird (Abb. 46) und mit einer Öffnung versehen ist,
die der Rumpf des Patienten ausfüllt. Durch diese etwas kostspielige Vorrichtung,
die das Bad quasi in zwei Teile teilt, wird der Strom gezwungen, seinen Weg,
wenigstens zum allergrößten Teile, durch den Körper des Badenden zu nehmen.
Der Zusatz von Salz zum Badewasser macht zwar das Wasser besser leitend,
doch sind ceteris paribus dann größere Stromdosen notwendig, um die bestimmte
Reizwirkung auf die Haut zu erreichen.

Es lassen sich nun in den hydro-elektrischen Bädern viel größere
Stromstärken applizieren, als es sonst in der Elektrotherapie möglich ist, weil eben die Übertragung des Stromes auf den Körper an der
ganzen Körperoberfläche erfolgt. Zwar sind ja immer die Verluste
durch Fließen des Stromes durch das Wasser neben dem Körper hin in
Betracht zu ziehen; immerhin kann man, selbst bei Verwendung des

Diaphragmas, den galvanischen Strom in einer Stärke von 100 bis 200 M.A. und darüber im Bade ohne Schaden verwenden. Natürlich gelten auch hier die in der Elektrotherapie allgemein gültigen Regeln von langsamem Ein- und Ausschleichen und allmählicher Erhöhung der Dosis.

Eine Zeitlang wurde zu hydro - elektrischen Bädern statt des faradischen Stromes vielfach der sog. sinusoidale Wechselstrom angewandt, und zwar in Form des dreiphasigen Wechselstromes. Der dreiphasige Wechselstrom wird dadurch erzeugt, daß an die Zentralleitung ein Motortransformer angeschlossen wird, von dem mittels Schleifringen in drei Phasen der Strom entnommen wird. Die Entnahme des Behandlungsstromes ist dabei eine induktive, d. h. der Strom wird zunächst in eine Primärspirale geleitet und erst von einer darüber verschiebbaren Sekundärspule ins Bad eingeleitet. Die Regulierung des Stro-

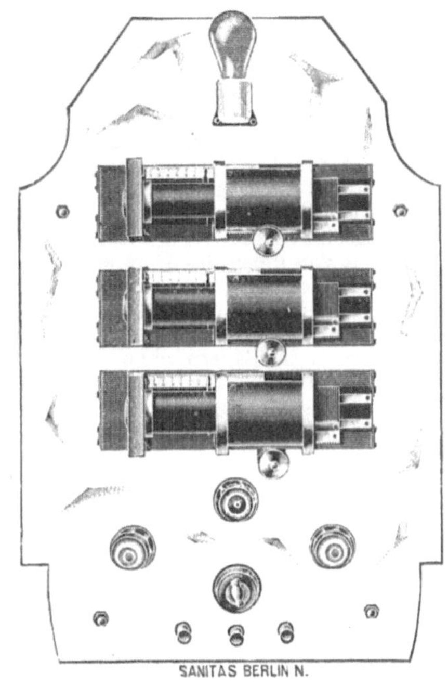

Abb. 47. Schaltbrett zur Regulierung des dreiphasigen Wechselstroms.

mes erfolgt durch Verschiebung der Sekundärspulen (Abb. 47), wobei auf möglichst gleichzeitige und gleichmäßige Verschiebung der drei Rollen zu achten ist. Entsprechend den drei Phasen des Stromes werden beim Wechselstrombade auch drei Elektroden benutzt.

Während beim faradischen Strome die ihn zusammensetzenden Stromstöße von ungleicher Stärke sind, da der Öffnungsstrom viel stärker ist als der Schließungsstrom, fehlen diese Unregelmäßigkeiten bei dem Wechselstrom. Hier erfolgt das Anschwellen des Stromes gleichmäßig, und trotz der auch

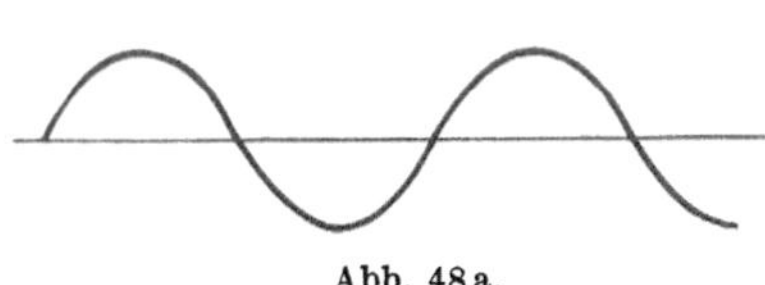

Abb. 48a.   Abb. 48b.

hier wechselnden Stromrichtung bleibt die Intensität immer eine gleiche. Graphisch dargestellt, bildet der Verlauf einer Phase des Wechselstromes, wie er zu hydroelektrischen Bädern verwandt wird, eine Sinuskurve (Abb. 48a), weshalb man auch von einem sinusoidalen Wechselstrom spricht; setzt sich der Strom aus drei Phasen zusammen, so schneiden sich die Sinuskurven in der in Abb. 48b dargestellten Weise. Praktisch unterscheidet sich nun der Wechselstrom von dem faradischen dadurch, daß dank der erwähnten Gleichmäßigkeit hier größere Stromstärken angewandt und vertragen werden können, und daß die unangenehmen Empfindungen dabei viel geringer sind als beim faradischen Strom; auch wird der Tetanus der Muskulatur durch Wechselstrom viel später erzeugt als bei der Faradisation.

Die geringe subjektive Reizwirkung, welche verhältnismäßig großen Dosen des sinusoidalen Wechselstromes zukommt, enthält aber insofern gewisse Gefahren, als hier bei besonders disponierten Individuen eine selbst tödliche Schädigung des Herzens durch subjektiv erträgliche Ströme hervorgerufen werden kann (sogen. Sekundenherztod durch Kammerflimmern). Diese Gefahr besteht aber nur bei direkter Anwendung des Wechselstromes mittels Elektroden, die der Haut aufgesetzt werden. Bei seiner Applikation im Vollbade oder Vierzellenbade ist die Gefahr kaum vorhanden, da sich hier, angesichts der großen Ein- und Austrittsflächen des Stromes, die Stromlinien so verteilen, daß nur ein geringer Teil von ihnen das Herz selbst treffen kann. Immerhin mahnen die erwähnten Unglücksfälle zur Vorsicht auch bei den Wechselstrombädern. Bei Einhaltung einer Maximaldosis von 20 M.A. (Boruttau) wird man aber, falls es sich nicht um nervös sehr erregbare Patienten handelt, den Sinusstrom in Bädern ohne Gefahr verwenden können. Immerhin ziehen wir heute in den Fällen, bei denen sinusoidale Bäder früher gebräuchlich waren, an ihrer Stelle faradische oder galvano-faradische Bäder den Wechselstrombädern meistenteils vor.

Die Wirkung der Wechselstrombäder beruht vor allem auf dem Hautreiz, den sie ausüben. Am meisten interessiert die daraus resultierende Beeinflussung des Zirkulationssystems, denn die Wechselstrombäder werden in der Praxis vorzugsweise bei Erkrankungen der Zirkulationsorgane angewandt. Der Blutdruck wird im Wechselstrombade erhöht, auch die Pulsamplitüde wird etwas vergrößert; die Blutverteilung wird nach Untersuchungen der Otfried Müllerschen Schule in dem Sinne beeinflußt, daß Wechselstrombäder — aber auch galvanische und faradische Bäder — eine Verminderung der Blutfüllung in den peripheren Gefäßgebieten bewirken. Der Puls wird manchmal, aber nicht immer verlangsamt; jedenfalls ist die Wirkung der Wechselstrombäder auf die Pulsfrequenz eine geringere als die der kohlensauren Bäder. Das Schlagvolumen des Herzens wird im Wechselstrombade vergrößert. Eine Erweiterung der Hautgefäße, wie sie im Kohlensäurebad stattfindet, tritt im Wechselstrombad nicht ein. In den Muskeln, namentlich denen des Oberschenkels und des Rückens, treten im Wechselstrombade bei Anwendung hinreichend starker Ströme leichte Kontraktionen auf, doch sind dieselben für die Wirkung des Wechselstrombades auf das Zirkulationssystem nicht von so wesentlicher Bedeutung, als man früher annahm. Smith und Hornung, die die Wechselstrombäder um 1900 in die Therapie einführten, hatten behauptet, daß unter deren Einfluß die Herzgröße, namentlich bei dilatiertem Herzen, sofort erheblich abnimmt. Diese Behauptung ist durch orthodiagraphische Untersuchungen als unrichtig erwiesen worden. Immerhin kann, ähnlich wie das bei den Kohlensäurebädern der Fall ist, unter einer Kur mit Wechselstrombädern eine Herzdilatation zurückgehen. Ebenso können Pulsarhythmien zuweilen durch eine Kur mit Wechselstrombädern beseitigt werden. Das Elektrokardiogramm wird bei Herzkranken in ganz ähnlichem Maße beeinflußt, wie das bei den Kohlensäurebädern der Fall ist (s. oben), d. h. es findet eine Verkleinerung der I-Zacke und Erhöhung der F-Zacke statt (Strubell). Im ganzen kann das Wechselstrombad als vorzugsweise herzübende Prozedur angesehen werden. Auf die näheren Indikationen der Wechselstrombäder werden wir bei Besprechung der Erkrankungen der Zirkulationsorgane noch zurückkommen.

Die Wirkungen der galvanischen und faradischen Vollbäder entsprechen im allgemeinen denjenigen einer allgemeinen Galvanisation resp. Faradisation. Der Blutdruck wird auch hier alteriert, aber, namentlich bei der Galvanisation, weniger regelmäßig und in geringerem Maße als bei der Anwendung alternierender Ströme. Bei Hypertension kann nach galvanischen Vollbädern häufig Blutdrucksenkung beobachtet werden (Wildenrath). Ferner erfolgt im hydroelektrischen Bade überhaupt, wie bereits erwähnt, eine Abnahme des Volumens in den peripheren Gefäßgebieten, und zwar sowohl nach galvanischen wie auch nach faradischen und Wechselströmen. Ob hydro-elektrische Bäder auf den Stoffwechsel eine erhebliche Wirkung ausüben, ist noch zweifelhaft; doch kann man öfters, namentlich nach Wechselstrombädern, beobachten, daß neben Besserung des Allgemeinbefindens und des Schlafes auch der Appetit sich hebt.

Man verwendet für die hydro-elektrischen Bäder Wasser von indifferenter Temperatur. Die Dauer der Bäder beträgt zu Anfang 5—7 Minuten, bei den späteren Bädern 10 bis höchstens 15 Minuten. Durch ganz langsames Einschleichen und Ausschleichen läßt sich die blutdruckerhöhende Wirkung der Bäder ganz umgehen (Strubell). Es empfiehlt sich, das erste Wechselstrombad nur so stark zu geben, daß der Patient eben den Strom deutlich spürt, doch darf es keinesfalls zum Muskeltetanus kommen. Die Stromstärke der Wechselstrombäder, die man bei manchen Apparaten mittels eines besonderen Galvanometers messen kann, soll 20 M.A. nicht überschreiten. Die Stromstärke beim galvanischen Vollbade beträgt 50—200 M.A., die des faradischen Bades wird nach dem subjektiven Gefühl des Patienten zwischen eben wahrnehmbarem Strom bis zum Auftreten eines leichten Tetanus in einzelnen Muskelgruppen reguliert.

Bei rheumatischen und gichtischen Gelenkerkrankungen hat sich uns eine Form der galvanischen Vollbäder bewährt, die ursprünglich zum Zwecke der Einführung von Radiumemanation aus dem Badewasser in den Körper durch den galvanischen Strom unter dem Namen Radiumkataphoresebäder von Kohlrausch und C. Mayer empfohlen worden ist. Ob diese Einführung in nennenswertem Maße gelingt, ist zweifelhaft; aber auch ohne Emanationszusatz erweisen sich diese Bäder, bei denen starke galvanische Ströme von je $^1/_2$—$^3/_4$ Ampere Stärke in mehreren Stromkreisen durch das Badewasser geleitet werden (dem man etwas Staßfurter Salz zusetzen kann), bei den genannten Erkrankungen als sehr wirksam. Sie kommen namentlich für solche Fälle in Betracht, in denen allgemeine Hitzeprozeduren wegen des Allgemeinzustandes oder Erkrankung des Herzens nicht anwendbar sind. Ihre Wirkung beruht auf der Kombination der Bäderwirkung mit derjenigen eines intensiven, durch den galvanischen Strom ausgeübten Hautreizes.

Auf einem ähnlichen Prinzipe beruhen auch die in Brunnen in der Schweiz zuerst von Laienseite angewandten, dann aber auch ärztlich empfohlenen sogen. „Heller“-Bäder; nur daß hier, außer durch den galvanischen Strom, auch noch durch Zusatz von größeren Mengen von aromatischen Pflanzenextrakten ein besonderer Hautreiz ausgeübt wird. Wir begegnen auch hier wieder dem sich mehr und mehr in der physikalischen Therapie einbürgernden Prinzipe, durch Kombination verschiedenartiger Reize deren therapeutische Wirksamkeit zu erhöhen.

b) Vierzellenbäder.

Das elektrische Vierzellenbad besteht aus vier kleinen Wannen aus Porzellan, die um einen in der Höhe verstellbaren und außerdem

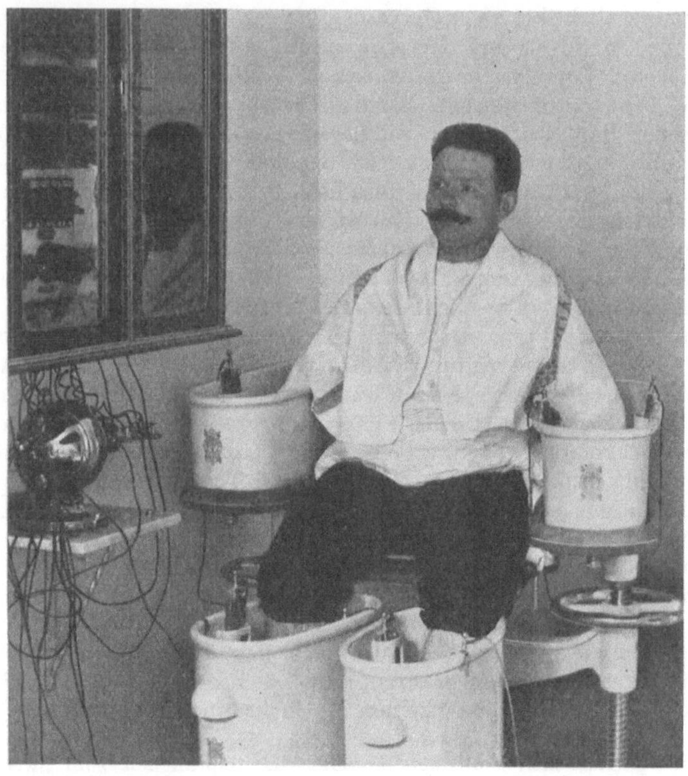

Abb. 49. Vierzellenbad.

drehbaren Stuhl derart angebracht sind, daß der auf dem Stuhle sitzende Patient seine Arme und Beine bequem in die entsprechende Wanne hineintauchen kann (Abb. 49). Seitlich tauchen in jede Wanne zwei Kohlenelektroden ein, die durch Leitungsschnüre mit einem an die Straßenleitung angeschlossenen Schalttableau in Verbindung stehen. Heute werden dazu meistens die fahrbaren Anschlußapparate (Multostaten, Pantostaten) benutzt. Die beiden Elektroden einer Wanne sind immer mit demselben Pol verbunden, es dient also jede Wanne als je eine Elektrode. Der Anschluß ist für Lieferung von galvanischem und faradischem, manchmal auch von (einphasigem) Wechselstrom eingerichtet und mit einer besonderen Schaltvorrichtung versehen (Stöpsel oder Kontakthebel), die es erlaubt, jede Wanne als positiven oder negativen Pol einzuschalten. Taucht nun der Patient seine entblößten Unterschenkel und Unterarme in die Wannen hinein, die mit lauwarmem Wasser gefüllt sind, und wird der Strom eingeschaltet, so wird der Körper in verschiedenen Richtungen, die sich durch die Schaltung beliebig ändern lassen, vom Strome durchflossen.

Das elektrische Vierzellenbad bildet also ebenfalls eine Methode zur allgemeinen Elektrisation. Es hat vor dem elektrischen Vollbade den Vorteil, daß der Strom hier nicht, wie im Vollbade, auch neben dem Körper vorbeigehen kann, sondern, wenn der Stromkreis durch Eintauchen der Extremitäten geschlossen wird, immer die ganze am Amperemeter ablesbare Strommenge den Körper wirklich durchfließen muß. Außerdem kommt der praktische Vorteil in Betracht, daß der Patient sich zum Vierzellenbade nicht völlig auszukleiden braucht; die ganze Prozedur ist auch viel weniger angreifend als das elektrische Vollbad. Als Nachteil gegenüber dem Vollbade ist anzuführen, daß im Vierzellenbade vorzugsweise nur die peripheren Körperteile unter der direkten Polwirkung stehen, und daß das Verfahren daher da, wo man z. B. auf den Rumpf oder die Oberschenkel einwirken will, erfahrungsgemäß den elektrischen Vollbädern an Wirksamkeit nachsteht. Vor der gewöhnlichen allgemeinen Elektrisation hat das Vierzellenbad den Vorteil, daß man größere Stromstärken anwenden kann als mittels gewöhnlicher Elektroden. Gerade die gleichmäßige Umspülung der eingetauchten Extremität gestattet die schmerzlose Applikation verhältnismäßig starker Ströme (Gleichstrom bis zu 20—30 M.A.).

Deshalb sind auch sonstige Apparate, die früher als Ersatz für das etwas kostspielige Vierzellenbad empfohlen worden sind, z. B. der Winternitzsche Elektrodentisch (ein Tisch mit vier großen Elektrodenplatten für Unterarme und Füße), doch dem Vierzellenbade nicht ganz gleichwertig; denn es fehlt hier eben die Umspülung der Extremität und die daraus resultierende größere Oberfläche des Stromeintritts. Dagegen lassen sich natürlich durch passende Holzgefäße oder ebensolche Eimer von entsprechendem Rauminhalt die etwas teueren Porzellanwannen ersetzen. Man kann auf diese Weise mit Hilfe eines Pantostaten oder Multostaten, der in der Regel mit Schaltvorrichtungen für Vierzellenbäder versehen ist, ein Vierzellenbad improvisieren, wobei dann statt der Kohlenelektroden stoffüberzogene Metallelektroden, die in das betreffende Gefäß tauchen, verwandt werden können.

Als Indikationen des Vierzellenbades sind vor allem neurasthenische Erkrankungen anzuführen, namentlich solche, die mit Parästhesien in den Unterarmen oder Beinen einhergehen. Besonders geeignet sind für die Vierzellenbad-Behandlung (galvanischer Strom) diejenigen Formen der Neurasthenie, bei denen vasomotorische Symptome im Vordergrunde stehen. Auch bei der Hysterie haben sich die Vierzellenbäder gut bewährt. Ferner eignen sich auch sonstige mit Parästhesien oder Schwächegefühl in Händen oder Beinen einhergehende funktionelle oder organische Nervenerkrankungen für das Vierzellenbad, besonders gilt dies für den Schreibkrampf und andere Beschäftigungsneurosen. Auch Neuralgien (Ischias) können zuweilen durch das Vierzellenbad gebessert werden. Bei Lähmungen der Extremitäten, sowohl zentralen wie peripheren, kann man gleichfalls das Vierzellenbad zur Unterstützung der sonstigen Therapie anwenden; doch muß ausdrücklich betont werden, daß namentlich bei isolierten Lähmungen einzelner Nerven (Peroneus, Ulnaris usw.) die übliche lokale elektrische Behandlung der gelähmten Nerven und Muskeln durch das Vierzellenbad nicht überflüssig gemacht wird. Bei organischen Erkrankungen des Herzens und des Gefäßsystems, bei denen Behandlung mit hydroelektrischen Bädern indiziert ist, sind Vierzellenbäder den Vollbädern dann vorzuziehen, wenn man sich vor dem stärkeren Eingriffe des Vollbades scheut; auch der Blutdruck wird im Vierzellenbade weniger alteriert als im elektrischen Vollbade. Dafür ist die Wirkung auf das Gefäßsystem im Vierzellenbade allerdings eine schwächere; sie fehlt aber keineswegs vollständig. So konnte Veiel[1]) durch Untersuchungen mittels des Flammentachogramms zeigen, daß durch Wechselstrom-Vierzellenbäder das Schlagvolumen des Herzens in den meisten Fällen vergrößert wird.

Von praktischer Wichtigkeit ist die Erscheinung, daß im Vierzellenbade die Empfindlichkeit für den Strom in den Armen eine viel stärkere ist als in den Beinen, daß man also, um in den Beinen lebhafte Stromsensationen hervorzurufen, Stromstärken anwenden müßte, die für die Arme schwer erträglich wären. Deshalb empfiehlt es sich, da, wo speziell eine Einwirkung auf die Unterextremität beabsichtigt ist, statt des Vierzellenbades ein nur an den Beinen appliziertes Zweizellenbad zu geben.

Das Vierzellenbad ist auch zu Zwecken der Iontophorese empfohlen worden, da damit auf eine sehr bequeme Weise Arzneimittel auf elektrischem Wege eingeführt werden können. Nach den Untersuchungen von Frankenhäuser und Leduc scheint jedoch dafür die Verwendung von feuchten Elektroden zweckmäßiger und ökonomischer zu sein, denn man braucht im Vierzellenbade unnötig große Mengen der Lösung des Medikaments. Der vorher erwähnte Winternitzsche Elektrodentisch hat sich dagegen gerade für die Iontophorese gut bewährt.

Es sind dem Vierzellenbade außerdem eine Reihe von zum Teil mystischen Wirkungen zugeschrieben worden; z. B. sollen die inneren Organe (Herz, Leber usw.) durch bestimmte Schaltungen des Stromes isoliert getroffen werden können, es soll die Blutzirkulation, wenn das betreffende Gefäß in der Richtung des galvanischen Stromes getroffen wird, beschleunigt, im umgekehrten Falle verlangsamt werden. Alle diese Behauptungen sind gänzlich unbewiesen, und man muß sich daher vor einer kritiklosen Überschätzung der Bedeutung des Vierzellenbades hüten.

C. Licht- und Sonnenbehandlung.

Bei der Verwendung des Lichtes zu therapeutischen Zwecken ist es von maßgebender Bedeutung, welche Qualität von Lichtstrahlen verwandt wird, ob es sich um langwellige, wärmehaltige Strahlen handelt, ob das Licht vorwiegend kurzwellige, chemisch wirksame und wenig oder gar nicht erwärmende Strahlen enthält, oder ob schließlich ein Gemisch von den verschiedenen Strahlen-

---

[1]) Münch. med. Wochenschr. 1909, Nr. 42.

qualitäten zur Einwirkung kommt. Dieses Gemisch der verschiedenen Strahlen ist am vollständigsten in dem natürlichen Sonnenlicht enthalten, dessen sichtbares Spektrum (rot bis violett) Strahlen von einer Wellenlänge von 700—400 $\mu\mu$ (Millionstel Millimeter) umfaßt. Darüber hinaus sind im Sonnenlichte noch die sogenannten ultravioletten, sehr kurzwelligen und chemisch stark reizenden Strahlen vorhanden. Sie reichen im Sonnenlichte, besonders in dem der Hochgebirgssonne, bis zu einer Wellenlänge von etwa 240 $\mu\mu$; die Wellenlänge des Sonnenlichtes der Tiefebene geht nur bis etwa 310—300 $\mu\mu$ herunter, reicher an kurzwelligen Strahlen ist das reflektierte Licht am Meeresstrand. Noch kurzwelligere Strahlen sendet die Quecksilberquarzlampe aus, ihre Wellenlänge geht bis ca. 180—150 $\mu\mu$ herunter.

Die langwelligen Strahlen, also die Lichtwärmestrahlen, haben die Eigenschaft, tief in die Gewebe einzudringen. Mit Annäherung an die kurzwelligen Strahlen, also an die violetten und ultravioletten, nimmt diese Eigenschaft ab. Dagegen kommt den kurzwelligen Strahlen die größere chemische und biologische Aktivität zu, und die Reizwirkung des Lichtes ist somit um so größer, je reicher es an ultravioletten Strahlen ist.

Nach den Untersuchungen von Hausser und Vahle liegt das Optimum der Erythem und Pigment erzeugenden Ultraviolettstrahlen bei einer Wellenlänge von 297—310 $\mu\mu$.

Wenn wir uns nun zunächst mit den verschiedenen künstlichen Lichtquellen befassen, so sind als Lichtquellen für vorwiegend rote und gelbe Strahlen die Glühlampen resp. die Metallfadenlampen anzusehen. Eine Mischung von Lichtwärmestrahlen und chemisch wirksamen Strahlen enthält das Licht der Kohlenbogenlampen. Ihr Licht ist um so reicher an ultravioletten Strahlen, mit je höherer Stromstärke sie brennen. Durch Vorschaltung roter oder blauer Glasscheiben, deren Glas an sich schon die chemisch wirksamen Strahlen absorbiert, läßt sich bei den Bogenlampen die Intensität der Lichtwärmestrahlen noch modifizieren (s. Seite 116 u. 120). Ganz überwiegend ultraviolettes Licht sendet die Quecksilberquarzlampe aus, deren gebräuchlichste Formen die Kromayer-Lampe und die künstliche Höhensonne repräsentieren. Ein Gemisch der verschiedenen Strahlenqualitäten, allerdings ohne die ganz kurzwelligen Strahlen, enthält wieder das Licht der neuerdings empfohlenen Ersatzapparate für die künstliche Höhensonne, der Siemens-Aureollampe, der Spektrosollampe, der Landekerschen Ultrasonne und der kleineren Modelle der Jupiterlampe.

1. Glühlichtbestrahlung.

Die Glühlichtbestrahlung wird, wenn wir von ihrer Anwendung in allgemeinen oder lokalen Lichtkastenbädern absehen, mittels Glühlampen ausgeführt, die sich im Zentrum eines parabolförmigen oder trichterförmigen Reflektors befinden. Der älteste und bekannteste derartige Apparat ist die Mininsche Lampe, eine 32kerzige Glühlampe (Abb. 50).

Die Lampe wird in einer Distanz von ca. 10 cm vor den zu bestrahlenden Körperteil gehalten; ihre Wirkung ist in erster Linie eine Wärmewirkung, jedoch mit den Eigentümlichkeiten der strahlenden Wärme. Vor allen Dingen hat die Mininsche Lampe den Vorteil, daß sie oft auch in Fällen anwendbar ist, wo sonstige Wärmeprozeduren (Heißluftduschen, Dampfduschen, heiße Kompressen usw.) wegen Überempfindlichkeit des Patienten gegen Wärme nicht vertragen werden. Die Mininsche Lampe eignet sich zur Behandlung von Neuralgien oberflächlich gelegener Nerven (Trigeminus-Neuralgie, Interkostal-Neuralgie), von Muskelschmerzen, Pleuraschmerzen, von vasomotorischen Störungen, dann auch zur Behandlung von Hautkrankheiten. Das Glas der Glühbirne dieser Lampe ist in weißer, blauer oder roter Farbe gehalten; der Unterschied der Farben hat hier die Bedeutung, daß dem weißen Lichte die reine Wirkung der strahlenden Wärme zukommt, beim roten Glühlicht die penetrierenden stärker heizenden Strahlen überwiegen; das blaue Licht soll speziell anästhesierend und analgesierend wirken. Vor allen Dingen wird aber durch die blaue Scheibe ein Teil der Wärmestrahlen absorbiert, und so eignet sich die blaue Glühlichtbestrahlung namentlich für wärmeempfindliche Patienten (Trigeminus-Neuralgie); auch zur Bekämpfung von vasomotorischen Störungen (Erfrierungen, arteriosklerotische periphere Zirkulationsstörungen) hat sich die Blaulichtbestrahlung, namentlich bei Verwendung des blauen Bogenlichtes, sehr gut bewährt. Da das Glühlicht ja an sich fast keine chemisch wirksamen Strahlen besitzt, und diese natürlich durch die Farbe der Scheiben nicht erst geschaffen werden können, so kann auch dem blauen Glühlicht eine wesentliche aktinische Wirkung, wie man die chemische Wirksamkeit der Lichtstrahlen kurz bezeichnen kann, nicht zukommen.

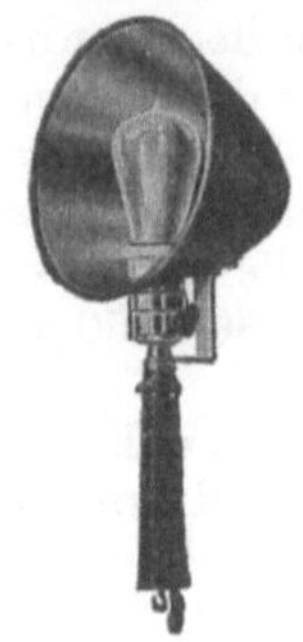

Abb. 50. Mininsche Bestrahlungslampe (Siemens-Reiniger-Veifa).

Statt der Kohlenfadenlampe werden neuerdings auch hochkerzige Metallfadenlampen verwandt, die ein sehr intensives, reichlich Lichtwärmestrahlen enthaltendes Licht aussenden. Die bekannteste Lampe von diesem Typus ist die Solluxlampe der Quarzlampen-Gesellschaft in Hanau (Abb. 51). Durch vorgesetzte blaue oder rote Scheiben läßt sich auch hier die Lichtwirkung modifizieren. Der Solluxlampe in der Wirkung ähnlich ist die von Engelhorn[1]) beschriebene Nitra-Therapielampe. Auch diese Metallfadenlampen dienen zur örtlichen Bestrahlung; eventuell wird ihr Licht noch besonders durch Trichter oder Spekula auf die zu bestrahlende Körperstelle geleitet.

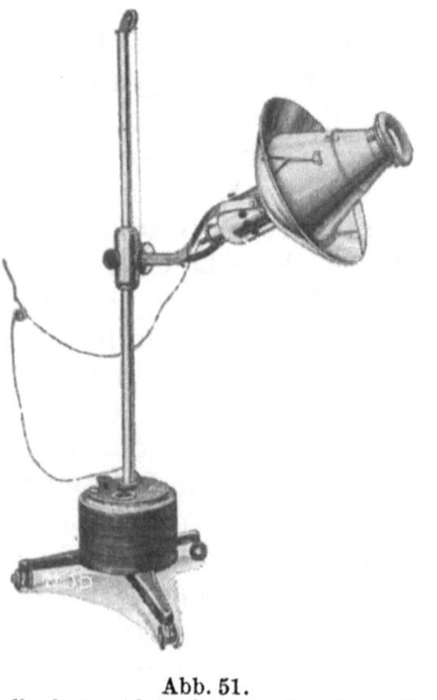

Abb. 51.
Solluxlampe (Quarzlampen-Ges., Hanau).

---

1) Münch. med. Wochenschr. 1917, Nr. 46.

Die Indikationen für diese Apparate sind da gegeben, wo starke örtliche Lichtwärmestrahlung erwünscht ist. So bei der Behandlung örtlicher rheumatischer und neuralgischer Erkrankungen, dann auch bei entzündlichen Affektionen der Nebenhöhlen der Nase, des Warzenfortsatzes und des Ohres, bei subakuten und chronischen Entzündungen der weiblichen Unterleibsorgane, bei der männlichen Gonorrhöe und ihren Komplikationen (Heusner), bei Bronchialkatarrh, Asthma bronchiale, Pleuritis sicca und exsudativa. Die Solluxlampe wird, namentlich bei Rheumatismus und Neuralgien, häufig in Kombination mit der künstlichen Höhensonne verwandt; die Nitra-Therapielampe wird speziell zur intravaginalen Bestrahlung bei Erosionen der Portio und entzündlichen Erkrankungen der Vagina empfohlen.

Unter den langwelligen Lichtstrahlen kommt noch eine besondere Bedeutung den reinen roten und ultraroten Strahlen zu. Diese Bedeutung liegt in dem völligen Fehlen irgendwelcher reizender, chemisch aktiver Strahlen im roten Licht, und es wird dieser Faktor noch erhöht, wenn die rote Bestrahlung unter Ausschluß des diffusen Tageslichtes im Dunkelzimmer zur Anwendung kommt. Von dieser Überlegung ausgehend, hat zuerst Finsen die Anwendung des roten Lichtes bei Pockenkranken empfohlen, um dadurch die Vereiterung der Pusteln entweder völlig zu verhindern oder doch zu mildern. Es wurden zu diesem Zweck die Pockenkranken permanent in Räumen gehalten, die ihr Licht ausschließlich durch rote Fensterscheiben bzw. durch rote Lampen empfingen. Auch die Umwicklung von Vakzinationspusteln mittels roter Gaze ist zum Zweck des Ausschlusses von hautreizenden Lichtstrahlen empfohlen worden. Wenn auch das Urteil über den Erfolg dieser Behandlungsmethode geteilt ist, so darf doch darauf hingewiesen werden, daß die neuerdings bei den Pocken übliche Bestreichung des Exanthems mit einer Lösung von hypermangansaurem Kalium vielleicht auch durch die rote Farbe dieser Lösung günstig einwirkt.

Die Bestrahlung mit rotem Licht ist auch bei sonstigen Hautaffektionen in den Fällen empfohlen worden, wo im Gegensatze zu den reizend wirkenden chemischen Strahlen eine beruhigende, reizmildernde und auch schmerzstillende Wirkung indiziert ist. So empfiehlt Thedering[1]) die Rotlichtbestrahlung mittels einer roten Kohlenfaden- oder Metallfadenglühlampe zur Behandlung von Lichtentzündungen der Haut, von akuten nässenden Ekzemen, pustulösen Ausschlägen, von Erysipel und von Pemphigus. Nagelschmidt[2]) bediente sich zur Rotlichtbestrahlung einer besonderen Lampe, der Neonlampe, welche ausschließlich rote und ultrarote Strahlen aussendet, die im Gegensatz zu den Strahlen sonstiger Lichtquellen keinerlei Wärme entwickeln. Die Indikationen für diese Lampe faßt er als entzündungshemmend, sedativ, juckreiz- und schmerzlindernd zusammen. Die Bestrahlung erfolgt bei diesen Indikationen stets im Dunkelzimmer und, auch bei Verwendung von Bogenlampen oder der Solluxlampe, möglichst unter Vermeidung einer erheblichen Erwärmung.

Neben diesen negativen Eigenschaften kommen dem roten Licht aber auch gewisse positive Wirkungen zu. Nach Jezierski[3]) wird durch das rote Bogenlicht die Bewegungs- und Teilungsfähigkeit der Leukozyten vermehrt, und es treten stärkere Epithelwucherungen und eine stärkere Hyperämie nach Rotlichtbestrahlung auf als nach Verwendung anderer Lichtarten. Auch anderweitige Beobachtungen sprechen dafür, daß diese Lichtart eine anregende Wirkung auf die Regenerationsfähigkeit der Gewebe, ebenso wie die ultravioletten Strahlen, ausübt.

---

[1]) Das Quarzlicht und seine Anwendungen in der Medizin. 3. Aufl. Oldenburg: G. Stalling 1919.
[2]) Berlin. klin. Wochenschr. 1920, Nr. 33.
[3]) Dtsch. Arch. f. klin. Med. Bd. 94.

2. Bogenlichtbestrahlung.

a) Allgemeine Bogenlichtbestrahlung.

Es ist bereits früher erwähnt worden, daß die allgemeine Bogenlichtbehandlung in Bogenlichtkastenbädern wenig zweckmäßig ist. Zweckdienlicher ist es, die Kranken außerhalb eines Kastens dem Lichte einer oder mehrerer Kohlenbogenlampen von großer Stromstärke (bis zu 100 Ampere) auszusetzen. Dieses Verfahren ist namentlich in Dänemark viel gebräuchlich. In Deutschland werden von einzelnen Autoren (Burchardi, Kimmerle) schwächere Bogenlampen von etwa 40 Ampere Stromstärke zur Allgemeinbestrahlung benutzt, und neuerdings scheint sich auch die Jupiterlampe in ihren verschiedenen Modellen zu diesem Zwecke bewährt zu haben (Hartmann, Malten, Huldschinsky). Da das Licht dieser Bogenlampen neben Lichtwärmestrahlen auch mehr oder minder reichlich chemisch wirksame Strahlen enthält, so ist die Wirkung eines derartigen Kohlenbogenlichtbades derjenigen eines Sonnenbades und — bezüglich der chemisch wirksamen Strahlen — auch der einer Allgemeinbestrahlung mittels der künstlichen Höhensonne ähnlich. Es tritt auch hier eine allgemeine Hyperämie, eventuell auch eine Lichtentzündung der Haut auf, es erfolgt bei Wiederholung der Bestrahlungen eine Pigmentierung der Haut, und all die physiologischen Wirkungen treten in Erscheinung, auf die wir bei Besprechung der allgemeinen Quarzlichtbestrahlung noch näher zurückkommen werden. Die später noch zu besprechende Landekersche Ultrasonne bewirkt mit ihrem Lichte keine Pigment- oder Erythembildung; doch zeigen sich auch nach ihrer Anwendung eine Reihe der für die Ultraviolettbestrahlung charakteristischen Allgemeinwirkungen.

Hasselbach und Jacobäus[1]) in Kopenhagen benutzten die etwa einstündige Bestrahlung mittels zweier starker Bogenlampen zur Erzeugung einer allgemeinen Hyperämie der Hautgefäße zwecks Ableitung auf die Haut bei Angina pectoris und sonstigen Erkrankungen der Zirkulationsorgane. Auch zur Tuberkulosebehandlung werden die allgemeinen Kohlenbogenlichtbäder namentlich in Dänemark benutzt. Nach dem Verfahren von Biegvad[2]) wird der in liegender Stellung befindliche, entkleidete Patient dem Lichte von vier Bogenlampen von je 20 Ampere Stärke, täglich ansteigend $1/_4$ Stunde bis zu 1 Stunde lang ausgesetzt.

b) Örtliche Bogenlichtbestrahlung.

Die bei uns gebräuchlichste Form der Bogenlichtbestrahlung ist, falls eine spezifische Wirkung der chemisch aktiven violetten und ultravioletten Lichtstrahlen nicht beabsichtigt ist, die örtliche Bestrahlung mittels das sogenannten Bogenlicht-Scheinwerfers (Abb. 52). Derselbe besteht aus einer Bogenlampe mit horinzontal oder senkrecht gestellten Kohlenstiften, hinter denen sich ein vernickelter und ver-

---

[1]) Berlin. klin. Wochenschr. 1907, Nr. 39.
[2]) Dtsch. med. Wochenschr. 1920, Nr. 32.

schiebbarer Parabolspiegel befindet. Die Lampe, die vermittels Vorschaltwiderstandes an die Straßenleitung angeschlossen wird, bedarf einer Stromstärke von ca. 15 Ampere; sie ist an der dem Patienten zugewandten Seite mit Vorrichtungen versehen, die das Einschieben einer blauen oder roten Glasscheibe erlauben. Bei der Benutzung wird durch den Parabolspiegelreflektor das Licht der Lampe auf den zu behandelnden Körperteil konzentriert, doch vermeidet man dabei gewöhnlich, den Brennpunkt direkt einzustellen, da hier die Wärmewirkung zu stark wäre, sondern man konzentriert das Licht in einen mehr oder minder großen Kreis, je nach der Ausdehnung der zu behandelnden Stelle und der Wärmeempfindlichkeit des Kranken. Die Entfernung, in der der Patient vor der Lampe sitzt, beträgt ca. $1^1/_2$—2 m, bei vertikaler Stellung der Kohlenstifte (Wechselstromlampen) noch weniger. Falls das Gesicht resp. der Kopf bestrahlt wird, ist für Schutz der Augen durch eine schwarze Binde oder Brille zu sorgen. Die Dauer der Bestrahlung beträgt 15—30 Minuten.

Die Wirkung der Bogenlichtbestrahlung setzt sich aus Wärmewirkungen und Lichtwirkungen zusammen; eine scharfe Trennung der beiden Faktoren findet hier nicht statt, im Gegensatz zu der Finsen-Bestrahlung, wo die Lichtwärmestrahlen durch Filtration sorgfältig ausgeschlossen werden. Wir haben also bei den gewöhnlichen Bogenlichtbestrahlungen erstens einmal die schon öfter beschriebene Wirkung der strahlenden Wärme vor uns, dann aber auch den eigentümlichen anregenden, vor allen Dingen die Gewebsregeneration anregenden Effekt der mehr kurzwelligen chemisch aktiven Lichtstrah-

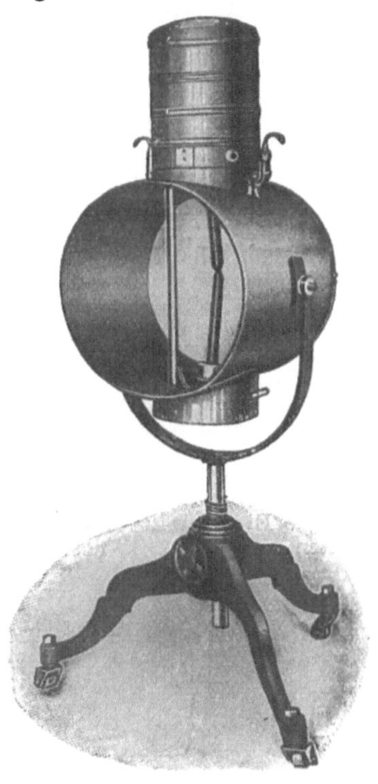

Abb. 52. Bogenlicht-Scheinwerfer.
(Siemens-Reiniger-Veifa.)

len. (Die bakterientötende Wirkung des Bogenlichts kommt bei der hier beschriebenen Anwendungsform nur wenig in Betracht; bei Vorschaltung von Glasscheiben wird der größte Teil der bakterizid wirkenden ultravioletten Strahlen absorbiert.)

Bei der Verwendung weißen Bogenlichts ohne vorgeschaltete Glasscheibe sind die beiden erwähnten Wirkungen kombiniert vorhanden. Schalten wir eine blaue Scheibe vor, so vermindern wir die Wärmewirkung, bei der roten Bogenlichtbestrahlung kommt neben den früher erwähnten spezifischen Eigentümlichkeiten des roten Lichts die größere Tiefenwirkung der langwelligen Strahlen in Betracht, was z. B. bei Verwendung roter Bogenlichtbestrahlung zur Beförderung der Resorption von Pleuraexsudaten von Wichtigkeit ist.

Örtliche Bogenlichtbestrahlungen mit vorwiegend chemisch aktivem Licht. Die hierhergehörigen Apparate, bei denen die Wärmewirkung gar keine oder doch nur eine unbedeutende Rolle gegenüber der Wirkung der chemisch aktiven Strahlen spielt, dienen zur Erzeugung eines intensiven örtlichen Lichtreizes nach dem Finsenschen Prinzip.

Der bekannteste und älteste derartige Apparat ist der Finsensche, der vor allem zur Lupusbehandlung dient. Von einer großen Kohlen-Bogenlampe von 50—80 Ampere Stromstärke gehen vier teleskopartige Röhren aus; dieselben sind zur Konzentration des Lichts mit verschiedenen Quarz-Konvexlinsen versehen. (Die Verwendung von Quarz ist notwendig, weil gewöhnliches Glas ultraviolette Strahlen absorbiert); außerdem ist jede Röhre zur Kühlung des Lichts teilweise mit Wasser gefüllt, und es werden die oberen Linsen noch speziell durch zirkulierendes Wasser abgekühlt. Das auf diese Weise konzentrierte und gekühlte Licht wird aber, ehe es auf die zu behandelnde Körperstelle auftrifft, nochmals dadurch gekühlt, daß auf die betreffende Hautstelle eine Kühllinse gepreßt wird, bestehend aus zwei Glasplatten, zwischen denen beständig kaltes Leitungswasser zirkuliert. Die Ausdehnung der jedesmal zu bestrahlenden Stelle beträgt nicht mehr als etwa Zehnpfennigstückgröße; die Dauer der Bestrahlung für jede Sitzung eine Stunde. Während der ganzen Zeit muß die Druckglaslinse fest auf die zu bestrahlende Stelle gepreßt werden; es wird dadurch auch bezweckt, das die chemischen Strahlen absorbierende Blut aus den oberen Hautschichten möglichst zu entfernen. Der Gehilfe, der während der Sitzung das Druckglas hält und die Wirkung kontrolliert, muß zum Schutze vor Blendung durch den konzentrierten Lichtkreis eine schwarze Brille tragen.

Das Verfahren ist, wie aus der Beschreibung hervorgeht, recht umständlich und kostspielig. Verschiedene Methoden sind zur Vereinfachung angegeben worden. Eine solche ist die Finsen-Reyn-Lampe, welche weniger Strom verbraucht (20 Ampere) und bei der auch der Konzentrator wesentlich einfacher konstruiert ist. Die Eisenelektrodenlampen, die als Ersatz der Finsen-Reyn-Lampe dienten, sind heute nur noch wenig im Gebrauch.

3. Bestrahlung mit vorwiegend ultraviolettem Licht.

(Quarzlampen und verwandte Apparate.)

In diesem Kapitel soll hauptsächlich von solchen Lichtquellen die Rede sein, deren Licht entweder, wie das der Quarzlampen, ganz vorwiegend aus kurzwelligen chemisch aktiven, physiologisch reizenden Strahlen besteht, deren Wellenlänge sogar bis unter diejenige der Sonnenstrahlen heruntergeht, oder die, bei Aussendung eines Lichtes von gemischten Strahlenqualitäten, hauptsächlich durch die Ultraviolettstrahlen ihre therapeutischen Wirkungen ausüben.

a) Wirkungen der Ultraviolettstrahlen.

Die kurzwelligen violetten und ultravioletten Strahlen üben unter den verschiedenen Strahlengattungen besonders auffallende und starke biologische und auch therapeutische Wirkungen aus. Wir können bezüglich der biologischen Wirkung eine örtliche direkte und eine allgemeine indirekte Wirkung unterscheiden.

Was zunächst die **örtliche direkte Wirkung** betrifft, so äußert sie sich an der Hautoberfläche in einer Hyperämie bzw. einem Erythem, das bei intensiverer Belichtung in eine Dermatitis mit Blasenbildung und bei sehr starker Lichtwirkung sogar in eine Nekrotisierung übergehen kann. Auch die bakterizide Wirkung der Lichtstrahlen ist zu den örtlichen Wirkungen zu rechnen. Bei der Verwendung am lebenden Organismus spielen aber die direkten bakterientötenden Eigenschaften des Lichtes keine wesentliche Rolle, da wegen der geringen Tiefenwirkung der ultravioletten Strahlen eine direkte Bakterientötung nur an oberflächlich auf der Haut bzw. Schleimhaut befindlichen Keimen erfolgen kann. Nur bei der Lupusbehandlung, wo durch permanente Kompression während der Bestrahlung das Eindringen der Lichtstrahlen auch in tiefere Hautschichten gewährleistet wird, kommt die direkte bakterientötende Wirkung des Lichtes praktisch in Frage. Versuche, durch besonders konstruierte Quarzlampen die Mundhöhle zu sterilisieren, was z. B. bei Diphtheriebazillenträgern von Wichtigkeit wäre, haben bisher zu keinem völlig befriedigenden Ergebnis geführt[1]). Hingegen kann eine Schädigung der Bakterien und ihrer giftigen Produkte auch in tieferen Hautschichten auf indirektem Wege dadurch erfolgen, daß infolge der durch die Lichtentzündung hervorgerufenen serösen Exsudation die in der Gewebsflüssigkeit enthaltenen natürlichen Schutzstoffe zu stärkerer Einwirkung kommen (Serotaktische Wirkungen nach Jesionek).

Eine weitere wichtige Folge der Bestrahlung mit ultraviolettem Licht ist die Hervorrufung einer Pigmentierung der Haut. Über die Bedeutung des Pigments für die therapeutische Strahlenwirkung ist viel gestritten worden. Man kann die vorhandenen Ansichten darüber dahin zusammenfassen, daß das Pigment jedenfalls die Aufgabe hat, einen Schutz gegen die übermäßigen biologischen Einwirkungen des Lichtes zu bilden und insbesondere den Körper gegen Schädigung der im Organismus vorhandenen Fermente durch eine zu intensive Ultraviolettbestrahlung zu schützen. Das zeigt sich auch daran, daß nach Burchardi[2]) die Veränderungen im Blutbilde unter der Lichtbestrahlung nur so lange erfolgen, bis die Pigmentbildung sich entwickelt hat; nachdem diese einen gewissen Höchstgrad erreicht hat, hört die Beeinflussung der Blutzusammensetzung auf. Nach Meyer und Bering[3]) spielt außerdem das Pigment die Rolle eines Sensibilisators, indem es die an sich oberflächlich wirkenden Ultraviolettstrahlen durch Umwandlung ihrer Energie befähigt, auch in tieferen Gewebsschichten ihre Einwirkung zu enfalten. Im ganzen kann man die Rolle des Pigments als die einer Normalisierung und Regulation der Strahlenwirkung betrachten (Van Oordt[4])).

---

[1]) Außerhalb des Organismus ist dagegen das Quarzlicht zur Sterilisierung von Trinkwasser sowie zur Sterilisierung der Pockenlymphe mit Erfolg benutzt worden, ohne daß dabei die Virulenz der Lymphe litt (Friedberger u. Mironescu).

[2]) Strahlentherapie Bd. 12, H. 3.   [3]) Strahlentherapie Bd. 1.

[4]) Physikalische Therapie innerer Krankheiten. Berlin: Julius Springer 1920.

Die Frage, ob zur Erreichung eines günstigen therapeutischen Erfolges die Hervorrufung einer deutlichen Pigmentierung erforderlich ist, wird von vielen Autoren bejaht. Doch bezieht sich diese Behauptung zum Teil auch auf die natürliche Sonnenlichtbehandlung, und es muß hervorgehoben werden, daß das nach natürlicher Besonnung und das nach Quarzlichtbestrahlung auftretende Pigment in mancher Beziehung qualitativ verschiedene Eigenschaften zeigt. Man ist so weit gegangen, daß man das Auftreten der Pigmentierung nach natürlicher oder künstlicher Besonnung als Indikator dafür ansah, ob eine therapeutische Wirkung überhaupt erfolgt oder nicht. Für die Bestrahlung mit künstlichen Lichtquellen, speziell mit der künstlichen Höhensonne, möchten wir uns aber nach eigenen Erfahrungen der Ansicht von Rost[1]), Hamburger[2]) u. a. anschließen, daß sich sehr wohl günstige therapeutische Allgemeinwirkungen auch ohne Eintritt einer deutlichen Pigmentierung erzielen lassen.

Schließlich ist als wichtige Wirkung der örtlichen Ultraviolettbestrahlungen die Anregung der Zellregeneration, der Granulationsbildung und Epithelisierung zu nennen; in der Behandlung von schlecht heilenden Wunden und Geschwüren spielt diese Wirkung eine große Rolle. Sie hängt zusammen mit den hyperämisierenden, leukotaktischen und serotaktischen Eigenschaften der Ultraviolettstrahlen.

Weniger leicht erklärlich ist nun die **Allgemeinwirkung** der ultravioletten Strahlen auf den gesamten Organismus. Wir wissen jetzt durch zahlreiche Untersuchungen, daß durch Bestrahlung des ganzen Körpers oder größerer Teile der Körperoberfläche eine ganze Reihe von Veränderungen in den Körperfunktionen, vor allem dem Stoffwechsel, der Blutzusammensetzung und der Zirkulation, bewirkt werden können; man kennt andrerseits auch recht genau aus Reagenzglasversuchen die chemischen Einwirkungen des Lichtes, das auf Oxydationen, Reduktionen und Fermentwirkung in kleinen und mittleren Dosen anregend, in großen Dosen hemmend und zerstörend wirkt. Es frägt sich nur, auf welchem Wege kommen solche Wirkungen im lebenden Organismus zustande, da die hier hauptsächlich wirksamen Ultraviolettstrahlen nach übereinstimmenden Erfahrungen nur wenige Millimeter tief in die Haut eindringen können.

Bei Mäusen haben allerdings M. Levy[3]) und Gassul[4]) durch intensive Bestrahlung des Abdomens mit der Quecksilberquarzlampe erhebliche Veränderungen an den inneren Organen (Leber, Milz, Darm) feststellen können, die nach der Versuchsanordnung größtenteils auf eine direkte Tiefenwirkung des Lichtes bezogen werden müssen; doch lassen sich diese Beobachtungen nicht ohne weiteres auf die Verhältnisse am Menschen übertragen. Hingegen kann auch beim Menschen durch künstliche Sensibilisierung (z. B. durch innerliche Eosinverabreichung) die penetrierende Wirkung der Ultraviolettstrahlen verstärkt werden, und auch die vorhin erwähnte Auffassung von der sensibilisierenden Wirkung des Pigments, das die Ultraviolettstrahlen befähigt, in tiefere Gewebsschichten einzudringen, läßt die Möglichkeit eines tieferen Eindringens der Lichtenergie in den Körper zu.

---

[1]) Dtsch. med. Wochenschr. 1918, Nr. 27.
[2]) Dtsch. med. Wochenschr. 1920, Nr. 6.
[3]) Strahlentherapie Bd. 9, S. 618.
[4]) Ebenda Bd. 9. — Zeitschr. f. physikal. u. diät. Therapie Bd. 24, S. 192. 1920.

Auf jeden Fall bildet die Haut den Hauptangriffspunkt für die Allgemeinwirkung der Ultraviolettstrahlen; die Beeinflussung der Hautfunktionen bewirkt dann auf indirektem Wege das Zustandekommen der Veränderungen im Gesamtorganismus. Daneben scheint aber auch die Absorption der Lichtenergie im Blute (im Kapillarnetze des Rete Malpighi) zu den Allgemeinwirkungen zum mindesten beizutragen. Wenn auch die Auffassung Schläpfers[1]), daß das Blut der inneren Organe nach äußerlicher Ultraviolettbestrahlung photoaktive Eigenschaften bekommt, auf Widerspruch gestoßen ist, so sind doch die jüngsten Versuche, durch die v. Schubert[2]) gezeigt hat, daß ein erheblicher Teil des Ultravioletts des Lichtspektrums in der blutreichen Haut absorbiert wird, während die künstlich blutleer gemachte Haut fast alles Ultraviolett reflektiert, in dieser Hinsicht sehr beachtenswert.

Die Übertragung der Lichtwirkung von der Haut auf den Gesamtorganismus wird im übrigen in verschiedener Weise erklärt. Nach St. Rothmann[3]) ist dabei die Hervorrufung einer Sympathikushypotonie durch Beeinflussung der sympathischen Hautnervenendigungen das Wesentliche; denn die nach der Ultraviolettbestrahlung beobachtete Verminderung des Kalk- und Blutzuckergehaltes des Serums sowie die Blutdrucksenkung sind Zeichen für Herabsetzung des Sympathikustonus. Vieles spricht ferner für die Auffassung, daß bei der Ultraviolettbestrahlung in der Haut neue, vorher nicht vorhandene chemische Substanzen gebildet werden, die dann, ähnlich wie parenteral eingeführte Reizkörper, auf den Gesamtorganismus ihren Einfluß ausüben bzw. bestimmte Stoffwechselveränderungen hervorrufen. Diese Theorie wird außer durch ältere Versuche von Gottlieb und Freund[4]) sowie von Tryfus[5]) auch durch die interessante Beobachtung, die zuerst Heß[6]) machte, gestützt, daß nämlich mit Ultraviolettlicht außerhalb des Organismus bestrahlte Substanzen (Pflanzenkeime, Lebertran, Milch) nach Verfütterung auf Rachitis und Avitaminose heilend wirken, ganz ähnlich, wenn auch schwächer, als eine direkte Bestrahlung des betreffenden Individuums. Daraus zieht W. Stepp[7]) den Schluß, daß auch im lebenden Organismus bei der Bestrahlung in der Haut Vitamine gebildet werden. Der von Sugihara[8]) geführte Nachweis, daß die in der Haut befindlichen Fermente durch Belichtung des lebenden Tieres eine Veränderung erfahren (teils Zu- teils Abnahme), gibt eine weitere Stütze für die Auffassung, daß durch die Ultraviolettbestrahlung die chemischen und fermentativen Prozesse in der Haut beeinflußt werden.

---

[1]) Berlin. klin. Wochenschr. 1905, Nr. 37.
[2]) Dtsch. med. Wochenschr. 1926, Nr. 22.
[3]) Klin. Wochenschr. 1923, S. 1751.
[4]) Münch. med. Wochenschr. 1921, Nr. 13.
[5]) Klin. Wochenschr. 1923, Nr. 15.
[6]) Zeitschr. f. Kinderheilk. Bd. 39, H. 4. 1925.
[7]) Med. Klinik 1925, Nr. 48.
[8]) Biochem. Zeitschr. Bd. 163, S. 260. 1925.

Da das Ultraviolettlicht funktionssteigernd auf die Zellen der Haut wirkt, so darf mit E. Hoffmann[1]) angenommen werden, daß auch die Tätigkeit der Haut als Bildungsstätte für Immunstoffe (Esophylaxie) durch die Belichtung eine Anregung erfährt. Sowohl die klinische Erfahrung bei Infektionskrankheiten, namentlich der Tuberkulose, wie experimentelle Untersuchungen an künstlich infizierten Tieren sprechen für die Auffassung.

Unter den Funktionen des Gesamtorganismus, die durch die wie immer geartete Beeinflussung der Haut durch die Ultraviolettstrahlen eine Veränderung erfahren, stehen die Stoffwechselvorgänge obenan. Der Eiweißstoffwechsel wird unter der Bestrahlung anfänglich erhöht, dann tritt später eine Stickstoffretention ein (Pincussen[2]), Königsfeld[3]), Yoshine[4]), Liebesny[5])), und nur bei Applikation übermäßig hoher Lichtdosen bleibt die anfängliche Erhöhung der N-Ausscheidung unter gleichzeitigen Konsumptionserscheinungen auch später bestehen. Ferner findet man — und zwar regelmäßiger und stärker als beim Gesunden bei der Rachitis und verwandten Stoffwechselstörungen —, eine Retention von Kalk und Phosphor (Rothmann[6]), Lasch[7]) u. a.) bei der Bestrahlungskur. Im Röntgenbilde konnte Huldschinsky[8]) die anregende Wirkung der Quarzlichtbestrahlung auf die Knochenbildung bei der Rachitis einwandfrei nachweisen. Auch der Blutzucker erfährt meist eine Verminderung, besonders bei experimenteller Hyperglykämie (Frenkel-Tissot[9])), sowie bei gewissen Formen des Diabetes (Pincussen[10]), Andersen[11])). Diese Beeinflussung des Blutzuckerspiegels findet sich übrigens auch nach Schleimhautbestrahlung mit dem Lichte der Landekerschen Ultrasonne (Vaginalbestrahlung: A. Laqueur und H. Wiener[12])).

Der respiratorische Stoffwechsel erfährt nach den Untersuchungen von Kestner, Peemöller und Plaut[13]) eine weniger intensive, aber doch deutliche Beeinflussung durch das Licht, indem der O-Verbrauch gesteigert wird. Diese Wirkung kommt speziell den Ultraviolettstrahlen zu; sie bleibt aus nach deren Ausschaltung durch Bestreichen der Haut mit Zerzonsalbe. Übrigens hat Lippmann[14]) nur unbedeutende Änderungen im Sauerstoffverbrauch nach Ultraviolettbestrahlung gefunden.

Recht häufig, wenn auch nicht ganz gesetzmäßig, findet sich eine Veränderung des Blutbildes nach der Bestrahlung in dem Sinne, daß die Zahl der weißen Blutkörperchen vermehrt wird unter gleichzeitiger relativer Zunahme der Lymphozyten. Diese Änderung, die vorübergehender Natur ist, zeigt sich, wie wir feststellen

---

[1]) Dtsch. med. Wochenschr. 1919, Nr. 45.   [2]) Strahlentherapie Bd. 18, S. 625.
[3]) Zeitschr. f. klin. Med. Bd. 91, S. 159. 1921.
[4]) Strahlentherapie Bd. 18, S. 201.
[5]) Zeitschr. f. physikal. u. diät. Therapie Bd. 24, S. 182. 1920.   [6]) l. c.
[7]) Dtsch. med. Wochenschr. 1921, Nr. 36.
[8]) Ebenda 1919, Nr. 26.   [9]) Dtsch. Arch. f. klin. Med. Bd. 133. 1920.
[10]) Strahlentherapie Bd. 18, S. 625.
[11]) Münch. med. Wochenschr. 1923, Nr. 50.
[12]) Med. Klinik 1925, Nr. 7.   [13]) Klin. Wochenschr. 1923, Nr. 44.
[14]) Lehrbuch d. Strahlentherapie Bd. 3, S. 660. Berlin-Wien: Urban & Schwarzenberg 1926.

konnten, um so deutlicher, je höher der Ultraviolettgehalt des zur Bestrahlung benutzten Lichtes ist. Die Zahl der roten Blutkörperchen und der Hämoglobingehalt werden für gewöhnlich durch die Ultraviolettbestrahlung nicht beeinflußt; nur bei sekundärer Anämie sowie bei der Anämie rachitiskranker Kinder (Lesné und de Gennes[1]) erfuhren diese Werte eine Vermehrung. Die Zahl der Blutplättchen wird gleichfalls erhöht (Traugott[2])).

Übereinstimmend wird schließlich von den meisten Autoren eine Herabsetzung des Blutdrucks nach Quarzlichtbestrahlung, aber auch nach Bestrahlung mit Bogenlicht und anderen Lichtquellen, angegeben. Es sei aber betont, daß sich im allgemeinen diese Blutdruckherabsetzung — besonders bei Hypertension wahrnehmbar — in mäßigen Grenzen hält. Sie ist zum Teil durch die beim Lichterythem erfolgende Erweiterung der Hautgefäße bedingt; nach Kestner und seinen Mitarbeitern[3]) spielt bei dieser Wirkung auch die Inhalation der durch die Lichtstrahlen zersetzten Luft, namentlich des dabei entstehenden Stickoxyduls, eine Rolle.

Die schon vorher erwähnte anregende Wirkung der Ultraviolettbestrahlung auf die Bildung von Schutzstoffen gegenüber Infektionen findet sowohl Bestätigung in Tierexperimenten an infizierten Tieren (Rohde[4]), Königsfeld[5]), wie auch durch Beobachtung der Vermehrung des Verhaltens der Typhusagglutinine im bestrahlten Organismus (Th. Hansen[6])), und vor allem in dem Auftreten von spezifischen Herdreaktionen (Rost, Grau[7])) und reaktiven Temperatursteigerungen im Anfange der Bestrahlungskur bei derartigen Patienten.

Im ganzen sehen wir also, daß die Ultraviolettbestrahlung auf den Gesamtorganismus im Sinne einer Anregung der vitalen Zelltätigkeit, insbesondere des Stoffwechsels und der natürlichen Abwehrmaßnahmen des Organismus, wirkt. Klinisch macht sich diese Allgemeinwirkung geltend in Hebung des Allgemeinbefindens, Besserung des Schlafes, des Appetites, erhöhter Muskelaktivität und Regsamkeit (besonders bei schwächlichen, rachitischen und atrophischen Kindern), günstiger Beeinflussung von Anämien, besonders sekundärer Natur. Somit können die mannigfachsten Krankheitserscheinungen, die in einem engen Zusammenhange mit dem Allgemeinzustande stehen (Skrofulose, Tuberkulose, Rachitis, Spasmophilie, sekundäre Anämie usw.), durch eine Kur mit Ultraviolettbestrahlung eine objektive Besserung erfahren.

Wie bei allen physiologischen Reizen, kann eine Überdosierung,

---

[1]) Journ. méd. franç. Bd. 14, S. 336. 1925.
[2]) Münch. med. Wochenschr. 1920, Nr. 12.
[3]) Kimmerle: Strahlentherapie Bd. 13, H. 2. 1922. Peemöller: Klin. Wochenschr. 1923, Nr. 21.
[4]) Strahlentherapie Bd. 5.
[5]) Zeitschr. f. d. ges. exp. Med. Bd. 38. 1924.
[6]) Ref. Med. Klinik 1923, Nr. 11, S. 361.
[7]) Münch. med. Wochenschr. 1917, Nr. 48.

eine zu lange oder zu intensive Bestrahlungskur statt der Anregung eine Schädigung der verschiedenen Funktionen des Organismus hervorrufen, die sich in Mattigkeit, Erregungszuständen und auch im Auftreten einer Anämie geltend machen kann. Auch in dieser Beziehung ist bei der Dosierung der Bestrahlung, insbesondere der Allgemeinbestrahlung, eine gewisse Vorsicht am Platze.

b) Technik der Quarzlichtbestrahlung.

Der bekannteste zur Quarzlichtbestrahlung dienende Apparat ist die als **künstliche Höhensonne** bezeichnete Quecksilberquarzlampe nach H. Bach (Abb. 53). Diese Lampe besteht aus einem Gehäuse aus hochglanzpoliertem Aluminium, das aus zwei Kugelhälften zusammengesetzt ist, von denen die eine fix ist, während die andere durch ein kleines Rad zum Verschluß der Lampenöffnung mehr oder weniger verschoben werden kann. Die bewegliche Kugelhälfte ist außerdem mit einer kreisförmigen Öffnung versehen, die bei geschlossener Lampe zur örtlichen Bestrahlung verwandt werden kann; durch eine drehbare Blendenvorrichtung kann das Lumen dieser Öffnung verändert werden. Die Lampe ist entweder an einer Aufhängevorrichtung mit verschieb-

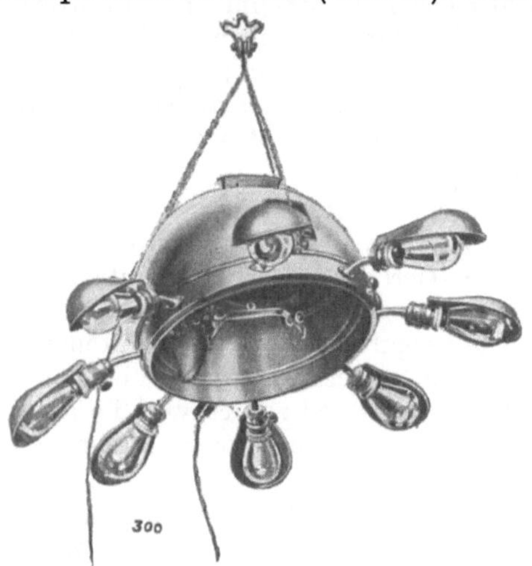

Abb. 53.
Künstliche Höhensonne (hängend) mit Hagemannschem Glühlampenring (Quarzlampen-Ges., Hanau).

barem Gewichtszug an der Decke befestigt (Abb. 53), oder sie befindet sich an einem Stativ, an dem sie zur Regulierung der Entfernung ebenfalls in die Höhe verstellbar ist (Abb. 54).

Der wichtigste Teil der Lampe ist der Quarzbrenner, ein Rohr aus Quarzglas von 6—12 cm Länge, an dessen Enden sich je ein Gefäß mit Quecksilber befindet (Abb. 55). Die Verwendung des Quarzglases für dieses Leuchtrohr ist deshalb notwendig, weil andere Glassorten so kurzwellige Strahlen, wie die hier verwandten, nicht durchlassen. An den beiden erwähnten Quecksilbergefäßen ist die Stromzuleitung in Form von einem mit Perlschnüren umgebenen Drahte angebracht. Die Inbetriebsetzung der Lampe geschieht nun in der Weise, daß nach Einschaltung des Stromes der Brenner mittels eines außen am Gehäuse angebrachten Drehrades umgekippt wird. Dadurch vereinigen sich die beiden in den Polgefäßen vorhandenen Quecksilbermengen zu einem Faden, der zugleich den Strom schließt. Wird nun der Brenner in seine ursprüngliche Lage zurückgedreht, so zerreißt der Faden, und es entsteht ein Quecksilberdampf, der sich sofort durch den elektrischen Strom entzündet und das ultraviolette Licht aussendet (bei Apparaten mit Wechselstromanschluß ist ein mehrfaches Kippen erforderlich). Die Lichtstärke des von einem derartigen Brenner ausgehenden Lichtes beträgt 2—3000 Kerzen.

Es ist zu bemerken, daß bei längerem Gebrauch das Quarzrohr sich im Inneren allmählich beschlägt, was zur Folge hat, daß mit zunehmendem Gebrauch der Gehalt des Lichtes gerade an den stark wirkenden Ultraviolettstrahlen abnimmt. Schon aus diesem Grunde ist es wünschenswert, ein objektives Maß für den jeweiligen Gehalt des Höhensonnenlichtes an wirksamen ultravioletten Strahlen zu besitzen. Bering und H. Meyer haben zu diesem Zwecke eine Methode angegeben, welche auf chemischem Wege die Wirksamkeit der ultravioletten Strahlen zu messen erlaubt: eine Mischung von $1^0/_0$iger Jodkalilösung mit einer $5,3^0/_0$igen Lösung von konzentrierter Schwefelsäure wird belichtet und das dabei frei werdende Jod durch Titration mit einer $^1/_{400}$ Normal-Natriumthiosulfatlösung quantitativ bestimmt. (Als Indikator dient dabei eine $1^0/_0$ige Stärkelösung.) Eine direkte physikalische Messung des Ultraviolettgehaltes ist mit Hilfe von belichtetem besonderen photographischen Papier mittels des Kellerschen Erythemdosimeters[1]) auf einfache Weise möglich. Auch das Fürstenau-Aktinimeter[2]) läßt sich nach Abfiltrieren der langwelligen Strahlen dazu verwenden.

Die Quarzlampe kann an Gleichstrom- und an Wechselstromleitung angeschlossen werden. In beiden Fällen ist eine Widerstandsvorrichtung zwischen Straßenleitung und Lampe eingeschaltet; bei Wechselstromanschluß dient der Widerstand zugleich als Transformator.

Als Zusatzapparate für die künstliche Höhensonne dienen:

1. Der Hagemannsche Glühlampenring (Abb. 53), bestehend aus einem Kranze

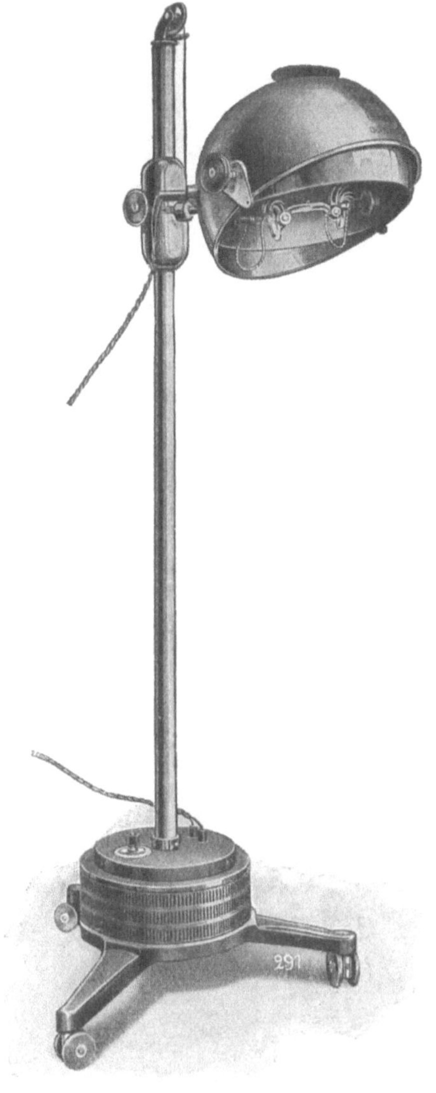

Abb. 54. Künstliche Höhensonne am Stativ. (Quarzlampen-Ges., Hanau.)

von acht mit Reflektoren versehenen Glühlampen, der die Öffnung des Quarzlampengehäuses umgibt. Die Lampen entwickeln eine nicht unerhebliche Wärme. Diese reicht zwar nicht aus, um die thera-

---

[1]) Quarzlampen-Gesellsch. Hanau.　　[2]) Radiologie, Berlin W 35.

peutischen Wirkungen einer intensiven Strahlungswärme hervorzurufen; sie ist aber praktisch deshalb eine sehr angenehme Zugabe,

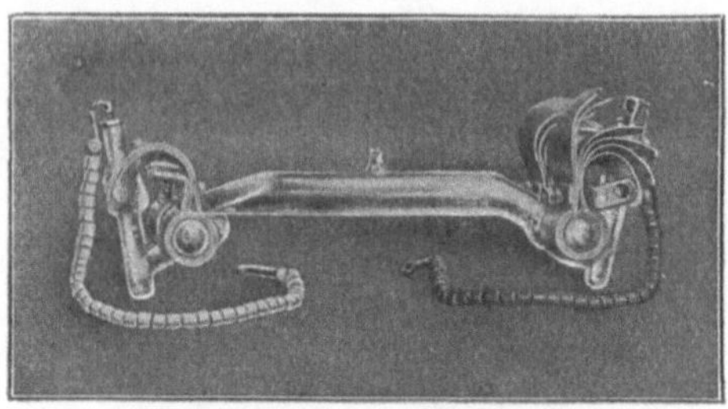

Abb. 55. Quarzbrenner der künstlichen Höhensonne
(Quarzlampen-Ges., Hanau).

weil das Quarzlicht an sich ja ganz kalt ist, und der längere Zeit im entkleideten Zustande damit bestrahlte Patient, namentlich bei unzureichender Heizung des Behandlungsraumes, oft noch einer besonderen Wärmezufuhr bedarf. Durch anderweitige jederzeit verfügbare Wärmequellen, z. B. die sog. Heizsonnen, kann der Glühlampenring ersetzt werden.

2. Die Sollux-Ergänzungslampe, welche schon weiter oben beschrieben worden ist (Abb. 51), dient dazu, die therapeutische Wirkung des ultravioletten Lichtes mit derjenigen der langwelligen Lichtwärmestrahlen zu kombinieren.

3. Der Uviolfilm besteht aus einem Schirm aus Filterblättern, welche die Strahlung von kürzerer Wellenlänge als 208 $\mu\mu$ abfiltrieren. Der Schirm wird zwischen Patient und Lampe eingeschaltet und soll eine übermäßige Reizung durch ganz kurzwellige Strahlen verhüten.

Von den genannten Zusätzen bildet der Hagemannsche Glühlampenring aus den genannten Gründen eine sehr wünschenswerte Ergänzung der Apparatur. Die Solluxlampe oder eine sonstige Lichtquelle für Lichtwärmestrahlen wird im allgemeinen zweckmäßiger getrennt von der eigentlichen Quarzlichtbestrahlung ver

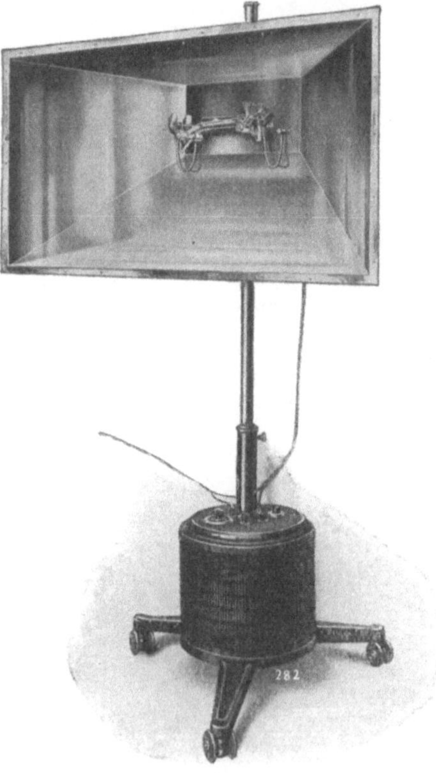

Abb. 56. Jesionek-Quarzlampe.
(Quarzlampen-Ges., Hanau.)

wandt. Den Uviolfilm halten wir in den meisten Fällen für entbehrlich.

Eine Modifikation der eigentlichen künstlichen Höhensonne bildet die Jesionek-Quarzlampe (Abb. 56). Bei dieser befindet sich ein Quarzbrenner von besonders großer Lichtstärke inmitten eines aus großen Metallschirmen gebildeten Reflektors von rechteckiger Öffnung. Die Jesionek-Quarzlampe eignet sich namentlich zur gleichzeitigen Bestrahlung mehrerer Patienten in sitzender oder stehender Stellung. Sie wird auch verwandt bei dem sogenannten Hallenlichtbade, wobei in einem Raume mehrere derartige Lampen aufgestellt sind.

Zur örtlichen Bestrahlung, namentlich bei Hautkrankheiten, wo es auf die Erzielung einer intensiven lokalen Lichtdermatitis ankommt, wird neben der künstlichen Höhensonne die ältere Form der Quarzlichtbestrahlung, die Kromayersche Quarzlampe (Abb. 57), auch heute noch viel verwandt.

Der Leuchtkörper dieser Lampe enthält ein aus Quarz bestehendes Leuchtrohr von U-förmiger Gestalt, das etwa zur Hälfte mit Quecksilber gefüllt ist. Das Leuchtrohr befindet sich in einem Metallgehäuse, in welchem ständig zur Kühlung kaltes Wasser zirkuliert. Vor dem Quarzfenster an der Vorderseite der Lampe ist außerdem zur Abfiltrierung der stark reizenden äußersten Ultraviolettstrahlen eine Blauscheibe von 3 mm Dicke aus Schottschem Uviol-

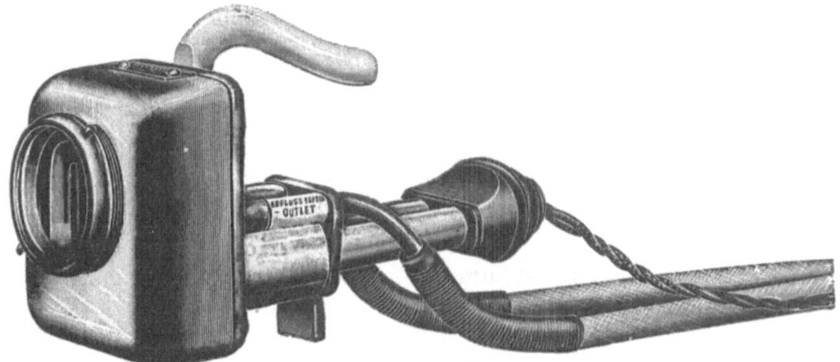

Abb. 57. Kromayer-Quarzlampe. (Quarzlampen-Gesellschaft, Hanau.)

glas angebracht, welche, falls eine weitergehende Abfiltrierung gewünscht wird, auch durch eine stärkere Scheibe ersetzt werden kann. Soll die Lampe, was häufig der Fall ist, zur direkten Kompressionsbestrahlung, ähnlich wie bei der Finsenbehandlung, verwandt werden, so bedient man sich in der Regel noch besonderer Ansätze mit Drucklinse. Die Zündung der Lampe erfolgt nach Einschaltung des Stromes und Öffnung des Wasserzulaufhahnes ebenso wie bei der künstlichen Höhensonne durch vorsichtiges einmaliges Umkippen und Wiederaufrichten.

Was nun die **Ausführung der Quarzlichtbestrahlung** betrifft, so wird die Allgemeinbestrahlung am entkleideten Patienten, der mit einer Schutzbrille versehen sein muß, in sitzender oder liegender Stellung vorgenommen. Die sitzende Stellung kann da angewandt werden, wo eine Bestrahlung des Oberkörpers bis zur Hüfte als ausreichend erachtet wird, z. B. bei Lungenkranken, Halsdrüsenerkrankungen usw. In allen anderen Fällen, und bei Kindern überhaupt, ist die liegende Stellung vorzuziehen. Stets muß bei der Allgemeinbestrahlung sowohl die Vorder- wie die Rückseite des Körpers bestrahlt werden. Sind zwei Höhensonnen vorhanden, so wird der Patient zwischen diese gesetzt oder gelegt, andernfalls sind beide Körperseiten hintereinander in der vorgeschriebenen Zeit zu bestrahlen. Nur wenn die Natur des Leidens eine Bestrahlung in der Bauchlage nicht angängig erscheinen läßt, z. B. bei tuberkulöser Peritonitis, kann man sich auf die einseitige Bestrahlung beschränken.

Man beginnt die Allgemeinbestrahlung in einer Distanz von 80 cm bis 1 m, je nach dem Alter und der Intensität des Brenners; ist der Brenner schon längere Zeit benutzt, so kann man unbesorgt mit 80 cm beginnen. Die Dauer der ersten Bestrahlung beträgt für jede Körperseite je 3—5 Minuten. Bei jeder folgenden Sitzung wird nun die Bestrahlungsdauer um ca. 3—5 Minuten verlängert, die Distanz um 10 cm verkürzt, bis man, bei doppelseitiger Bestrahlung, auf 60 bis 50 cm Distanz und 15 Minuten Dauer, also auf 30 Minuten Gesamtdauer der Sitzung angelangt ist. Manche Autoren verlängern die Allgemeinbestrahlung auch auf eine Stunde und darüber. Als notwendig kann aber eine solche lange Dauer nicht bezeichnet werden, sie ist auch aus praktischen Gründen in größeren Betrieben schwer durchführbar.

Bei der Dosierung der Bestrahlung ist zu beachten, daß die Lichtdosis durch Verlängerung der Dauer verhältnismäßig weniger gesteigert wird als durch Verkürzung der Distanz. Bei letzterer nimmt die Lichtintensität im Quadrate der Verkürzung des Lampenabstandes zu, während ihre Vermehrung durch Verlängerung der Bestrahlungsdauer im geraden Verhältnis zu dieser steht.

Eine kürzere Distanz als 50—40 cm ist bei der Allgemeinbestrahlung deshalb nicht angängig, weil dann der Lichtkegel der Lampe nicht mehr groß genuß ist, um den ganzen Körper zu treffen. Außerdem wirkt bei kürzerer Distanz die vom erhitzten Lampengehäuse ausgehende Wärme sowie die Ozonentwicklung in der Lampe oft unangenehm ein. Wenn bei Allgemeinbestrahlungen zur Erzielung einer intensiven Hautreaktion eine kürzere Distanz als 40 cm erwünscht ist (z. B. bei Furunkulose, Psoriasis usw.), so muß die Bestrahlung etappenweise geschehen.

In der Regel genügt es, die Allgemeinbestrahlung jeden zweiten Tag anzuwenden. Notwendig ist die Einschaltung bestrahlungsfreier Tage in all den Fällen, wo eine fieberhafte Reaktion nach den ersten Bestrahlungen erwartet werden kann (also bei allen Patienten mit Temperatursteigerung). Hier ist stets vor Vornahme einer neuen Bestrahlung das Abklingen der Reaktion abzuwarten. Bei nichtfiebernden Patienten kann bei klinischer Behandlung in gewissen Fällen die Bestrahlung evtl. auch täglich vorgenommen werden. Starke Hautreaktion erfordert naturgemäß ein Aussetzen der Behandlung bzw. eine vorübergehende Verringerung der Dosis.

Über die Dauer einer ganzen Kur läßt sich Allgemeingültiges nicht sagen. Während in den meisten Fällen die Zahl von 15—20 Sitzungen ausreicht, ist es manchmal, z. B. bei chirurgischer Tuberkulose, notwendig, viele Monate hindurch zu behandeln. Bei so lang ausgedehnten Kuren ist, insbesondere wenn es sich um sehr intensive Bestrahlungen handelt, stets auf das Allgemeinbefinden zu achten, damit die Kur bei sichtlicher Überanstrengung des Patienten abgebrochen werden kann. Im allgemeinen befolge man aber das Prinzip, die Bestrahlungskur als einen Reiz anzusehen, der in seiner Wirkung zeitlich beschränkt werden muß. Bei chronischen Leiden ist deshalb eine im Bedarfsfalle 2 mal im Jahre vorgenommene Kur von je 10 bis 15 Sitzungen von besserer Wirksamkeit als eine einmalige 20—30 Behandlungen umfassende Kur.

Bei der Rachitis haben Györgyi und K. Gottlieb[1]) die Zahl und Häufigkeit der Sitzungen dadurch abkürzen können, daß sie die Kinder durch jeweilige Verabreichung von 0,1 g Eosin cryst. innerlich vor der Bestrahlung sensibilisierten. Bei Neigung zu Spasmophilie ist jedoch die Eosinverabreichung kontraindiziert.

Mit einer besonderen Methodik, der sog. örtlich beschränkten Reizbestrahlung, haben G. Liebermeister und A. Schoop[2]) speziell bei tuberkulösen Erkrankungen (Peritonitis, Drüsentuberkulose) Wirkungen erzielt, die den durch Allgemeinbestrahlungskuren erreichbaren mindestens gleich, wenn nicht überlegen waren. Es wird dabei ein beschränkter Bezirk der Haut von ca. 10 cm im Geviert bis zum Auftreten eines entzündlichen Ödems einmalig bestrahlt; tritt der volle Erfolg nicht im Anschlusse daran auf, so wird nach Abheilung der Entzündung die Bestrahlung noch ein oder mehrmals wiederholt. Das weiße Blutbild wird durch diese Reizbestrahlung ganz ähnlich wie durch Allgemeinbestrahlung beeinflußt.

Die **örtliche Bestrahlung** mit der künstlichen Höhensonne findet da Verwendung, wo bei isolierten oder auf eine bestimmte Hautpartie beschränkten Hautaffektionen eine mehr oder minder starke örtliche Reizung, oder mindestens doch, wie bei Wunden oder Ulzerationen, eine Anregung der vitalen Vorgänge in einem umschriebenen Bezirk beabsichtigt ist. Man beginnt hier mit einer Distanz von 60—50 cm und einer Bestrahlungsdauer von 5 Minuten und steigert dann die Lichtdosis durch Verkürzung der Distanz bis auf 30—20 cm, während die Dauer der Einzelbestrahlung bei örtlicher Applikation in der Regel nicht über 15—20 Minuten ausgedehnt wird. Die Häufigkeit der anzuwendenden Sitzungen und ihre Gesamtzahl kann allgemeingültig hier noch viel weniger festgelegt werden als bei der Ganzbestrahlung. Man läßt bei Reizbestrahlungen eine zweite Sitzung dann folgen, wenn die mehr oder minder starke Reaktion auf die vorhergehende Bestrahlung abgeklungen ist, und bestrahlt dann so oft weiter, bis die betreffende Hautaffektion abgeheilt ist und sich kein Rezidiv mehr zeigt (z. B. bei Furunkulose, Akne, Ekzem usw.). Da die Lichtreaktion der Haut große individuelle Unterschiede aufweist, so empfiehlt es sich, in solchen Fällen zunächst täglich so lange mit steigender Dosis zu bestrahlen, bis die gewünschte Hautrötung erzielt ist und dann erst die nötigen Pausen einzuschalten. Bei der Wundbehandlung, wo eine sichtbare Dermatitis in der Regel nicht beabsichtigt wird, kann täglich bestrahlt werden; doch ist darauf zu achten, daß nach Reinigung der Wunde bzw. des Geschwürs und nach Auftreten von frischen Granulationen die Lichtdosis etwas vermindert wird, um eine Schädigung des jungen Granulationsgewebes durch zu intensive Belichtung zu verhüten.

Die örtliche Bestrahlung mit der künstlichen Höhensonne wird entweder bei geöffneter Lampe ausgeführt, wobei dann die nicht zu bestrahlende Umgebung

---

[1]) Klin. Wochenschr. 1923, Nr. 28.
[2]) Fortschr. d. Therapie 1925, Nr. 6.

durch schwarzes Papier, dunkle Kleidungsstücke u. dgl. sorgfältig abzudecken ist, oder es wird nach Schließung der beweglichen Kugelhälfte des Lampengehäuses durch die darin angebrachte Öffnung hindurch bestrahlt. Hierbei erhitzt sich jedoch bei längerer Benutzung die Lampe sehr stark, und es können dadurch auch Schädigungen des Brenners auftreten. Deshalb ist im allgemeinen die Bestrahlung bei geöffneter Lampe unter Abdeckung der Umgebung vorzuziehen.

Die örtliche Bestrahlung kann auch mittels der Kromayerschen Quarzlampe ausgeführt werden. Es geschieht dies namentlich in solchen Fällen, wo die Erzielung einer energischen Dermatitis, eine intensive Schälung oder eine Tiefenwirkung beabsichtigt ist. In letzterem Falle, z. B. beim Lupus, wird das Quarzlicht in Form der Kompressionsbehandlung appliziert, wobei dann zugleich regelmäßig die Blauscheiben Verwendung finden. Bei der sogenannten Distanzbestrahlung beträgt die Entfernung vom Fenster der Lampe bis zur bestrahlten Stelle in der Regel 20—10 cm, die Bestrahlungsdauer 5—10 Minuten. Bei der Kompressionsbehandlung schwankt die jeweilige Dauer der Sitzung zwischen 15 und 45 Minuten.

c) Allgemeine Indikationen der Quarzlichtbehandlung.

Die Allgemeinbestrahlung findet zunächst überall da Verwendung, wo es sich um allgemeine Erschöpfungszustände, Überarbeitung, Rekonvaleszenz nach akuten Krankheiten, sekundäre Anämie nach Blutverlusten (Abort, Operationen) und ähnliche Störungen des Allgemeinbefindens handelt. Auch bei primären Anämien, Chlorose usw. kann die Allgemeinbestrahlung erfolgreich angewendet werden; bei der perniziösen Anämie erreicht man allerdings kaum mehr als vorübergehende subjektive Besserung. Ein sehr wichtiges Indikationsgebiet bilden dann weiter die konstitutionellen Erkrankungen der Kinder, namentlich die Rachitis, die Tetanie und Spasmophilie, die exsudative Diathese und die Skrofulose in ihren verschiedenen Erscheinungsformen. Sowohl die skrofulösen bzw. die tuberkulösen Drüsenschwellungen mit und ohne Fieber, wie die skrofulösen Hauterkrankungen bieten ein sehr dankbares Objekt für die Allgemeinbestrahlung. Denn stets ist die allgemeine Bestrahlung bei solchen Affektionen ebenso wie bei der sonstigen Tuberkulose überhaupt anzuwenden; ob die vorhin erwähnte örtlich beschränkte Reizbestrahlung hier dasselbe leistet, müssen erst weitere Erfahrungen zeigen.

Auch die Knochen- und Gelenktuberkulose eignet sich in vielen Fällen für die Quarzlichtbehandlung, ferner ganz besonders die peritoneale Tuberkulose, namentlich die mit Exsudation einhergehenden Fälle. Über die Wirksamkeit der Quarzlichtbestrahlung bei der Lungentuberkulose sind die Ansichten geteilt. Objektive Besserungen des örtlichen Befundes sind dabei selten, häufig dagegen ist eine Hebung des Allgemeinbefindens unverkennbar. Kontraindiziert ist die Quarzlichtbehandlung bei den aktiven progredienten, fieberhaften Fällen von Lungentuberkulose.

Bei Katarrhen der oberen Luftwege und der Bronchien wirkt die Höhensonnenbestrahlung zuweilen heilsam ein; namentlich beim Bronchialasthma der Kinder kann man schöne Erfolge beobachten, ebenso bei den katarrhalischen und infiltrativen Folgezuständen der Grippe. Bei diesen wie bei der Nachbehandlung von Pneumonie und Pleuritis kommt der Quarzlichtbehandlung eine besondere prophylaktische Bedeutung gegenüber drohenden tuberkulösen Folgeerscheinungen zu. Beachtenswert ist auch die günstige Einwirkung der Bestrahlung beim Heuschnupfen, wobei wohl auch durch das Licht angeregte immunisatorische Vorgänge eine Rolle spielen.

Bei Neuralgien und Rheumatismus kann die durch das Quarzlicht hervorgerufene Hauthyperämie günstig einwirken; doch sind die Erfolge hierbei unsicher und können regelmäßiger durch Verwendung von Lichtwärmestrahlen erreicht werden. Günstiger als bei der eigentlichen Quarzlampe scheinen hier die Verhältnisse bei Anwendung ihrer später zu erwähnenden Ersatzapparate zu liegen, weil hier zugleich auch Lichtwärmestrahlen zur Einwirkung kommen.

Auch bei Stoffwechselkrankheiten, Gicht, Diabetes, sowie beim Diabetes insipidus ist die Höhensonnenbestrahlung von einzelnen Autoren mit Erfolg verwandt worden. Diese Resultate bedürfen noch der Nachprüfung; auch über den Wert der Allgemeinbestrahlung bei mit Blutdruckerhöhung einhergehender Arteriosklerose und Koronarsklerose sind die Akten noch nicht abgeschlossen, wenn auch einzelne günstige Resultate, auch nach der eigenen Erfahrung des Verfassers, nicht geleugnet werden sollen.

Eine wichtige Domäne für die Quarzlichtbestrahlung bilden die Hautkrankheiten sowie die Ulzerationen und die Wunden mit schlechter Heilungstendenz. Es kommt hier teilweise die örtliche Bestrahlung in Frage, so bei Ekzemen (namentlich Ekzema intertrigo und trockenem Ekzem), beim Haarausfall (insbesondere bei der Alopecia areata), bei Wunden und Ulzerationen, lokalen infektiösen Infiltraten, umschriebener Furunkulose, Akne u. dgl. In anderen Fällen wieder, wo ausgedehntere Hautpartien betroffen sind, wie bei allgemeiner Furunkulose und sonstigen Pyodermatosen, Psoriasis usw., besteht die Technik in einem Mittelding zwischen Allgemeinbestrahlung und örtlicher Bestrahlung, indem etappenweise größere Hautpartien in etwas stärkerer Dosis, als sonst bei der Allgemeinbestrahlung üblich, bis zur jeweiligen Erzielung eines Erythems bestrahlt werden. Steht die Hautaffektion in innigem Zusammenhang mit dem Allgemeinzustand, wie beim Lupus und sonstigen Manifestationen der Hauttuberkulose, so kommt in erster Linie immer eine Allgemeinbestrahlung in Betracht, eventuell kombiniert mit örtlicher Bestrahlung einzelner Krankheitsherde mit intensiveren Lichtdosen; so pflegt man beim Lupus mit der Allgemeinbestrahlung die Kompressionsbehandlung mittels der Quarzlampe, evtl. auch die Röntgenbehandlung zu kombinieren. Ebenso ist bei schlecht heilenden Wunden, wenn das Allgemeinbefinden darniederliegt, mindestens eine Einbeziehung der weiteren Umgebung der Wunde in den Bestrahlungsbezirk am Platze; das gleiche gilt für die Behandlung von Eiterungen mit schlechter Heilungstendenz, wie Empyemfisteln, Knochen- und Gelenkeiterungen, Drüsenfisteln und sonstigen fistelnden Operationswunden, auch wenn die Ursache des Leidens nicht auf Tuberkulose zurückzuführen ist.

Auf weitere Einzelheiten der Indikationen der Quarzlichtbehandlung wird im zweiten Teile des Buches bei Besprechung der physikalischen Therapie der einzelnen Krankheiten noch zurückzukommen sein.

Als Kontraindikationen der Quarzlichtbestrahlung sind zu nennen: die bereits erwähnten aktiven fieberhaften Formen von Lungentuberkulose, frische Fälle von Hämoptöe, nervöse Erregungszustände, Überempfindlichkeit der Haut gegen das Licht, akute nässende Ekzeme, Sonnenerytheme und andere akute Reizzustände der Haut.

Sonstige Ultraviolettstrahlen aussendende Lichtquellen.

Da das Quarzlicht vorzugsweise nur kurzwellige Strahlen enthält und sich dadurch wesentlich von dem natürlichen Sonnenlichte unterscheidet, da ferner das dem Sonnenlicht ähnliche Licht starker Scheinwerfer-Bogenlampen aus ökonomischen Gründen schwer anwendbar ist, so hat man sich in neuerer Zeit bemüht, sonstige Ersatzapparate für die Quarzlampe zu konstruieren, deren Licht dem Sonnenspektrum ähnlich ist, indem es außer den kurzwelligen Strahlen auch andere Strahlenqualitäten in gleichmäßiger Mischung enthält. Allerdings fehlen im Spektrum der meisten dieser Lampen die ganz kurzwelligen Strahlen mit einer Wellenlänge unter etwa 300 $\mu\mu$, so daß in solchen Fällen, wo es auf eine starke Reizwirkung ankommt, wie z. B. bei Hautkrankheiten, ein vollwertiger Ersatz für die Quarzlampe dadurch nicht geschaffen ist. Im übrigen ähneln aber die physiologischen und therapeutischen Wirkungen des von diesen Apparaten ausgehenden Lichtes in vieler Beziehung denen der künstlichen Höhensonne; in gewissen Fällen, wo es auf gleichzeitige Wärmewirkung ankommt (Neuralgien, Rheumatismus, manchmal auch bei der Wundbehandlung), sind sie sogar der Quarzlichtwirkung überlegen.

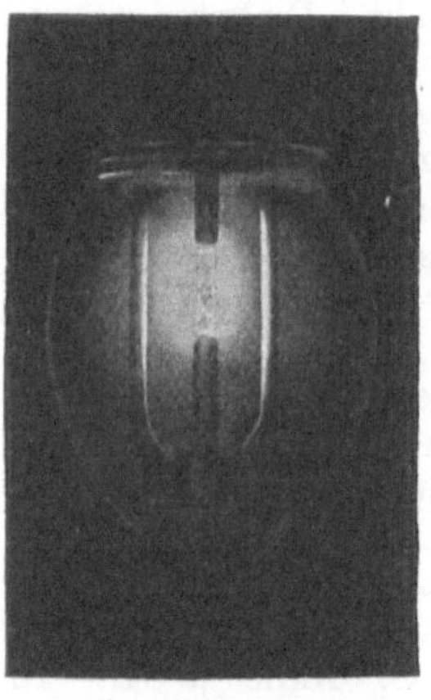

Abb. 58. Brenner der Siemens-Aureollampe.

1. Die Siemens-Aureollampe (Abb. 58) enthält in einer abgeschlossenen Glashülle einen Lichtbogen, der zwischen zwei Kohlenspitzen brennt und eine Länge von 5 cm hat. Der Lichtbogen mit dem umgebenden Strahlenkranze wird als Aureole bezeichnet. Das von ihm ausgehende Licht hat eine gelblichrote Färbung und weist ein kontinuierliches Spektrum bis zu Strahlen von zirka 290 $\mu\mu$ Wellenlänge herab auf. Die Lampe ist von einem Reflektor umgeben, der das Licht nach unten hin in einem großen Strahlenkreis wirft, so daß mehrere Patienten gleichzeitig behandelt werden können. Die Distanz beträgt bei der Bestrahlung im Anfange 75 cm und kann, wo intensive Wärmewirkung erwünscht

ist, bis auf 40 cm verkürzt werden. Die Dauer der Bestrahlung wird von 5 Minuten im Anfang allmählich bis auf 30—40 Minuten gesteigert. Bei dem Fehlen der stark wirkenden kurzwelligen Strahlen ist hier die genaue Einhaltung der Dosierung nicht so wichtig als bei Anwendung der künstlichen Höhensonne. Eine Pigmentierung läßt sich auch nach Anwendung der Aureollampe deutlich beobachten.

2. Die Spektrosollampe (Reiniger, Gebbert & Schall) ist eine röhrenförmige Metallfadenlampe, die sich in einer Glashülle befindet; ihr Licht ist demjenigen der Aureollampe qualitativ ähnlich.

3. Die Landekersche Ultrasonne (Abb. 59), auch „verbrennungsfreie" Ultrasonne genannt, enthält als Lichtquelle eine geringe Stromstärke erfordernde Bogenlampe, deren Kohlenstifte durch Metallimprägnation die Eigenschaft bekommen, auch ultraviolettes Licht zu produzieren. Das weiße Licht enthält verhältnismäßig wenig Wärmestrahlen, sein ultravioletter Anteil besteht aus Strahlen von 400 bis 300 $\mu\mu$ Wellenlänge; Erythemerzeugung und Pigmentbildung kommt nicht zustande, daher der Name „verbrennungsfrei". Infolge des Fehlens der Reizstrahlen eignet sich das Licht der Ultrasonne insbesondere für Schleimhautbestrahlungen (Vagina, Mundhöhle, Kehlkopf). Namentlich die Vaginal-Bestrahlung, die mit spekulumartigen Ansätzen ausgeführt wird, hat eine erhebliche therapeutische Bedeutung erlangt; sie bewirkt auch im allgemeinen Organismus Veränderungen (Leukozytenzunahme, Blutzuckerverminderung), ähnlich wie die äußerliche Ultraviolettbestrahlung. Auch bei äußerlicher Ganzbestrahlung mit der Ultrasonne finden sich der Quarzlichtwirkung entsprechende Beeinflussungen des Eiweißstoff-

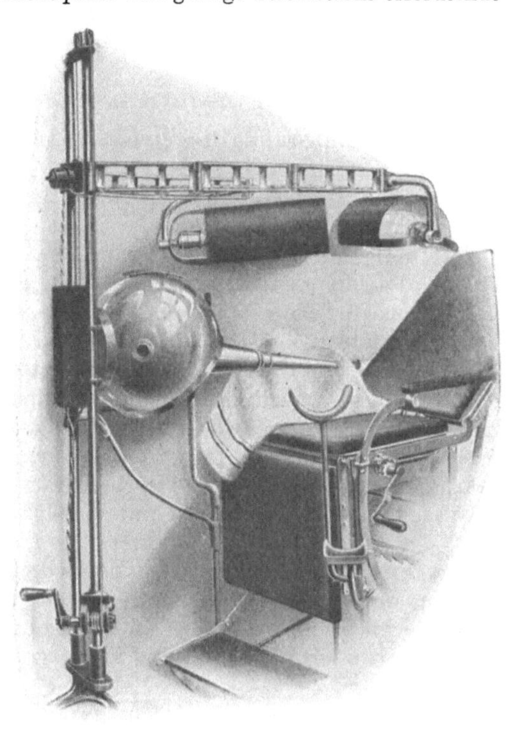

Abb. 59. Landekersche Ultrasonne (Ultra-Heilstrahlenapparate. Berlin W. 50). Kombinationsmodell, eingestellt für Vaginalbestrahlung.

wechsels, der Oxydationen, des Leukozytenbildes und des Blutzuckers. Bei manchen Modellen der Ultrasonne (Kombinationsmodell) ist auch eine Vorrichtung für gleichzeitige äußerliche Bestrahlung des Abdomens mittels starker Glühlampen vorhanden.

4. Die Jupiterlampe, aus der Filmindustrie bekannt, wird neuerdings auch in verschiedenen Modellen zu therapeutischen Bestrahlungen verwandt. Ihr Licht enthält neben reichlichen Wärmestrahlen auch Ultraviolettstrahlen, die bei den großen Modellen weit in das kurzwellige Ultraviolett hereinreichen. Bei einem kleinen Modell, das mit 6 Ampere Stromstärke brennt, enthält das Licht nur den langwelligen Anteil des Ultravioletts; Erythemerzeugung erfolgt hierbei nicht. Trotzdem hat Huldschinsky[1]) damit bei Rachitis

---

[1]) Zeitschr. f. d. ges. physikal. Therapie Bd. 31, S. 9. 1925.

der Quarzlichtwirkung entsprechende therapeutische Beeinflussung erzielen können.

Die Jupiterlampen sind gleichfalls Bogenlampen mit zwei Paar parallel gestellten Kohlenstiften, die besonders imprägniert sind.

5. Gleichfalls besonders präparierte Kohlenstifte bilden den Lichtbogen der F. Kohlschen Effektbogenlampe (Ultraluxlampe), deren Licht auch einer erheblichen Anteil an Ultraviolett enthalten soll.

6. Die Uviol-Quecksilberdampflampe (Schott in Jena) war vor Einführung der „künstlichen Höhensonne" der erste Apparat zur Anwendung der ultravioletten Strahlen. Sie hat ihren Namen von dem Uviol-Glas, das die erythemerzeugenden, ganz kurzwelligen Strahlen nicht durchläßt. Auch die „Ülilampen" (Fabrik Kupfermühle, Hersfeld) sind Quecksilberdampflampen, deren Ultraviolettstrahlung nur eine milde, kaum erythemerzeugende ist.

4. Natürliche Sonnenbäder.

Bei der Einwirkung des natürlichen Sonnenlichtes handelt es sich um eine Kombination der Wirkung von chemisch wirksamen kurzwelligen Strahlen mit den langwelligen Lichtwärmestrahlen. Das Spektrum des Sonnenlichtes reicht vom Ultrarot bis zum Ultraviolett mit einer Wellenlänge von etwa 290 $\mu\mu$ herunter [1]; die ganz kurzwelligen Strahlen, die im Quarzlicht enthalten sind, fehlen also im natürlichen Sonnenlicht. Der Gehalt des Sonnenlichtes an Ultraviolettstrahlen ist um so reichlicher, je reiner die Luft ist und je freier sie von Staub und Wasserdunst ist. Er ist am größten im Hochgebirge, nach der Ebene zu nimmt er ständig ab. Daneben spielt aber auch die Jahreszeit eine große Rolle; die größere Intensität des Sonnenlichtes im Sommer hat eine Zunahme seines Ultraviolettgehaltes auch in der Tiefebene zur Folge, und tatsächlich lassen sich auch dort Sonnenkuren mit Erfolg durchführen. Für die Intensität der Sonnenlichtwirkung ist dann weiter auch die indirekte Strahlung durch Reflexion von Bedeutung, so daß die Strahlungswirkung sowohl im Hochgebirge durch die vom Schnee ausgehende indirekte Strahlung, wie auch an der Meeresküste durch die Reflexion von der Wasseroberfläche und dem weißen Sande her beträchtlich vermehrt wird.

Die physiologischen Wirkungen des Sonnenlichtes setzen sich zusammen aus den aktinischen Wirkungen der kurzwelligen Strahlen, die wir im vorigen Kapitel kennengelernt haben, und den Wirkungen einer allgemeinen Erwärmung, die von den Wärmestrahlen des Sonnenlichtes herrührt. Als Wärmeprozedur betrachtet, ist das Sonnenbad zu denjenigen Maßnahmen zu rechnen, bei denen der Körper durch ausgiebige Wasserverdunstung und Wärmeabgabe seine Eigentemperatur in weitgehendem Maße regulieren kann. So erhöht sich im Sonnenbade, wenn es nicht übertrieben wird, die Innentemperatur des Körpers bei ein- bis zweistündiger Dauer nur um wenige Zehntel Grad. Auch spielt naturgemäß die Lufttemperatur eine gewisse Rolle, und so kommt es, daß der Wärmeeffekt bei Sonnenbädern im Tieflande ein höherer ist als bei solchen im Hochgebirge.

---

[1] In der Tiefebene nicht unter 310—300 $\mu\mu$.

Das Zusammenwirken von Wärmestrahlung und aktinischer Strahlung zeigt sich auch in der Beeinflussung des Blutbildes durch das Sonnenlicht. Die Zahl der roten Blutkörperchen und der Hämoglobingehalt des Blutes erfahren im Sonnenbade eine Vermehrung; da dieser Befund unter dem Einfluß des Quecksilberlichtes nicht oder doch nicht regelmäßig erhoben werden kann, so muß die genannte Wirkung auf vasomotorische Einflüsse infolge der Wärmewirkung, bzw. auf die Eindickung des Blutes infolge von Wasserabgabe zurückgeführt werden. Übrigens nimmt im Hochgebirge auch, unabhängig von jeder Lichtwirkung, die Zahl der roten Blutkörperchen und der Wert für Hämoglobin zu; schon aus diesem Beispiele geht hervor, wie schwierig, ja unmöglich es ist, bei Beurteilung der therapeutischen Resultate der Sonnenbehandlung im Hochgebirge die klimatischen Einflüsse von der eigentlichen Sonnenlichtwirkung auseinanderzuhalten. Auch in der Ebene, wo die klimatischen Einwirkungen ja nicht so mächtig sind als im Hochgebirge, trägt immer die mit dem Sonnenbade verbundene Luftliegekur mit ihren günstigen Einflüssen auf den gesamten Organismus zu der Heilwirkung wesentlich bei. Bei den Sonnenkuren an der See bleibt wieder die Seeklimawirkung, namentlich auch der Einfluß der Luftbewegung, mit der Lichtwirkung der Sonne untrennbar verbunden.

Die Zahl der Leukozyten wird im Sonnenbade ebenso wie durch die Ultraviolettbestrahlung vermehrt. Die Pulsfrequenz erfährt eine geringe Beschleunigung, der Blutdruck für gewöhnlich eine Erniedrigung. Die Atmung wird unter dem Einflusse der Sonnenbestrahlung vertieft und ausgiebiger. Die Beeinflussung des respiratorischen Stoffwechsels hängt davon ab, ob die Sonnenbestrahlung bei kühler oder bei warmer Lufttemperatur erfolgt. Im ersteren Falle wird, wie nach der Quarzlichtbestrahlung, der O-Verbrauch erhöht, während unter der Einwirkung der heißen Natursonne die durch die Wärme hervorgerufene Einschränkung der Verbrennungsvorgänge (chemische Wärmeregulation) zunächst eine Vermehrung des O-Verbrauchs verhindert (Kestner, Peemöller u. Plaut[1])). Allerdings kommt es dann wieder zu einer Stoffwechselsteigerung, sobald unter der längeren Einwirkung der warmen Sonne eine Wärmestauung mit Schweißausbruch erfolgt, besonders wenn man diese Wirkungen durch eine dem Sonnenbade folgende Trockenpackung unterstützt.

Gewisse Wirkungen auf den Eiweißstoffwechsel, die bereits bei Besprechung der Wirkungen der Ultraviolettstrahlen Erwähnung fanden, sind auch unter dem Einflusse des natürlichen Sonnenlichtes beobachtet worden. Dazu kommt dann bei Wärmestauung die allgemeine Erhöhung des Stoffwechsels überhaupt. Auf das Nervensystem üben die Sonnenbäder, wie das Licht überhaupt, eine anregende und selbst erregende Wirkung aus, so daß bei erregbaren Neurasthenikern aus diesem Grunde Vorsicht geboten ist.

Technik der Sonnenbäder.

Wir müssen bezüglich der Technik der Sonnenbestrahlung unterscheiden, ob dieselbe als eigentliches Sonnenbad im engeren Sinne im Tieflande ausgeführt wird, oder ob sie im Rahmen einer heliotherapeutischen Kur im Hochgebirge oder Tieflande, speziell zum

---

[1]) Klin. Wochenschr. 1923, Nr. 44.

Zwecke der Tuberkulosebehandlung, erfolgt. Im ersteren Fall, bei dem Sonnenbad im engeren Sinne, liegt der völlig entkleidete Patient auf einer Matratze oder einem Ruhebett im Freien. auf einer Veranda, dem abgeschlossenen Teil eines Luftbadeparks, oder auf einem flachem Dache. Jedenfalls soll der Raum windgeschützt sein und natürlich auch vor unberufenen Zuschauern gesichert. Der Kopf wird durch einen mit weißem Stoff gefütterten Strohhut, durch ein beweg-

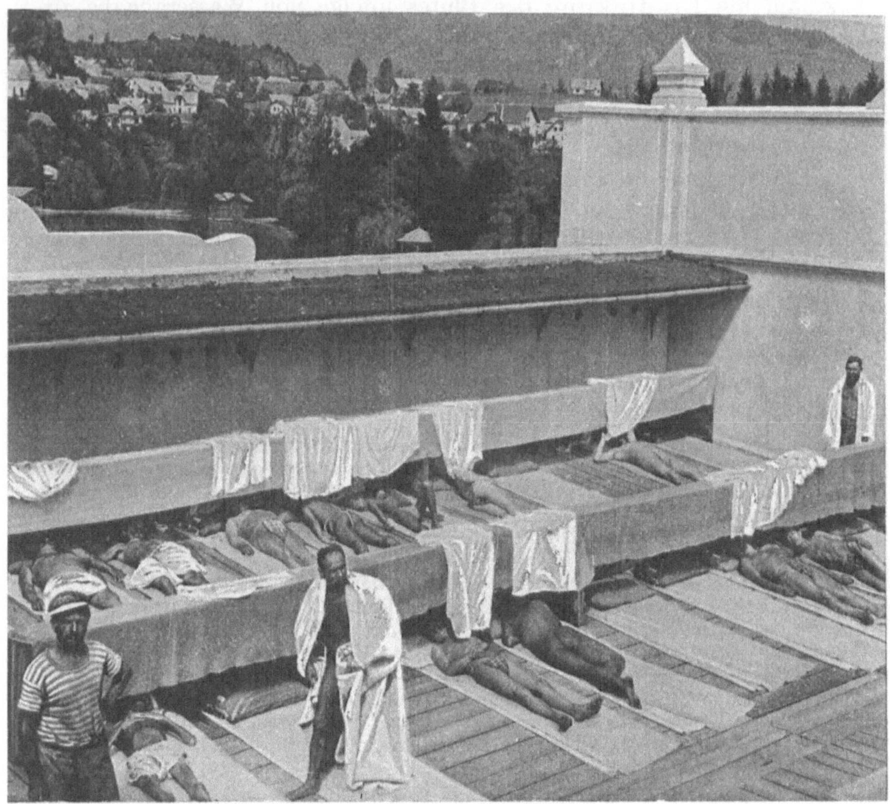

Abb. 60. Sonnenbad-Einrichtung nach Rickli.
(Aus van Oordt, Physikal. Therapie innerer Krankheiten.)

liches Schutzdach oder ähnliche Vorrichtungen vor der Einwirkung der Sonnenstrahlen geschützt (Abb. 60). Während der Dauer des Sonnenbades soll sich der Patient öfters umdrehen, damit eine ausgiebige Schweißverdunstung gesichert und die Unterlage nicht durchfeuchtet wird. Die Dauer des Sonnenbades beträgt im Anfange 10—15 Minuten, man steigt dann auf 1 bis höchstens $1^1/_2$ Stunden Dauer. Nach Beendigung des Sonnenbades empfiehlt es sich, durch eine kalte Abwaschung oder eine kalte Dusche die erschlafften Hautgefäße wieder zur Kontraktion zu bringen und dadurch die Erfrischung und Erholung des Patienten nach dem Bade zu befördern. Soll, z. B. bei

Behandlung der Fettleibigkeit, die stoffwechselerhöhende Wirkung noch gesteigert werden, so kann man bei kräftigen Individuen nach dem Sonnenbade ohne vorherige Abwaschung noch eine trockene Einpackung anschließen (Dauer ca. $^1/_2$ Stunde), evtl. unter gleichzeitiger weiterer Einwirkung der Sonnenbestrahlung.

Etwas komplizierter ist die Technik der Sonnenbehandlung, wie sie im Hochgebirge üblich ist, um angesichts der starken aktinischen Wirkung des dortigen Sonnenlichtes eine Schädigung des Patienten zu vermeiden. Zunächst geht der Sonnenkur eine etwa 6—10 tägige Vorbereitungsperiode voraus, in welcher der Patient sich akklimatisieren soll und zuerst im Zimmer bei offenem Fenster, dann auf einer gedeckten Veranda und schließlich im Freien bei leichter Bekleidung sich an das Liegen in freier Luft gewöhnt. Nunmehr beginnt man, nach Rolliers Vorschrift, am ersten Tage 3—4 mal in Intervallen von einer Stunde nur die Füße je 5 Minuten lang zu bestrahlen. Am zweiten Tage folgen dann die Unterschenkel (ebenfalls 5 Minuten lang, die Füße bereits doppelt so lang), am dritten die Beine bis zur Leistenbeuge, bis dann schließlich nach 6—7 Tagen, je nach der Reaktion des Patienten, der ganze Körper bis zum Halse dem Lichte exponiert wird. Unter Verlängerung der Bestrahlungszeit gelangt man dann schließlich bis zu einer 4—6 stündigen täglichen Bestrahlung. Max Backer[1]) in Riezlern im Allgäu modifiziert die Bestrahlungskur auch bei bereits an die Sonne gewöhnten Patienten in der Art, daß späterhin jede Stunde der Patient das Sonnenbad für die Hälfte der Bestrahlungszeit unterbricht, um dann erst wieder mit der Besonnung fortzufahren. Es soll auf diese Weise eine Überanstrengung des Kranken durch zu lang dauernde fortgesetzte Insolation vermieden werden.

Die Bestrahlungen werden im Hochgebirge täglich ausgeführt, während bei den eigentlichen Sonnenbädern im Tieflande bei weniger resistenten Patienten eine Bestrahlung an jedem zweiten Tag vorzuziehen ist.

Örtliche Bestrahlungen mit natürlichem Sonnenlicht bei Wunden, tuberkulösen Gelenken u. dgl. erfolgen in der Regel in Kombination mit der Allgemeinbestrahlung, unter entsprechender Verkürzung der letzteren. Die Dauer der örtlichen Bestrahlung richtet sich nach der Reaktionsfähigkeit, sie kann bis zu mehreren Stunden gesteigert werden. Eine besondere Technik der örtlichen Sonnenbestrahlung ist für die Behandlung der Kehlkopftuberkulose angegeben worden (Sorgo). Dabei wird das Licht durch einen besonderen Planspiegel in die Mundhöhle und von da aus durch einen Kehlkopfspiegel, den der Patient selbst zu halten lernt, auf den Kehlkopf selbst geworfen.

Anhang: Luftbäder.

Unter Luftbädern versteht man eine Prozedur, bei der der Patient sich unbekleidet resp. nur mit einer Badehose oder, wie bei Frauen üblich, mit einem leichten Hemd aus porösem Stoff bekleidet, mehr oder weniger lange Zeit in frischer Luft aufhält. Die Luftliegekuren, d. h. das stundenlange Liegen des zugedeckten Patienten an der Luft, sind dagegen nicht zu den Luftbädern zu rechnen. Zwischen Luft- und Sonnenbädern ist die Grenze oft schwer zu ziehen für den Fall, daß im Luftbade der Patient gleichzeitig von der Sonne bestrahlt wird. Doch werden unter Luftbädern im allgemeinen solche Bäder verstanden, bei denen die Sonnenbestrahlung entweder ganz fehlt

---

[1]) Die Sonnen-Freiluftbehandlung der Knochen-, Gelenk- wie Weichteiltuberkulosen, Stuttgart: F. Enke 1916.

oder bei denen, falls gleichzeitig Sonnenschein vorhanden ist, der Patient es vermeidet, sich längere Zeit in ruhiger Haltung den Sonnenstrahlen auszusetzen.

Die physiologische Wirkung der Luftbäder hängt in erster Linie von ihrer Temperatur ab, dann auch davon, ob der Patient sich dabei im Ruhezustand befindet oder, wie meistens, gleichzeitig Bewegungen vornimmt. Auch Vorhandensein oder Fehlen des Windes bedingt Unterschiede in der Wirkung des Luftbades. Die hier am meisten interessierenden kühlen und kalten Luftbäder von einer Temperatur von ca. 6—20⁰[1]) üben einen Einfluß aus, der in mancher Beziehung demjenigen kühler Wasserprozeduren ähnlich ist; es tritt nach primärer Gefäßverengung eine sekundäre Erweiterung der Hautgefäße ein, der Blutdruck wird erhöht, hauptsächlich durch reflektorische Anregung der Herzaktion, die letztere wird verlangsamt, ebenso wird die Atemfrequenz verlangsamt; der Stoffwechsel wird erhöht, und zwar vornehmlich wohl durch die vermehrte willkürliche und unwillkürliche Muskeltätigkeit, die im Luftbade stattfindet. Die Zahl der roten Blutkörperchen wird vermehrt, ebenso der Hämoglobingehalt, und zwar hält diese Veränderung nach Lenkei auch längere Zeit nach Beendigung der Luftbäder noch an[2]). In geringem Maße werden auch die Leukozytenzahl und die Werte für Viskosität des Blutes im kalten Luftbade erhöht. Die Körpertemperatur (im Rektum gemessen) wird im unbewegten Luftbade primär erhöht, bei Körperbewegungen resp. Wind findet eine deutliche Wärmeabgabe statt. Die Sekretionen, speziell die Urinsekretion, werden angeregt, ebenso auch die Peristaltik. Die Ähnlichkeit der Wirkung der Luftbäder mit derjenigen der kalten Wasseranwendungen ist sonach auf den verschiedensten Gebieten vorhanden, nur tritt infolge der längeren Dauer des Luftbades und des Fehlens eines stärkeren primären Reizes hier die Veränderung der physiologischen Funktionen viel langsamer ein als im Wasserbade. Das Luftbad kann also als eine sehr milde und doch unter Umständen sehr wirksame Kälteanwendung angesehen werden; doch ist, um diese Wirkungen therapeutisch zu verwerten, eine genaue Dosierung bezüglich Dauer und Temperatur notwendig, und die letztere haben wir allerdings nicht so in der Hand wie bei den Wasseranwendungen.

Technik. Es läßt sich für Luftbäder jeder abgeschlossene, dem Wind nicht zu sehr ausgesetzte Platz verwenden. Der Badende muß Gelegenheit haben, sich sowohl in der Sonne wie im Schatten aufzuhalten; vor allen Dingen ist für Raum und Gelegenheit zu Körperbewegungen zu sorgen (Turnapparate, Freispiele usw.), denn in der Regel soll der Patient sich im Luftbade ständig bewegen. Die Dauer des Luftbades richtet sich, außer nach der Temperatur der Luft, nach der Reaktionsfähigkeit und Gewöhnung des Patienten, keinesfalls darf der Patient im Luftbade frieren; es ist daher erforderlich, ihn erst durch kurze, wenige Minuten dauernde Luftbäder an die Prozedur zu gewöhnen, die dann später bis auf mehrere Stunden ausgedehnt werden kann. In

---

[1]) Lenkei unterscheidet das laue Luftbad von 20—30⁰ Temperatur, das kühle von 14—20⁰ und das kalte von 6,5—14⁰; die Wirkung ist um so energischer, je niedriger die Temperatur das Luftbades ist.

[2]) Zeitschr. f. physikal. u. diät. Therapie Bd. 13, S. 405. 1910.

manchen Fällen ist es zur Gewöhnung des Patienten an das Luftbad zweckmäßig, daß man ihn zunächst im temperierten Zimmer bei geschlossenem Fenster das Luftbad nehmen läßt, später dann bei offenem Fenster, und ihn dann erst ins Freie schickt. Für die häusliche Behandlung läßt sich zur Not das Luftbad im Zimmer bei weit geöffnetem Fenster improvisieren.

Das Luftbad ist vor allen Dingen ein hervorragendes hygienisches Abhärtungsmittel, namentlich wenn es in der beschriebenen Weise richtig dosiert wird. Unter den Krankheitszuständen, die sich dafür eignen, seien hier nur allgemeine Neurasthenie, namentlich nervöse Schlaflosigkeit und nervöse Kopfschmerzen, dann auch vasomotorische Neurosen, ferner Erkrankungen der Kreislauforgane (wegen der Änderung der Blutverteilung, der Steigerung der Herzkraft und Erhöhung des Blutdruckes) und Anämie und Chlorose sowie Stoffwechselkrankheiten genannt.

D. Behandlung mit Hochfrequenzströmen.

1. Die Diathermie.

Prinzip und Apparatur.

Unter Diathermie (früher auch Thermopenetration genannt) versteht man eine Behandlungsmethode, deren Prinzip darin besteht, daß durch hochfrequente elektrische Ströme von großer Intensität, die durch den Körper oder Teile desselben geleitet werden, in den Geweben selbst Widerstandswärme erzeugt wird. Die Diathermie ist in ihrer Wirkung im wesentlichen als eine thermotherapeutische Methode anzusehen. Sie unterscheidet sich aber von allen anderen therapeutischen Wärmemethoden dadurch, daß dabei die Wärme nicht von außen her an den Körper herangebracht wird (durch trockene oder feuchte Medien, Bestrahlung usw.), sondern daß der behandelte Organismus selbst den Sitz der Wärmeerzeugung bildet. Da diese Widerstandswärme in allen von dem Hochfrequenzstrom durchflossenen Gewebsschichten entstehen muß, so ist durch das Verfahren eine weitgehende und durch äußere Wärmeapplikation in diesem Maße nicht erzielbare Tiefenwirkung gewährleistet.

Das Problem, die Widerstandswärme — auch Joulesche Wärme genannt — therapeutisch auszunutzen, mußte so lange für unlösbar gelten, als man sich zu ihrer Erzeugung nur des galvanischen Stromes oder der Wechselströme von niederer Frequenz (faradische oder sinusoidale Ströme) bediente. Diese Stromarten würden nämlich, in einer Intensität angewandt, die zur Erzeugung von Widerstandswärme notwendig wäre, also etwa 0,5—2 Ampere, unerträgliche Reizwirkungen bzw. Verätzungen hervorrufen. Bei den Hochfrequenzströmen hingegen, wo der Strom in der Sekunde 100000—1000000mal und darüber seine Richtung ändert, fehlen diese Reizwirkungen. Denn nach dem Nernstschen Gesetz kommen dieselben ausschließlich, auch bei den Wechselströmen von niedriger Frequenz, durch Ionenwanderung zustande, und diese Ionenwanderung fällt bei den Hochfrequenzströmen infolge der enorm häufigen Richtungsänderung fort. Das läßt sich z. B. auch daran erkennen, daß bei Anwendung der Hochfrequenzströme eine Iontophorese, d. h. die Einverleibung von Medikamenten mittels des elektrischen Stromes, nicht möglich ist. Der Fortfall aller Reizwirkungen erlaubt es nun, die Hochfrequenzströme in einer Intensität anzuwenden, die hinreichend ist, Widerstandswärme in therapeutisch verwertbarem Maße im Körper ohne Schädigung zu erzeugen.

Das Joulesche Gesetz von der Bildung der Widerstandswärme durch den elektrischen Strom besagt, daß die Erwärmung (W) proportional dem Widerstande (r), der Anwendungszeit des Stromes (t) und dem Quadrate der Stromstärke (i) sich verhält. Die Formel lautet also

$$W = i^2 \cdot r \cdot t .$$

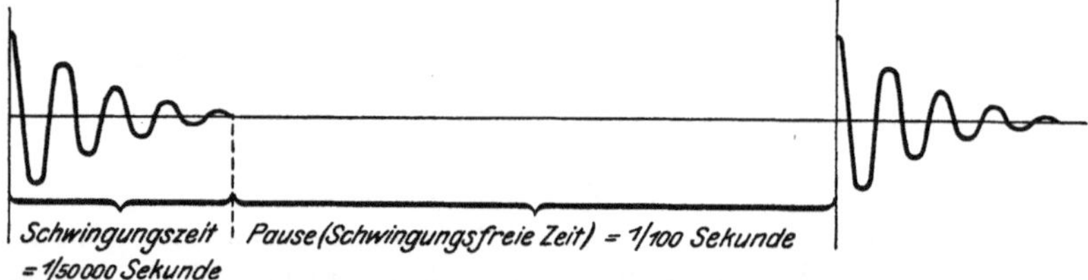

Abb. 61a. Schema der Schwingungsfolge beim d'Arsonvalschen Hochfrequenzstrom.
(Aus Nagelschmidt, Diathermie, 3. Aufl.)

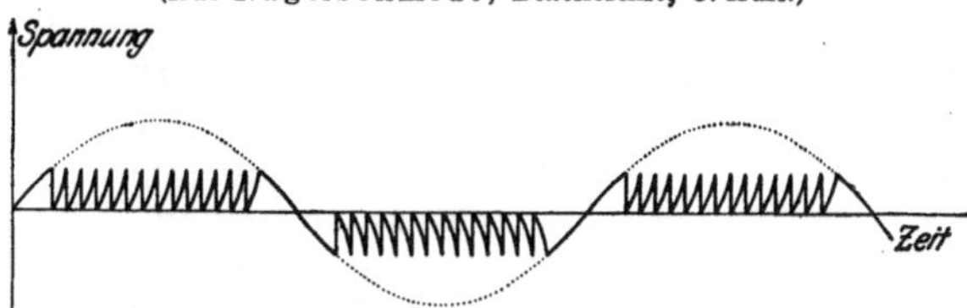

Abb. 61b. Schema der Schwingungsfolge beim Diathermiestrom.
(Aus Kowarschik, Diathermie, 3. Aufl.)

Für die praktische Anwendung der Diathermie ist die Kenntnis dieser Formel deshalb von Wichtigkeit, weil daraus hervorgeht, daß die Erwärmung mit der Dauer der Anwendung wächst und jede Erhöhung der Stromstärke den Grad der Erwärmung nicht in einfacher Proportion, sondern um ein Vielfaches steigert.

Die zuerst in der Therapie gebräuchliche Form der Hochfrequenzanwendung, die d'Arsonvalisation, war zum Zwecke der Wärmeerzeugung nicht geeignet. Denn die einzelnen Funkenentladungen, welche die Quelle der Hochfrequenzschwingungen bilden, folgen hier einander in so großen Pausen, daß die Gesamtsumme der aufgewandten Schwingungsenergie zur Erzeugung einer nennenswerten Widerstandswärme nicht ausreicht (vgl. Abb. 61a, wo die Schwingungszeit sich zu der schwingungsfreien Zeit wie 1 : 500 verhält). Die Ursache dieser als „Dämpfung" bezeichneten Erscheinung ist die starke Erhitzung der Funkenstrecke des d'Arsonvalschen Apparates nach jeder einzelnen Funkenentladung, so daß erst nach einer gewissen Abkühlung ein neuer Funkenübergang zustande kommt. Erst als von Zeynek in Prag entdeckte, daß ein elektrischer Lichtbogen Schwingungen erzeugt, die im Gegensatz zu den vorher erwähnten nicht gedämpft, also kontinuierlich sind, und daß diese sich zur Hervorrufung einer beträchtlichen Widerstandswärme im Körper eignen, konnte diese Methode der Wärmeerzeugung praktisch verwertet werden.

Es kann hier nicht weiter auf physikalische Einzelheiten, welche dem Diathermieverfahren zugrunde liegen, eingegangen werden, und es muß in dieser Beziehung auf die einschlägigen Monographien und Lehrbücher von Kowarschik[1]), Nagelschmidt[2]), Schnee[3]), Bucky[4]) und Verfasser[5]) verwiesen werden. Wir müssen uns hier begnügen, darauf hinzuweisen, daß sich der elektrische Lichtbogen als Generator für Hochfrequenzschwingungen zum Zwecke der Diathermiebehandlung nicht bewährt hat, und daß heute dafür fast ausschließlich Hochfrequenzapparate im Gebrauch sind, in denen die Erzeugung der

Schwingungen in einer Wienschen Funkenstrecke (Löschfunkenstrecke) nach dem Telefunkensystem geschieht.

Die Löschfunkenstrecke (Abb. 62) unterscheidet sich im Prinzip von der bei den d'Arsonvalschen Hochfrequenzapparaten gebräuchlichen dadurch, daß hier nicht zwei Konduktorkugeln, zwischen denen der Funken überspringt, sich in mehreren Zentimetern Entfernung gegenüberstehen (vgl. Abb. 76 auf S. 159), sondern daß die Funken vielmehr zwischen zwei Kupferplatten entstehen,

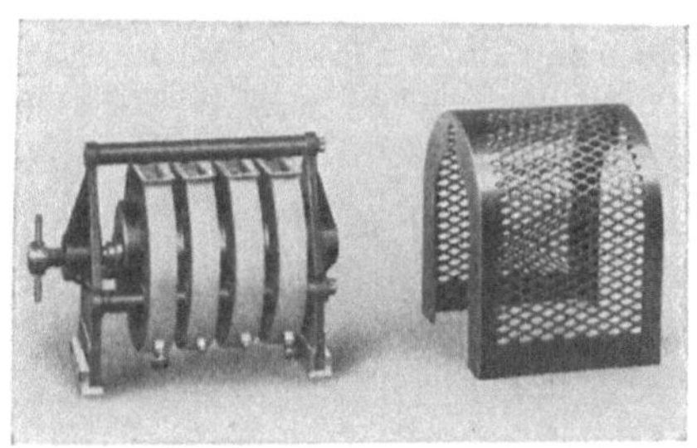

Abb. 62. Funkenstrecke mit Wasserkühlung. (Siemens & Halske.) Daneben Schutzgehäuse.

deren Distanz nur eine minimale ist. Durch eine geringe Distanz, durch die große Oberfläche der Kupferplatten, ferner durch besondere Kühlvorrichtungen (Wassergefäße u. dgl.), bei einzelnen Systemen auch durch Verdampfung von Alkohol innerhalb der Funkenstrecke, wird nun eine sehr intensive Kühlung in dem Funkenstreckensystem hervorgerufen, die es ermöglicht, daß die einzelnen Funkenentladungen sich in sehr rascher Folge aneinander anreihen. Dadurch wird wieder auch eine rasche Folge der einzelnen Schwingungsserien, die durch jede Funkenentladung ausgelöst werden, bedingt (Abb. 61 b). Es handelt sich zwar hier auch um gedämpfte Schwingungen, die aber, im Gegensatze zu den durch die d'Arsonvalsche Funkenstrecke erzeugten, mit sehr kurzen Pausen verlaufen und dadurch die notwendige Stromintensität gewährleisten.

Von den d'Arsonvalschen Hochfrequenzapparaten unterscheiden sich die Diathermieapparate auch dadurch, daß die Spannung im Schwingungssystem eine viel niedrigere ist. Sie beträgt bei den letzeren nur einige 100 Volt, während die d'Arsonvalschen Apparate bekanntlich mit über 100000 Volt Spannung im Behandlungskreise arbeiten.

In Abb. 63 ist das Schema eines Diathermieapparates nach Siemens & Halske abgebildet. Die anderen gebräuchlichen Systeme unterscheiden sich davon, trotz einzelner Abweichungen im inneren Bau und insbesondere in der Funkenstrecke, prinzipiell nicht. Die linke Seite der Abbildung stellt schematisch den Transformator dar, welcher den durch die Straßenleitung, resp. bei Gleichstrom-

---

[1]) Die Diathermie, 5. Aufl. Berlin: Julius Springer 1926. Elektrotherapie, 2. Aufl., derselbe Verlag. .

[2]) Lehrbuch der Diathermie, 5. Aufl. Berlin: Julius Springer 1926.

[3]) Kompendium der Hochfrequenz. Leipzig: Otto Nemnich 1920.

[4]) Anleitung zur Diathermiebehandlung. Berlin u. Wien: Urban & Schwarzenberg 1921.

[5]) Leitfaden der Diathermiebehandlung. Berlin: S. Karger 1926.

anschluß durch einen Umformer, gelieferten Wechselstrom auf eine höhere
Spannung bringt, die etwa 1000 bis 2000 Volt beträgt. Der so transformierte
Strom lädt nun die Plattenkondensatoren K1 in dem Schwingungssystem,
das außer den Kondensatoren die Funkenstrecke sowie eine als Selbstinduktion bezeichnete Drahtspirale L1 enthält[1]). Die therapeutische Anwendung der Hochfrequenzschwingungen geschieht nun durch einen zweiten
Stromkreis, auf den die im erstgenannten Schwingungskreis entstandenen
Schwingungen dadurch übertragen werden, daß der primären Drahtspule L1
eine zweite Spule L2 mehr oder minder genähert wird. Es besteht also
keine direkte Verbindung zwischen dem primären Stromkreis, in welchem
die Spannung 1000—2000 Volt beträgt, und dem sekundären Stromkreis, dem
Behandlungskreis, wo die Spannung einige 100 Volt nicht überschreitet. Auf
diese Weise ist eine Gefährdung des Patienten durch die ersterwähnte hohe
Spannung ausgeschlossen. In der Elektrotechnik wird die beschriebene Art der
Verbindung der beiden Stromkreise als induktive Koppelung bezeichnet.

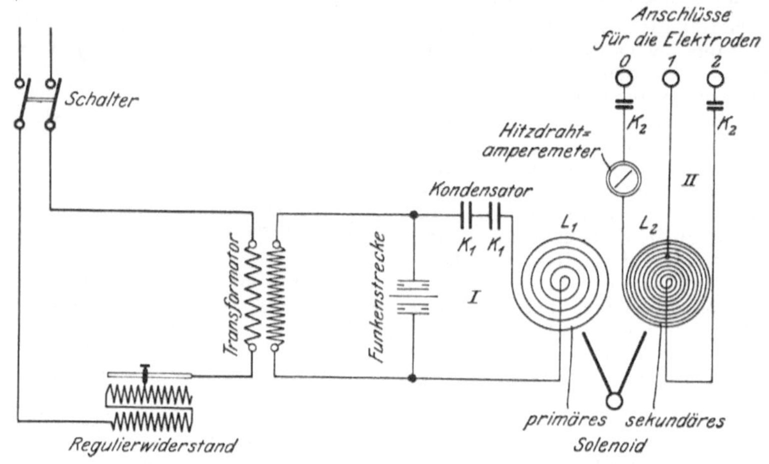

Abb. 63. Schema des Diathermieapparates von Siemens & Halske.

Der zweite Stromkreis enthält außer der sekundären Spule L2 ebenfalls zwei Kondensatoren (K2); er ist dann durch die Anschlußklemmen 0, 1, 2,
an welche die Kabel, die zu den Elektroden führen, befestigt werden, mit dem
Körper verbunden. Bei geringeren Widerständen der zu behandelnden Körper-
teile werden die beiden Kabel an die Anschlußklemmen 0 und 1 befestigt, bei
Diathermierung größerer Körperteile, Längsdurchwärmung, allgemeiner Dia-
thermie u. dgl. an die Klemmen 0 und 2.
Ferner enthält der Behandlungskreis ein sehr wichtiges Instrument, das
Hitzdrahtamperemeter, welches es erlaubt, die Intensität des jeweils zur
Behandlung benutzten Hochfrequenzstroms zu messen. Das Instrument zeigt
Stromstärken bis zu 4 Ampere an: bei den meisten Behandlungen geht man aber
gewöhnlich nicht über 2 Ampere heraus.

Der Diathermieapparat der Firma Siemens & Halske zeigt
äußerlich die in Abb. 64 abgebildete Form. Bei dem Diathermieapparat
nach dem System Reiniger, Gebbert & Schall (Abb. 65) wird
innerhalb der Funkenstrecke ständig Spiritus verdampft, wobei
die entstehende Kohlenwasserstoffatmosphäre den Funkenübergang

---

[1]) Vgl. darüber auch die Einleitung zum Kapitel „d'Arsonvalisation" S. 159.

erleichtert. Die Distanz der Funkenstrecke ist hier durch eine Mikrometerschraube regulierbar.

Von sonstigen Apparaten, die zur Diathermiebehandlung gebräuchlich sind, seien die von den Veifa-Werken konstruierten, der Sanitas-Apparat, der Apparat der Firma „Agema" (Berlin), der Endotherm-Apparat der medizinisch-technischen Kompagnie zu Berlin sowie der Apparat von Koch & Sterzel in Leipzig genannt. Bei all diesen dient ebenfalls eine Löschfunkenstrecke zur Erzeugung der Hochfrequenzschwingungen.

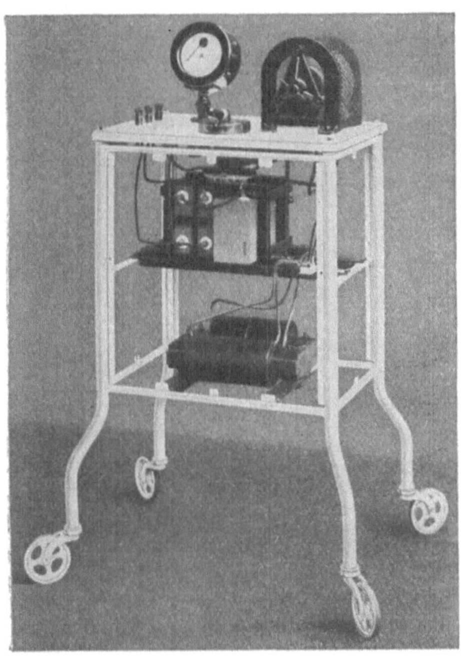

Abb. 64. Diathermieapparat (Siemens & Halske).

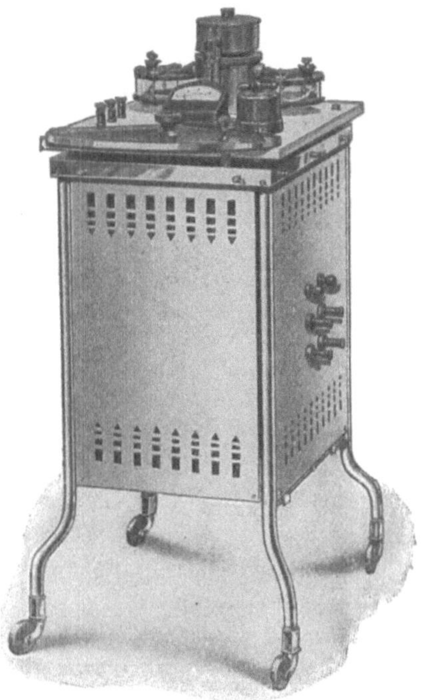

Abb. 65. Diathermieapparat Neo-Thermoflux (Reiniger, Gebbert & Schall).

Neuerdings ist versucht worden, an Stelle der Funkenstrecke die in der Röntgentechnik verwandte Glühkathodenröhre, welche reine ungedämpfte Hochfrequenzschwingungen erzeugt, zu benutzen. Zu demselben Zwecke hat H. Faßbender vorgeschlagen, einen Röhrensender, wie er in der drahtlosen Telegraphie gebräuchlich ist und der nach dem Prinzip der Glühkathodenröhre konstruiert ist, zum Ersatz der Funkenstrecke anzuwenden. Die nach diesen Prinzipien konstruierten Apparate haben jedoch in der Praxis keinen Eingang gefunden.

Ein recht zweckmäßiger Zusatzapparat zur Diathermiebehandlung ist der von Siemens & Halske zuerst konstruierte Verteilerwiderstand (Abb. 66). Diese Vorrichtung läßt sich an die Polklemmen eines jeden Diathermieapparates anschließen und erlaubt es, in bis zu vier verschiedenen Stromkreisen die Diathermiebehandlung gleichzeitig anzuwenden. In jedem Stromkreise läßt sich die Stromstärke durch einen Rheostaten besonders regulieren. Es ist auf diese Weise möglich, verschiedene Körperteile bei einem Patienten oder auch mehrere Patienten gleichzeitig zu behandeln. Bei den Apparaten von Reiniger, Gebbert & Schall, Sanitas und Agema ist eine derartige Verteilervorrichtung in den Apparat selber eingebaut.

Zur Behandlung kleiner Körperteile sowie zur Ausführung der chirurgischen Diathermie existieren auch besondere kleine Apparate („Mikrotherm“-Reiniger, „Novotherm“-Sanitas und „Urodiatherm“-Agema), deren Wirkungsbereich für die genannten Zwecke ausreicht.

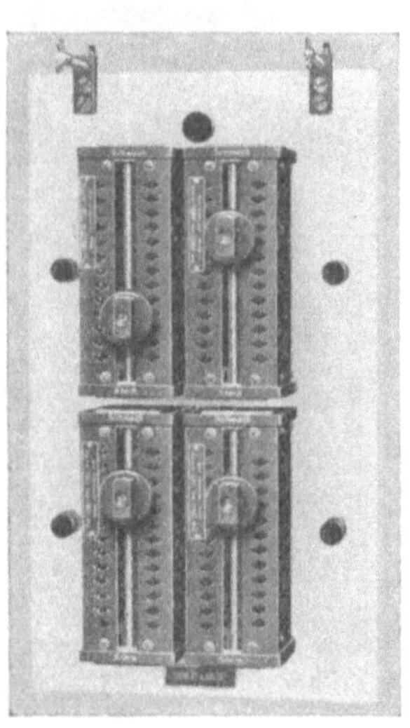

Abb. 66.   Stromverteiler.
(Siemens & Halske.)

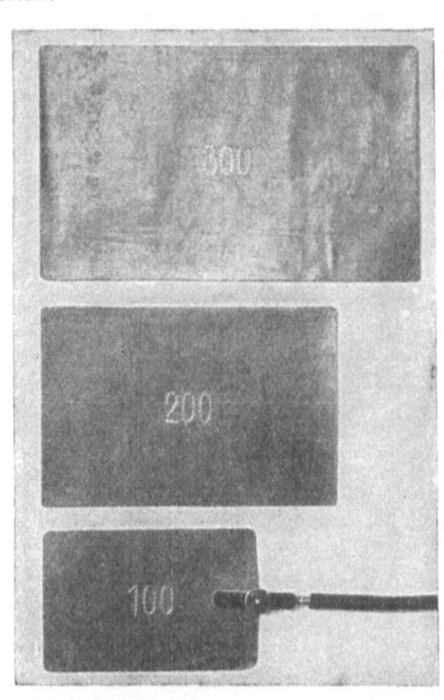

Abb. 67. Diathermieelektroden nach Kowarschik.

Technik der Diathermiebehandlung.

Die Übertragung der Hochfrequenzströme auf den menschlichen Körper zwecks Erzeugung von Widerstandswärme geschieht, wie erwähnt, mittels **Elektroden,** welche auf den zu behandelnden Körperteil in der Weise aufgelegt werden, daß in der dazwischen gelegenen Strombahn die erwünschte Erwärmung stattfinden kann. Die Elektroden bestehen aus Metall, vernickelten Zinkblechplatten oder biegsamen Bleiplatten von verschiedener Größe (Abb. 67), die man sich am besten aus einem großen Stück Bleifolie selber ausschneidet und die mittels Klemmen an die Zuleitungskabel befestigt werden. Die Elektrodenplatten werden jetzt gewöhnlich direkt dem Körper aufgelegt (nach Anfeuchtung der Innenseite mit Seifenspiritus). Von der Zwischenschaltung von feuchten Kompressen sowie von der Verwendung von angefeuchteten Elektrodenüberzügen ist man jetzt abgekommen. Denn es bieten, wie Bangert zeigen konnte, solche Polsterungen dem Strom einen verhältnismäßig hohen Widerstand und beeinträchtigen die Tiefenwirkung, welche hingegen beim direkten Auflegen angefeuchteter Metallelektroden auf die Haut eine viel größere ist. (Allenfalls kann man nach dem Vorschlage von Christen und von v. Beeren zur Verminderung des Hautwiderstandes die Metallelektroden mit einer ganz dünnen 0,5 mm starken Filtrierpapierschicht belegen, die mit sehr konzentrierter Kochsalzlösung angefeuchtet wird.)

Von großer Wichtigkeit für die Wirkung der Diathermiebehandlung ist die Auswahl der Größe der Elektroden und die Art und Weise ihrer Anlegung. Wir müssen uns vergegenwärtigen, daß die Erwärmung da am größten ist, wo die Stromlinien sich am meisten konzentrieren. Je größer die Stromdichte, d. h. je kleiner die Elektrode, desto stärker ist bei gleichbleibender Stromintensität die Erwärmung. Deshalb wird man, falls bei einer Querdurchwärmung auf einer Seite eine besonders starke Erwärmung beabsichtigt ist, an dieser Stelle eine kleinere Elektrode gleichsam als dif-

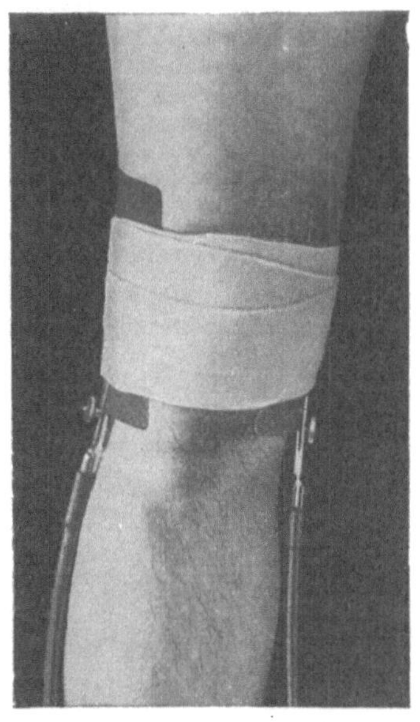

Abb. 68. Kniedurchwärmung mit zwei gleich großen Elektroden. (Nach Kowarschik.)

ferente Elektrode anlegen. Also beispielsweise wird bei Behandlung von Gallenblasenerkrankungen eine kleinere Elektrode der Gallenblasengegend aufgelegt, während als zweite Elektrode (indifferente Elektrode) eine große, an der rechten Rückenseite applizierte Metallplatte dient. Handelt es sich dagegen um eine gleichmäßige Erwärmung eines Körperteils, z. B. eines Kniegelenks, so werden zwei gleich große Elektroden möglichst diametral an den beiden Seiten des Gelenks befestigt (Abb. 68).

Bei dieser **Querdurchwärmung** ist noch zu beachten, daß, namentlich bei Behandlung verhältnismäßig kleiner Körperteile, die Elektroden nicht zu groß gewählt werden dürfen. Benutzt man beispielsweise bei der Diathermie eines Kniegelenks sehr große Elektroden, welche den größten Teil des Gelenkes umfassen (Abb. 69), so gehen die Stromlinien, da sie sich naturgemäß den kürzesten Weg wählen, vom Rande der einen Elektrode zu demjenigen der anderen, und in der Mitte und Tiefe des Gelenkes findet keine nennenswerte Erwärmung statt. Deshalb sind die Elektroden hier nur so groß zu wählen und derart zu applizieren, daß die kürzesten Verbindungslinien wirklich durch die Mitte des zu behandelnden Körperteils gehen (Abb. 70).

10*

Zur Erhöhung der Tiefenwirkung ist es gerade bei der Gelenkdiathermie oft zweckmäßig, das Gelenk erst in einer Richtung, dann noch in einer zweiten Richtung zu durchwärmen (also z. B. das Kniegelenk erst von links nach rechts, dann von vorne nach hinten). Bucky und Albert E. Stein haben dafür besondere Zusatzapparate angegeben, die, in den Behandlungsstromkreis eingeschaltet, es ermöglichen, abwechselnd kreuzweise sich schneidende Strombahnen durch den zu behandelnden Körperteil zu schicken. Das Verfahren wird als Kreuzfeuer-Diathermie bezeichnet; das Prinzip des dazu verwandten Zusatzapparates beruht auf einer automatischen Unterbrechung des Stromes, verbunden mit dem Wechsel seiner Richtung mittels einer rotierenden Unterbrechervorrichtung. In der Praxis sind jedoch solche Zusatzapparate entbehrlich; man kann deren Wirkung dadurch ersetzen, daß man die Durchwärmung des betreffenden Körperteils durch Wechsel der Elektrodenanordnung hintereinander in einer Sitzung in zwei verschiedenen Richtungen vornimmt.

Eine zweite wichtige Applikationsform der Diathermie ist die **Längsdurchwärmung.** Sie wird da angewandt, wo eine gleichmäßige Erwärmung einer ganzen Extremität oder auch mehrerer Extremitäten erwünscht ist. Die Längsdurchwärmung eines Armes geschieht

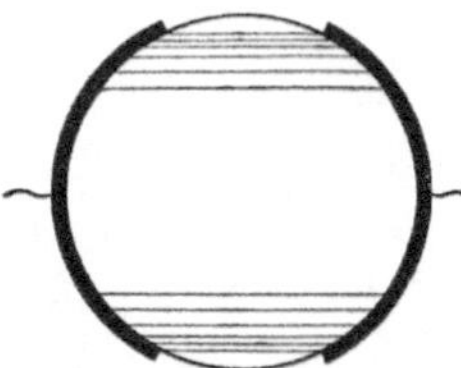

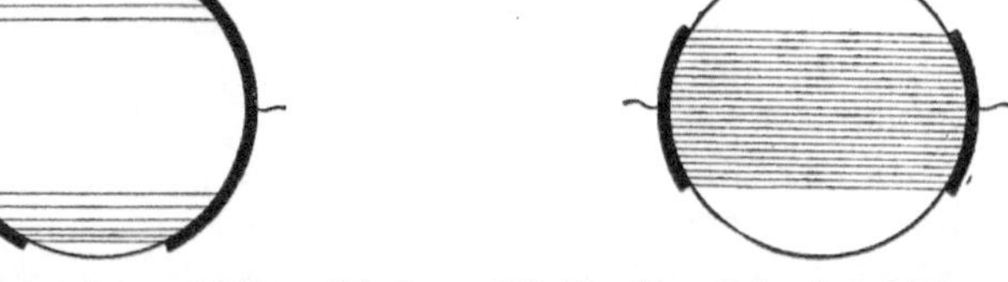

Abb. 69. Stromlinien bei unrichtiger Gelenk-
durchwärmung. (Nach Kowarschik.)

Abb. 70. Stromlinien bei richtiger Größe und
Lage der Elektroden. (Nach Kowarschik.)

in der Weise, daß eine plattenförmige Elektrode der Schultergegend aufgelegt wird, während als zweite Elektrode entweder ein um das Handgelenk gelegter Blei- oder Stanniolring (das Stanniol eignet sich gut als Material für ringförmige Elektroden) oder ein Metallhandgriff, den der Patient in die Hand nimmt, dient. Die stärkste Erwärmung erfolgt bei der Längsdurchwärmung nicht an den Stellen, wo die Elektroden aufliegen, sondern an den schmalsten Stellen der durchwärmten Extremität, also an den Armen oberhalb der Handgelenke, an den Beinen oberhalb der Fußgelenke, d. h. immer dort, wo die Stromlinien sich am meisten konzentrieren. Sollen beide Arme gleichzeitig erwärmt werden, so werden als Elektroden nur die beiden letztgenannten Befestigungen an der Peripherie benutzt und die Platten an den Schultern fallen weg. In entsprechender Weise geschieht die Längsdurchwärmung an den Beinen. Bei einseitiger Behandlung, wie sie z. B. bei der Ischias sehr gebräuchlich ist, wird eine große Metallplatte unter das Gesäß gelegt und ein Stanniolring oberhalb des Fußgelenkes befestigt oder auch eine zweite Platte der Fußsohle aufgelegt. Manche Autoren wenden zu diesem Zwecke auch drei Elektroden an (Abb. 71), wobei die mittlere, die oberhalb des Kniegelenks zu liegen kommt, mit dem einen Pole des Apparates, die Gesäß- und Unterschenkelelektrode gemeinsam mit dem zweiten Pole verbunden wird. Bei der Längsdurchwärmung beider Beine wird je ein Stanniolring oberhalb eines jeden Fußgelenkes befestigt.

Bei Längsdurchwärmung zweier Extremitäten können als periphere Elektroden auch mit lauwarmer Kochsalzlösung gefüllte Gefäße benutzt werden, in welche die Hände resp. die Füße eintauchen und die mit den beiden Polen des Apparates durch eingetauchte Metallplatten verbunden sind. Diese Applikationsart ist besonders dann zu bevorzugen, wenn es auf Längsdurchwärmung der Finger oder der Zehen ankommt, z. B. bei Erfrierungen. Es

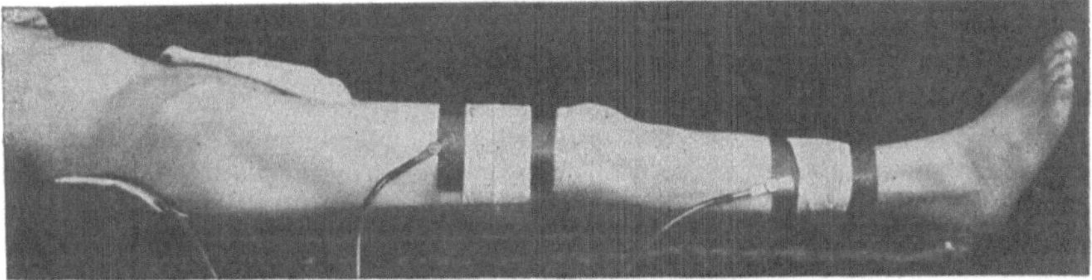

Abb. 71. Ischiasdiathermie nach Kowarschik.

werden hierbei die Wannen nur mit wenig Flüssigkeit gefüllt, so daß nur die Fingerspitzen bzw. die Fußsohlen in das Wasser eintauchen. Geschieht die Applikation einseitig, so dient als zweiter Pol ein am Oberarm oder Oberschenkel befestigter Stanniolring.

Auf dem Prinzip der Längsdurchwärmung beruht auch die Anwendung der **allgemeinen Diathermie.** Sie geschieht entweder in mehreren Stromkreisen mit Hilfe des Verteilerwiderstandes nach dem in Abb. 72 erläuterten Schema oder, einem Vorschlage Kowarschiks folgend, in einfacherer Weise dadurch, daß unterhalb der oberen Rückenpartie, des Gesäßes und der Unterschenkel je eine große Metallplatte (Größe 30:40 cm) zu liegen kommt. Die mittlere Elektrode wird an den einen, die Rücken- und Wadenelektrode an den zweiten Pol des Apparates angeschlossen. Bei einer Stromstärke von 2—2,5 Ampere erreicht man damit den gewünschten Effekt der Allgemeindiathermie, d. h. eine gleichmäßige Erwärmung des ganzen Körpers und eine Temperaturerhöhung, in

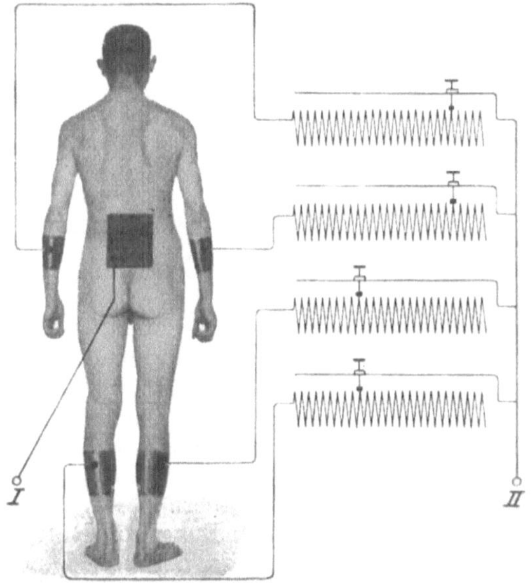

Abb. 72. Schaltungsschema für allgemeine Diathermie. (Aus Kowarschik, Elektrotherapie 2. Aufl.)

der Achselhöhle gemessen, um 0,4 bis 0,8⁰ C. Auch mit Hilfe eines Vierzellenbades läßt sich nach dem Prinzip der Verwendung von Wasserwannen als Stromüberträger die allgemeine Diathermie ausführen.

Das im Kapitel „Hochfrequenzströme“ näher beschriebene Kondensatorbett läßt sich ebenfalls zur Ausführung der allgemeinen Diathermie verwenden.

Neben diesen hauptsächlichen Methoden gibt es noch eine Reihe
von Modifikationen des Diathermieverfahrens, deren Technik der
jeweiligen Indikation angepaßt ist. Ohne auf alle Einzelheiten einzugehen, sei hier nur, ihrer praktischen Wichtigkeit wegen, die Technik der
Diathermiebehandlung von Körperhöhlen aus erwähnt. In Betracht kommen die Vagina und das Rektum. Bei der vaginalen
Anwendung, die bei Erkrankungen der weiblichen Beckenorgane
gebräuchlich ist, wird eine zapfen- oder eiförmige Elektrode aus gut vernickeltem Metall (Abb. 73) in die Scheide eingeführt, während eine
zweite plattenförmige Elektrode, je nach dem Sitze der Erkrankung,
dem Unterleib oder der Kreuzbeingegend aufgelegt wird. Häufig
wird man auch genötigt sein, wenn die zu behandelnde entzündliche

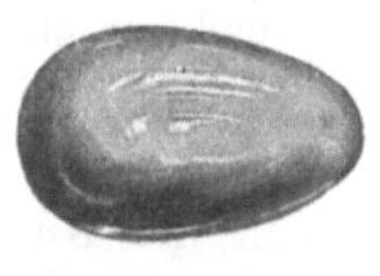

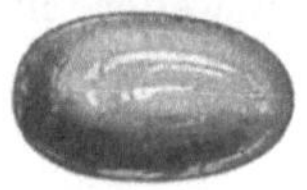

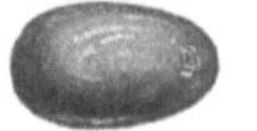

Schwellung sich sowohl nach vorn wie nach hinten im
Becken erstreckt, neben der Innenelektrode zwei
derartige Außenelektroden anzuwenden, welche
auf Unterleib und Kreuzbeingegend zu liegen kommen und an den zweiten Pol des Apparates gemeinschaftlich angeschlossen werden. Für solche Fälle
ist von Theilhaber eine besondere gürtelförmige
Metallelektrode als Außenelektrode angegeben worden. Die bei der gynäkologischen Diathermie angewendete Stromstärke beträgt bei Applikation einer
Außenelektrode 1—1,5 Ampere, bei Verwendung
zweier Außenelektroden bis zu 2 Ampere.

Zur Einführung in den
Mastdarm (bei Prostataerkrankungen oder bei Beckenexsudaten) wird eine zapfenförmige oder leicht nach

Abb. 73. Vaginalelektroden nach Theilhaber.
(Reiniger, Gebbert & Schall.)

vorne gebogene vernickelte Metallelektrode benutzt. Als Außenelektrode wird bei rektaler Behandlung der Prostata eine Metallplatte entweder auf den Unterleib oberhalb der Symphyse oder auch auf die
Dammgegend aufgelegt. Bei Applikation zu gynäkologischen Zwecken
liegt die Außenelektrode stets auf dem Unterleib. Die Stromstärke
beträgt bei der Prostatadiathermie zwischen 0,4 und 0,8 Ampere, bei
der gynäkologischen Diathermie sind höhere Stromstärken anwendbar.
Bei der Diathermiebehandlung von Rektumstrikturen benützt man
als Innenelektrode ein Hegarsches Metallbougie; als Außenelektroden
dienen zwei mit dem zweiten Pole des Apparates gemeinsam verbundene Metallplatten, die auf Unterleib und Kreuzbeingegend befestigt
werden; Stromstärke 1—1,5 Ampere.

Bezüglich der **Ausführung** der Diathermie ist vor allem zu beachten,
daß vor Einschaltung des Stromes für gutes Anliegen der Elektroden Sorge getragen wird. Wenn möglich, sind die Elektroden
durch Binden an ihrem Platze zu befestigen. Werden sie mit der

Hand gehalten oder durch Beschweren mit einem Sandsack fixiert, so müssen sie gleichmäßig mit ihrer ganzen Oberfläche anliegen und dürfen, solange der Strom eingeschaltet ist, weder verschoben noch gar entfernt werden. Denn bei Verschieben oder Abheben eines Teils der Elektrode verringert sich deren Kontaktfläche, es tritt eine plötzliche Konzentration der Stromdichte und damit eine plötzliche Übererwärmung ein, die zur Verbrennung führen kann. Bei völligem Abheben der Elektroden bei eingeschaltetem Strom bildet sich infolge der verhältnismäßig hohen Spannung ein Funken oder vielmehr ein Lichtbogen, der gleichfalls eine, wenn auch oberflächliche, Hautverbrennung hervorrufen kann.

Ferner ist darauf zu achten, daß alle Kontakte der Stromzuleitungsschnüre sowohl an den Polen des Apparates wie auch an den Klemmen an den Elektroden fest geschlossen sind. Ist dies nicht der Fall oder ist an dem Kabel selbst ein Defekt vorhanden, so empfindet der Patient nach Einschalten des Stromes ein oft sehr unangenehmes faradisches Gefühl, während bei richtigem Funktionieren andere subjektive Empfindungen als die der Wärme nicht wahrnehmbar sein dürfen. Verhältnismäßig selten ist das Auftreten von Stromgefühl, durch Defekte am Diathermieapparate selbst (mangelhafte Kontakte, Schadhaftwerden der Kondensatoren) verursacht.

Was die **Dosierung** der Diathermie betrifft, so ist bei der Querdurchwärmung und Applikation beider Elektroden auf die äußere Haut zunächst das subjektive Gefühl des Patienten maßgebend. Da die Haut dem Strome den stärksten Widerstand bietet, so kann man sicher sein, daß bei Einhaltung einer für die Haut noch erträglichen Wärmedosis sowohl die Haut selbst als auch tiefer gelegene Organe nicht geschädigt werden[1]). Voraussetzung dabei ist natürlich, daß die Sensibilität der Haut eine intakte ist. Ist das nicht der Fall, so ist die Diathermie, wenn überhaupt, nur unter ganz bestimmten, nachher noch zu erörternden Bedingungen zulässig. Nicht immer ist der höchste, für die Haut noch eben erträgliche Wärmegrad bei der Behandlung einzuhalten, namentlich nicht während der ersten Sitzungen und bei Behandlung von Neuralgien oder peritonitischen Adhäsionen; ebenso ist z. B. bei der Herzdiathermie nur ein mittlerer Wärmegrad angebracht. Denn bei Neuralgien können starke, wenn auch für die Haut erträgliche Dosen reaktive Schmerzsteigerungen (sogenannten „Diathermieschmerz") auslösen, was sich durch Verringerung der Stromstärke vermeiden bzw. beseitigen läßt; ebenso pflegen Adhäsionsbeschwerden besonders stark auf die ersten Applikationen zu reagieren, und bei der Herzdiathermie kann ebenfalls eine zu starke Erwärmung schädlich sein.

---

[1]) Sehr selten kommt es bei fettleibigen Personen, trotz fehlender Schädigung der äußeren Haut, zu subkutanen Fettverbrennungen, kenntlich an schmerzhaften Indurationen im subkutanen Gewebe. Durch Vermeidung sehr starker Stromdosen und Verwendung größerer Elektroden an sehr fettreichen Stellen lassen sich diese an sich gutartigen und innerhalb von 1—2 Wochen spontan verschwindenden Schädigungen vermeiden.

Außer dem subjektiven Gefühl des Patienten ist für die Dosierung der Diathermie entscheidend die am Hitzdrahtamperemeter ablesbare Stromstärke. Es ist versucht worden, für die verschiedenen Anwendungsmodalitäten der Diathermie absolute Zahlen der Stromstärke anzugeben. Das ist aber nur in beschränktem Maße möglich. Denn es bestehen hier große individuelle Unterschiede bezüglich der Leitfähigkeit der Haut, je nach ihrer Feuchtigkeit, ihrer Durchblutung und ihrer Fähigkeit zur lokalen reaktiven Schweißerzeugung. Im allgemeinen kann man sagen, daß bei der Querdurchwärmung kleinerer Gelenke (Finger-, Hand-, Fußgelenke) die erträgliche Stromstärke zwischen 0,2 und 0,5 Ampere, bei mittleren Gelenken — Knie-, Ellenbogen-, Schultergelenk — im Durchschnitt zwischen 0,5 und 0,8 Ampere liegt, während sie bei der Querdurchwärmung des Hüftgelenks 0,8—1 Ampere und darüber beträgt. Von großer Wichtigkeit ist dabei die Elektrodengröße. Je größer die Elektroden, desto höhere Stromstärken sind anwendbar. Deshalb kann bei Diathermie des Rumpfes mittels größerer Plattenelektroden eine Stromstärke von 1,5 Ampere und darüber ohne Schaden erzielt werden.

Bei der Längsdurchwärmung erfolgt, wie erwähnt, die stärkste Erwärmung in der Regel nicht an den Ein- und Austrittsstellen des Stromes, sondern an den schmalsten Stellen der durchwärmten Extremität. Wenn auch dabei das subjektive Gefühl des Patienten eine Rolle spielt und individuelle Unterschiede nicht auszuschalten sind, so ist hier doch mehr noch als bei der Querdurchwärmung auch auf die Angabe des Amperemeters zu achten. Die Dosis beträgt bei Längsdurchwärmung des Armes durchschnittlich 0,3—0,5 Ampere, bei Längsdurchwärmung von Bein zu Bein etwa 0,7 Ampere, bei einseitiger Behandlung eines Beines, z. B. bei Ischias, kann sie, falls die periphere Elektrode oberhalb der Knöchelgegend liegt, bis zu 1 Ampere gehen.

Da die Längsdurchwärmung auf diese Weise durch die Angabe der Amperemeternadel, ferner auch durch Befühlen mit der Hand des Arztes an den sich am stärksten erwärmenden Stellen der Extremität (oberhalb des Fuß- resp. Handgelenks) ziemlich genau kontrollierbar ist, so läßt sie sich bei Einhaltung der nötigen Vorsicht auch in solchen Fällen anwenden, wo infolge funktioneller oder organischer Nervenerkrankungen die Sensibilität der Haut gestört ist. Querdurchwärmungen sind hingegen in derartigen Fällen nur bei Anwendung großer Elektrodenplatten und sorgfältiger Beobachtung einer empirisch bekannten, sicher nicht schädlichen Stromdosis zulässig. So kann man z. B. bei der Tabes mittels zweier großer Elektrodenplatten am Rumpfe die Querdurchwärmung bei Einhaltung einer Stromstärke von nicht über 1 Ampere unbedenklich ausführen.

Bei der allgemeinen Diathermie hängt die Stromstärke davon ab, welche der verschiedenen Methoden, ob Längsdurchwärmung der Extremitäten oder Durchwärmung des Rumpfes, gewählt wird. In jedem Fall empfiehlt es sich, anfangs vorsichtig vorzugehen, um eine zu große Erschöpfung des Patienten durch die Prozedur zu vermeiden. Deshalb beträgt die Anfangsdosis ca. 1 Ampere, später kann man bis zu 2 und 2,5 Ampere steigen.

Über die Dosierung des Stromes bei vaginaler oder rektaler Anwendung der Diathermie ist bereits oben das Nötige gesagt. In Anbetracht der verminderten Sensibilität der Schleimhäute muß hier, mehr noch als bei der äußeren Applikation, die Angabe des Amperemeters das Maßgebende sein.

Während der Anwendung des Stromes ist eine ständige Kontrolle unbedingt notwendig. Im Beginne der Behandlung sind nämlich größere Stromstärken anwendbar und erträglich als später, weil nach dem Jouleschen Gesetze die Wärmebildung mit der Zeit der Anwendung des Stromes wächst und daher später schon eine geringere Stromstärke zur Erzielung des nötigen Wärmegrades genügt. Eine ständige Kontrolle ist auch deshalb notwendig, um bei plötzlichem Aussetzen der Funkenstrecke oder sonstigen Stromschwankungen sofort eine Regulierung vornehmen zu können.

Die Dauer einer jeden Sitzung beträgt 20—30 Minuten (letzteres beim Wechsel der Elektrodenanordnung). Eine kürzere Dauer (etwa 15 Minuten) ist im Anfange einer Kur, namentlich bei Neuralgien und Adhäsionsbeschwerden, ferner für die ganze Dauer der Kur bei der Herzbehandlung am Platze. Über 30 Minuten hinauszugehen ist m. E. zwecklos und kann wegen der ermüdenden Wirkung, welche die Diathermie ebenso wie jede andere intensive Wärmeprozedur ausübt, auch schädlich wirken.

Wegen dieser ermüdenden Wirkung empfiehlt es sich, die Diathermie nur in solchen Fällen täglich anzuwenden, wo es sich um Behandlung kleinerer Körperteile (Querdurchwärmung von Gelenken, Hoden usw.) handelt. Querdurchwärmungen des Rumpfes, der Hüftgelenke, Längsdurchwärmungen und allgemeine Diathermie werden zweckmäßigerweise nur jeden zweiten Tag vorgenommen. Bei der Behandlung von Neuralgien ist dieser Turnus auch deshalb notwendig, um die nach den ersten Sitzungen nicht selten eintretende schmerzhafte Reaktion abklingen zu lassen.

Über die Dauer einer ganzen Kur läßt sich naturgemäß etwas Allgemeingültiges nicht sagen. Da die Diathermie vorzugsweise bei älteren und chronischen Leiden angewandt wird, so ist hier ein rascher Erfolg nicht zu erwarten, und auch bei frischeren Affektionen ist häufig vor der 4. bis 5. Sitzung eine merkbare Besserung nicht feststellbar. Dafür ist aber der Erfolg in den auf die Diathermie reagierenden Fällen meist ein anhaltender und nachhaltiger. Zu seiner Erreichung dürften bei chronischen Leiden durchschnittlich mindestens 12 bis 15 Sitzungen notwendig sein. In hartnäckigen Fällen kann man bis auf etwa 25 Sitzungen steigen; darüber hinauszugehen, ist, falls es sich um die Durchwärmung größerer Körperteile handelt, wegen der ermüdenden Wirkung der Kur nicht zweckmäßig und bei sonstigen Behandlungen meist nutzlos.

Wirkungen der Diathermie.

Die Wirkung der Diathermie besteht in erster Linie in einer tiefgehenden Hyperämisierung und Erwärmung der von dem

Strome durchflossenen Gewebsschichten. Temperaturmessungen im Mageninnern, im Mastdarm, der Blase und Vagina haben ergeben, daß durch das Verfahren die Temperatur in diesen Organen um mehrere Grade über die Bluttemperatur erhöht werden kann, und daß diese Temperatursteigerung die durch äußere Wärmeanwendungen erzielbare erheblich übertrifft. Bei der allgemeinen Diathermie und auch bei Längsdurchwärmung mehrerer Extremitäten findet auch eine allgemeine Erhöhung der Körpertemperatur statt, die bis auf 38—39⁰ steigen kann. Aber auch bei der örtlichen Diathermie einzelner Körperteile beobachtet man häufig am Ende der Sitzung eine Erhöhung der Achselhöhlentemperatur um mehrere Zehntelgrade.

Die bei der Durchwärmung eintretende Hyperämie erstreckt sich auf alle vom Strome durchflossenen Körperteile. Es können somit die therapeutischen Eigenschaften der Hyperämie, die Bier in den Worten: auflösend, resorptionsbefördernd, schmerzstillend und bakterientötend zusammenfaßt, auch in tiefgelegenen Körperschichten zur Einwirkung kommen. Namentlich die Schmerzstillung ist eine sehr in die Augen springende Wirkung der Diathermie. Kowarschik hält es nicht für ausgeschlossen, daß dabei auch der elektrische Strom als solcher eine Rolle spielt (Änderung des Atomgleichgewichtes der Moleküle durch Ionenschwingungen), entsprechend den Beobachtungen, die man bei der d'Arsonvalisation bei schmerzhaften Leiden vielfach gemacht hat. Wie dem auch sei, jedenfalls läßt sich die schmerzstillende Eigenschaft der Diathermiebehandlung auch in solchen Fällen oft in eklatanter Weise therapeutisch verwerten, wo, wie z. B. bei der Arthritis deformans, eine objektive Beeinflussung des Grundleidens nicht mehr möglich ist.

Mit der schmerzstillenden Wirkung der Diathermie eng zusammenhängend ist ihre antispasmodische Wirkung, die namentlich bei spastischen Zuständen der glatten Muskulatur des Magendarmtraktus therapeutisch sich gut bewährt hat.

Die bakterientötende Wirkung der durch die Diathermie hervorgerufenen tiefgehenden Hyperämie ist therapeutisch in solchen Fällen von Bedeutung, wo die Erkrankung durch sehr wärmeempfindliche Krankheitserreger, namentlich durch Gonokokken, hervorgerufen ist. Die Gonokokken werden bekanntlich schon bei einer Temperatur von 45⁰ abgetötet; wenn es auch selten gelingt, so hohe Temperaturen mit der Diathermie tatsächlich in den durchwärmten Organen hinreichend lange zu erzielen, so kann man sich doch vorstellen, daß bei hartnäckigen chronischen Erkrankungen, wo diese Erreger nur noch in spärlicher Zahl vorhanden sind, durch eine längere Diathermiekur eine derartige Abschwächung ihrer Virulenz erfolgt, daß praktisch eine Heilung zustande kommt. Dafür sprechen die vielfachen Beobachtungen, die man z. B. bei der Diathermiebehandlung von alter verschleppter Prostatitis gonorrhoica gemacht hat, und dafür sprechen auch experimentelle Untersuchungen, die ich über die Beeinflussung thermolabiler Bakterien im lebenden Organismus durch die Diathermie früher angestellt habe[1]). Bei Injektion von Pneumokokken, Gonokokken oder Choleravibrionen in das Kniegelenk von Kaninchen und nachfolgender Diathermierung des Gelenkes zeigte es sich nämlich, daß diese wärmeempfindlichen Krankheitserreger durch eine nachfolgende Diathermiebehandlung

---

[1]) Zeitschr. f. physikal. u. diät. Therapie Bd. 13, S. 277. 1910.

teils in ihrem Wachstum stark geschädigt, teils völlig abgetötet werden konnten. Versuche mit den mehr wärmeresistenten Streptokokken oder Staphylokokken ergaben hingegen keine Abschwächung dieser Erreger durch die Diathermie-behandlung.

Der elektrische Strom als solcher übt, wenn wir von der oben erwähnten schmerzstillenden Wirkung absehen, bei der Diathermie-behandlung nur eine untergeordnete Wirkung aus. Die Reizwirkung und die chemischen Wirkungen, wie sie der Galvanisation und der Anwendung von Wechselströmen niedriger Frequenz zukommen, fehlen hier vollkommen. Auch eine Iontophorese (Einverleibung von Medikamenten durch den elektrischen Strom) läßt sich mit der Diathermie nicht ausführen. So bleibt als Wesentlichstes die Wärmewirkung bzw. die Hyperämiewirkung übrig, die aber, in Anbetracht der Eigentümlichkeit der Wärmeerzeugung im Gewebe selbst und der Tiefenwirkung, manche Besonderheiten hat. Dieses Besondere der Diathermiewirkung läßt sich einerseits mit dem Worte „Vitalisierung“ charakterisieren; denn die Erhöhung der allgemeinen Zellfunktionen, die nach jeder Wärmeapplikation erfolgt, tritt hier besonders hervor. So läßt sich nach lokaler Diathermie eine deutliche Hpyerleukozytose beobachten (Ullmann[1])), die Diathermie der Milzgegend beeinflußt das Blutbild (Vermehrung der roten Blutkörperchen und des Hämoglobingehaltes, relative Zunahme der mononukleären Zellen nach Vinajs[2]) Versuchen), und die Emigration der Leukozyten in die Mundhöhle wird sowohl durch örtliche wie durch allgemeine Diathermie erheblich vermehrt, während sonstige Wärmeapplikationen darauf ohne Einfluß bleiben (Korovitzky und Jassinowsky[3])). Diese letztere Wirkung, die sich sicherlich auch in anderen Körperteilen wiederholt, beruht auf der intensiven Beeinflussung vasomotorischer Vorgänge durch die Diathermie, die sich u. a. auch in einer Änderung des Blutdruckes kundtut. Sowohl durch allgemeine Diathermie wie durch örtliche Durchwärmung der Thoraxgegend kann, besonders in Fällen von pathologischer Blutdrucksteigerung, eine Senkung des Blutdruckes bewirkt werden, die auf eine Gefäßdilatation in den peripheren Stromgebieten bzw. eine antispasmodische Wirkung auf die Vasokonstriktoren, die sich oft bei Hypertension in einem Reizzustande befinden, zurückgeführt werden muß. Ob dabei auch eine gewisse Hochfrequenzstromwirkung beteiligt ist, wie man bisher annahm, muß angesichts der neuerdings wieder auftauchenden Zweifel an einer spezifischen Blutdruckwirkung der Hochfrequenzströme (s. Seite 172) dahingestellt bleiben.

Die Behauptung französischer Autoren, daß sich durch die allgemeine Diathermie eine Stoffwechselwirkung im Sinne einer Ersparnis und Einschränkung der Stoffwechselvorgänge erzielen ließe, konnte durch Nachuntersuchungen von Durig und Grau nicht bestätigt werden.

---

[1]) Zeitschr. f. med. Elektrolog. 1910, H. 5.
[2]) Zit. nach Kowarschik, Diathermie 5. Aufl. Berlin: Julius Springer 1926. S. 107.
[3]) Zeitschr. f. d. ges. physikal. Therapie Bd. 31, S. 18. 1925.

Indikationen der Diathermie.

Wenn auch im zweiten Teile dieses Buches bei Besprechung der einzelnen Krankheiten die Indikationen der Diathermiebehandlung in den gegebenen Fällen Erwähnung finden werden, so seien hier doch in ganz kurzen Zügen die hauptsächlichsten Heilanzeigen dieses Verfahrens zusammengestellt.

Wegen ihrer schmerzstillenden und resorptionsbefördernden Wirkung findet die Diathermie vor allem bei Erkrankungen der Gelenke ihre Anwendung, sowohl bei subchronischen und subakuten Fällen von rheumatischer, gichtischer und namentlich von gonorrhoischer Gelenkentzündung, als auch bei den ausgesprochen chronischen Formen, wo auch selbst bei irreparablen Veränderungen durch anhaltende Schmerzstillung die Funktion der Gelenke oft noch gebessert werden kann. Auch bei traumatischen Gelenkerkrankungen und zur Nachbehandlung von Frakturen findet die Diathermie, hauptsächlich zur Bekämpfung hartnäckiger restierender Schmerzen, aber auch zur Beförderung der Resorption von traumatischen Exsudationen, erfolgreich Anwendung. Bei Muskelrheumatismus, Lumbago usw. ist sie sowohl in frischen Fällen, als namentlich bei sehr hartnäckigen, einer sonstigen Therapie nicht weichenden Form indiziert. Hingegen wird bei Neuralgien im frischen Reizzustand diese Behandlung wegen ihrer zu energischen Tiefenwirkung meistens nicht vertragen, während die Diathermie zur Bekämpfung nicht mehr frischer und namentlich alter verschleppter Formen von Neuralgie oft ganz Vorzügliches leistet. Weiter ist sie von großem Nutzen in der Bekämpfung von vasomotorischen Störungen an den Extremitäten, wie Erfrierungen, arteriosklerotischen Zirkulationsstörungen, Raynaudscher Krankheit usw.

Von Erkrankungen innerer Organe sind unter denjenigen der Brustorgane solche Krankheiten des Herzens in erster Linie zu erwähnen, die mit schmerzhaften Sensationen in der Herzgegend einhergehen; also vor allen Dingen die Angina pectoris, wobei die Diathermie zugleich auch erweiternd auf die Koronararterien wirkt; sie hat sich hier auch zur Bekämpfung des Oppressionsgefühls sehr bewährt und kann auch blutdruckerniedrigend wirken. Unter sonstigen, dafür besonders geeigneten Erkrankungen des Herzens seien perikarditische Verwachsungen genannt. Auch bei schmerzhaften pleuritischen Adhäsionen kann die Diathermie schmerzstillend und lösend wirken, ebenso bei diffusen chronischen Bronchialkatarrhen.

Unter den Erkrankungen der Abdominalorgane sind es ebenfalls schmerzhafte Verwachsungen und Adhäsionen, die sich oft auch in hartnäckigen Fällen durch Diathermiebehandlung erfolgreich bekämpfen lassen, so z. B. postoperative Verwachsungen der verschiedensten Art. Auch bei Cholecystitis und Pericholecystitis chronica hat sich die Diathermie zur Bekämpfung der Schmerzen gut bewährt. Ihrer antispasmodischen Wirkung, die sich z. B. auch bei Colitis spastica therapeutisch gut verwerten läßt, ist bereits vorhin schon gedacht worden. Eine sehr wichtige Rolle spielt

die Diathermie in der Behandlung von entzündlichen Exsudaten
der weiblichen Adnexe und von Beckenexsudaten. Sie ist
hier zwar immer erst nach Abklingen des Fiebers anwendbar, hat sich
aber dann zur Beseitigung der Exsudate den übrigen Wärmemethoden
in der Regel als überlegen gezeigt. Von großer Bedeutung ist ferner
die Diathermie in der Bekämpfung der Komplikationen der Gonorrhöe des Mannes. Entzündungen der Nebenhoden und der
Samenblasen, periurethrale Infiltrate, Prostatitis gonorrhoica reagieren
gerade auch in alten verschleppten Fällen ganz hervorragend auf eine
zweckmäßige und hinreichend lange durchgeführte Diathermiebehandlung.

Unter den Kontraindikationen sind, außer allen frischen infektiösen Prozessen, tuberkulöse Gelenkentzündungen und dann auch
solche Fälle zu nennen, wo Neigung zu Blutungen besteht, also
z. B. Ulcus ventriculi. Auch bei der gynäkologischen Diathermie ist
man zuweilen genötigt, die Behandlung wegen zu frühzeitig oder zu
häufig auftretender menorrhagischer Blutungen auszusetzen oder abzubrechen. Nicht ganz geklärt ist die Frage, ob bei Karzinom die
Diathermie anwendbar ist. Verschiedene Autoren, in letzter Zeit besonders Theilhaber, haben die Diathermie zwecks Sensibilisierung
für eine nachfolgende Röntgenbestrahlung warm empfohlen.
Theilhaber will insbesondere eine durch die Zellinfiltration bewirkte
Erhöhung des lokalen Gewebsschutzes gegen die karzinoma-
tösen Wucherungen unter dem Einflusse der Diathermie beobachtet
haben. Verfehlt wäre es hingegen, sekundäre Neuralgien, die
durch Karzinom resp. Metastasen bedingt sind, durch Diathermie bekämpfen zu wollen. Der Reizzustand, in dem sich die Nerven in solchen
Fällen befinden, wird in der Regel durch die Diathermie nur vermehrt.
Es ist überhaupt davor zu warnen, wahllos überall da, wo aus
irgendwelchem Grunde Schmerzen vorhanden sind, die Diathermie
anzuwenden. So werden Schmerzen auf rein funktionell-nervöser
Basis durch die Diathermie meistens nicht gebessert und häufig noch
gesteigert.

Anhang: Chirurgische Diathermie.

Wenn zur Diathermie als differente Elektrode eine solche von
sehr kleiner Berührungsfläche verwandt wird, z. B. eine Elektrode
von messer- oder sondenförmiger Gestalt, so kann bei Applikation einer
hinreichenden Stromstärke das unter diesem Pole liegende Gewebe
durch Überhitzung zerstört (kauterisiert) werden. Man nennt dies
Verfahren Elektrokaustik oder Elektrokoagulation. Eine Kauterisation kann auch weiter hervorgerufen werden, wenn eine Elektrode,
wie sie in Abb. 74 abgebildet ist, bei eingeschaltetem Strome dem
Körper genähert wird; es entsteht dabei ein Lichtbogen, der kau-
terisierend wirkt und der auch zum Abschneiden und Abtragen von
Geschwulstteilen benutzt werden kann. Diese sog. Kaltkaustik
wird zur Entfernung und Zerstörung von kleinen Fibromen, Warzen,
Lupusknötchen usw., ebenso auch zur Verschorfung und Blutstillung

bei größeren Operationen verwandt; doch wird für die Zerstörung kleinerer Tumoren neuerdings mehr die Elektrokoagulation bevorzugt. Die Elektrokoagulation fand ferner eine Zeitlang Anwendung bei der Operation auch größerer karzinomatöser Geschwülste. Heute wird sie vor allem noch zur unblutigen Beseitigung von gutartigen und auch bösartigen Blasenpapillomen mittels einer besonderen Technik angewandt, ferner bei Karzinom der Lippen und der Zunge, dann auch (von französischen und englischen Autoren) bei Tumoren des Kehlkopfes und Hypertrophie der Tonsillen.

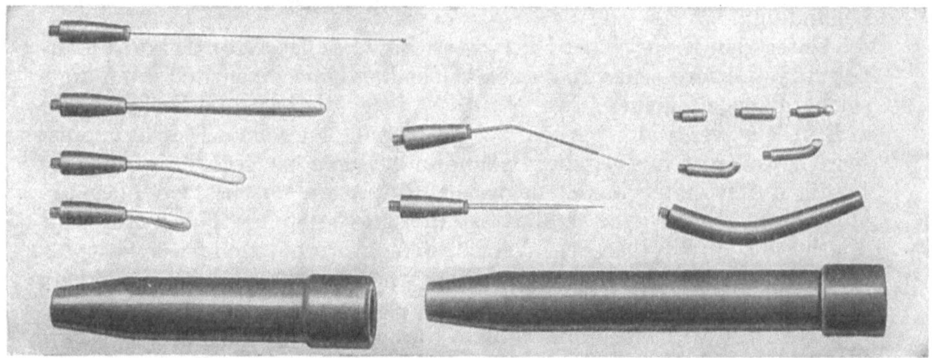

Abb. 74. Elektroden zur chirurgischen Diathermie. (Aus Kowarschik, Diathermie, 5. Aufl.)

2. Die d'Arsonvalisation.

a) Physikalische Grundlagen und Technik.

Man wendet die Hochfrequenzströme zu therapeutischen Zwecken in zwei verschiedenen Formen an. Einmal als Hochfrequenzströme von niedriger Spannung, rascher Folge (geringer Dämpfung) der Schwingungen und von großer Stromintensität, wie wir sie bei der Diathermie kennengelernt haben; zweitens als **hochgespannte Hochfrequenzströme,** deren Schwingungen stark gedämpft sind, sich nur in größeren Pausen folgen und deren Stromstärke demzufolge eine geringere als bei den Diathermieströmen ist. Die Spannung dieser Ströme ist hingegen im Gegensatze zu den Diathermieströmen vermöge der besonderen Apparatur eine sehr hohe. Sie beträgt 50000 bis mehrere 100000 Volt, während die Spannung im Behandlungskreise sich bei der Diathermie nur

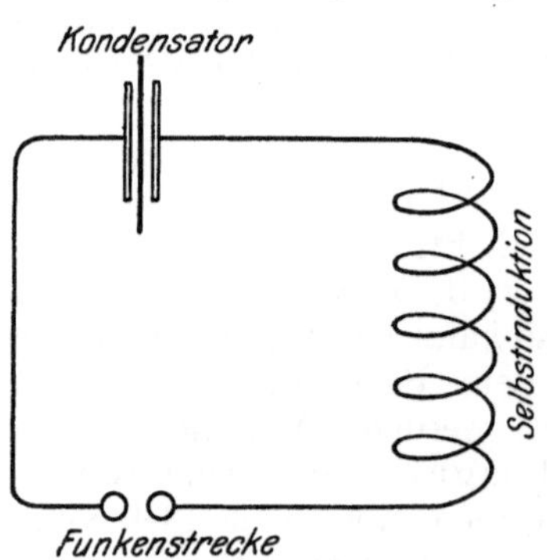

Abb. 75. Elektrischer Schwingungskreis. (Aus Kowarschik, Diathermie, 5. Aufl.)

auf einige 100 Volt beläuft. Diese hochgespannten Ströme werden nach ihrem Entdecker, dem kroatischen Ingenieur Nikolaus Tesla, auch als Tesla-Ströme bezeichnet. Ihre Einführung in die Therapie geschah durch den französischen Physiologen d'Arsonval, nach welchem das Verfahren auch seinen Namen d'Arsonvalisation führt.

Die Hochfrequenzschwingungen werden bei der d'Arsonvalisation ebenso wie bei der Diathermie durch einen überspringenden Funken in einer Funkenstrecke erzeugt, welche einen Teil eines sog. Schwingungskreises bildet. Dieser Schwingungskreis (Abb. 75) enthält neben der Funkenstrecke als wichtigste Teile die Kondensatoren und eine Selbstinduktionsspirale (Solenoid). Die Kondensatoren bestehen bei dem d'Arsonvalschen Instrumentarium aus zwei Leydener Flaschen (bei der Diathermie werden dagegen plattenförmige Kondensatoren benutzt). Durch Aufladung der inneren Belege der beiden Leydener Flaschen mittels eines Funkeninduktoriums oder eines Wechselstromtransformators (s. u.) wird in diesen eine Spannungsdifferenz erzeugt, die sich bei genügender Stärke in der

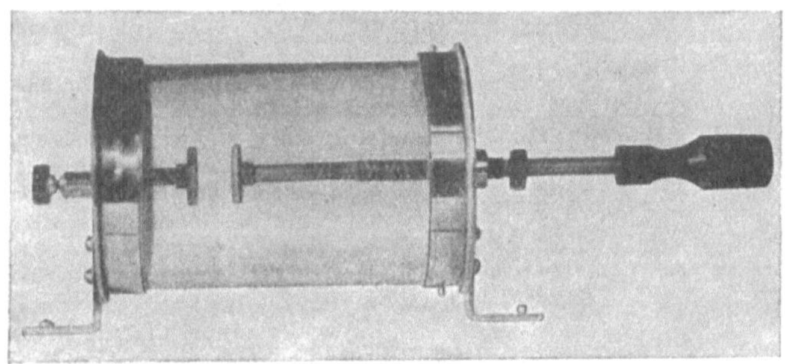

Abb. 76. Funkenstrecke eines d'Arsonval-Apparates.
(Aus Kowarschik, Diathermie, 5. Aufl.)

Funkenstrecke durch einen Funken ausgleicht. Die Funkenstrecke besteht hier aus zwei metallenen Konduktorkugeln oder ebensolchen kleinen Platten, die sich in mehreren Zentimetern Entfernung gegenüberstehen (Abb. 76); durch Verschieblichkeit des einen Konduktors kann diese Entfernung verändert werden. Die beim Überspringen des Funkens entstehenden Hochfrequenzschwingungen übertragen sich nun auf die äußeren Belege der Leydener Flaschen und damit auf die übrigen Teile des Schwingungskreises und werden von dort aus auf verschiedene, weiter unten zu besprechende Arten zum Zwecke der therapeutischen Applikation abgeleitet.

Die Selbstinduktionsspirale, auch Solenoid genannt, hat als integrierender Bestandteil eines Schwingungskreises den Zweck, der Elektrizität, die sich in der Funkenstrecke ausgleicht, ein gewisses Beharrungsvermögen zu verleihen. Ohne dieses würde nämlich der Funken nach einmaligem Überspringen verlöschen, während das durch die Selbstinduktionsströme bewirkte Beharrungsvermögen zur Folge hat, daß über den Ausgleich hinaus die früher positiv geladene Konduktorkugel nunmehr negativ geladen wird und umgekehrt, so daß sich der Vorgang des Funkenüberganges (Schwingungen) eine Reihe von Malen wiederholen kann, ehe der Funken erlischt. Es ist also dieser durch das Beharrungsvermögen bewirkte Vorgang, der auch als Impedanz bezeichnet wird, Conditio sine qua non für die Entstehung von Hochfrequenzschwingungen.

Die Ursache der starken Dämpfung der Hochfrequenzschwingungen bei dem d'Arsonval-Teslaschen Instrumentarium beruht auf dem Bau der Funkenstrecke. Da die Konduktoren derselben sich in mehreren Zentimetern Entfernung gegenüberstehen, so hat der Funken dabei einen verhältnismäßig großen Luftwiderstand zu überwinden. Hierbei erhitzen sich nicht nur die Konduktoren, sondern auch die dazwischenliegende Luft; dieselbe wird durch die Entladung zugleich ionisiert, d. h. leitend gemacht, und die Folge davon ist, daß erst nach einer gewissen Zeit, wenn sich die Teile abgekühlt haben und die Luftionisierung gewichen ist, ein neuer Funken übergehen kann. Deshalb entsteht nach jeder Funkenentladung in der d'Arsonvalschen Funkenstrecke, trotz der ständigen Neuaufladung der Kondensatoren, eine lange Pause, deren Dauer etwa 500 mal so groß ist als die der einzelnen Schwingungsgruppen (Abb. 61a im Kapitel „Diathermie"). Die auf diese Weise entstandenen Hochfrequenzschwingungen bezeichnet man als stark gedämpfte Schwingungen. Bei der Diathermie wird diese Dämpfung durch den besonderen Bau der Funkenstrecke (breite Metallflächen, minimale Distanz) verringert, indem dadurch eine rasche Abkühlung ermöglicht und die ionisierte Luftschicht auf ein Minimum reduziert wird. Dafür ist bei der d'Arsonvalisation die hohe Spannung im Ladungskreise, die zum Überwinden des großen Luftwiderstandes und zur Erzeugung von Funken benötigt wird, eine der Ursachen der hohen Spannung im Schwingungskreise.

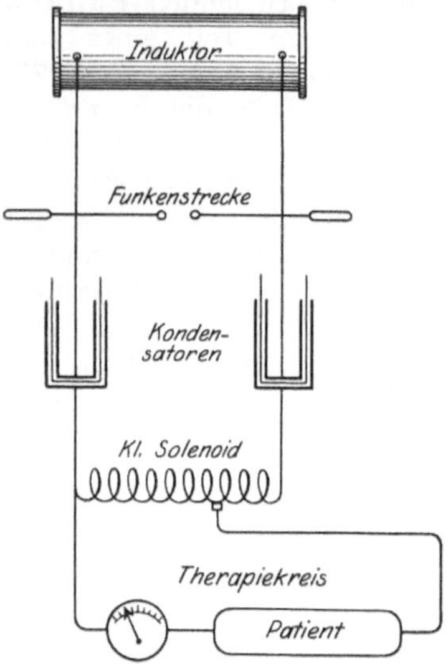

Abb. 77. Schema eines Apparates zur d'Arsonvalisation. (Aus Kowarschik, Elektrotherapie, 2. Aufl.)

Das **Instrumentarium** zur Erzeugung der hochgespannten und hochfrequenten Ströme setzt sich aus zwei Hauptteilen zusammen:

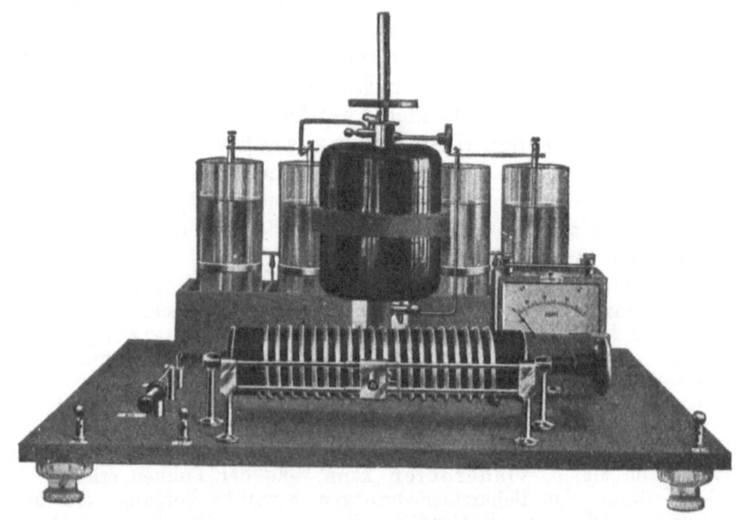

Abb. 78. d'Arsonval-Apparat mit Kondensator (Leydener Flaschen), Funkenstrecke und kleinem Solenoid (Siemens-Reiniger-Veifa).

1. Der Quelle für den hochgespannten Strom, welche zur Aufladung der Leydener Flaschen mit Strömen von hoher Spannung dient. Als Quelle dafür wird bei vorhandenem Gleichstrom ein Funkeninduktorium mit Unterbrecher benutzt, wie es in der Röntgenologie Verwendung findet; bei Wechselstromanschluß kann statt dessen ein Wechselstromtransformator verwandt werden (eisengeschlossener Transformator). Es läßt sich somit das übliche Röntgeninstrumentarium auch zum Betriebe eines d'Arsonvalschen Hochfrequenzapparates benutzen, wobei statt der Röntgenröhre der eigentliche d'Arsonval-Apparat an das Induktorium bzw. den Transformator angeschlossen wird (Abb. 77). Die Spannung des von diesen Quellen gelieferten Stromes, welcher den Schwingungskreis speist bzw. die Konduktoren (Leydener Flaschen) auflädt, beträgt bereits 25000 bis 50000 Volt.

2. Der Erregerkreis, der an den sub 1 genannten

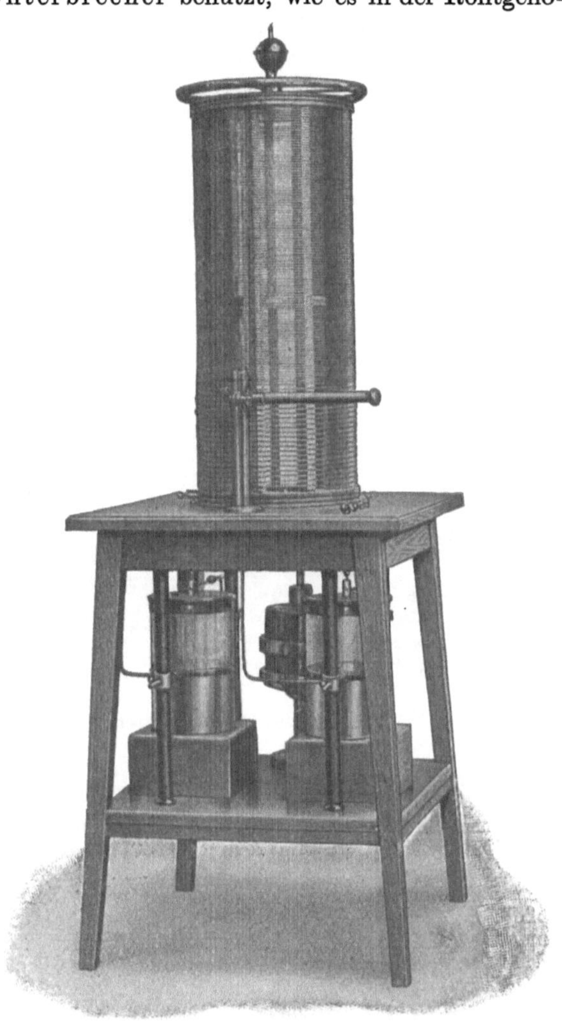

Abb. 79.   d'Arsonval-Apparat mit Oudinschem Resonator, Funkenstrecke und Leydener Flaschen (Siemens-Reiniger-Veifa).

Apparat angeschlossen wird, enthält als Hauptbestandteile die Leydener Flaschen (Kondensatoren), die Funkenstrecke und die Selbstinduktion. Diese drei Teile sind entweder zusammen auf einer Platte oder einem Tische montiert (Abb. 78), oder es sind, wie auf Abb. 79, unterhalb der Tischplatte die Funkenstrecke und Leydener Flaschen getrennt von der Selbstinduktionsspule angebracht. Diese besteht entweder aus dem großen primären Solenoid (Abb. 81) oder dem später zu besprechenden Resonator (Abb. 79 und 82 über der Tischplatte) und steht durch Ableitungen von den äußeren Belegen der Leydener Flaschen her mit den übrigen Teilen des Schwingungskreises in Verbindung.

Die therapeutische Anwendung der im Erregerkreise erzeugten hochgespannten und hochfrequenten Ströme geschieht nun auf folgende Weise:

a) als allgemeine Anwendung der d'Arsonvalisation hauptsächlich in dreierlei Art.

α) Es werden an das Solenoid, wie es in Abb. 78 abgebildet ist, zwei Kabel angeschlossen, mit denen mittels metallnen Handgriffen oder ebensolchen Fußplatten der Hochfrequenzstrom direkt durch den Patienten geleitet wird (s. auch

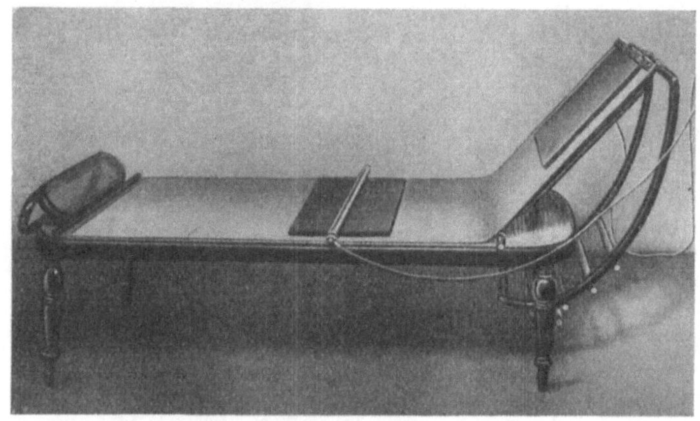

Abb. 80. Kondensatorbett (Veifa-Werke).

schematische Darstellung in Abb. 77). Die Stromstärke ist dabei um so größer, je mehr Windungen des Solenoids zwischen den beiden Ableitungsstellen liegen. Diese Form der allgemeinen d'Arsonvalisation ist heute wenig mehr gebräuchlich.

β) Die Ableitungen von dem Solenoid stehen in Verbindung mit einem sog. Kondensatorbett nach Apostoli. Dasselbe (Abb. 80) besteht aus einem Ruhebett, das mit einer Hartgummiplatte bedeckt ist, unter welcher sich große Metallplatten befinden, die mit der einen Ableitung vom Solenoid her verbunden sind. Die zweite Stromzuleitung erfolgt durch eine Metallstange, welche der Patient, der auf der Hartgummiplatte liegt, mit beiden Händen anfaßt. Er steht also nur durch diese Stange mit dem Stromkreise in direkter Verbindung; die Übertragung des Stromes von der anderen Seite her erfolgt indirekt durch ein „Dielektrikum", nämlich durch die Hartgummiplatte hindurch, wobei die Metallplatten einerseits und der Körper des Patienten andererseits quasi die beiden Belege eines Kondensators bilden. Daher auch der Name „Kondensatorbett".

Da sich die Ströme beim Übergang auf die Metallstange bzw. auf die Hände des Patienten im Gegensatze zu der zweiten Verbindung am Bette selbst stark konzentrieren, so entsteht an der erstgenannten Stelle eine erhebliche, oft unerwünschte Erwärmung. Zu deren Vermeidung ist neuerdings empfohlen worden, die direkte Übertragung statt durch die Stange durch eine große Metallplatte vorzunehmen, welche auf die entblößte Brust oder den Leib aufgelegt wird (Kowarschik).

Auch die Verwendung des Kondensatorbettes ist bei uns zum Zwecke der allgemeinen d'Arsonvalisation meist außer Gebrauch gekommen. Häufiger wird dieser Apparat zur Ausführung der allgemeinen Diathermie benutzt, wobei statt des ursprünglichen Apostolischen Kondensatorbettes eine von Schittenhelm angegebene Modifikation verwandt wird, bei welcher die Metallstange wegfällt.

γ) An Stelle des kleinen Solenoids kommt eine große Spirale (großes Solenoid) zur Verwendung, die mit den äußeren Belegen der Leydener Flaschen verbunden ist und die solche Dimensionen besitzt, daß der Patient sich in ihrem Inneren stehend oder sitzend aufhalten kann (Abb. 81). Diese Methode, **Autokonduktion** genannt, ist die bei weitem häufigste Anwendungsform der allgemeinen d'Arsonvalisation. Es steht hierbei der Patient in keinerlei direkter Verbindung mit dem Stromkreise, er ist lediglich der Induktionswirkung der hochgespannten Hochfrequenzströme ausgesetzt, die sich im Inneren einer solchen Spirale geltend macht. Es entstehen dabei in Körpern, die sich innerhalb des Solenoids befinden, sog. „Wirbelströme". Dieselben lassen sich u. a. dadurch nachweisen, daß eine Geisslersche Röhre im Inneren des Solenoids hell aufleuchtet, ebenso eine kleine Glühlampe, die an einem aus 2—3 Kupferdrahtwindungen bestehenden Ringe angebracht ist.

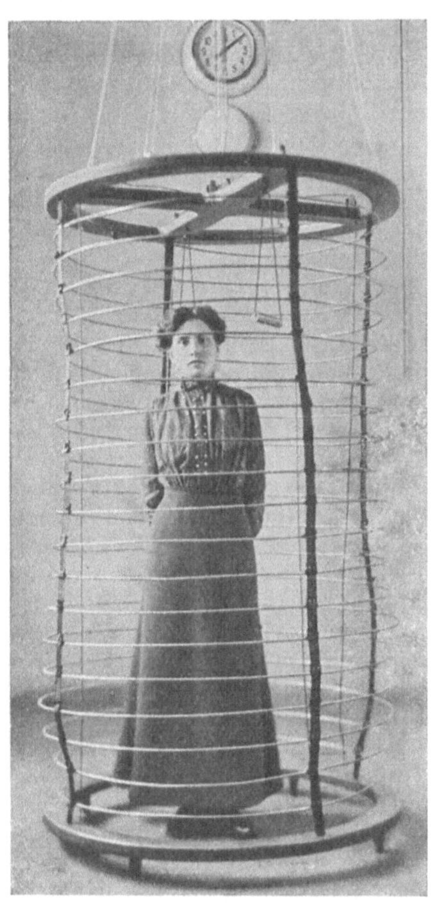

Abb. 81.
Großes Solenoid zur allgemeinen d'Arsonvalisation.
(Aus Kowarschik, Elektrotherapie, 2. Aufl.)

Der Patient verspürt bei der Autokonduktion subjektiv keinerlei Stromwirkung. Doch zeigt sich die elektrische Ladung des im Solenoid befindlichen Patienten auch darin, daß bei seiner Berührung durch eine außerhalb des Käfigs befindliche Person kleine Funken entstehen.

Die Regulierung des Hochfrequenzstromes erfolgt bei der allgemeinen d'Arsonvalisation, also auch bei der Autokonduktion, einmal durch mehr oder minder starke Einstellung des Funkeninduk-

11*

toriums bzw. des Wechselstromtransformators und dann durch Veränderung der Distanz der Funkenstrecke. Je größer die letztere ist, um so stärkerer Ladung bedarf der Schwingungskreis von seiten des Induktors. Die Spannung beträgt in dem Behandlungskreise 50000 bis 100000 Volt (sie wird durch Induktionswirkung der einzelnen Spiralen des Solenoids zueinander gegenüber der Spannung im Induktorium bzw. Transformator noch erhöht). Die Stromstärke, die mit einem Hitzdrahtamperemeter meßbar ist, beträgt bei der Autokonduktion im Behandlungskreise etwa 0,5—1 Ampere.

Die Dauer einer allgemeinen Hochfrequenzbehandlung schwankt zwischen 5—7 Minuten im Anfange und 10—15 Minuten im weiteren Verlaufe einer Kur. Die Behandlung erfolgt in der Regel nicht öfter als dreimal wöchentlich; eine ganze Kur besteht aus 12—20 Sitzungen durchschnittlich.

b) Lokale Anwendung der Hochfrequenzströme.

Der Ausdruck „lokale" Anwendung ist insofern nicht ganz zutreffend, als auch hier eine Beeinflussung des ganzen Körpers durch die örtlich applizierten hohen Spannungen stattfindet. Wir wollen aber unter dieser Rubrik im Gegensatze zur allgemeinen d'Arsonvalisation diejenigen Anwendungsformen zusammenfassen, bei denen die nochmals auf eine höhere Spannung transformierten Hochfrequenzströme mittels besonderer Elektroden auf bestimmte Körperstellen appliziert werden.

Es werden hier nämlich nicht die im primären Schwingungskreise erzeugten Hochfrequenzschwingungen therapeutisch benutzt, sondern in einer sekundären Spirale durch die Erscheinungen der sog. Resonanz hervorgerufene Hochfrequenzströme. Wird dem Solenoid des primären Schwingungskreises eine zweite Spule genähert, die im Gegensatze zu der Primärspule aus sehr zahlreichen Windungen besteht, so entstehen in der Sekundärspule infolge der sog. Resonanz ebenfalls Hochfrequenzströme, deren Charakteristikum eine sehr hohe Spannung ist. Dieselbe beläuft sich bis auf mehrere hunderttausend Volt; sie ist so hoch, daß schon bei Annäherung leitender Körper, z. B. des menschlichen Körpers, auf mehrere Zentimeter Entfernung aus der Leitung Funken überspringen und daß selbst mit dickem Gummi isolierte Leitungskabel von den Funken glatt durchschlagen werden. Ehe es zur Funkenbildung kommt, entstehen bei Annäherung eines Leiters an die Hochfrequenzleitung bereits auf größere Entfernungen dunkle Entladungen, sog. Effluvien, die ebenfalls therapeutisch verwendet werden.

Die Übertragung der Hochfrequenzströme von der primären auf die Sekundärspule kann nun auf zweierlei Weise erfolgen. Entweder bildet das sekundäre Solenoid die direkte Fortsetzung des primären, wie es beim Oudinschen Resonator (Abb. 79) der Fall ist (man bezeichnet diese Verbindungsart zweier Schwingungskreise in der Elektrotechnik als galvanische Koppelung); oder aber die Sekundärspule befindet sich in keinerlei leitender Verbindung mit der primären, sondern sie wird dieser nur auf eine bestimmte Distanz genähert und die Übertragung der Schwingungen erfolgt lediglich durch die Luft. Diese Verbindungsart („induktive Koppelung") findet Verwendung beim Guilleminotschen Resonator (Abb. 82), wobei die sehr zahlreichen Windung^ der Sekundärspule auf einer vertikalen Holzscheibe montiert sind, die der Primärspule durch Verschieben genähert werden kann. (Der abgebildete Apparat besitzt zwei derartige Sekundärspulen.)

Zwecks therapeutischer Applikation erfolgt nun die Ableitung des hochgespannten Hochfrequenzstromes sowohl beim Oudinschen wie beim Guilleminotschen Resonator mittels eines Kabels, das an das Ende der Windungen der Sekundärspule angeschlossen ist. An das Kabel wird dann eine der gleich zu schildernden besonderen Kondensator- oder Effluvienelektroden angeschlossen. Die Anwendung der sekundären hochgespannten Ströme geschieht vielfach nur unipolar. In manchen Fällen ist es wünschenswert, z. B. bei der Effluvienbehandlung, zur Verstärkung der Wirkungen den Strom bipolar zu applizieren. Dann wird der Patient mittels einer gewöhnlichen Elektrode

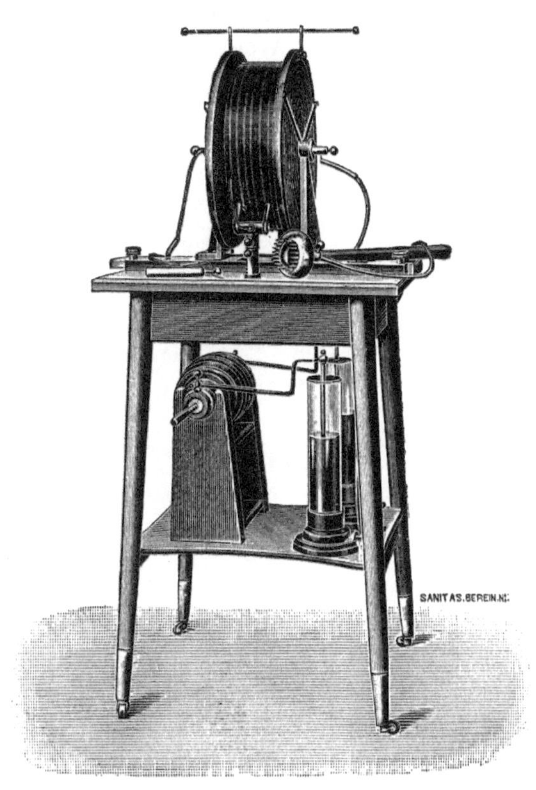

Abb. 82. d'Arsonval-Apparat mit Guilleminotschem Resonator

(Metallhandgriff oder angefeuchtete Plattenelektrode) entweder mit dem zweiten Resonator (Guilleminotsches System) oder, bei Verwendung des Oudinschen Resonators, mit dem primären Stromkreise in leitende Verbindung gebracht.

Die Regulierung des Stromes erfolgt bei der Anwendung der sekundären Hochfrequenzschwingungen außer durch Veränderung der Belastung des primären Stromkreises und Regulierung der Funkenstrecke beim Oudinschen Resonator durch Änderung der Zahl der Windungen im primären Solenoid mittels eines verschiebbaren Gleitkontaktes; beim Guilleminotschen Resonator durch Annäherung oder Entfernung der die Sekundärspule tragenden Holzscheibe an das primäre Solenoid. Es ist auf diese Weise eine sehr feine Abstufung der Spannungen im Behandlungskreise möglich. Die Dauer der jeweiligen Applikation beträgt hier 5—10 Minuten.

Wie schon erwähnt, werden zur Anwendung der lokalen d'Arsonvalisation besondere **Elektroden** benützt. Sollen nur die dunkelen Entladungen, die sog. Effluvien, appliziert werden, so verwendet man eine Effluvienelektrode, die aus einer Reihe von Metallspitzen besteht, die entweder auf einem kugelförmigen Ansatze kreisförmig befestigt sind (Abb. 83) oder aber auf einer Hartgummiplatte, wobei noch jede Spitze mit einem besonderen kleinen Hartgummimantel versehen ist. In Abb. 84 ist eine solche Effluvienelektrode abgebildet; das Bild zeigt zugleich, in welcher Weise die Effluvienbehandlung praktisch erfolgt.

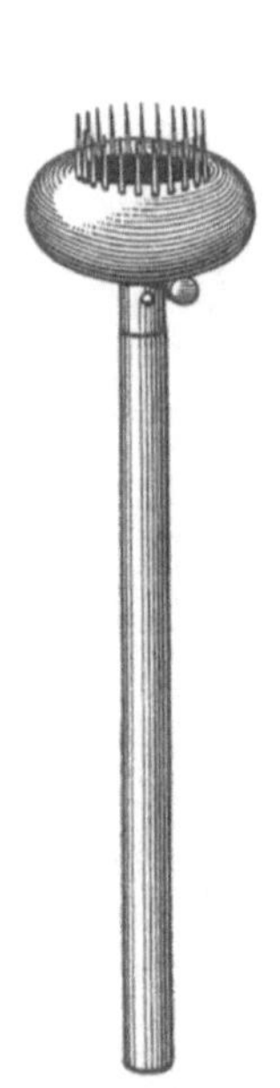

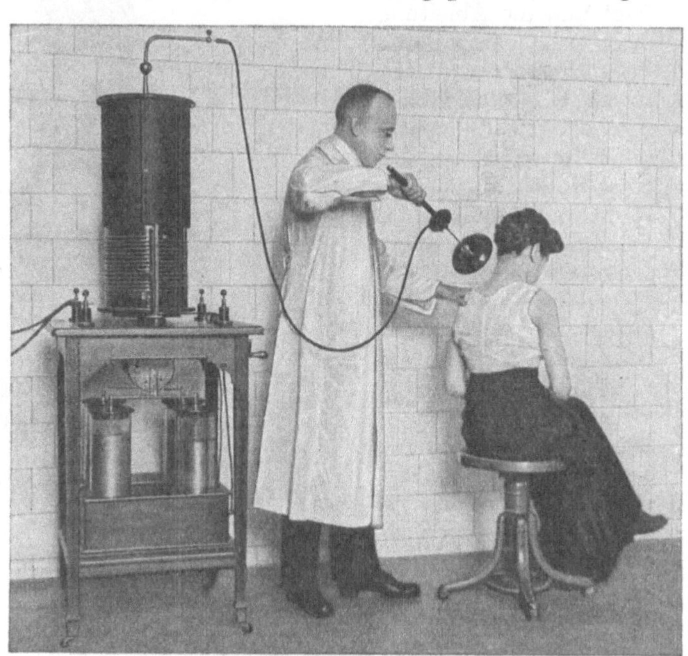

Abb. 83. Effluvien-
elektrode nach
Hesse.

Abb. 84. Bestrahlung mit Hochfrequenzeffluvien.
(Aus Kowarschik, Elektrotherapie, 2. Aufl.)

Die Elektrode wird hierbei dem Körper so weit genähert, daß die dunklen Entladungen vom Patienten in Form eines leichten Kribbelns empfunden werden und zugleich als leises Knattern hörbar und (besonders im verdunkelten Raume) als feine blaue Spitzenausstrahlungen sichtbar sind.

Noch häufiger als in Form von Effluvien werden die sekundären Hochspannungsströme mittels Kondensatorelektroden auf den Körper appliziert. Das Prinzip der Kondensatorelektrode besteht darin, daß der leitende Teil der Elektrode mit einer nichtleitenden Substanz, einem sog. Dielektrikum, meistens Glas, seltener Hartgummi, überzogen ist. Wenn die Elektrode nun dem Körper aufgelegt oder genähert wird, so bildet der Körper quasi den zweiten Beleg eines Kondensators. In Abb. 85 sind verschiedene Formen von Kondensatorelektroden abgebildet, bei denen der leitende

Teil entweder aus Metall (links) oder aus Graphit (rechts) besteht, der
Überzug des leitenden Teiles besteht aus Glas. Es können aber auch
evakuierte Glasröhren als Kondensatorelektroden dienen; nament-

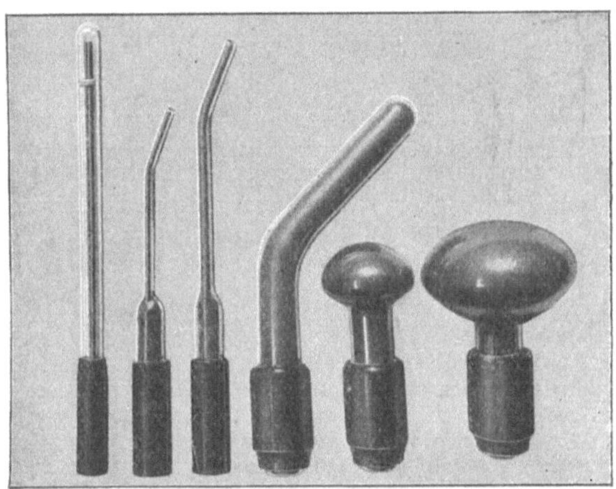

Abb. 85. Kondensatorelektroden (Veifa-Werke).

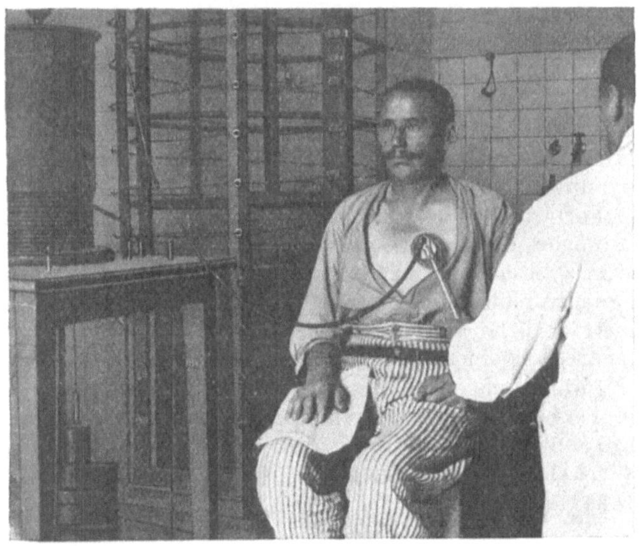

Abb. 86.   Behandlung der Herzgegend mittels evakuierter
Glas-Kondensatorelektrode.

lich zur örtlichen Behandlung der Herzgegend wird eine solche Elektrode
viel benutzt (Abb. 86).

Die Kondensatorelektroden werden nun bei der lokalen d'Arsonvalisation entweder auf den Körper fest aufgelegt (wie bei Abb. 86),

in welchem Falle bei nicht zu starker Spannung nur am Rande der Elektrode kleine Funken entstehen. Der Patient empfindet dabei nur sehr wenig, bei längerer Dauer findet jedoch eine Erwärmung der Elektrode an der Berührungsfläche statt. Oder aber es wird die Elektrode der Hautoberfläche nur genähert, und hierbei entstehen Funken, deren Stärke von der Entfernung der Elektrode von der Haut und von der Spannung im Behandlungskreise abhängig ist. Die Funken rufen bei den Patienten Sensationen hervor, die, je nach der Stärke, zwischen leichtem Kribbeln und sehr schmerzhaftem Brennen variieren. Es entsteht unter stärkerer Funkenwirkung eine lebhafte Hyperämie der Haut, sehr intensive Funken können sogar Blasenbildung hervorrufen. Zur Milderung der Reizwirkung wird bei der Funkenbehandlung gewöhnlich die Elektrode hin und her bewegt, so daß die einzelnen Hautstellen nur für kurze Zeit von den Funken getroffen werden.

Die direkte Funkenbehandlung mittels einer Metallelektrode, die an das sekundäre Solenoid angeschlossen ist und von der man direkt starke Funken von 5—10 cm Länge auf den zu behandelnden Körperteil überspringen läßt — wobei der Apparat auf maximale Spannung eingestellt wird — wird als **Fulguration** bezeichnet. Diese Methode wurde eine Zeitlang zu Zwecken der Karzinombehandlung viel versucht, ist aber jetzt durch die Röntgenbestrahlung und die chirurgische Diathermie verdrängt worden.

Zur örtlichen Applikation der Hochfrequenzströme werden neuerdings in der ärztlichen Praxis (und auch in kosmetischen Instituten und von Friseuren) kleine, verhältnismäßig wohlfeile Apparate sehr viel benutzt. Diese Apparate („Radiolux", „Invictus", „Medicotherm" usw.) enthalten in sehr sinnreicher Konstruktion in kleinen Dimensionen die zur Erzeugung des Hochfrequenzstromes notwendige Apparatur (z. B. dient der Unterbrecherkontakt für den Induktor zugleich als Funkenstrecke). Als Elektroden dienen Glasröhren von verschiedener Form, die entweder evakuiert sind oder Neongas enthalten. Die Entladungen gehen bei Berührung der Elektrode mit dem Körper in Form von zahlreichen kleinen Funken vor sich, die bei nicht inniger Berührung einen lebhaften Hautreiz ausüben; zugleich findet dabei eine nicht unbeträchtliche Wärmeentwicklung statt.

Die genannte kleine Apparatur läßt sich für gewisse Indikationen, z. B. bei Neuralgie oberflächlich gelegener Nerven oder bei Pruritus ani recht gut verwenden. Im allgemeinen ist ihre Wirkung aber eine schwächere als die der mittels des großen Instrumentariums ausgeführten lokalen d'Arsonvalisation. Effluvienbehandlung läßt sich damit nicht ausführen.

b) Physiologische Wirkungen der d'Arsonvalisation.

Zunächst muß die Frage Beantwortung finden: Wie kommt es, daß hier Ströme von einer Spannung von 100000 Volt und darüber, wie sie bei der d'Arsonvalisation zur Anwendung kommen, vom Körper ohne Schaden vertragen werden können, während bekanntlich bei den sonstigen elektrischen Strömen schon Spannungen von 1—2000 Volt tödlich wirken? Die früher dafür gegebene Erklärung, daß die Hochspannungsströme sich nur auf der Oberfläche des Körpers ausbreiten und nicht imstande sind, in die Tiefe einzudringen, hat sich als unrichtig erwiesen. Denn eine Verbreitung der hochgespannten Hochfrequenzströme in das Körperinnere ist beim Menschen wie im Tierversuche nachgewiesen worden. Vielmehr liegt die Ursache der Unschädlichkeit der d'Arsonvalschen hochgespannten Ströme in ihrer großen Unterbrechungszahl, in ihrer hohen Frequenz. Wir haben bereits beim Kapitel über die Diathermie (S. 141) ausgeführt, daß nach der jetzt allgemein anerkannten Theorie von Nernst die Ursache aller elektrischen Reizwirkungen auf elektrolytische Vorgänge (Ionenwanderung) zu beziehen ist und daß bei einer so raschen Richtungsänderung des elektrischen Stromes, wie sie bei den Hochfrequenzströmen erfolgt, eine Ionenwanderung und somit eine elektrische Reizwirkung nicht mehr möglich ist. (Übrigens hatte auch schon d'Arsonval die Ursache der Unschädlichkeit der Hochfrequenzströme in ihrer hohen Frequenz gesucht, ohne daß ihm freilich die elektrochemische Erklärung dieses Vorganges damals schon bekannt war.)

Tatsächlich üben die Hochfrequenzströme weder bei der direkten Applikation noch bei der Autokonduktion motorische oder sensible Reizwirkungen aus, wie wir sie durch galvanische, faradische und Wechselströme von niedriger Frequenz erzielen können. Nur wenn es zur Funkenbildung oder sonstigen Entladungen kommt, bewirken diese einen physiologischen Reiz, der aber nichts mit der eigentlichen Hochfrequenzwirkung zu tun hat. Leitet man z. B. einen Hochfrequenzstrom durch ein Nerven-Muskelpräparat des Frosches, so erfolgen, falls jede Funkenbildung vermieden wird, keinerlei Zuckungen, und ebenso verhält es sich bei Applikationen der hochgespannten Ströme auf den Menschen, wenn Funkenentladungen vermieden werden.

Nun fehlen aber doch den Tesla-Strömen, d. h. den d'Arsonvalschen Hochfrequenzströmen, gewisse physiologische Wirkungen keineswegs. Dieselben liegen vorzugsweise auf dem Gebiete der Beeinflussung des vasomotorischen Systems. Zunächst erfolgt bei der Applikation der Hochfrequenzströme eine gewisse Erwärmung. Diese ist bei der Autokonduktion äußerst gering; doch konnte Sommerville in Glasgow eine leichte Erhöhung der Haupttemperatur bei der Behandlung im Solenoid konstatieren. Stärker kann die Wärmewirkung bei der direkten Anwendung der d'Arsonvalisation werden, ebenso bei Verwendung der Kondensatorelektroden und des Kondensatorbettes. Diese Wärmewirkung, die lange Zeit hindurch nur als störende Nebenerscheinung bei der d'Arsonvalisation betrachtet wurde, hat Nagelschmidt auch zur Entdeckung des Diathermieverfahrens unabhängig von den früher erwähnten Versuchen v. Zeyneks geführt.

Es wäre nun aber unrichtig, die therapeutischen Erfolge der d'Arsonvalisation lediglich auf ihre Wärmewirkung zu beziehen. Diese ist schon bei der Anwendung der Kondensatorelektroden meist keine erhebliche, so daß selbst Kowarschik, der sonst die d'Arsonvalisation nur als eine unvollkommene Vorstufe der Diathermie betrachtet, eine besondere schmerzstillende Wirkung der Hochfrequenzströme unabhängig von ihrer Wärmewirkung annimmt. Kowarschik erklärt diese schmerzstillende Wirkung dadurch, daß die elektrischen Schwingungen des Hochfrequenzstromes gleichsam eine ins Unendliche verfeinerte Vibrationsmassage der Ionen ausüben, durch welche die Erregbarkeit der schmerzleitenden Fasern herabgesetzt wird.

Im übrigen ist es zum Verständnis der Wirkung der d'Arsonvalisation zweckmäßig, zwischen der örtlichen und allgemeinen Applikation der hochgespannten Hochfrequenzströme zu unterscheiden. Bei der örtlichen Anwendung mittels der Kondensatorelektroden kommt neben der erwähnten Wärmewirkung (die besonders bei Verwendung der kleinen Apparate nicht ganz unbedeutend ist) und der schmerzstillenden Wirkung vor allem als wichtiges Agens der Hautreiz in Betracht, der durch die nie ganz fehlenden Funkenentladungen ausgeübt wird. Dieser Hautreiz beeinflußt einmal die sensiblen Hautnervenendigungen, und zwar bei schwachen Funkenentladungen im beruhigenden Sinne, während stärkere Funkenentladungen quasi „ableitend“ durch Erregung der oberflächlichen Hautnerven und Übertönung von Reiz- und Schmerzzuständen in tiefer gelegenen Nervenstämmen wirken. Ferner werden die Vasomotoren der Haut durch die Funkenentladungen im Sinne einer nach primärer Kontraktion eintretenden Erweiterung beeinflußt. Und schließlich übt der Hautreiz auch reflektorische Wirkungen auf ferner liegende Organsysteme aus, vor allem auf das Herz, dann wohl auch auf die nervösen Zentralorgane.

Viel schwieriger erklärbar sind die therapeutischen Erfolge, die mit der allgemeinen d'Arsonvalisation erzielt worden sind, sei es, daß dieselbe in Form der Autokonduktion oder mittels sonstiger Applikationsmethoden (Kondensatorbett, direkte Durchströmung) zur Einwirkung gelangt. Die auffälligste Wirkung der allgemeinen d'Arsonvalisation besteht in einer Beeinflussung des pathologisch erhöhten Blutdrucks, der nach dieser Behandlung in vielen Fällen eine deutliche Herabsetzung erfährt. Diese Herabsetzung ist durchaus nicht nur eine vorübergehende, sondern sie kann lange Zeit hindurch anhalten. Sie geht in geeigneten Fällen in der Weise vor sich, daß nach jeder Sitzung der Druck vermindert wird und er sich im Laufe der Kur unter weiterem Abfall schließlich anhaltend auf ein niedrigeres Niveau einstellt, wie das aus den beifolgenden Blutdruckkurven (Abb. 87—89) hervorgeht[1]). Eine Rückkehr zur Norm läßt sich in der Regel nur bei mäßigen Druckerhöhungen erzielen; bei erheblicheren Hypertensionen erfolgt meist nur eine Senkung von der früheren Höhe, bis schließlich niedrigere Werte dauernd oder doch für längere Zeit erreicht sind. Jedenfalls ist die Senkung nicht größer, als es sich mit der Aufrechterhaltung der Zirkulation bei den betreffenden Individuen ver-

---

[1]) Die Kurven 88 und 89 stammen von ambulatorisch in der Privatpraxis behandelten Patienten, die während der Kur bei sonst unveränderter Lebensweise beruflich tätig waren.

einbaren läßt, und eine Schädigung des Patienten durch übermäßige Druckverminderung ist somit dabei nicht zu befürchten.

Man muß sich nämlich die Wirkung der Hochfrequenzströme nach der Auffassung Bühlers[1]) derart vorstellen, daß sie einen Nachlaß der Spannung im System der Vasokonstriktoren bewirken.

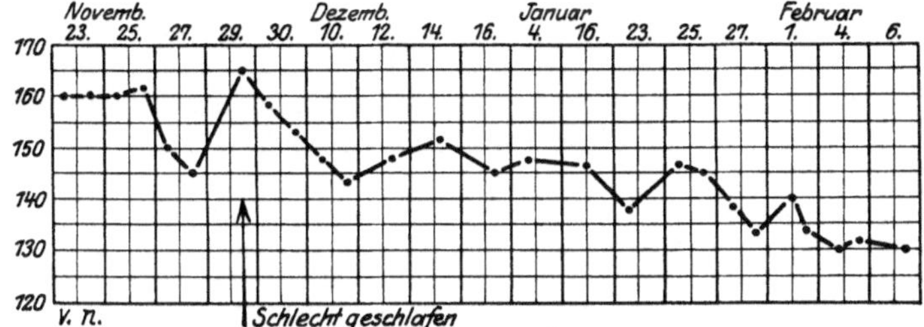

Abb. 87. Aneurysma aortae. Blutdruckkurve bei Hochfrequenzbehandlung im Solenoid.

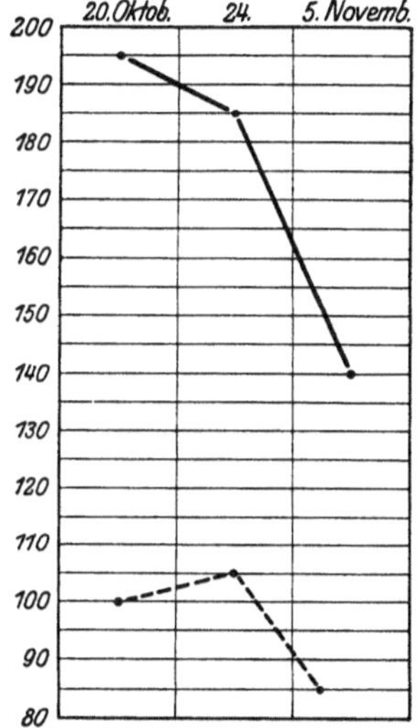

Abb. 88. Hypertension mit starkem Kopfschmerz, nach 12 Behandlungen im Solenoid zwischen 20. X. u. 5. XI. 1917 wesentlich gebessert.
— = systolischer (maximaler) Druck.
--- = diastolischer (minimaler) Druck.

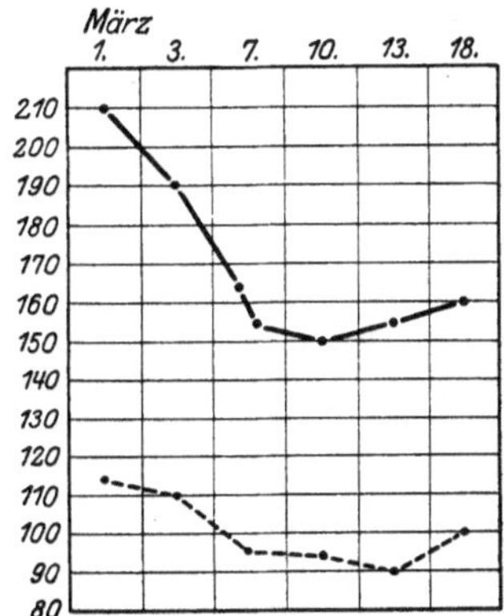

Abb. 89. Arteriosklerose mit Herzaffektion bei 54 jährigem Mann. (Kopfdruck, Schwindelanfälle.) Besserung nach 12 Solenoid-Behandlungen vom 1. III. bis 18. III. 1919.
— = systolischer (maximaler) Druck.
--- = diastolischer (minimaler) Druck.

Diese Annahme läßt es auch begreiflich erscheinen, daß die Blutdruckerhöhung, soweit sie als reine Kompensation infolge von schweren anatomischen Veränderungen, wie Verkalkungen der Arterien, Aneurysma, Sklerose der Nierengefäße, vorhanden ist, durch die d'Arsonvalisation nicht oder nur vorübergehend beeinflußt wird. Hingegen

---

[1]) Schweizer Corr.-Blatt 1912, Nr. 13 und Beitrag in Schnées Kompendium der Hochfrequenz. Leipzig: Otto Nemnich 1920.

können die diese Zustände begleitenden Reizerscheinungen im
vasomotorischen System sowie idiopathische, toxisch oder
nervös bedingte Hypertensionen, bei denen noch keine schwereren
anatomischen Läsionen bestehen, durch die Hochfrequenzströme erfolgreich bekämpft werden.

Demgemäß sieht man am ehesten Blutdruckerniedrigungen in
solchen Fällen von Hypertension, in denen diese noch keine so exzessiven Grade erreicht hat, wie das z. B. bei der Schrumpfniere der
Fall ist, und wo noch eine gewisse Labilität des Blutdruckes besteht. Wir werden auf diese Indikationen noch weiter unten zurückkommen.

Mit der Verminderung des systolischen (maximalen) Blutdruckes geht in
Fällen, die auf die Hochfrequenzbehandlung mit Drucksenkung reagieren, eine
Verkleinerung der Pulsamplitude, d. h. der Differenz zwischen maxi-
malem und minimalem Druck, einher. Diese Verhältnisse werden durch die bei-
gegebenen Kurven 88 und 89 illustriert.

Für die krampflösende Einwirkung der Hochfrequenzströme auf die Vasokonstriktoren spricht auch die Beobachtung Ernst Webers[1]), daß bei solchen
Herzkranken, bei denen durch einen gesteigerten Kontraktionszustand in den
peripheren Gefäßen eine übermäßige Herzarbeit bedingt ist, die Behandlung
im Solenoid deutlich abdämpfend auf diese Erscheinung wirkt. Die Erleichterung der peripheren Zirkulation durch die Hochfrequenzbehandlung erhellt
auch aus den Versuchen Bühlers, die eine Herabsetzung der Viskosität
des Blutes bei Arteriosklerose ergaben.

Somit glaubte man für die Wirkung der d'Arsonvalisation bei Blutdruckerhöhungen eine einigermaßen befriedigende Erklärung gefunden zu haben, wenn auch der Mechanismus dieser Wirkung noch
unklar erschien, als durch eine Arbeit von Peemöller[2]) in diese Frage
plötzlich ein ganz neues Moment hereingebracht wurde. Peemöller
stellte nämlich die Behauptung auf, daß die drucksenkende Wirkung der d'Arsonvalisation lediglich auf der Einatmung
der beim Funkenübergang in der Funkenstrecke entstehenden Gase beruhe; als speziell den Blutdruck beeinflussender Bestandteil dieser Gase wurde von Kestner mit seinen Schülern das Stickoxy-
dul (N_2O) oder Lachgas festgestellt, das bei Inhalation, ähnlich wie die
Nitrite, blutdrucksenkend wirkt. Zum Beleg für diese Ansicht wurden
Versuche angeführt, bei denen die Blutdrucksenkung nach der allgemeinen d'Arsonvalisation ausblieb, wenn durch passende Versuchsanordnung die Einatmung der in der Funkenstrecke entwickelten
Gase vermieden wurde, während umgekehrt auch durch ausschließliche Inhalation dieser Gase ohne gleichzeitige Anwendung des
Solenoids Drucksenkungen erzielt werden konnten.

Wenn sich diese Anschauungen weiter bestätigen sollten, so ließe
sich der gleiche Effekt wie mit der allgemeinen d'Arsonvalisation viel
einfacher mit entsprechenden Inhalationen bei der Hypertension erreichen. Das Lachgas selbst scheint dazu aber wegen seiner Gefährlich-
keit wenig geeignet zu sein. Durch Injektionen von Stickoxydul-

---

[1]) Zeitschr. f. d. ges. exp. Med. Bd. 8, H. 1/2. 1919. Dtsch. med. Wochenschr.
1918, Nr. 45.
[2]) Klin. Wochenschr. 1923, Nr. 21.

lösungen haben Pollitzer und Stoltz[1]) vorübergehende, nicht sehr erhebliche Drucksenkungen erzielt, die etwa den nach der Höhensonnebestrahlung beobachteten entsprechen. Wirksamer scheinen aber zu diesem Zwecke Inhalationen von Hochfrequenzentladungen zu sein. In unserem Institute werden seit längerer Zeit Versuche mit solchen Inhalationen ausgeführt, wobei ein von Herrn Ingenieur Röver konstruierter kleiner Apparat[2]) verwandt wird, der kleine Hochfrequenzfunkenentladungen erzeugt und mittels eines Ventilators gleichzeitig die dabei entstehenden, nach Ozon riechenden Gase in der Zimmerluft verteilt. Bei Patienten, die Hypertension aufwiesen und bei denen die oben skizzierten Bedingungen gegeben waren, haben wir nun nach kurgemäßer regelmäßiger Inhalation der mit dem Röverschen Apparat erzeugten Luft dieselben Veränderungen des Blutdrucks und ebensolche therapeutische Resultate erzielen können, wie sie mit der Behandlung mittels der allgemeinen d'Arsonvalisation erreichbar sind.

c) Therapeutische Indikationen der d'Arsonvalisation.

Ob man nun die allgemeine d'Arsonvalisation im Solenoid (Autokonduktion) oder die Inhalation von Hochfrequenzentladungen allein anwenden will, auf jeden Fall bilden diese Methoden recht häufig ein wirksames Agens bei mit Blutdruckerhöhung einhergehenden Erkrankungen der Zirkulationsorgane. In Betracht kommen hierfür die essentielle Hypertonie bzw. die sog. Präsklerose, sowie noch nicht zu alte Fälle von Arteriosklerose mit oder ohne Herzkomplikationen; ferner organische Erkrankungen des Herzens selbst und der großen Gefäße, die mit Hypertension einhergehen, klimakterischen Blutdrucksteigerungen, auch stärkere Druckerhöhungen bei der Basedowschen Krankheit. Es geht aus dem früher Gesagten hervor, daß ein Erfolg um so eher zu erwarten ist, je mehr die Hypertension auf Überreizung der Vasokonstriktoren durch nervöse oder toxische Einflüsse beruht, welche die organische Erkrankung begleitet, und daß Mißerfolge am meisten da zu erwarten sind, wo irreparable Veränderungen an sich schon einen hohen Blutdruck bedingen. Das letztere ist nicht nur bei vorgeschrittener Arteriosklerose der peripheren und der Herzarterien der Fall, sondern auch bei Aortenaneurysma (trotzdem auch hier eine palliative Wirkung nicht selten ist) und vor allem bei Komplikation mit Schrumpfniere. Die Hypertension, die bei der Nephrosklerose regelmäßig vorhanden ist und die gewöhnlich hohe Werte zwischen 200 und 250 mm Hg aufweist, ist der Hochfrequenzbehandlung am wenigsten zugänglich. Zwar können auch hierbei die subjektiven Beschwerden (Kopfschmerzen, Schwindel, Beklemmungen) durch die d'Arsonvalisation vorübergehend gemildert werden und die Blutdruckwerte nach der einzelnen Sitzung eine leichte Verminderung erfahren; ein nennenswerter Dauererfolg bleibt aber fast stets aus. Bei den anderen mit Hypertension einhergehenden Krank-

---

[1]) Münch. med. Wochenschr. 1924, Nr. 29.
[2]) Radiologie A.-G., Berlin W 35.

heiten der Zirkulationsorgane ist aber jedenfalls ein Versuch mit der an sich — wofern keine starke nervöse Übererregbarkeit besteht — ganz unschädlichen Autokonduktion oder Inhalation empfehlenswert, wenn Erscheinungen wie Kopfdruck, Schwindel, Beklemmungen, Schlaflosigkeit, eine Herabsetzung des diese Symptome bedingenden übermäßig erhöhten Druckes als wünschenswert erscheinen lassen. Am ehesten wird man naturgemäß bei der Präsklerose bzw. bei beginnender Arteriosklerose und bei klimakterischen Blutdrucksteigerungen einen Erfolg erwarten können.

Als Indikator für die Wirksamkeit einer Hochfrequenzkur muß in erster Linie die Blutdruckmessung gelten. Zeigt es sich, daß nach etwa 3—4 Sitzungen der Blutdruck ganz unverändert bleibt, so kann die weitere Fortsetzung der Behandlung als zwecklos abgebrochen werden, zumal dann meist auch die Beschwerden unbeeinflußt bleiben.

Im übrigen erstreckt sich eine Kur bei derartigen Patienten auf 12—20 Einzelsitzungen. Man beginnt bei der Autokonduktion mit einer Dauer von 5—7 Minuten pro Sitzung und steigert dieselbe dann auf 10—15 Minuten. Namentlich bei empfindlichen und nervösen Patienten ist eine genaue Dosierung der Dauer und Stromstärke, besonders im Anfange der Kur, erforderlich. Die Sitzungen sollen in der Regel nicht täglich, sondern etwa dreimal wöchentlich vorgenommen werden; nach jeder Behandlung soll der Patient etwa $^1/_2$—1 Stunde lang ruhen, da sich spontan darnach ein Müdigkeitsgefühl bemerkbar macht[1]). In vielen Fällen empfiehlt es sich, die Kur in etwa halbjährigen Pausen zu wiederholen. Die Inhalationskur nehmen wir in der Weise vor, daß wir den Patienten jeden zweiten Tag, eventuell bei klinischer Behandlung auch täglich, 5—10 Minuten lang neben dem Apparate, der die Entladungsgase verteilt, sitzen lassen. Statt der Autokonduktion im Solenoid kann die allgemeine d'Arsonvalisation bei Hypertension auch mittels des Kondensatorbettes erfolgen. Die Wirkungen dieser Behandlung sollen — mir fehlt persönliche Erfahrung darüber — ähnliche sein. Ähnlich sind auch die Wirkungen, wenn das Kondensatorbett, statt an einen d'Arsonvalapparat, an einen Diathermieapparat angeschlossen wird, nur daß sich dann der ermüdende Effekt wegen der größeren Erwärmung stärker geltend macht als bei der d'Arsonvalisation.

Eine zweite, recht wichtige Applikationsform der d'Arsonvalisation bei Erkrankungen der Zirkulationsorgane ist die örtliche Anwendung der Hochfrequenzströme auf die Herzgegend mittels einer Glas-Kondensatorelektrode (Vakuumelektrode). Bei dem Verfahren wird die Elektrode in der in Abb. 86 illustrierten Weise während 5—10 Minuten auf die vorderen Thoraxpartien aufgedrückt, unter möglichster Vermeidung stärkerer Funkenbildung; bei zu starker Erwärmung der Elektrode ist ein Ortswechsel während der Sitzung indiziert. Das Verfahren ist vor allem in Fällen von Erkrankung des Myokards angebracht, die ohne Blutdruckerhöhung oder doch nur mit geringer Hypertension einhergehen, und in denen es auf Kräftigung des Herzmuskels ankommt. So bei muskulärer Herzschwäche infolge von Infektionskrankheiten oder von Über-

---

[1]) Fühlt sich der Patient nach der Behandlung erregt statt ermüdet, so ist dies ein Zeichen dafür, daß die Dosierung nach Zeit und Stromstärke zu stark war oder daß die Behandlung wegen nervöser Übererregbarkeit überhaupt nicht vertragen wird.

anstrengung, namentlich wenn sie mit Dilatation der Herzens einhergeht. Aber auch bei Herzmuskelschwäche auf arteriosklerotischer
Basis (bei beginnender Sklerose) und auch bei Klappenfehlern, die
mit starker Dilatation verbunden sind, wirkt diese Applikationsform
der d'Arsonvalisation häufig günstig ein. Ihre Wirkung ist ähnlich derjenigen, die Rumpf mit seinen oszillierenden Strömen bei Herzerkrankungen erzielt hat[1]). Außer Hebung der Herzkraft, Besserung
des Pulses, Verminderung der Beschwerden usw. sieht man hier wie bei
den Rumpfschen oszillierenden Strömen nicht selten einen Rückgang
der Dilatation im Laufe der Behandlung eintreten. Die Kur erstreckt
sich auf 12—15 Sitzungen. Bei späterem Wiederauftreten der Beschwerden ist eine Wiederholung der Behandlung angezeigt, wobei oft
schon nach wenigen Sitzungen die neuerlichen Beschwerden zum Verschwinden gebracht werden können.

Mehr als bei der allgemeinen d'Arsonvalisation ist bei dieser Form
der Herzbehandlung auf die Kontraindikationen Rücksicht zu
nehmen. Als solche gelten vor allem vasomotorische Neurosen,
bei denen die lokale d'Arsonvalisation wegen ihrer erregenden Wirkung
noch schlechter als die allgemeine vertragen wird. Aber auch bei arteriosklerotischen Erkrankungen, besonders wenn sie mit stärkerer Hypertension einhergehen, ist diese Behandlung oft nutzlos und kann bei
bestehender Angina pectoris sogar die Beschwerden vermehren. Auch
bei Aneurysma aortae ist sie kontraindiziert. Weniger erregend wirkt
die lokale Applikation der Hochfrequenzströme mittels der auf die
Herzgegend aufgesetzten Vakuumelektrode bei Verwendung der kleinen
Hochfrequenzapparate. Diese Anwendungsart empfiehlt sich auch zur
Bekämpfung der subjektiven Beschwerden in der Herzgegend
bei organischen und nervösen Herzleiden.

Von sonstigen Indikationen der Autokonduktion im Solenoid sei noch
die Schlaflosigkeit erwähnt; die beruhigende und ermüdende Wirkung der
allgemeinen d'Arsonvalisation kann in manchen Fällen von Agrypnie mit Erfolg
verwandt werden, namentlich wenn es sich um einfache Schlaflosigkeit ohne
starke nervöse Übererregbarkeit bei älteren Leuten handelt, bei denen auch beginnende Arteriosklerose nicht auszuschließen ist.

Von erheblicher Wirksamkeit ist die d'Arsonvalisation bei der Tabes
dorsalis. Zur Bekämpfung der lanzinierenden Schmerzen und
Krisen kann hier die örtliche Applikation der Kondensatorelektrode auf die Wirbelsäule häufig mit sehr gutem Erfolge verwandt werden. Es wird dabei die pilzförmige Graphitelektrode längs
der Wirbelsäule bzw. längs der Teile, die den befallenen Segmenten entsprechen, bei gleichzeitiger mäßiger Funkenbildung während etwa 10 Minuten hin und her geführt, wobei eine deutliche Hyperämie an den behandelten Hautstellen entstehen soll (die Behandlung kann auch bipolar vorgenommen werden). Außerdem können auch bei tabischen Neuralgien
und Parästhesien an den befallenen Extremitäten selbst Be-
streichungen mit den Funken der Kondensatorelektrode oder auch
Effluvienentladungen dem Patienten häufig Erleichterung bringen.

---

[1]) Zeitschr. f. physikal. u. diät. Therapie Bd. 25, H. 8. 1921. Daselbst auch
Literaturangaben über frühere Mitteilungen Rumpfs.

Diese Applikationsweisen der örtlichen d'Arsonvalisation werden auch bei sonstigen **Neuralgien** vielfach zum Zwecke der Schmerzstillung und Ableitung benützt. Speziell bei Neuralgien **oberflächlich gelegener** Nerven sieht man davon nicht selten gute und rasche Resultate (z. B. Neuralgie der Interkostalnerven, des N. cutaneus femoris, des Occipitalis), ebenso bei **Parästhesien**, wie sie z. B. nach Ischias häufig im Peroneusgebiet zurückbleiben oder bei neuritischen Parästhesien. Diese Art der Hochfrequenzbehandlung — sie läßt sich auch mit den kleinen Apparaten häufig ganz gut ausführen — ist aber nur in solchen Fällen von Neuralgie indiziert, in denen **keine Hyperästhesie der Haut** besteht (L. Mann[1])).

Auch bei gewissen anderen lokalen Affektionen hat sich die lokale Hochfrequenztherapie, und zwar als kräftige **Funkenbehandlung** mittels der Kondensatorelektrode, als Ableitungsmittel gut bewährt. So vor allem bei den hartnäckigen **Tarsalgien und Achillodynien**, wie sie nach gonorrhoischer Arthritis häufig zurückbleiben, aber auch nach sonstigen allgemeinen arthritischen Erkrankungen nicht selten sind. Bei der **Spondylitis deformans** hat v. d. Porten[2]) die d'Arsonvalisation (Funkenbestreichung der Wirbelsäule) mit sehr gutem Erfolge verwandt; auch wir selbst haben davon zuweilen, wenn auch nicht immer, Günstiges gesehen.

Weiter kommt die lokale d'Arsonvalisation auch bei der Behandlung des **Pruritus** neben anderen physikalischen Methoden in Frage. Bei Hautjucken infolge von Ekzemen oder sonstigen Hauterkrankungen (z. B. Pruritus postscabiosus) kann die **Funkenbehandlung** erheblichen palliativen Nutzen schaffen. Man muß sich vorstellen, daß dabei die kleinen oberflächlichen Hautdefekte, in denen die Endigungen feiner sensibler Hautnerven bloßliegen, durch die Funkenentladungen verschorft werden, so daß der Schorf dann die Nervenendigungen gegen Schädlichkeiten, die vorher den Juckreiz auslösten (Temperatur- und sonstige Reize) schützt. Ganz besonders wirksam erweist sich die lokale d'Arsonvalisation bei **Pruritus ani** und **Fissura ani**; zur Verwendung kommt dabei die stabförmige Glas-Kondensatorelektrode, die eventuell auch (bei Fissura ani) in die Analöffnung eingeführt wird.

Wenig befriedigend sind dagegen die Erfolge der d'Arsonvalisation beim rein **nervösen** Pruritus. Überhaupt spielt diese Methode bei den rein **funktionell-nervösen** Erkrankungen nur insofern eine Rolle, als sie hier als **Suggestionsträger** wirken kann. Zu diesem Zwecke eignet sie sich besonders bei der Behandlung von **hysterischen Lähmungen** (kräftige Funken), während bei **neurasthenischer Übererregbarkeit** und z. B. auch bei neurasthenischen Nervenschmerzen Vorsicht wegen der exzitierenden Wirkung der d'Arsonvalströme geboten ist.

Von sonstigen Indikationen der örtlichen d'Arsonvalisation seien noch **lokale vasomotorische Störungen** (Raynaudsche Krankheit und ähnliches) genannt, wobei **manchmal** leidliche palliative Erfolge erzielt werden können. Unsicherer noch sind die Resultate der Hochfrequenzbehandlung (Glas-Kondensatorelektrode mit schwachen Entladungen in den äußeren Gehörgang eingeführt oder Effluvien auf die Ohrgegend) bei **subjektiven Ohrgeräuschen**

---

[1]) Dtsch. med. Wochenschr. 1925, Nr. 14.
[2]) Zeitschr. f. physikal. u. diät. Therapie Bd. 22, S. 403. 1918.

infolge von Otosklerose oder allgemeiner Arteriosklerose. Hingegen verdient die Mitteilung Bermans[1]) Beachtung, daß beim Lupus verrucosus durch sehr kräftige Hochfrequenzfunken (die Applikation ist allerdings schmerzhaft) sich auch in Fällen, die sonstiger Therapie trotzten, Heilung erzielen ließ.

Im ganzen läßt sich sagen, daß, trotzdem die Indikationen der d'Arsonvalisation gegen früher eingeschränkt worden sind, das Verfahren doch auch heute noch bei bestimmten, oben skizzierten Krankheiten einen erheblichen therapeutischen Wert besitzt.

E. Massage und Mechano-Therapie.

Zwar überschreitet die Besprechung der Technik der Massage und der mediko-mechanischen Behandlung den Rahmen dieses Buches, und es muß in dieser Beziehung auf die vorhandenen Leitfäden und Lehrbücher verwiesen werden (Bum, Hoffa, Böhm, Eiger, Kirchberg). Immerhin ist es zum Verständnis der später folgenden speziellen Indikationsstellung bei den einzelnen Krankheiten notwendig, hier wenigstens ganz kurz die Wirkungsweise jener wichtigen Methoden zu streifen.

Unter **Massage** versteht man die mechanische, in der Regel manuell ausgeführte Bearbeitung des Körpers oder einzelner Teile desselben durch bestimmte zweckentsprechende Handgriffe. Die wichtigsten dieser Handgriffe sind die Streichung (éffleurage), die Reibung (friction), Knetung (pétrissage), Klopfung (tapotement) und Erschütterung (vibration). In einer dem Zwecke der Behandlung und der Anatomie des zu bearbeitenden Körperteiles angepaßten Kombination solcher Handgriffe besteht das Wesen der Massage. Die Methodik ihrer Anwendung ist auf verschiedenen Systemen aufgebaut; die meiste Verbreitung hat eine Technik gefunden, die sich auf den von den Schweden, ferner von Mosengeil und den deutschen Orthopäden Bum und Hoffa ausgearbeiteten Methoden aufbaut. Viel verbreitet ist ferner die Zabludowskische Massage, bei der namentlich die Technik der Klopfungen und Knetungen eine etwas abweichende ist, und von der gewisse Handgriffe, wie die intermittierenden Drückungen (Verbindung von Längsstreichen mit rhythmischem Quetschen und Drücken), auch in andere Methoden Aufnahme gefunden hat. Einige weitere Massageformen, wie die Cederschiöldsche rhythmische Druckmassage, die Thure-Brandsche gynäkologische Massage und die später noch zu erwähnende Corneliussche Nervenpunktmassage beschränken ihren Indikationskreis auf bestimmte Krankheitsgruppen.

Durch die Massage werden nun eine Reihe von physiologischen Funktionen des Körpers beeinflußt. Es wird zunächst die Ernährung der Haut selbst begünstigt, der Blutzufluß zu ihrem Gewebe wird erhöht und dadurch die Hauttätigkiet angeregt. Auf diesen Wirkungen beruht auch der Effekt der kosmetischen Massage. Wichtiger ist die Wirkung der Massage auf die Blut- und Lymphzirkulation.

---

[1]) Allrussischer Kongreß f. Physiotherapie Leningrad 1925. Ref. Zeitschr. f. d. ges. physikal. Therapie Bd. 31, S. 355. 1926.

Namentlich die Streichungen erleichtern, wenn sie zweckmäßig ausgeführt werden, in erheblichem Maße den Rückfluß des venösen
Blutes und des Lymphstromes, wie durch zahlreiche Experimente erwiesen worden ist. Da nun die sozusagen ausgestrichenen Venen und
Lymphgefäße nicht leer bleiben und sich nur von der Peripherie her
wieder füllen können, so erhellt aus dieser Wirkung auch die Begünstigung der Resorptionsvorgänge in den peripherwärts gelegenen
Teilen. Tatsächlich wird die Resorption seröser Ergüsse durch die
Massage erheblich befördert, namentlich ist dies für Gelenkexsudate
bekannt. Weiterhin wird auch durch die energische Hyperämisierung
der Gewebe, wie sie durch die kräftigen Streichungen, Reibungen und
Klopfungen hervorgerufen wird, die resorbierende Gewebstätigkeit erhöht, und dadurch erklärt sich die Wirkung der Massage auch auf feste
Exsudate, die dagegen meist nicht, wie von mancher Seite früher angenommen wurde, direkt durch Massage zerdrückt werden können.
Das letztere ist nur bei sehr mangelhaft ernährten und wenig konsi-
stenten Exsudaten unter Umständen möglich. (Auch daß z. B. das
Fettgewebe der Bauchdecke sich durch Massage direkt entfernen, d. h.
zerdrücken ließe, ist nach Untersuchungen von Rosenthal[1]) unrichtig.) Dagegen spielt natürlich die Massage für die Fortschaffung
von Resorptionsprodukten und sonstigen Zerfallstoffen eine wichtige
Rolle, und auch auf den Schwund des Fettgewebes kann sie dadurch
Einfluß gewinnen, daß sie sowohl die örtlichen Zirkulationsvorgänge
als auch den allgemeinen Stoffwechsel erhöht. Eine Reihe von
Autoren haben nämlich nach Massage insbesondere die Erhöhung der
Stickstoffausscheidung nachweisen können.

Von besonderer Wichtigkeit ist ferner der Einfluß der Massage
auf die Muskulatur. Unter den verschiedenen Handgriffen sind
hierbei namentlich die Knetung (pétrissage) und die Klopfung von
Wirksamkeit. Es wird dadurch einmal infolge des vermehrten
Blutzuflusses die Ernährung des Muskels begünstigt, und darauf
beruht die große Rolle, die bekanntlich die Massage in der Beseitigung
resp. Verhütung von Atrophien spielt. Weiterhin wird der Abfluß
der Ermüdungsprodukte, die sich nach Muskelarbeit im Muskel
ansammeln (Milchsäure, Kohlensäure usw.), durch die Massage gefördert, infolgedessen wird die Erholungszeit des ermüdeten Muskels
durch Massage erheblich abgekürzt, wie gleichfalls experimentell
bewiesen worden ist. Auch die nach Ermüdung gesunkene elektrische
Erregbarkeit eines Muskels wird, wie Rosenthal nachgewiesen hat,
durch Massage rascher wieder erhöht als durch bloßes Ausruhen. Auf
diesen die Erholungszeit der Muskeln beschleunigenden Wirkungen beruht die Anwendung der Sportsmassage. Schließlich kann der Muskel
durch die bei der Massage vorgenommenen Klopfungen und Erschütterungen direkt zu Kontraktionen angeregt werden. Das gilt sowohl
für die Skelettmuskeln, wie auch für die glatten Muskeln, insbesondere
die Darmmuskulatur (Bauchmassage).

____

[1]) Die Massage und ihre wissenschaftliche Begründung. Berlin: A. Hirschwald 1910.

Was die Wirkung der Massage auf das Nervensystem betrifft, so ist es bekannt, daß die milden Streichungen eine allgemeine Beruhigung zur Folge haben. Es ruft diese Beruhigung durch leichte Streichungen auch eine Entspannung der Muskulatur hervor, worauf die Bedeutung dieses Handgriffes bei der sogenannten Einleitungsmassage beruht. Auch bestimmte stärkere mechanische Reize, wie die Klopfungen und Erschütterungen, setzen die Erregbarkeit des Nervensystems herab. Sie wirken speziell schmerzstillend, und von dieser Wirkung macht man in der physikalischen Therapie einen sehr häufigen Gebrauch, namentlich bei Anwendung der Vibrationsmassage, die die Erschütterungen und Klopfungen in sehr regelmäßiger und genau dosierbarer Weise auszuführen erlaubt. Auch auf das Zentralnervensystem selbst üben solche peripheren machanischen Reize eine beruhigende Wirkung aus, und diese Wirkung macht sich speziell bei spastischen Erkrankungen in sehr wohltätiger Weise geltend.

Einen erheblichen Einfluß übt ferner die Massage auf das Zirkulationssystem aus. Der Blutdruck wird, wie durch die meisten Hautreize, so auch durch Massagemanipulationen meistens erhöht; das Maß der Blutdruckerhöhung hängt von der Intensität und Art der betreffenden Manipu'ation ab. Nur die Erschütterungen (Vibrationen) sollen, wie manche Autoren angeben, den Blutdruck herabsetzen können. Es trifft dies auch für die Vibration der Extremitäten, speziell der Beine, in manchen Fällen zu, während die Erschütterungen des Rückens nach meiner Erfahrung meist eine leichte Blutdruckerhöhung hervorrufen. Die Frage, ob durch die Bauchmassage der Blutdruck erhöht oder erniedrigt wird, wird sehr verschieden beantwortet. Es kommt dabei ebenfalls auf die Art der angewandten Handgriffe an; jedenfalls tritt nach einer Leibmassage, bei der die blutdruckerhöhenden Klopfungen vermieden werden, in der Regel eine Senkung des Blutdrucks ein. Die allgemeinen Zirkulationsverhältnisse lassen sich überhaupt durch mechanotherapeutische Eingriffe am Abdomen, dessen große Gefäße und bluthaltige Organe (Leber) einen erheblichen Teil des Gesamtblutes enthalten, in mächtiger Weise beeinflussen. So konnte F. Kirchberg durch eine von ihm angegebene Methode der Druck- und Saugbehandlung des Abdomens bei Arteriosklerotikern und sonstigen Patienten mit erhöhtem Blutdruck eine erhebliche Blutdruckherabsetzung, verbunden mit subjektiver und objektiver Besserung der Zirkulationsstörungen, erzielen.

Die Pulsfrequenz wird durch die Vibrationen verlangsamt, am sichersten, wenn die Vibration die Herzgegend oder die Gegend zwischen den Schulterblättern trifft. Auch sonstige Massagemanipulationen können eine Pulsverlangsamung hervorrufen, wenn auch nicht so regelmäßig wie die Erschütterungen. Mehr in die Augen springend als diese objektiven Veränderungen ist der günstige Einfluß, den die Massage in Form von regelmäßigen ausgedehnten Streichungen einerseits und von Erschütterungen und Klopfungen resp. Vibrationsmassage andererseits auf das subjektive Befinden der Herzkranken ausübt. Sowohl bei nervösen wie auch bei organischen Herzleiden läßt sich dadurch eine Besserung des Allgemeinbefindens und des Schlafes, sowie die Linderung mannigfacher sonstiger subjektiver Beschwerden (namentlich der tachykardischen) erzielen.

12*

Die Diurese wird durch die Massage gesteigert. Wahrscheinlich beruht diese Wirkung darauf, daß zur Ausscheidung der durch die Massage in die Zirkulation gebrachten Zerfalls- und Ermüdungsprodukte größere Urinmengen benötigt werden. (Nach Rosenthals Hypothese ist vor allem die vermehrte Harnstoffausscheidung die Ursache dafür.) Auch andere Drüsensekretionen, speziell die Gallensekretion, werden durch die Massage erhöht.

Die Gesamtwirkung der Massage hat Bum treffend mit den Worten „Resorption, Muskel- und Nervenreiz" charakterisiert; danach sind auch die Indikationen der Massage zu stellen, auf die wir im speziellen Teile oft zurückkommen werden. Kontraindiziert ist die Massage bei allen eitrigen Erkrankungen, bei frischen infektiösen Prozessen, namentlich wenn eine Verschleppung der Infektionskeime in die Blutbahn zu fürchten ist, bei frischen entzündlichen Prozessen überhaupt, solange der mechanische Reiz eine Verschlimmerung auslösen kann, bei Venenentzündungen und Thrombosen, solange der Thrombus noch nicht vollständig organisiert ist, bei bösartigen Tumoren, bei zystischen Tumoren, namentlich solchen im Abdomen, bei Hämophilie und bei Aneurysmen. Besondere Vorsicht ist ferner am Platze bei älteren Leuten mit sklerotischen Gefäßen; weiter sind bei schwer Herzkranken die den Blutdruck stark alterierenden Handgriffe zu vermeiden.

Unter den verschiedenen Methoden der Massage sei ihrer Eigenart und zunehmenden Verbreitung wegen die Corneliussche Nervenpunktmassage noch besonders erwähnt. Ihr Erfinder ging dabei von der Beobachtung aus, daß nicht nur bei Myalgien, — was schon länger bekannt war —, sondern auch bei Neuralgien, allgemeinen Neurosen und sonstigen Funktionsstörungen auch außerhalb des Bezirkes der spontanen Beschwerden an der Körperoberfläche sich auf Druck empfindliche, dem palpierenden Finger durch reflektorische Muskelanspannung wahrnehmbare Stellen auffinden lassen, die als „Nervenpunkte" bezeichnet werden. Mit der anatomischen Ausbreitung der Nerven und somit den Valleixschen und den Headschen Zonen haben diese Nervenpunkte nichts zu tun. Durch systematisches Aufsuchen dieser Nervenpunkte und Massage derselben, die im wesentlichen in einer Kombination von Reibungen, Drückungen und Erschütterungen ·besteht, die mit der Fingerbeere ausgeführt werden, haben nun Cornelius und seine Schüler bei den genannten Leiden gute therapeutische Erfolge erzielen können. Bemerkenswert ist, daß im Anfange einer derartigen, sich meist auf viele Sitzungen erstreckenden Kur reaktive Schmerzsteigerungen recht häufig sind.

Die Corneliussche Theorie, daß bei vielen neuralgischen und funktionellen Erkrankungen die Nervenpunkte das Primäre bilden und die zentrale Ätiologie solcher Leiden sehr überschätzt wird, ist auf starken Widerspruch gestoßen. An den praktischen Erfolgen des Corneliusschen Verfahrens wird man aber nicht achtlos vorübergehen können.

Gymnastik. In enger Beziehung zur Massage steht die Gymnastik. Es gibt wenig Fälle, bei denen die Massage nicht durch eine angeschlossene gymnastische Übung zu ergänzen wäre, mag dieselbe auch nur in leichten passiven oder aktiven Bewegungen bestehen.

Wir unterscheiden in der Gymnastik vor allem aktive und passive Bewegungen. Die aktiven Bewegungen zerfallen in einfache, sogenannte unbelastete Bewegungen und in belastete oder Widerstandsbewegungen. Bei den letzteren hat der Muskel bei seiner Kontraktion noch einen besonderen Widerstand zu überwinden; derselbe wird entweder manuell von einer zweiten Person (dem „Gymnasten") ausgeübt, oder es wird, wie es bei der maschinellen Gymnastik der Fall ist, durch Hebung eines Gewichts oder Überwindung einer Reibung, Dehnung eines elastischen Bandes, die Bewegung erschwert. (Am exaktesten wird der Widerstand immer durch Heben eines Gewichtes dosiert.)

Bei den rein passiven Übungen wird die betreffende Bewegung ohne jede Mitarbeit des Patienten entweder manuell von einer zweiten Person oder durch maschinelle Kraft ausgeführt.

In der Mitte zwischen aktiven und passiven Bewegungen stehen die sogenannten aktiv-passiven Bewegungen, von Herz auch Förderungsbewegungen genannt. Bei diesen bedarf es zwar zunächst eines aktiven Impulses; die weitere Fortsetzung der Bewegung wird aber passiv ausgeführt, und zwar geschieht diese „Förderung" entweder durch Schwingungen eines Pendels oder durch die Drehung eines in seiner Peripherie belasteten Schwungrades. Die bekannteste Förderungsbewegung ist das Gehen, wobei jeweils das vorgesetzte „Schwungbein" als Pendel dient. Eine andere Pendelbewegung läßt sich in einfacher Weise dadurch improvisieren, daß auf einen Tisch der Arm derartig gelegt wird, daß das Handgelenk die Tischkante überragt; nimmt man nun einen Stock, an einem Ende angefaßt, in die Hand und macht damit leichte Beuge- und Streckbewegungen, so werden durch die Schwerkraft des hin und her pendelnden Stockes ausgiebige Exkursionen des Handgelenkes erzielt. Ähnliche einfache Vorrichtungen sind von Herz u. a. für Pendelbewegungen im Fußgelenke angegeben worden. In vollkommener Weise werden in der maschinellen Gymnastik durch Pendel-Apparate und durch Apparate mit Schwungrädern (z. B. das Tretrad) diese Förderungsbewegungen ausgeführt; auch das bekannte Zimmerfahrrad ist zu den Förderungsapparaten zu zählen. Herz nennt die mit dem Fahrrad ausgeführte Bewegung eine belastete Förderungsbewegung, weil dabei ja gewöhnlich ein gewisser Widerstand zu überwinden ist. Auch das Bergsteigen zählt Herz im Gegensatz zum Gehen zu den belasteten Förderungsbewegungen.

Eine eigentümliche Bewegungsart ist die ebenfalls von Herz angegebene Selbsthemmungsbewegung. Es wird dabei eine Muskelkontraktion ohne einen Widerstand resp. bei sehr kleinem Widerstand und bei gespannter Aufmerksamkeit in viel langsamerem Tempo als normalerweise vollzogen; z. B. wird der Unterarm gegen den Oberarm ganz langsam und gleichmäßig gebeugt. Diese Selbsthemmungsbewegungen sind wegen der damit verbundenen Innervationsanstrengung für den Patienten sehr ermüdend. Sie haben einen besonderen Einfluß auf die Herzaktion; es wird nämlich dadurch die Herzaktion bei gesundem oder organisch erkranktem suffizientem Herzen in der Regel verlangsamt, während bei nervösen Herzerkrankungen eine Beschleunigung des Pulses danach eintritt.

Es kommt überhaupt bei allen Übungen für die Beurteilung der Ermüdung neben der naturgemäß sehr wichtigen objektiven mechanischen Arbeitsleistung auch der Grad der dazu erforderlichen Innervationsanstrengung in Betracht. Je mehr eine Übung automatisch geschieht, je weniger Aufmerksamkeit der Patient darauf zu verwenden braucht, um so weniger ermüdet sie. Diese Verminderung der

Ermüdung durch Innervationsanstrengung läßt sich einmal natürlich durch Übung, d. h. durch oftmalige Wiederholung, erreichen; dann aber auch durch den Gebrauch von Apparaten zur maschinellen Gymnastik, die schon durch ihre Konstruktion die richtige Ausführung der betreffenden Bewegungen leiten. Weiter geht daraus hervor, daß z. B. die kompensatorischen Koordinationsübungen bei Ataxie, bei denen eine besondere Konzentration der Aufmerksamkeit notwendig ist, auch besonders ermüdend sein müssen.

Bei allen heilgymnastischen Übungen, mögen sie nun mit oder ohne Apparate ausgeführt werden, ist spezieller Wert auf die Atmung zu legen, es muß dabei tief und regelmäßig geatmet werden. Im allgemeinen soll bei Widerstandsbewegungen immer die Inspiration gleichzeitig mit der Überwindung des Widerstandes (Hebung eines Gewichts u. dgl.) erfolgen. Dann muß sich die Atmung natürlich auch der Art der betreffenden Bewegung anpassen, z. B. bei Abduktion der Arme vom Rumpf muß inspiriert, bei Zusammenführen derselben exspiriert werden.

Neben der schwedischen Gymnastik, die zuerst von Ling eingeführt wurde, und der weniger komplizierten deutschen Freigymnastik hat in den letzten Jahrzehnten mehr und mehr die maschinelle Heilgymnastik Verbreitung gefunden. Sie bietet vor allem den Vorzug, daß die Dosierung der Widerstände, der Exkursionen der Gliedmaßen usw. eine exaktere sein kann, daß dabei die körperlich und geistig sehr ermüdende Tätigkeit einer zweiten Person, des Gymnasten, fortfällt, und daß die Übungen gleichmäßiger und mit geringerer Innervationsanstrengung ausgeführt werden können, als es bei manueller Gymnastik möglich wäre. Apparate zur maschinellen Gymnastik sind zuerst von Zander in Stockholm angegeben worden. Neben diesem auch jetzt noch am meisten verbreiteten Zanderschen System ist das von Herz in Wien angegebene das bekannteste; doch existieren auch noch eine Reihe von anderen Systemen, z. B. das Krukenbergsche, das vom Medizinischen Warenhaus in Berlin konstruierte, die Karoschen Apparate (Hannover) u. a. m. Im wesentlichen sind alle diese Systeme nach den oben ausgeführten Prinzipien konstruiert.

a) Zandersche Apparate. Bei den Zander-Widerstandsapparaten wird der Widerstand durch ein Laufgewicht bewirkt, das an einem Hebel befestigt ist. Durch Erheben des Hebels leistet die betreffende Muskelgruppe eine aktive Arbeit, beim Senken des Hebels wird durch die Schwerkraft des Gewichts die umgekehrte Bewegung passiv ausgeführt, so daß also jeder Widerstandsapparat zugleich zu passiven Bewegungen der Antagonisten benutzt werden kann. Neuerdings werden neben den Original-Zander-Apparaten ganz ähnliche sogenannte deutsche Zander-Apparate konstruiert[1]), bei denen durch einfache Umschaltung der Ausgangsstellung des Hebels die betreffende Widerstandsbewegung in eine passive umgewandelt werden kann, während dann die Antagonisten die aktive Bewegung ausführen; z. B. der Apparat für Bewegung des Knies (Abb. 90) kann sowohl für Kniebeugen mit Widerstand wie für Kniestrecken mit Widerstand benutzt werden, zugleich auch bei einer bestimmten Einstellung als Pendelapparat (s. weiter unten). Auch die Original-Zander-Apparate werden jetzt mehr und mehr derart konstruiert, daß an demselben Apparate sowohl die Beuger wie die Strecker durch Widerstandsbewegung geübt werden können.

---

[1]) System Rossel, Schwarz & Co., Wiesbaden.

Da zur Erhebung eines belasteten Hebels in dem Moment die größte Kraft erforderlich ist, wo der Hebel sich in horizontaler Stellung befindet, während darüber hinaus wieder geringere Kraftanwendung nötig ist, so ist bei allen Zander-Widerstandsapparaten Vorsorge dafür getroffen, daß die horizontale Stellung des Hebels der Phase der größten Muskelanstrengung entspricht. Bei dem einfachen Beugen des Unterarmes gegen den Oberarm entspricht die stärkste Kraftanwendung der rechtwinkligen Stellung des Ellenbogengelenkes, und dementsprechend befindet sich der Hebel bei dem für diese Bewegung dienenden Apparate in der Ruhelage (sogenannte „Ausgangsstellung") in genau vertikaler Stellung. Bei anderen Bewegungen, z. B. der Abduktion der Arme vom Rumpf, ist aber eine bestimmte schrägwinklige Ausgangsstellung des Hebels erforderlich, damit dessen horizontale Stellung dann auch genau dem Stadium der größten Kraftanstrengung entspricht.

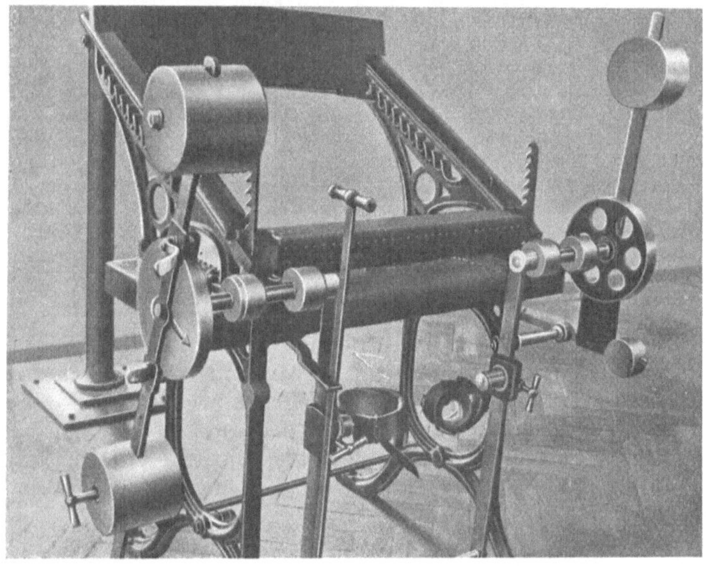

Abb. 90. Deutscher Zanderapparat B 9—10 für Kniebeuge- und Streckbewegungen.
(Rossel, Schwarz & Co., Wiesbaden.)

Durch Umstellung der Ausgangsstellung des Hebels lassen sich einzelne Widerstandsapparate zugleich als Pendelapparate verwerten. Die Exkursion des Hebels ist dann dabei nach jeder Richtung die gleiche. Außerdem dienen für die aktiv-passiven Bewegungen beim Zander-System verschiedene Apparate mit Schwungrad (Rotation im Schultergelenk, Handgelenk, Fußgelenk, Beugungen und Streckungen im Fußgelenk, Tretrad).

Die dritte Gruppe der Zander-Apparate bilden die passiven Apparate, die, durch einen elektrischen Motor betrieben, die betreffende Bewegung nur passiv ausführen. Zu den passiven Zander-Apparaten werden auch die Erschütterungs- und Klopfungsapparate gerechnet, deren Wirkung im allgemeinen derjenigen der Vibrationsmassage entspricht. Auch der Reit- und die Rumpf-Balancierapparate werden durch elektrischen Antrieb in Bewegung gesetzt; bei ihrer Benutzung sind aber auch aktive Bewegungen der Rumpfmuskeln zur Erhaltung des Gleichgewichts notwendig.

b) Herzsche Apparate. Auf Grund einer Reihe von physiologischen Überlegungen hat Max Herz in Wien mediko-mechanische Apparate konstruiert, die den natürlichen Verhältnissen besser entsprechen sollen als die Zanderschen.

Herz berechnete die Veränderungen der Muskelkraft bei jeder Gelenkbewegung und stellte danach ein Gelenkmuskeldiagramm für jede Muskelgruppe auf, das er dann zur Konstruktion seiner Widerstandsapparate verwertete. (Das Charakteristische an den Herzschen Widerstandsapparaten ist eine Exzenterscheibe, die nach dem betreffenden Gelenkmuskeldiagramm gearbeitet ist und zwischen Hebel und Fixationsvorrichtung für die Extremität eingeschaltet ist.) Im übrigen erfolgt die Dosierung des Widerstandes bei den Herzschen Apparaten wie bei den Zander-Apparaten durch ein auf einem Hebel verschiebbares Laufgewicht. Die passiven Herzschen Apparate sind im Prinzip von den entsprechenden Zanderschen wenig verschieden. Bei den Pendelapparaten ist statt des einfachen Pendels eine sich nach dem Prinzip der Unruhe in der Uhr bewegende Schwungmasse verwendet. Eine Besonderheit des Herzschen Systems bilden ferner die Apparate für Selbsthemmungsbewegungen. Im praktischen Gebrauch ist im übrigen ein wesentlicher Unterschied zwischen den Zanderschen und Herzschen Apparaten wohl kaum vorhanden; beide Systeme haben sich gut bewährt, beide haben den Vorzug, daß sich die betreffenden Bewegungen exakt dosieren lassen.

Man läßt die heilgymnastischen Übungen gewöhnlich nach einem Rezept vornehmen, auf dem außer dem Apparate (die Apparate sind durch Buchstaben und Zahlen bezeichnet) auch die Größe des Widerstandes, eventuell die Größe der Exkursion angegeben ist, und es wird im Laufe der Kur diese Verordnung entsprechend modifiziert. Die Übungen sind auf dem Rezept in Gruppen von von je drei Apparaten eingeteilt, nach jeder Gruppe soll der Patient einige Minuten ausruhen. Den Schluß einer Übungsreihe bilden gewöhnlich Erschütterungen, Klopfungen oder sonstige passive Apparate; im ganzen umfaßt ein Übungsrezept etwa 12 Apparate, doch sind hier natürlich individuelle Unterschiede zu machen.

Die Wirkung der Gymnastik ist zunächst eine lokale. Es werden an dem bewegten Gelenke die Bänder gedehnt, die Gelenkflächen gegeneinander abgeschliffen, die Muskeln, die das Gelenk bewegen, werden gekräftigt, durch passive Übungen sowie durch das Pendeln werden kontrakturierte Muskeln entspannt, die lokalen Zirkulationsverhältnisse werden gebessert; selbst auf die Ernährung des Gelenkknorpels hat die Gymnastik nachgewiesenermaßen einen günstigen Einfluß.

Von großer Bedeutung ist die Wirkung der Gymnastik auf die allgemeine Zirkulation. Durch die Druck- und Saugwirkung, die die Bewegungen ausüben, wird namentlich der venöse Rückfluß des Blutes erheblich gefördert; da zugleich der Zustrom des arteriellen Blutes zu dem arbeitenden Gliede ein verstärkter ist, so resultiert daraus eine Erhöhung der Blutströmungsgeschwindigkeit in der Peripherie. Besonders die Rotationsbewegungen der Extremitäten sind in dieser Hinsicht von großer Bedeutung. Die vertiefte Atmung trägt ebenfalls zur Erleichterung des Blutumlaufes bei, indem sie den Rückfluß des Blutes nach dem Thorax begünstigt.

Durch alle diese mechanischen Wirkungen wird der Widerstand, den die Blutmenge in der Peripherie findet, herabgesetzt, und insofern wird die Herzarbeit dadurch erleichtert. Andererseits werden sowohl durch aktive Freiübungen wie auch durch die Widerstandsbewegungen an das Herz, das die arbeitenden Muskeln mit erheblich mehr Blut, als normalerweise, versorgen muß, gesteigerte Ansprüche gestellt. Das tut sich dadurch kund, daß nach Widerstandsbewegungen und ferner auch nach Selbsthemmungsbewegungen der Blutdruck regelmäßig zunächst erhöht wird; später kann allerdings nach Aufhören der Arbeit wieder ein Absinken des Druckes stattfinden. Die primäre Blutdruckerhöhung nach gymnastischen Übungen ist als Zeichen für die funktionelle Leistungsfähigkeit des Herzens betrachtet worden, und in der Tat läßt das Ausbleiben der Blutdruckerhöhung resp. ein primäres Absinken des Blutdruckes nach Arbeit darauf schließen, daß das Herz größeren Anforderungen nicht mehr gewachsen ist. Eine gewisse Vorsicht ist aber bei Verwertung dieser Symptome am Platze; vor allen Dingen ist es auch bei suffizientem Herzen möglich, daß eine Erhöhung ausbleibt, falls die geleistete Arbeit nur unerheblich oder schon durch Trainierung gut eingeübt ist. Direktes Absinken des Blutdruckes nach Arbeit ist aber unter allen Umständen ein Zeichen von funktioneller Überanstrengung des Herzens. Bei der heilgymnastischen Behandlung von Herzkranken gibt ferner der Charakter der Atmung ein gutes Kriterium dafür ab, ob dem Patienten nicht zuviel zugemutet wird; jedes Zeichen von Dyspnöe, schon das erschwerte Sprechen während der Übung, ist in diesem Sinne sorgfältig zu beachten (Th. Schott).

Die passiven Bewegungen und die Förderungsbewegungen haben einen weniger gesetzmäßigen Einfluß auf den Blutdruck. Im allgemeinen läßt sich sagen, daß sie auf den Druck regulierend wirken, namentlich in pathologischen Fällen.

Die Pulsfrequenz wird durch aktive Übungen, namentlich durch Widerstandsübungen, bekanntlich erhöht, und zwar erfolgt das Ansteigen der Frequenz bei suffizientem Herzen allmählich im Maße des Anwachsens der Leistungen. Übermäßig rasche Steigerung der Pulsfrequenz nach Arbeit und verzögertes Absinken zur Norm nach Beendigung der Übung läßt auf organisch oder nervös bedingte Störung der Herztätigkeit schließen.

Es ist das Verdienst von Hasebroek, darauf aufmerksam gemacht zu haben, daß isolierte gymnastische Übungen, speziell leichte Widerstands- und Pendelbewegungen, den Blutumlauf beschleunigen und dadurch die Herzarbeit erleichtern können, ohne direkt die Herzaktion zu beeinflussen. Gerade für diese wichtige Wirkung auf das periphere Gefäßsystem eignen sich die mediko-mechanischen Übungen, weil hier die Innervationsanstrengung so gut wie vollkommen wegfällt, durch die ja bekanntlich Herzaktion und Blutdruck alteriert werden; durch öftere Wiederholung der leichteren mediko-mechanischen Bewegungen wird eine Übung erzielt, welche diese Bewegungen bis zu einem gewissen Grade „vom Herzen unabhängig" macht. Es wird also durch die Kreislaufwirkungen der isolierten mediko-mechanischen Bewegungen eine Herzschonung erzielt, während stärkere Widerstandsbewegungen und namentlich solche, bei denen ein großer Teil der Körpermuskulatur gleichzeitig in Aktion tritt, naturgemäß eine Herzübung darstellen.

Auf den Stoffwechsel üben die heilgymnastischen Bewegungen einen erheblichen Einfluß aus. Es ist ja bekannt, daß ein großer Teil der Verbrennungsvorgänge im Muskel stattfindet, und erhöhte Muskeltätigkeit muß daher die Verbrennungen in entsprechendem Grade steigern. Die Erhöhung der Oxydationsvorgänge betrifft sowohl Kohlenhydrate und Fette, wie auch die Eiweißstoffe. Während der Übungen selbst überwiegen die Oxydationen der N-freien Substanzen, während in den Intervallen hauptsächlich der Bedarf des Körpers an Eiweiß vermehrt ist.

Es ist klar, daß infolge dieser mächtigen Stoffwechselwirkung auch der **Appetit** durch heilgymnastische Übungen erhöht werden muß. Ferner wird die **Verdauungstätigkeit** dadurch gefördert; sowohl die Resorptionsfähigkeit des Magendarmkanals wird erhöht, als auch die Darmperistaltik; die Kräftigung der **Bauchmuskulatur** durch die Übungen trägt ebenfalls zu dieser Wirkung mit bei.

Die Heilgymnastik übt nun nicht nur die **Muskulatur** für bestimmte Bewegungen ein, sondern auch das **Nervensystem** wird dadurch geübt. Durch oftmalige Wiederholung und exakte Ausführung einer Bewegung werden die innervierenden Zentren für diese Bewegung **gebahnt**, namentlich gilt dies für die ohne maschinelle Hilfe ausgeführte **Freigymnastik**. Wenn nun durch irgendwelche Erkrankungen des Zentralnervensystems ein Teil der Nervenbahnen ihre Funktionen eingebüßt haben, so können die restierenden Bahnen resp. die vikariierend dafür eintretenden Nerven durch heilgymnastische Übungen in der Weise an die neuen Funktionen gewöhnt werden, daß man die betreffende Bewegung zunächst **passiv** ausführt, dann als Förderungsbewegung gibt, bei der nur geringe Innervationsanstrengung notwendig ist, und allmählich erst zur aktiven Übung übergeht. In manchen Fällen ist es auch zweckmäßig, die Innervationsübungen durch gleichzeitige **elektrische** Reizung der betreffenden Muskelgruppe resp. der sie versorgenden Nerven zu unterstützen; ein anderes wirksames Unterstützungsmittel sind die **kinetotherapeutischen Bäder** (S. 45).

Unter **Elektrogymnastik** versteht man die durch einen faradischen oder sonstigen elektrischen Strom hervorgerufene rhythmische Kontraktion einzelner Muskelgruppen oder auch aller Körpermuskeln. Es wird dabei durch eine besondere Unterbrechungsvorrichtung (am besten Metronom-Unterbrecher) eine gleichmäßige und regelmäßige Muskelarbeit ohne jede Innervationsanstrengung gewährleistet. Das Verfahren, das ursprünglich zur Bekämpfung der Fettleibigkeit angegeben worden war (**Bergoniéscher Entfettungsstuhl**), hat sich besonders bei sekundären Muskelatrophien, Lähmungen usw., dann aber auch bei allgemeiner motorischer Schwäche, insbesondere auch bei fettleibigen Individuen, bewährt.

Anhang.

Prinzip der kompensatorischen und koordinatorischen Übungstherapie.

Bei den heilgymnastischen Übungen bezwecken wir entweder lokal mechanisch zu wirken (ein Gelenk zu mobilisieren, Muskelgruppen zu kräftigen u. dgl.), oder aber die allgemeine Zirkulation, die Respiration, den Stoffwechsel, die Ernährung auf indirektem Wege zu beeinflussen. Die Übungen der **Innervation** kommen dabei nur in beschränktem Maße in der am Schlusse des vorigen Kapitels beschriebenen Weise zur Geltung; im übrigen sollen ja gerade die heilgymnastischen Bewegungen die Innervationsanstrengung auf ein minimales Maß beschränken. Mit der erwähnten **bahnenden** Wirkung der gewöhnlichen Heilgymnastik kann man nun zwar bei einfachen Schädigungen der motorischen Leitungsbahn oft auskommen. Liegen dagegen Störungen der Koordination vor oder handelt es sich um Bewegungsstörungen isolierter Muskelgruppen, die die Funktion einer Extremität hindern (Lähmungen, Athetose, Krampfzustände, Spasmen usw.), so sind meist noch besondere Übungen indiziert, die teils kompensatorische, teils koordinatorische Zwecke zu erfüllen haben.

Die Übungen der kompensatorischen und koordinatorischen Übungstherapie sind ausschließlich aktive. Sie sind dadurch charakterisiert, daß sie gewöhnlich das Zusammenwirken einer Reihe von Muskelgruppen beanspruchen und die Ausführung einer bestimmten koordinierten Bewegung, wie sie im täglichen Leben vorkommt (Gehen, Steigen, Schreiben, Greifen usw.), zum Ziele haben, während bei der Heilgymnastik die Bewegungen in der Regel einfacherer Natur (Beugungen, Streckungen, Drehungen usw.) sind.

Bei der Festsetzung dieser Übungen ist in erster Linie die Analyse der krankhaften Bewegungsstörung erforderlich. Ist Ataxie deren Ursache, so ist die Bewegungsstörung nicht durch Erkrankung der motorischen Bahnen bedingt, sondern sie ist hervorgerufen durch teilweisen Verlust des Lagegefühls, der Gelenksensibilität oder auch der Hautsensibilität. Wir können die ataktische Störung einmal dadurch bekämpfen, daß wir die noch nicht erkrankten sensiblen Fasern durch Übungen in ihrer Funktion stärken („bahnen"), so daß sie das Zentralorgan wieder besser von den Vorgängen in der Peripherie, der Stellung einer Extremität, dem Kontraktionszustande eines Muskels usw. unterrichten; ferner aber auch dadurch, daß wir die durch Erkrankung des sensiblen peripheren Neurons gestörte Kontrolle der Bewegungen durch Einübung anderer Sinne, namentlich des Gesichtssinns und des Gleichgewichtssinns, zu ersetzen suchen (kompensatorische Übungstherapie). Auf die Art und Weise, in der bei den einzelnen Störungen die kompensatorische Übungstherapie auszuüben ist, kann hier nicht näher eingegangen werden; einige praktisch wichtige Gesichtspunkte werden bei Besprechung der von Frenkel, Leyden und Goldscheider ausgearbeiteten Therapie der Tabes noch erwähnt werden. Das Prinzip ist dabei immer, daß wir den Patienten lehren, seine Bewegungen zu beherrschen, sie ständig mit den ihm noch zur Verfügung stehenden Sinnen zu kontrollieren, und daß wir den Kranken dann durch oftmalige Wiederholung der Übungen dahin bringen, auch ohne angestrengte Aufmerksamkeit die betreffenden koordinierten Bewegungen auszuführen. In treffender Weise haben die Franzosen diesen Teil der Übungstherapie als rééducation des mouvements bezeichnet.

Bei Lähmungen und Bewegungsstörungen infolge von Erkrankung der motorischen Bahnen selbst ist ebenfalls eine genaue Analyse der Ursache der Störungen erforderlich. Am einfachsten liegen die Verhältnisse bei Querschnittslähmungen oder isolierten Nervenlähmungen, wo bahnende Übungstherapie in der schon vorher beschriebenen Weise indiziert ist. Handelt es sich aber z. B. um hemiplegische

Störungen, so liegen die Verhältnisse komplizierter. In der Regel sind hier die Muskelgruppen ungleich betroffen, und es ist ja bekannt, daß namentlich an den oberen Extremitäten nach Hemiplegie die Flexoren weniger gelähmt sind als die Extensoren, woraus dann die Beugekontraktur entsteht. Ferner ist bei hemiplegischer Affektion des Beines das eigentümliche Nachschleifen und Auswärtsrotieren des Beines durch stärkere Lähmung der Adduktoren des Oberschenkels bedingt. Wir müssen also hier die vorwiegend betroffenen Muskelgruppen speziell üben und sie außer durch passive und aktive Gymnastik und durch Massage auch durch solche Koordinationsübungen kräftigen, bei denen sie besonders in Funktion treten. Als bahnend wirkende Übungen, die insbesondere auch bei hemiplegischen Lähmungen eine Rolle spielen, seien auch die Mitbewegungen genannt, die durch aktive Übungen der Extremitäten an der gesunden, nicht gelähmten Seite ausgelöst werden.

Schließlich gehören hierher auch die sogenannten hemmenden Übungen. Bei funktionellen Erkrankungen, bei denen die Muskeltätigkeit pathologisch gesteigert ist (Chorea, Athetose, Paralysis agitans u. dgl.), läßt sich diese Störung oft durch systematische koordinierte Übungen der übermäßig tätigen Muskeln bekämpfen, und man kann zugleich dadurch (z. B. auch bei Beschäftigungsneurosen) eine gewisse Beruhigung des erregten Nervensystems erzielen. Die hemmende Übungstherapie findet übrigens auch bei der Ataxiebehandlung Anwendung, um eine Vermeidung übermäßiger Exkursionen der Extremitäten zu erzielen.

Zweiter Teil

Physikalische Behandlung der einzelnen Krankheiten.

I. Behandlung der fieberhaften Infektionskrankheiten.

In der Therapie der fieberhaften Erkrankungen nimmt die Hydrotherapie unbestritten einen sehr wichtigen Platz ein. Wir haben bereits früher erwähnt, daß dem Organismus des Fiebernden durch hydrotherapeutische Maßnahmen viel leichter Wärme entzogen werden kann, als es bei normaler Körpertemperatur der Fall ist, und so läßt sich tatsächlich die Temperatur des Fieberkranken durch ein kühles Vollbad um ein oder selbst mehrere Grade erniedrigen, namentlich wenn das Bad mit mechanischem Reiz (Frottierungen und Übergießungen) verbunden wird. Nach einigen Stunden steigt allerdings die Temperatur wieder an, weshalb, wie wir noch sehen werden, eine Wiederholung der Bäder in gewissen Abständen geboten ist.

Es fehlt nun allerdings nicht an Stimmen, die die Temperatursteigerung als heilsame Reaktion des Organismus gegen die Infektion betrachten und daher eine künstliche Herabsetzung der fieberhaften Reaktion für überflüssig halten. Aber ganz abgesehen davon, daß eine stark erhöhte Körpertemperatur schon durch die Konsumption, die sie mit sich bringt, dem Kranken verhängnisvoll werden kann, so beruht die günstige Wirkung der Hydrotherapie bei der Fieberbehandlung keineswegs nur in der Temperaturherabsetzung allein. Vielmehr werden dadurch auch die Zirkulationsstörungen, die ja bei schwerer Infektion die größte Gefahr bilden, in hervorragender Weise beeinflußt. Durch die Einwirkung des kalten Wassers wird nicht nur die Herztätigkeit gekräftigt, die Herzaktion verlangsamt und der Blutdruck erhöht, sondern es wird vor allem dadurch die Zirkulation in den peripheren Gefäßen wesentlich verändert. Romberg und Paeßler haben nachgewiesen, daß bei fieberhafter Infektion die Vasomotorenlähmung eine große Gefahr bildet, die nicht geringer ist als die Gefährdung durch die Herzschwäche selbst. Das beste Mittel gegen jene Vasomotorenlähmung ist nun aber die Kaltwasserapplikation; gelingt es dadurch, den verlorengegangenen Tonus der peripheren Gefäße wiederherzustellen und hier wieder normale Zirkulationsverhältnisse zu schaffen, so ist damit eines der bedrohlichsten Symptome des Fiebers direkt bekämpft.

Eine Folge der Besserung der Herz- und Gefäßtätigkeit durch hydrotherapeutische Applikationen ist die Vermehrung der Sekretionen. Namentlich wird die Diurese durch die Bäderbehandlung bei Fieberkranken nachgewiesenermaßen erhöht, und es leuchtet ein, wie wichtig diese Wirkung für die Ausscheidung toxischer Stoffe ist. Von großem Einfluß ist die hydrotherapeutische Behandlung auch auf das Sensorium des Patienten; durch die kalten Bäder und Übergießungen wird die Benommenheit vermindert oder beseitigt, der vorher teilnahmslose Patient kann wieder zum Bewußtsein kommen, spontan Nahrung aufnehmen, expektorieren usw. In engem Zusammenhang damit steht, daß Symptome wie Soor und fuliginöser Belag der Zunge durch die Bäderbehandlung bekämpft resp. verhütet werden, ebenso hilft dieselbe, die Entwicklung eines Dekubitus zu verhindern. (Somit wird die erhöhte Mühewaltung, die die hydrotherapeutische Fieberbehandlung ja erfordert, durch die Beseitigung resp. Verhütung jener die Krankenpflege so erschwerenden Komplikationen reichlich wieder kompensiert.) Von vitaler Bedeutung ist ferner die Vertiefung und Verbesserung der Atmung, die infolge der hydrotherapeutischen Applikationen, namentlich der kalten Übergießungen der Nackengegend, eintritt; bei Komplikationen mit Bronchitis, bei drohender hypostatischer Pneumonie ist die Kaltwasseranwendung das beste Prophylaktikum und Heilmittel. Neben der Vertiefung der Atemzüge ist auch die Beförderung der Expektoration durch den Kältereiz für diese Wirkung maßgebend.

Über den Einfluß hydrotherapeutischer und sonstiger physikalischer Prozeduren auf die spezifischen Schutzstoffe des Körpers ist schon in der physiologischen Einleitung (S. 16) das Nötige gesagt worden. Trotz der sehr unvollkommenen experimentellen Belege muß jedenfalls angenommen werden, daß mit der Kräftigung der sonstigen Körperfunktionen durch die hydrotherapeutische Fieberbehandlung auch die Abwehrfunktionen gegenüber der Infektion eine Verstärkung erfahren.

1. Typhus abdominalis.

Der Typhus ist diejenige Infektionskrankheit, bei der die Hydrotherapie die größten Triumphe feiert. Nachdem als erster der englische Arzt Currie die Behandlung von Typhuskranken mit kalten Übergießungen empfohlen hatte, war es in Deutschland besonders Brand, der die systematische Bäderbehandlung bei dieser Krankheit propagierte. Danach sind eine Reihe von Klinikern energisch dafür eingetreten; speziell haben Ziemssen, Liebermeister, Jürgensen, Naunyn, Vogl, dann auch Winternitz sich um den Ausbau der Methodik verdient gemacht. Daß die Mortalität des Typhus durch die hydrotherapeutische Behandlung herabgedrückt werden kann, unterliegt nach den Mitteilungen jener Autoren heute keinem Zweifel.

Die ursprüngliche Brandsche Methode bestand darin, daß die Kranken, sowie die Körpertemperatur 39,5° überstieg, in ein kaltes Vollbad von 21—18° gebracht wurden, in dem sie 10—15 Minuten lang blieben, während Friktionen und Übergießungen, letztere evtl. mit Eiswasser, ausgeführt wurden; die Zahl der Brandschen Bäder betrug bis zu 5 oder 6 innerhalb von 24 Stunden. Diese ekzessiv niedrigen Temperaturen werden heutzutage im allgemeinen nicht mehr angewandt, sondern sie sind durch milderes Vorgehen ersetzt worden. Nur Vogl sowie Baruch in Newyork sind in neuerer Zeit noch für die ursprüngliche Brandsche Methode eingetreten. Vorzugsweise der Temperaturherabsetzung dienen ferner die von Rieß empfohlenen protrahierten lauwarmen Bäder von ca. 31° Temperatur, in denen der Patient bei bequemer Lagerung bis zu 2 Stunden jedesmal verbleibt (es wird vormittags und gegen Abend je ein Bad gegeben); hier tritt die Reizwirkung gegenüber der antithermischen völlig in den Hintergrund.

Beide Wirkungen, die antithermische und die Reizwirkung, vereinigen in glücklicher Weise die Methoden von Ziemssen und Winternitz, die sich in der modernen Typusbehandlung am meisten eingebürgert haben: Das Ziemssensche allmählich abgekühlte Vollbad beginnt mit einer Temperatur von 30° und selbst darüber und wird langsam bis zu einer Schlußtemperatur von 24—22°, höchstens 20° abgekühlt; die Dauer des Bades beträgt $^1/_4$—$^1/_2$ Stunde. Auch hier werden während des Bades Übergießungen und Friktionen angewandt. Winternitz appliziert Halbbäder von zunächst 30—28° Anfangstemperatur, dieselben werden um 3—4° abgekühlt, die Dauer ist eine kürzere (5—10 Minuten). Im Laufe der Behandlung, bei ansteigendem Fieber, wird dann die Anfangstemperatur bis zu 25—23° erniedrigt; noch niedrigere Temperaturen verwendet die Winternitzsche Schule nur in besonderen Ausnahmefällen (z. B. bei schwerem Sopor), wo die Kälte als kurzer, sehr energischer Reiz dienen soll.

Es kann natürlich nicht auf alle sonstigen Modifikationen der Bäderbehandlung des Typhus eingegangen werden, über die eine große Literatur existiert. Erwähnt sei nur, daß Sadger, der nach Prießnitzschem Rezept arbeitet, auch jetzt noch für Halbbäder von sehr niedriger Temperatur eingetreten ist, und daß Matthes in Fällen, in denen der Patient bei der gewöhnlichen Bäderbehandlung stark fröstelt, statt dessen Kohlensäurebäder von einer Temperatur von 27—25° und 20 Minuten Dauer mit gutem Erfolge verwandt hat. Es erfolgt ja, wie weiter oben (S. 92) ausgeführt, im CO_2-Bade eine unverhältnismäßig starke Wärmeabgabe. Am Schlusse der Kohlensäurebäder läßt Matthes evtl. Übergießungen applizieren, während sonst der Patient im Kohlensäurebade naturgemäß sich ruhig verhalten muß.

Von diesen Kohlensäurebädern abgesehen, ist es aber bei allen anderen Bädern, die bei Typhus oder überhaupt bei Infektionskrankheiten gegeben werden, von großer Wichtigkeit, durch Frottieren der Haut und Übergießungen im Bade die Reaktion zu befördern und dadurch einerseits das Frösteln und Kältegefühl zu verhindern, andrerseits die Wärmeabgabe durch die Haut zu erleichtern. Natürlich sind in Anbetracht des meist schweren Allgemeinzustandes des Patienten besondere Vorsichtsmaßregeln bei der Applikation der Bäder notwendig. Vor allen Dingen empfiehlt es sich, vor Beginn des Bades den Patienten durch einen Schluck Wein oder heißes Getränk (Bouillon, Kaffee oder dgl.) zu kräftigen. Der Kranke wird dann vorsichtig ins Bad gehoben, und man beginnt sofort mit den Reibungen und Übergießungen. Am Schlusse des Bades wird der Patient in das erwärmte Bett zurückgebracht, leicht abgetrocknet, dann läßt man ihn, nachdem er vorher etwas Nahrung zu sich genommen hat, möglichst ruhig liegen, um die schlafbringende Wirkung der Bäder nicht zu stören. Falls die Patienten im Bade stark frösteln, so versucht man zunächst durch kräftige Reibungen das Frostgefühl zu bekämpfen; gelingt das nicht, so ist das Bad bald zu beenden; ebenso verfährt man bei leichten Schwäche- und Kollapserscheinungen. Bei schwereren Erscheinungen müssen naturgemäß die bekannten medikamentösen Exzitationsmittel verwandt werden.

Für die späteren Bäder gibt das Verhalten der Kranken im ersten Bade einen Fingerzeig insofern, als man bei starkem Frösteln die nächsten Bäder mit einer um 2—3 ° höheren Anfangstemperatur beginnt. Im übrigen ist die Empfehlung der Winternitzschen Schule sehr nachahmenswert, zunächst vor Beginn der Bäderbehandlung sich durch eine Teilabreibung von der Reaktionsfähigkeit der Haut zu überzeugen und zugleich dadurch den Patienten auf die Bäderanwendung vorzubereiten.

Die Frage nun, wie oft und wann der Typhuskranke gebadet werden soll, ist von den verschiedenen Autoren recht verschieden beantwortet worden. Die einzelnen Angaben darüber lassen sich folgendermaßen zusammenfassen: Zunächst ist die Bäderbehandlung möglichst früh anzuwenden; es ist durch vielfache Erfahrung nachgewiesen, daß ein von vornherein hydrotherapeutisch behandelter Typhus im allgemeinen milder verläuft, als Fälle, in denen erst nach mehreren Tagen hohen Fiebers mit der Bäderbehandlung begonnen worden ist. Betreffs der Wiederholung der Bäder hat man den Grundsatz aufgestellt, daß der Typhuskranke zu baden sei, sowie die Achselhöhlentemperatur 39,5 ° übersteigt; es können jedoch auch schon bei niedrigeren Temperaturen schwere Störungen des Sensoriums, drohende Hypostasen u. dgl. das Bad notwendig machen. Andrerseits braucht ein hochfiebernder Patient, bei dem Puls, Respiration und Sensorium sich in befriedigendem Zustande befinden, nicht zu oft durch ein Bad aus der ihm notwendigen Ruhe gebracht zu werden. Die Angabe Strasburgers, daß 2—5 Bäder täglich im allgemeinen genügen, dürfte wohl zutreffend sein; Jochmann hält 3 Bäder täglich für genügend. Es muß natürlich individualisiert werden, allgemeingültige Vorschriften lassen sich für die Zahl der Bäder ebensowenig geben, wie für ihren genauen Temperaturgrad, ihre Dauer und die Stärke des dabei verwandten mechanischen Reizes.

Was die Gegenanzeigen der Bäderbehandlung des Typhus betrifft, so ist dieselbe bei Darmblutung, bei Perforationsperitonitits sowie bei Thrombosenbildung absolut kontraindiziert, weil hier eben jede Bewegung des Kranken vermieden werden muß. Sonstige Komplikationen bilden mehr relative Kontraindikationen, speziell gilt das von hochgradiger Herzschwäche. Denn hier gelingt es nicht selten, durch Teilabreibungen und Stammumschläge, die öfters gewechselt werden, das Zirkulationssystem soweit zu kräftigen, um den Patienten für die Bäderbehandlung hinreichend resistent zu machen. Auch das Alter des Patienten spielt bei der Indikationsstellung eine Rolle. Bei älteren Personen über 50 Jahre sind die Bäder nur mit Vorsicht zu verwenden, jedenfalls mit höherer Anfangstemperatur als sonst üblich. Bei Kindern ist die Bäderbehandlung seltener kontraindiziert, doch gilt hier die allgemeine Regel, die Wassertemperatur nicht zu niedrig zu wählen (30—35 °), da beim kindlichen Körper infolge der relativ größeren Körperoberfläche auch die Wärmeabgabe eine größere ist; nur für die Übergießungen werden dann kühlere Temperaturen angewandt.

Wie hier schon mehrfach erwähnt worden, bilden **öfter gewechselte Stammumschläge** resp. **kalte Packungen** einen gewissen Ersatz für die Bäderbehandlung in Fällen, wo dieselbe nicht indiziert oder nicht ausführbar ist. Auch die Teilwaschungen sind hier von guter Wirkung, speziell zur Anregung der Herz- und Gefäßtätigkeit, während sie als temperaturentziehendes Mittel an Wirksamkeit nicht nur den Bädern, sondern auch den gewechselten Packungen nachstehen. Bei Patienten, die gar nicht bewegt werden dürfen (Blutungen), kann man die gewechselten Umschläge in Form von Stammaufschlägen anwenden (wobei nur Brust und Leib mit dem nassen Tuche bedeckt werden); sonst werden die Packungen als Ersatz für Bäder am besten in der Form appliziert, daß man den Rumpf, evtl. auch die Beine bis zu den Knien herunter in ein in kaltes Wasser getauchtes Laken in der üblichen Weise einpackt und diese Packung nach 20—30 Minuten erneuert. Im ganzen geschieht die Erneuerung 3—5 mal hintereinander; man erreicht damit annähernd dieselbe Wirkung auf die Körpertemperatur als mit einem kühlen Bade. Das Verfahren wird etwa zweimal täglich angewandt; auch in der Zwischenzeit, resp. in den Pausen zwischen den einzelnen Bädern, kann man noch Stammumschläge applizieren, die dann mehrere Stunden (2—3) liegenbleiben.

Von den übrigen hydrotherapeutischen Maßnahmen, die beim Typhus oder überhaupt bei allen fieberhaften Erkrankungen üblich sind, sind noch die Eisblase auf den Kopf und auf das Herz, resp. der Herzkühlschlauch zu erwähnen. Speziell der Herzkühlung kommt wegen ihrer beruhigenden und kräftigenden Wirkung auf die Herztätigkeit eine erhebliche Bedeutung zu.

2. Sepsis und Pyämie, Erysipel.

Bei pyämischen und septischen Fiebern wird die hydrotherapeutische Behandlung im allgemeinen nach denselben Prinzipien wie beim Typhus zu erfolgen haben, nur sind hier öfter durch lokale Verhältnisse (Thrombosen, Abszesse, Peritonitis, septische Endokarditis usw.) Bäder kontraindiziert, und man wird in solchen Fällen sich vorzugsweise auf öfters gewechselte Stammumschläge, sowie auf die immer wohltätig wirkenden Teilabreibungen zu beschränken haben. Bei der septischen Endokarditis ist auf permanente Herzkühlung durch Kühlschläuche oder Eisblasen besonders Wert zu legen.

Beim Erysipel wird, falls hohe Fiebergrade resp. langes Andauern des Fiebers ein Eingreifen erfordern, die hydrotherapeutische Antipyrese in derselben Weise vorzunehmen sein. Auch die Lichtbehandlung ist neuerdings beim Erysipel erfolgreich angewandt worden, vor allem in Form der Bestrahlung mit der künstlichen Höhensonne (starke Dosen: 60—40 cm Distanz, 5—10 Minuten lang); auch die Verwendung der Rotlichtstrahlen ist von einzelnen Autoren empfohlen worden (O. Müller, Thedering).

3. Akute exanthematische Infektionskrankheiten.

Wir würden in Wiederholungen verfallen, wollten wir in bezug
auf alle sonstigen fieberhaften Erkrankungen die hierbei fast überall
wichtige hydrotherapeutische Behandlung im einzelnen besprechen.
Es gelten allenthalben die Prinzipien, die am Beispiele des Typhus
erläutert worden sind; nur die hydrotherapeutische Behandlung der
bekanntesten akuten Exantheme sei hier mit einigen Worten
gestreift.

Bei den **Masern** ist, sofern sie unkompliziert verlaufen, im allgemeinen
eine hydrotherapeutische Behandlung nicht notwendig; da jede Abkühlung durch unsachgemäße Handhabung der Kaltwasserbehandung hier
schädlich wirken kann, sehe man bei normalem Krankheitsverlauf davon
lieber ganz ab. Dagegen ist bei hohem Fieber und soporösem Zustande eine Bäderbehandlung indiziert. Man wendet hier, wie überhaupt bei Kindern, Vollbäder von lauwarmer Temperatur an
(35—32⁰) und verbindet sie mit Übergießungen des Oberkörpers
und besonders des Nackens, deren Temperatur 7—10⁰ unter der Bade-
temperatur liegt (Vierordt). Von großer Bedeutung sind diese Übergießungen der Nacken- und Rückengegend namentlich bei beginnender
und ausgebildeter Kapillarbronchitis resp. Masernbroncho-
pneumonie. (Hierbei kann das Wasser zur Übergießung auch noch
kühler genommen werden.) Es wird durch diese Übergießungen die
Atmung vertieft, die Expektoration befördert, die Bronchialverästelungen werden für die Luft wieder durchgängiger gemacht, und somit
wird dadurch die gefährlichste Komplikation der Masern in wirksamer
Weise bekämpft. Zwischen den Bädern, deren Dauer jedesmal etwa
5 Minuten beträgt, sind bei Komplikation mit Erkrankungen der Luftwege fleißig Brustumschläge oder Kreuzbinden anzuwenden, die,
wie gewöhnlich, 2—3stündlich erneuert werden. Sind die Bäder nicht
ausführbar, was übrigens bei Kindern selten der Fall sein dürfte, so
werden sie durch öfters gewechselte Stammpackungen sowie
durch Berieselung der Nackengegend mit kaltem Wasser, die
jeweils 1—2 Minuten dauert, ersetzt.

Bei großer Herzschwäche und Kollaps werden bei der Kapillarbronchitis statt der lauwarmen Bäder mit Übergießungen heiße
Applikationen empfohlen, entweder heiße Bäder von 39—40⁰
Temperatur, in denen der Patient bis zum Auftreten lebhafter Hautrötung verbleibt, oder Einpackungen in heiße Tücher. Am energischsten
wirken in schwersten Fällen von Kapillarbronchitis mit hochgradiger
Dyspnöe die von Heubner empfohlenen Senfwassereinwicklungen.
Es wird in 1 Liter 40⁰ heißen Wassers $^1/_2$ kg Senfmehl verrührt, darein
ein Tuch getaucht, in das das Kind eingepackt wird; die Packung wird
mit einer wollenen Decke bedeckt und bleibt 10—20 Minuten liegen, die
Haut wird darunter hochrot. Nach Beendigung der Packung wird
das Kind in ein warmes Bad gebracht oder warm abgewaschen, worauf
dann eine Packung mit einfachem lauwarmem Wasser folgt, die 1 bis
2 Stunden liegenbleibt. Öfter wie einmal innerhalb 24 Stunden soll
das Verfahren nicht angewandt werden.

Bei **Scharlach** sind bei schweren Fiebererscheinungen, ähnlich wie bei Masern, Vollbäder von 34—30⁰, evtl. mit kühleren Übergießungen des Oberkörpers und Nackens indiziert. Will man bei schwerstem Kollaps rasch eine energische Wirkung erzielen, so kann man nach Vierordt in einer trockenen Wanne kalte Übergießungen des Rückens und Nackens von 25—20⁰ anwenden. Winternitz empfiehlt für solche rasche Reizwirkungen kurzdauerndes Eintauchen der Patienten in ein Vollbad von 22—20⁰. Im übrigen sind öfter gewechselte Stammpackungen auch bei Scharlachkranken mit Nutzen verwendbar.

Die Komplikation des Scharlachs mit Nephritis oder Ohrenerkrankungen wird durch die hydrotherapeutische Behandlung nach der Meinung der meisten Autoren nicht begünstigt, sondern eher weniger wahrscheinlich gemacht. Eine neuerdings aufgestellte Behauptung Oppenheimers, daß kühle und kalte Applikationen die Gefahr des Auftretens einer komplizierenden Nierenerkrankung erhöhen, steht bisher vereinzelt da.

Ist Komplikation mit Nephritis vorhanden, so wird dieselbe in der später bei der akuten Nephritis besprochenen Weise behandelt; bestehen urämische Erscheinungen, so sind heiße Vollbäder von 38—40⁰ mit nachfolgender Trockenpackung als energisches Diaphoretikum indiziert, doch ist dabei auf den Zustand des Herzens besonders zu achten. Bei Herzschwäche müssen die heißen Bäder durch Einpackungen, die längere Zeit bis zur starken Transpiration fortgesetzt werden, ersetzt werden. Ebenso sind bei septischer Endokarditis sowie bei der hämorrhagischen Form des Scharlachs Bäder kontraindiziert; hier muß man sich auf Stammpackungen und Teilabreibungen beschränken, sowie, namentlich bei Endokarditis, fleißig Herzkühlung anwenden.

Bleibt nach Ablauf des Scharlachs Albuminurie zurück, so sind prolongierte lauwarme Vollbäder von $^1/_2$—1 Stunde Dauer und 35—36⁰ Temperatur, täglich angewandt, sehr empfehlenswert. Im übrigen haben sich bei der Rekonvaleszenz nach Scharlach (wie auch nach sonstigen Infektionskrankheiten) die Sauerstoffbäder von 34⁰ Temperatur sehr gut bewährt, sowohl zur allgemeinen Roborierung als insbesondere zur Begünstigung und Beschleunigung der Abschuppung (A. Wolff).

Bei der Therapie der **Pocken** spielen die Wasserprozeduren eine verhältnismäßig geringe Rolle. Zur Bekämpfung des Initialfiebers sind kühle Waschungen, öfter gewechselte Stammumschläge, auch Bäder mit Übergießungen empfohlen worden, während bei dem Eiterfieber die hydrotherapeutische ebenso wie die sonstige Antipyrese von verhältnismäßig geringer Wirkung ist. Immerhin hat Matthes empfohlen, hier bei sehr hohen Fiebergraden die Ziemssenschen abgekühlten Vollbäder zu applizieren. Mehr noch in Gebrauch sind in diesen Stadien länger dauernde lauwarme Vollbäder, die zugleich auch auf die Hauterscheinungen wohltätig einwirken sollen. Auch in der Rekonvaleszenz, beim Eintrocknen der Pusteln, sind zur Hautpflege lauwarme Bäder empfehlenswert, denen zur Milderung der Reizerscheinungen auch Kleie zugesetzt werden kann.

In neuerer Zeit hat man nach Finsens Empfehlung die Behandlung der Pocken mit rotem Licht bei verschiedenen Epidemien versucht. Das rote Licht soll, wie schon früher erwähnt, die Vereiterung der Pusteln entweder ganz verhindern oder mindestens milder gestalten. Es werden zu diesem Zwecke die Fenster des Krankenzimmers mit roten Vorhängen versehen oder das Zimmer wird vollständig verdunkelt und nur mit roten Lampen erleuchtet. Die Resultate, die von den verschiedenen Autoren mit der Rotlichtbehandlung der Pocken erzielt worden sind, sind recht ungleich. Während Finsen selbst und andere dabei die Krankheit milder verlaufen sahen, namentlich auch das Ausbleiben von Narbenbildung beobachten konnten, haben wieder andere Autoren, namentlich schweizer und englische Ärzte, keine günstigeren Erfolge mit der roten Lichtbehandlung als mit der sonst üblichen Therapie erzielt. Ob das daran liegt, daß hier die Rotlichtbehandlung zu spät eingeleitet wurde, wie Finsen meinte, muß dahingestellt bleiben. Jedenfalls hat es das Verfahren nicht zur allgemeinen Anerkennung gebracht.

Bei den **Windpocken** erfordert die Höhe des Fiebers selten hydrotherapeutisches Eingreifen. Dagegen sind auch hier im Stadium der Eintrocknung der Bläschen lauwarme Bäder, evtl. mit Kleiezusatz, von wohltätigem Einfluß, namentlich bei starkem Juckreiz.

4. Sonstige epidemische Infektionskrankheiten.

Wir erwähnen unter dieser Rubrik nur solche Erkrankungen, bei denen die hydrotherapeutische Behandlung noch zu besonderen Bemerkungen Anlaß gibt.

Bei der **Cholera** hat Winternitz ein energisches Vorgehen mit länger dauernden kalten Sitzbädern, kalten Teil- und Ganzabreibungen empfohlen. Andere Beobachter, wie Rumpf, haben dagegen von kalten Prozeduren bei Cholera keine besonderen Wirkungen gesehen, auch dürften dieselben im Stadium algidum direkt kontraindiziert sein. Dagegen hat Rumpf bei der großen Hamburger Epidemie mit gutem Erfolge öfters wiederholte heiße Vollbäder von 40—45⁰ und ca. $^{1}/_{4}$stündiger Dauer gegeben; sowohl das Allgemeinbefinden wie namentlich die Krämpfe wurden dadurch günstig beeinflußt.

Heiße Vollbäder spielen ferner auch in der Therapie der **epidemischen Genickstarre** eine wichtige Rolle neben der Spinalpunktion und der spezifischen Serumbehandlung. Die Bäder werden in einer Temperatur von ca. 40⁰ gegeben und wirken anregend auf die Herzaktion und beruhigend auf die Krampferscheinungen. Daneben ist bei der Genickstarre Kühlung des Kopfes und der Wirbelsäule mit Eisbeuteln, Eiskataplasmen oder Kühlschläuchen allgemein gebräuchlich.

5. Pneumonie.

In der Behandlung der kruppösen Lungenentzündung ist die Hydrotherapie von großer Bedeutung. Zunächst läßt sich durch Brustumschläge, die etwa zweistündlich gewechselt werden, das Symptom der Schmerzen und des Seitenstechens bekämpfen, der Hustenreiz mildern und die Expektoration erleichtern. Ferner wirken diese Brustumschläge, oder besser noch Stammumschläge, zugleich antipyretisch; bei hohem Fieber müssen sie dann allerdings öfter gewechselt werden, ca. halbstündlich, bis die Temperatur auf 39⁰ gesunken ist, darauf kann man nach Briegers Vorschlag den Brustumschlag bis zum Schweißausbruche liegenlassen. Das regelmäßige Wechseln der Umschläge ist im übrigen nicht nur aus Gründen der allgemeinen Antipyrese wichtig, sondern vor allem auch deshalb, weil bei jedem Anlegen eines neuen Umschlages durch den Kältereiz die Respiration vertieft und die Herzaktion angeregt wird. Kommt es bei starker Benommenheit des Patienten oder großer Ausdehnung des Erkrankungsherdes sehr auf die Respirationsvertiefung an, so ist es zweckmäßig, diesen Effekt durch kurze kalte Waschungen der Rücken- und Nackengegend vor Anlegen eines neuen Umschlages zu unterstützen. Strasser empfiehlt als wichtigstes hydrotherapeutisches Mittel in jedem Falle von Pneumonie die Ausführung von kalten Teilwaschungen zur Erzielung einer antithermischen und die Vasomotoren kräftigenden Wirkung. Die Teilwaschungen werden 4—5mal im Tage ausgeführt.

Über den Nutzen der Bäderbehandlung bei der kruppösen Pneumonie sind die Meinungen geteilt. Während eine Reihe von Klinikern die Bäderbehandlung ablehnt oder ihr skeptisch gegenübersteht, sind andere wieder, an ihrer Spitze Jürgensen, sehr energisch dafür eingetreten. Jürgensen und Brand, ferner Vogl haben früher kalte Vollbäder von 20—15⁰ Temperatur und ca. viertelstündiger Dauer bei jüngeren und kräftigen Individuen mit sehr gutem Erfolge angewandt. Doch ist man von solchen intensiven Kälteprozeduren jetzt abgekommen und ersetzt sie durch Halbbäder von etwa 28—22⁰ (Winternitz) oder Vollbäder von 30—26⁰. Als Indikation der Bäderbehandlung haben namentlich Hyperpyrexie oder starke Benommenheit des Sensoriums zu gelten. Besonderer Wert ist naturgemäß bei der Bäderbehandlung der Pneumonie auf die Übergießungen der Nackengegend zu legen. Durchweg gilt aber die Regel, daß die Bäder bei der Pneumonie mit größerer Vorsicht angewandt werden sollen als bei Typhuskranken, vor allem soll ihre Zahl eine geringere sein (1—2 täglich); Exzitantien sind vorher und auch während des Bades regelmäßig zu verabfolgen.

Bei älteren Individuen, ferner überhaupt bei ausgesprochener oder drohender Herzschwäche, liegt in der Applikation eines Bades ein Risiko wegen plötzlicher Kollapsgefahr. Bei der Influenzapneumonie kommen von hydriatischen Anwendungen Brustumschläge und Teilabreibungen (2—3mal täglich) in Betracht. Mit der Bäderbehandlung ist aber auch hier wegen der so oft auftretenden bösartigen Herzkomplikationen große Zurückhaltung geboten.

Dagegen ist bei der Bronchopneumonie sonstiger Ätiologie die Bäderbehandlung, wenn es der Zustand des Herzens irgend erlaubt, oft sehr wirksam (lauwarme Bäder mit kühlen Übergießungen, insbesondere des Nackens). Speziell bei Kindern wird in der schon bei den Masern besprochenen Weise energisch vorgegangen. Ist die

Ausführung der Bäder nicht möglich, so sind neben den Brustumschlägen besonders die kalten Abwaschungen oder Berieselungen der Nacken-
und oberen Rückengegend in Anwendung zu ziehen.

Nach der Pneumonie, besonders nach Influenzapneumonie, bleiben nicht
selten hartnäckige Infiltrate zurück, die manchmal, namentlich wenn sie noch
mit Temperatursteigerungen verbunden sind, den Verdacht auf Tuberkulose
erwecken können. Zur Beseitigung dieser Residuen haben sich uns Bestrahlungen mit rotem Sollux- oder Bogenlicht, evtl. abwechselnd mit Höhen-
sonnenbestrahlungen gegeben, als sehr zweckmäßig erwiesen.

Von amerikanischen Autoren (H. E. Stewart, Sampson u. a.) wird neuerdings bei der akuten kruppösen Pneumonie die Diathermie angewandt. Das
Verfahren besteht in einer Durchwärmung der dem Sitze der Erkrankung entsprechenden Thoraxseite mittels Elektroden, deren Größe sich nach Ausdehnung
des Krankheitsherdes richtet, während 20—30 Minuten. Die Stromstärke beträgt
1,4—1,8 Ampere, sie wird auf dieses Maximum allmählich gesteigert. Die Behandlung, die möglichst frühzeitig einsetzen soll, wird im Anfange zwei- bis dreimal innerhalb von 24 Stunden angewandt, mit beginnender Lösung des Infil-
trates werden Zahl und Dauer der Sitzungen herabgesetzt. Der momentane Effekt
zeigt sich nach den Berichten vor allem in Schmerzstillung und Beruhigung,
die Gesamtwirkung in günstiger Beeinflussung des Krankheitsverlaufes, ohne daß
derselbe aber abgekürzt wird.

6. Influenza.

Bei frischer Influenzaerkrankung kann, insbesondere wenn die
katarrhalischen Erscheinungen der oberen Luftwege im Vordergrunde des Krankheitsbildes stehen, und wenn das allgemeine Schwächegefühl nicht sehr ausgesprochen ist, eine einmalige energische Diaphorese oft rasch entschiedene Besserung herbeiführen, resp. ku-
pierend wirken; der Schweißausbruch wird dabei am besten durch eine
trockene Einpackung bei Zufuhr heißer Getränke (heißer Tee
oder Glühwein) mit oder ohne gleichzeitige Verabfolgung kleiner
Dosen von Aspirin oder dgl. erreicht.

Besteht, wie so oft bei der Influenza, eine ausgesprochene allgemeine Prostration, so sehe man lieber von solcher Schwitzkur ab,
ebenso ist dieselbe natürlich bei Störungen von seiten des Herzens
kontraindiziert. Bei stärkerem Fieber können 2—3stündlich gewechselte
Brust- (oder Stamm-) Umschläge und namentlich mehrmals am
Tage vorgenommene Teilwaschungen sehr wohltätig wirken. Ist
das Herz angegriffen, so sind kalte, öfters gewechselte Herzkompressen indiziert; kalte Kompressen auf den Kopf werden hier, wie
überhaupt bei fieberhaften Erkrankungen, von den Kranken fast stets
angenehm empfunden.

Bei ausgeprägter Bronchitis ist auf die Applikation der Brustumschläge resp. Kreuzbinden besonders Wert zu legen; betreffs
der Rolle hydriatischer Applikationen bei der Influenzapneumonie
sei auf das vorige Kapitel verwiesen.

Die als Nachkrankheit der Influenza nicht selten auftretenden
Neuralgien werden in der sonst bei Neuralgien üblichen Weise behandelt; falls es der Allgemeinzustand erlaubt, können neben der lokalen Behandlung auch allgemeine Schwitzprozeduren (am
besten elektrische Bettlichtbäder) von Nutzen sein.

7. Malaria.

Die gegebene Therapie bei der Malaria ist die Chininbehandlung. Trotzdem kommen aber auch hier physikalische Methoden in Betracht, und zwar einmal zur Unterstützung und zum eventuellen Ersatz der spezifischen Therapie und dann vor allem als Provokationsmittel bei latenter Malaria.

In Fällen, wo die Chinintherapie versagt, werden von einer Reihe von Autoren kalte hydrotherapeutische Prozeduren empfohlen. Die Art der betreffenden Prozedur ist von sekundärer Bedeutung; die Hauptsache ist, daß die betreffende Anwendung eine kräftige allgemeine Reaktion erzeugt und daß sie möglichst kurz vor dem zu erwartenden Anfalle ausgeführt wird (Strasser). Die Winternitzsche Schule verwendet in diesen Fällen eine allgemeine erregende Prozedur (Ganzabreibung, Dusche) verbunden mit kurzdauernden Milzduschen, welche den Zweck haben sollen, die Milz durch den thermischen Reiz zur Kontraktion zu bringen. In erfolgreichen Fällen wird durch eine solche Kur der Anfall zunächst postponiert, d. h. er tritt einige Stunden später als erwartet ein, dann werden die Anfälle seltener und bleiben bald ganz aus (Strasser). Von Zangger sind mit sehr gutem Erfolge zu gleichem Zwecke Halbbäder von 28⁰ Temperatur und 5 Minuten Dauer angewandt worden.

In der Rekonvaleszenz nach Malaria leisten zur allgemeinen Kräftigung und Bekämpfung der Malariakachexie allgemeine wechselwarme Fächerduschen, verbunden mit ebensolchen Milzduschen von ca. 2—3 Minuten Dauer, oft recht gute Dienste. Es empfiehlt sich, der Prozedur eine kurze Anwärmung im Licht- oder Heißluftkasten vorausgehen zu lassen und die Prozedur mehrere Wochen lang jeden Übertag anzuwenden.

Von großer Bedeutung sind physikalische Prozeduren bei der Malaria als Provokationsmittel in denjenigen Fällen, wo es angezeigt erscheint, die Parasiten in die peripherische Blutbahn zu bringen und so der Diagnose und vor allem der Chinintherapie zugänglich zu machen. Dazu dienen in erster Linie die Milzduschen, die am einfachsten als wechselwarme Fächerduschen auf die Milzgegend während 2—3 Minuten unter einem Druck von $\frac{1}{2}$—1 Atm. appliziert werden, wobei eine allgemeine Wechseldusche den Beschluß der Prozedur bildet. Statt dessen wendet Strasser eine Kombination von einem heißen Vollbade von 40⁰ und 15—20 Minuten Dauer mit nachfolgender kalter Strahldusche auf die Milzgegend als Provokationsmittel an. Auch sonstige Schwitzbäder (Licht-, Heißluft- oder Dampfkastenbäder) mit nachfolgender Abkühlung können zur Provokation von Malariaanfällen verwandt werden.

Ein weiteres wirksames physikalisches Provokationsmittel bilden Bestrahlungen mit der künstlichen Höhensonne, die zuerst von P. Reinhard empfohlen worden sind. Der Patient wird an mehreren aufeinanderfolgenden Tagen in 60 cm Distanz, von 5 Minuten Dauer rasch auf eine Stunde ansteigend, am ganzen Körper bestrahlt. Ich möchte jedoch empfehlen, das Verfahren dahin zu modifizieren, daß in der ersten Sitzung die Bestrahlungsdauer auf etwa 8—10 Minuten ausgedehnt, in den späteren auf ca. 40 Minuten beschränkt wird; man erreicht damit ebenfalls eine starke Reaktion, ohne daß die auftretende Lichtdermatitis übermäßige Grade erreicht. Zeigen sich nicht spätestens nach 8 Bestrahlungen die Parasiten im Blute, so ist das Verfahren abzubrechen. Die Siemens-Aureollampe kann ebenfalls zur provokatorischen Bestrahlung erfolgreich verwandt werden.

Auch von erfahrenen Malariaforschern (Martin Mayer, Nocht) wird den unschädlichen physikalischen Provokationsmitteln vor den chemischen (Injektion von Milch, Adrenalin, Impfstoffen usw.) der Vorzug gegeben.

8. Der akute Gelenkrheumatismus.

Seitdem die Salizylsäurebehandlung in die Therapie des akuten Anfalles eingeführt worden ist, sind die physikalischen Heilmethoden in diesem Stadium vorwiegend als Unterstützungsmittel der spezifischen Behandlung anzusehen. Doch haben einige Autoren nicht ohne Glück versucht, auch ohne Medikamente den akuten Gelenkrheumatismus ausschließlich physikalisch zu behandeln. So erzielte G. Klemperer in einer Reihe von leichten und mittelschweren Fällen lediglich durch Anwendung der Bierschen Stauung an den erkrankten Gelenken annähernd gleich gute Resultate, als bei Verwendung von Salizylsäurepräparaten. Hauffe, ein Schüler Schweningers, empfiehlt unter vollständiger Weglassung der Salizylsäure ein Verfahren, das zunächst in Applikation eines heißen Vollbades besteht, dessen Temperatur von 38⁰ allmählich bis auf 42⁰ gebracht wird (Dauer 15—20 Minuten). Nach dem Bade wird der Patient zum Nachschwitzen noch eine Stunde lang trocken eingepackt. Im weiteren Verlauf der Krankheit wird dann durch allmählich erwärmte Teilbäder der Extremitäten, die mit einer gleichzeitigen trockenen Einpackung des ganzen Körpers verbunden sind, des öfteren eine allgemeine Transpiration hervorgerufen. Auch Moritz (Petersburg) empfahl die Anwendung von heißen Bädern, daneben auch von heißen Einpackungen. Bei Komplikation mit Endokarditis muß aber von den heißen Vollbädern Abstand genommen werden.

Von diesen Verfahren abgesehen, die in der allgemeinen Praxis wenig Eingang gefunden haben, beschränkt sich die physikalische Therapie im fieberhaften Stadium auf örtliche Anwendungen an den besonders affizierten Gelenken. In Betracht kommen die Biersche Stauung (Dauer 2—4 Stunden), Prießnitzsche Umschläge und die von der Winternitzschen Schule besonders empfohlenen kalten Longettenverbände, deren Technik früher (S. 39) beschrieben worden ist. Werden die kalten Applikationen nicht vertragen, so können auch bereits im akuten Stadium lokale heiße Bäder oder heiße Umschläge (z. B. in Form der Diehlschen heißen Watteverbände) mit Vorteil verwandt werden. Bei komplizierender Endokarditis ist lokale Kälteapplikation auf die Herzgegend (Eisblase oder Herzkühlschlauch) angezeigt. Steht die Endokarditis im Vordergrund der Erscheinungen, so können zur Bekämpfung des Fiebers abends, wenn die Temperatur am höchsten ist, halbstündlich mehrmals gewechselte Stammumschläge mit Erfolg benutzt werden.

Von großer Bedeutung ist die Hydrotherapie bei der an sich seltenen Komplikation des Gelenkrheumatismus mit Hyperpyrexie. Zur Bekämpfung dieses Zustandes eignen sich am besten Bäder von 30—25 ⁰ und 6—8 Minuten Dauer, die evtl. 2—3mal am Tage wiederholt werden (Strasser). Ist die Methode wegen Schmerzhaftigkeit der Gelenke nicht durchführbar, so muß man sich mit öfter gewechselten feuchten Stammpackungen und wiederholten Teilwaschungen begnügen.

Bei Verzögerung der Rückbildung der Gelenkschwellungen und bei Versagen der Salizylbehandlung kann man dann, auch wenn das Fieber noch nicht ganz geschwunden ist, zu allgemeinen Wärmeprozeduren übergehen. Sie bestehen entweder in warmen Vollbädern von 36—40 ⁰ Temperatur und 15—20 Minuten Dauer, nach welchen man den Patienten im Bette etwas nachschwitzen läßt, oder in Bettlichtbädern bzw. -Heißluftbädern (Phénix à air chaud, Hilzinger-Reinerscher Apparat oder dgl.), die etwa $^1/_2$ Stunde bis 40 Minuten lang täglich angewandt werden. Ist das Herz nicht intakt, so ist mit diesen Schwitzbädern Vorsicht geboten, zum mindesten ist stets gleichzeitige Herzkühlung auszuführen. Von Vollbädern wird man in schweren Fällen von Endokarditis ebenfalls ganz absehen müssen, bei geringeren Graden von Herzaffektion sind aber auch die Vollbäder, nur in etwas niedrigerer Temperatur (36—37 ⁰), meist ohne Bedenken anwendbar.

Eine große Rolle spielen die physikalischen Heilmethoden in der eigentlichen **Nachbehandlung** des akuten Gelenkrheumatismus. Ungemein häufig bleiben nach Abfall des Fiebers noch Schmerzen sowie auch objektive Veränderungen, Schwellungen, Bewegungsstörungen usw. in einzelnen Gelenken zurück. Die Symptome haben auch jetzt noch gewöhnlich einen polyartikulären Sitz, und oft läßt sich auch in diesem fieberlosen Stadium ein Wandern der Erscheinungen von einem zum anderen Gelenk beobachten. Schon aus diesem Grunde sind hier zur hydrotherapeutischen Behandlung Allgemeinprozeduren zu bevorzugen, lokale Anwendungen kommen erst in zweiter Linie in Betracht. Unter den Allgemeinprozeduren sind vor allem wieder die vorhin erwähnten warmen Vollbäder zu nennen, die man hier etwa 3—4mal wöchentlich, selten täglich, anwendet. Bei starker Schmerzhaftigkeit der Gelenke kann man oft mit Vorteil Zusätze zu diesen Bädern verwenden; Staßfurter Salz, Fichtennadelextrakt, neuerdings auch Thiopinol haben sich uns hierfür nützlich erwiesen. Ferner möchten wir für diese Fälle ganz besonders die früher (S. 111) erwähnten Radiumkataphoresebäder oder sonstige mit möglichst hoher Stromstärke applizierte galvanische Vollbäder empfehlen. Da diese Bäder in ganz indifferenter Temperatur gegeben werden, so ist hierbei die Erkältungsgefahr eine besonders geringe.

Neben den Vollbädern kommen auch die elektrischen Lichtbäder als Allgemeinprozedur zur Nachbehandlung des akuten Gelenkrheumatismus in Betracht. Man appliziere aber die Lichtbäder auch bei Patienten, die bereits aufstehen dürfen, in Form von Bett-Lichtbädern. Die Abkühlung nach den Lichtbädern geschieht bei Bettlägerigen durch eine kurze kühle Abwaschung, sonst im lauwarmen Vollbade oder im Halbbade (34—30°). Von Duschen mache man hier zunächst lieber gar nicht Gebrauch.

Ausdrücklich sei betont, daß diese Allgemeinprozeduren zur Nachbehandlung des akuten Gelenkrheumatismus nur stationär bei klinischen Patienten bzw. in der Häuslichkeit der Kranken angewandt werden dürfen. Ihre ambulante Verwendung ist wegen der damit verbundenen Erkältungs- und Rezidivgefahr mindestens in den ersten vier Wochen nach der Entfieberung strikte zu vermeiden.

Als recht wirksam hat sich uns bei den Residuen des akuten Gelenkrheumatismus auch die Diathermie in Form der Längsdurchwärmung der Extremitäten erwiesen (beide Arme oder beide Beine 15 Minuten lang). Gewöhnlich kommt es am Ende der Behandlung zum allgemeinen Schweißausbruch; deshalb ist wegen der Erkältungsgefahr auch hierbei eine ambulante Behandlung nicht ratsam.

Die lokalen Applikationen an den Gelenken, die schmerzhaft geblieben sind, kommen, wie gesagt, bei der Nachbehandlung leichterer Fälle erst in zweiter Linie in Betracht, weil in der Regel hier schon die Allgemeinbehandlung die Symptome beseitigt; bei stärkerer Affektion eines einzelnen Gelenkes ist aber natürlich die Lokalbehandlung nicht zu vernachlässigen. Sie besteht einmal wieder in Prießnitzschen Umschlägen, die am besten des Nachts über angewendet werden, und dann vor allen Dingen in lokalen Hitzeanwendungen. Am wirksamsten sind hier die verschiedenen Formen der feuchten lokalen Wärmeapplikationen (lokale heiße Bäder, Fangoumschläge, heiße Watteverbände) oder auch lokale Heißluftbäder sowie die Diathermie, während die Heißluftdusche und die lokale Lichtbestrahlung sich mehr für die leichteren Fälle eignen. Die Applikation der Dampfdusche vermeide man lieber in diesen Fällen, weil die bei der Dampfdusche auftretende einseitige Erwärmung bei Kühlbleiben des übrigen Körpers leicht einmal zu Erkältungen und selbst zu Rezidiven führen kann; bei den anderen lokalen Wärmeapplikationen ist diese Gefahr kaum vorhanden. Schließlich ist die Biersche Stauung als einfaches, überall anwendbares und oft sehr wirksames Mittel auch für dieses Stadium des akuten Gelenkrheumatismus geeignet.

Über die Mechanotherapie beim akuten Gelenkrheumatismus ist folgendes zu sagen: Im ersten akuten Stadium ist jede Massage oder Bewegungsübung streng zu vermeiden, später können im warmen Vollbade vorsichtige Bewegungsversuche ohne Schaden vorgenommen werden. Bleiben nach Ablauf der akuten Erscheinungen schmerzhafte Schwellungen in dem einen oder anderen Gelenk zurück, so erweisen sich zuweilen vorsichtige Streichungen zentralwärts von dem affizierten Gelenke sehr nützlich; das Gelenk selbst darf aber zunächst höchstens durch einige leichteste Effleuragestriche am Schlusse der wenige Minuten dauernden Sitzung mit in die Massage einbezogen werden. Erst wenn die Schmerzen, namentlich die

Druckschmerzen, geschwunden sind, kann oft mit Nutzen, auch gegen das Schwächegefühl, eine etwas energischere Massage, verbunden mit leichten passiven Bewegungen, vorgenommen werden.

Nicht selten bleibt auch nach Verschwinden aller objektiven Symptome (zu denen wir hier auch die Druckschmerzhaftigkeit rechnen) ein allgemeines Gefühl der Steifheit und Schwerfälligkeit in den Gelenken zurück; hier ist dann vor allem allgemeine Massage der Muskulatur angezeigt; auch eine mediko-mechanische Behandlung, resp. die Vornahme aktiver gymnastischer Übungen kann daran angeschlossen werden, falls die Massage allein nicht ausreichen sollte.

Wenn wir einen an akutem Gelenkrheumatismus leidenden Patienten zu beraten haben, so wird nach Ablauf der Krankheit sich uns immer die Frage nach Verhütung von Rezidiven aufdrängen. Diese Prophylaxe hat, außer in Beseitigung etwaiger Anomalien von seiten der Tonsillen, vor allem in einer vernünftigen Abhärtung zu bestehen. Es ist aber klar, daß eine solche Abhärtung gerade hier, wo Erkältungen einen Rückfall herbeiführen können, mit besonderer Vorsicht zu geschehen hat. Wir werden, falls in der Nachbehandlung Wärmeprozeduren indiziert sind, im Anschlusse an die warme Prozedur eine vorsichtige Abkühlung mit Halbbädern oder kalten Abwaschungen vornehmen und schon dadurch im Sinne einer Abhärtung wirken können. Ist dann der Prozeß ganz abgelaufen und der Patient wieder vollkommen hergestellt, so beginnt man mit Teilwaschungen oder, wenn fremde Hilfe nicht möglich ist, mit Ganzwaschungen (kurze kalte Waschungen, erst des Oberkörpers, dann des Unterkörpers), die am besten morgens aus der Bettwärme heraus vorgenommen werden. Wenn irgend angängig, wählt man für den Beginn einer derartigen Abhärtungskur die wärmere Jahreszeit; jedenfalls müssen die Waschungen zunächst im warmen Zimmer vorgenommen werden. Später kann man, aber nur nach Gewöhnung an die Kälteanwendung und bei intaktem Herzen, auch zu wechselarmen und kalten Duschen, Ganzabreibungen, kühlen Halbbädern u. dgl. übergehen. Bei kräftigen Individuen läßt sich auch durch Fluß- und Seebäder in der warmen Jahreszeit günstig einwirken. Doch vergesse man nicht, dem Patienten einzuschärfen, daß diese kalten Bäder nur von kurzer Dauer sein und nur an wirklich warmen Tagen genommen werden dürfen. Als gutes Abhärtungsmittel sind weiterhin die Luftbäder zu empfehlen, die bei zweckmäßigem Gebrauche eine geringere Erkältungsgefahr bedingen als die hydrotherapeutische Abhärtung.

Die Thermalbadekuren wirken insofern prophylaktisch, als sie sich in hervorragendem Maße zur Bekämpfung hartnäckiger Residuen eignen, die sich durch die vorher erwähnten Wärmeprozeduren nicht beseitigen lassen. Man erlebt es häufig, daß auch in Fällen, wo Lichtbäder, warme Vollbäder, Sandbäder u. dgl. m. erfolglos gebraucht worden sind, eine Kur in einem Thermalbade, wie beispielsweise in Wiesbaden, Baden-Baden, Aachen, Wildbad, Gastein, Teplitz, oder in einem Thermalsolbade (Oeynhausen, Nauheim, Kissingen, Pyrmont usw.) dann noch zum Ziele führt.

II. Erkrankungen des Bewegungsapparates.

1. Chronischer Gelenkrheumatismus.

Wir wollen in diesem Kapitel zunächst diejenigen chronischen Gelenkerkrankungen zusammenfassen, die idiopathisch resp. aus Ursachen auftreten, die noch nicht näher bekannt sind, unter denen auch
die Infektion eine wichtige Rolle sicherlich spielt. Ausgeschlossen
bleiben also hier die sekundären Gelenkerkrankungen nach bekannter Infektion (Gonorrhöe, Syphilis, Tuberkulose, Sepsis und
sonstige Infektionskrankheiten), gichtische Gelenkerkrankungen, die
Arthritiden bei Nervenkrankheiten (Arthropathien bei Tabes oder
Syringomyelie) sowie die Gelenkerkrankungen nach Trauma. Wenn
wir also auch den Begriff der chronischen Polyarthritis hier etwas
eingeschränkt haben, so sind ihre Erscheinungsformen doch immer
noch so mannigfaltig, daß wir zum Zwecke der Besprechung der physikalischen Therapie dieser Krankheit noch einer weiteren Einteilung
bedürfen. Sie sei hier angeführt, um die Begriffe, mit denen wir im
folgenden operieren, verständlich zu machen. Dabei wollen wir uns
lediglich an praktische Gesichtspunkte halten, ohne auf die ätiologischen (infektiösen, innersekretorischen, konstitutionellen) Momente
einzugehen, und auf Grund neuerer Forschungen, um die sich besonders
Hoffa, G. A. Wollenberg, Curschmann, His, Munk, Strauss
u. a. verdient gemacht haben, folgende Formen unterscheiden:

a) Den aus einem akuten Gelenkrheumatismus hervorgegangenen subchronischen und chronischen Gelenkrheumatismus und den ihm sehr ähnlichen chronischen infektiösen
(oft auch rezidivierenden) Gelenkrheumatismus. Diese Form
ist charakterisiert durch den meist fieberhaften Beginn. Die einzelnen Anfälle treten entweder zunächst in Form eines typischen akuten
Gelenkrheumatismus auf oder als einzelne Schübe mit leichter Fiebersteigerung. Die Erkrankung geht mit Schwellung und starker Schmerzhaftigkeit der Gelenke einher, Veränderungen der Knochen- und
Knorpelteile des Gelenks entstehen zunächst nicht, können sich aber
sekundär bei längerer Dauer der Krankheit ausbilden. Prognostisch
ist diese Form die relativ günstigste, es kommt oft zu vollkommener
zeitweiliger Heilung, doch kommen leicht Rezidive nach kürzerer
oder längerer Zeit vor. Relativ häufig ist die Komplikation mit Herz-
klappenfehler. Ein seltener Ausgang ist der Übergang in fibröse
Verwachsungen der Gelenke, die dann zu Ankylosen führen (Rheumatismus fibrosus).

b) Der primär chronische Gelenkrheumatismus. Es handelt sich hier um die entzündliche Form der Polyarthritis (Lept-
arthritis bzw. Paraarthritis nach H. Strauß) mit vermutlich nicht
infektiöser Ätiologie. Die Ursache bilden konstitutionelle, innersekretorische und auch unbekannte Momente. Von der eigentlichen Osteoarthritis deformans unterscheidet sich die Krankheit dadurch, daß
primäre Wucherungen der Knochen- und Knorpelsubstanz
fehlen; der Prozeß spielt sich hauptsächlich in der Gelenkkapsel

und den benachbarten Schleimbeuteln ab; er beginnt mit Schrumpfungen und Wucherungen der Synovia, die bei manchen Formen (Polyarthritis chronica progressiva destruens nach Hoffa) frühzeitig zur Verödung der Gelenkhöhlen führen. Neben diesen trockenen Formen gibt es dann häufig Fälle, in denen der Prozeß exsudativer Natur ist. Frühzeitig kann es, namentlich bei der Polyarthritis destruens, zu Atrophie der Knochenenden kommen; auch die sekundäre Muskelatrophie setzt häufig früh ein und übertrifft, aus noch nicht klargestellten Ursachen, vielfach das Maß der sonst durch einfache Inaktivität bedingten Muskelschwäche. Klinisch wichtig ist, vorwiegend bei der Polyarthritis progressiva destruens, der Beginn in den distalen Gelenken; erst später folgen dann die großen Gelenke. Charakteristisch ist ferner, hier vorwiegend bei den exsudativen Formen, die Affektion der zweiten und dritten Metakarpophalangealgelenke mit gleichzeitiger ulnarwärts gerichteter Abduktion der Finger. (Doch kommt auch beim chronischen Gelenkrheumatismus der Kategorie a) sehr oft eine Affektion dieser Metakarpophalangealgelenke vor.) Die Erkrankung ist, vor allem bei der destruierenden Form, prognostisch wenig günstig. Es kommt frühzeitig zu Versteifungen und oft auch infolge der Muskelatrophie zu Kontrakturen der Gelenke, und der Prozeß hat ausgesprochene Neigung zum Fortschreiten.

c) Die eigentliche Arthritis deformans (Osteoarthritis deformans) ist ein Krankheitsbild, bei dem frühzeitige primäre Wucherungen der Knochen an ihren Gelenkenden im Vordergrunde der Erscheinungen stehen. Es treten dabei zwar in der Regel ebenfalls Schwellungen und Ergüsse an den affizierten Gelenken auf, zur wirklichen Ankylose kommt es aber viel seltener, jedenfalls später als bei der vorigen Form. Die Prognose ist quoad functionem trotz der äußerlich mehr auffallenden Veränderung der Gelenkkonturen etwas günstiger als bei der primär chronischen Polyarthritis; wirkliche Heilungen gehören aber auch hier zu den größten Ausnahmen.

d) Die Arthritis villosa, bei der die Zottenbildungen in den Gelenken, verbunden mit mäßigem flüssigen Erguß und dem charakteristischen Zottenreiben bei Bewegungen im Vordergrunde der Erscheinungen steht, wird von Hoffa zwar der Polyarthritis chronica progressiva zugerechnet; wir möchten sie aber aus praktischen Gründen hier noch besonders erwähnen.

Weiter seien hier noch einige besondere Formen der chronischen Polyarthritis angeführt, von denen es unentschieden bleiben mag, ob sie zu Form b) oder c) gehören.

1. Die deformierende und ankylosierende Entzündung der Wirbelsäule (Spondylitis deformans, Bechterewsche Krankheit).

2. Die monartikulären Formen, zu denen einmal die Arthritis deformans coxae (Malum coxae senile) gehört, und dann die namentlich bei älteren Leuten auftretende Arthritis der Kniegelenke, die übrigens, wie die Coxitis, oft beiderseitig auftritt. Diese Form kann auch zur Gruppe b) gerechnet werden. Rein monartikulär findet sich häufiger die Omarthritis subchronica und chronica; sie ist relativ selten deformierenden Charakters.

Naturgemäß gibt es zahlreiche Übergänge zwischen den verschiedenen hier aufgezählten Erkrankungsformen.

Die Prophylaxe der chronischen Polyarthritis kommt praktisch nur für die infektiösen, sekundär aus dem akuten Gelenkrheumatismus hervorgegangenen und die rezidivierenden Formen in Betracht, wo sich durch vollständige Beseitigung der Reste eines akuten Gelenkrheumatismus bzw. eines neuen Nachschubes, vor allem durch Thermalbadekuren, viel erreichen läßt. Auch eine nachfolgende vorsichtige Abhärtung kann von Bedeutung sein; ebenso naturgemäß der Schutz vor Erkältungen, namentlich vor chronischen, durch Beruf oder Wohnung bedingten Einwirkungen der Feuchtigkeit. Daneben gibt es aber leider viele Formen des chronischen Gelenkrheumatismus, in denen nachweisbare Ursachen nicht vorliegen und daher von einer Prophylaxe oder ätiologischen Therapie nicht gesprochen werden kann. Die Erfolge der Organtherapie bei vermutlich endokriner Ursache (Klimakterium) sind keineswegs glänzend.

Was nun die eigentliche **physikalische Therapie** des chronischen Gelenkrheumatismus betrifft, so ist sie ungeheuer mannigfaltig. Immerhin lassen sich ihre Grundprinzipien mit den Stichworten „Hyperämisierung, Stoffwechselanregung, Massage und Gymnastik" zusammenfassen.

Die Hyperämisierung geschieht vorwiegend durch hydro- und thermotherapeutische Maßnahmen, daneben spielt für gewisse Fälle auch die Biersche Stauung eine Rolle. Daß die Verbesserung der lokalen Zirkulationsverhältnisse in den erkrankten Gelenken heilsam wirkt, ist nicht nur eine allbekannte Erfahrungstatsache, sondern es weisen auch theoretische Überlegungen darauf hin: Einmal die Beobachtung, daß bei manchen Formen (b und c) der chronischen Polyarthritis die Hauttemperatur über den erkrankten Gelenken niedriger ist als an entsprechenden gesunden Körperstellen; ferner hat Wollenberg[1]) in sehr schönen Untersuchungen gezeigt, daß sich durch Behinderung des arteriellen Blutzuflusses zu einem Gelenke bei Tieren experimentell eine der Arthritis deformans ähnliche Erkrankung hervorrufen läßt. Auf die schmerzstillende, auflösende, zirkulations- und resorptionsbefördernde Wirkung der Hyperämie ist schon in der physiologischen Einleitung und speziell bei Besprechung der Wärmeprozeduren hingewiesen worden. Die schmerzstillende und auflösende Wirkung der Hyperämisierung durch Wärmeprozeduren ist auch deshalb bei der chronischen Polyarthritis von großer Bedeutung, weil sie die Vornahme der Massage und der aktiven und passiven Mobilisierung der erkrankten Gelenke ungemein erleichtert und in vielen Fällen erst möglich macht.

Weiterhin spielt auch die Schweißsekretion wegen der dadurch bedingten Anregung der lokalen und allgemeinen Zirkulationsverhältnisse bei der Wirkung der Wärmeprozeduren eine wichtige Rolle. Die Stoffwechselwirkung der Wärmeprozeduren sowie der kühlen hydrotherapeutischen Maßnahmen ist jedenfalls nicht außer acht zu lassen, denn wir haben es ja bei der Polyarthritis rheumatica mit einer allgemeinen Erkrankung zu tun. Selbst wenn man von dem so

---

[1]) Verhandlungen der 80. Versammlung deutscher Naturforscher und Ärzte zu Köln 1908.

vielfach überschätzten Zusammenhang der Krankheit mit der Gicht absieht, so lehrt doch die Erfahrung, daß auch bei Fällen von Polyarthritis rheumatica, die nichts mit der Gicht zu tun haben, eine allgemeine Anregung der Stoffwechselvorgänge, eine Hebung des Kräftezustandes und des Allgemeinbefindens zugleich den lokalen Krankheitsveränderungen zugute kommt. Ebenso kann man ja auch durch diätetische Maßnahmen (kalkarme Diät, Schrothsche Kur) hier manches erreichen.

a) Allgemeinprozeduren.

1. Gewöhnliche allgemeine Wärmeanwendungen.

Aus den eben angeführten Gründen seien auch hier wieder die Allgemeinprozeduren an die Spitze der therapeutischen Maßnahmen gestellt; und zwar kommen sie vor allen Dingen als allgemeine Wärmeprozeduren bei dieser Krankheit in Anwendung. Bei der Wahl unter den einzelnen Wärmeapplikationen ist einmal maßgebend die Schwere der Erkrankung; je schwerer und hartnäckiger die Veränderung ist, um so mehr werden wir von energisch wärmestauenden Maßnahmen Gebrauch machen. Zu diesen gehören die heißen Vollbäder von 38—40⁰ Temperatur, die Sandbäder, Dampfkasten-, die russisch-römischen Bäder, die Moor- und Schlammbäder. In leichteren Fällen, insbesondere bei den leichteren Graden des subchronischen und chronischen rezidivierenden Gelenkrheumatismus, kann man sich mit den weniger intensiv auf den Stoffwechsel und die Resorptionsvorgänge wirkenden allgemeinen Glühlichtbädern, Heißluftkastenbädern, sowie vor allem den warmen Vollbädern von 36—38⁰ Temperatur begnügen. Doch ist natürlich nicht nur die Schwere und Form der Erkrankung, sondern auch der allgemeine Ernährungszustand des Patienten und namentlich der Zustand des Herzens für die Wahl der Prozedur mit entscheidend. Wir werden bei Kranken mit schlechtem Ernährungszustande, sowie bei vorhandener Herzkomplikation im allgemeinen die leichteren diaphoretischen Maßnahmen bevorzugen und die Kur mit Licht- oder Heißluftbädern am liegenden Patienten beginnen, oder aber die Vollbäder in nicht zu heißer Temperatur anwenden (bis höchstens 38⁰), die auch von weniger resistenten Individuen bei Anwendung der nötigen Vorsicht (Dauer nicht über 20 Minuten, Kopfkühlung) meist gut vertragen werden. Zur Verstärkung ihrer Wirkung empfiehlt es sich, Fichtennadelextrakt, Lohtannin, Staßfurter Salz oder Thiopinol in solchen Fällen zu den Vollbädern zuzusetzen. Von guter Wirkung ist auch oft bei nicht zu schweren Fällen die allgemeine Diathermie, die auch von älteren und schwächlichen sowie von herzkranken Individuen meist gut vertragen wird.

Da für die Anforderung, die eine Wärmeprozedur an den Kräftezustand und die Herzaktion eines Kranken stellt, nicht nur die Eigenart der Wärmeprozedur (ob stark oder wenig wärmestauend und stoffwechselbeschleunigend), sondern, wie wir schon früher sagten, auch die Körperlage, die der Patient während der betreffenden Prozedur einnimmt, maßgebend ist, so kann man manchmal auch die energisch wärmestauenden Sandbäder oder größere Fangopackungen bei schwachen Individuen anwenden, sofern nur einzelne Körperteile und nicht der ganze Körper eingepackt resp. im heißen Sande vergraben werden, und für gleichzeitige Herzkühlung Sorge getragen wird. Eine allgemeine Transpiration tritt ja auch auf diese Weise fast stets ein.

Über die Dauer der einzelnen allgemeinen Wärmeprozeduren ist im systematischen Teile schon das Nötige gesagt; je nach dem Allgemeinzustande und der Beschaffenheit des Zirkulationssystems müssen selbstverständlich in der Dauer der Applikationen entsprechende Modifikationen vorgenommen werden. Am Schlusse der Wärmeprozedur ist eine vorsichtige Abkühlung meist am Platze, sie geschieht am besten im Vollbade, das in lauwarmer Temperatur (35—34⁰) begonnen und zum Schlusse bis 30⁰ abgekühlt wird, oder auch in einem entsprechenden Halbbade. Die Anwendung der Duschen zur Abkühlung ist nur da erlaubt, wo der Prozeß völlig stationär geworden und wo ein Rezidiv nicht mehr zu befürchten ist. In solchen stationären Fällen hat dann die nachfolgende Dusche auch für die Abhärtung eine Bedeutung.

Die erwähnten allgemeinen Wärmeprozeduren werden für gewöhnlich nicht täglich genommen, sondern man läßt sie 3—4 mal in der Woche applizieren. An den anderen Tagen können die lokalen Wärmeanwendungen, über die später noch zu sprechen sein wird, gegeben werden. Auch sonstige Applikationen, die weniger das Allgemeinbefinden angreifen (Massage, Elektrotherapie), können unbedenklich an den bäderfreien Tagen Verwendung finden. Über die Dauer einer derartigen Bäderkur lassen sich natürlich keine bestimmten Vorschriften machen; sie darf keineswegs zu kurz bemessen sein. 6 Wochen sind für alle mittelschweren und schweren Fälle das Minimum, sehr oft wird man aber auch 8 Wochen lang und darüber baden lassen müssen. Dehnt sich eine Kur so lange aus, so ist es allerdings empfehlenswert, nach einigen Wochen die eingreifendsten Prozeduren, z. B. die Sandbäder, Dampfkastenbäder usw. durch mildere Anwendungen, unter denen namentlich die warmen Sol- oder Fichtennadelbäder von 36 bis 38⁰ zu empfehlen sind, ganz oder teilweise zu ersetzen; der allgemeine Ernährungszustand des Kranken wird bei dieser Frage immer das Entscheidende sein. Kürzere Kuren, etwa vierwöchentliche, kommen nur bei leichteren Fällen von chronischem rezidivierenden Gelenkrheumatismus resp. subchronischer Polyarthritis, die nach einem frischen Anfalle zurückgeblieben ist, in Frage.

Nach den ersten Bädern tritt nicht selten eine Exazerbation des Krankheitsprozesses insofern ein, als die Schmerzen danach verstärkt werden, auch die lokalen Erscheinungen an den erkrankten Gelenken zunehmen können. Man muß den Patienten über das Auftreten dieser Reaktion aufklären, die sich namentlich nach Sand- und Moorbädern, nach allgemeiner Diathermie, ganz besonders häufig auch nach den emanationshaltigen Bädern einstellt. Nur wenn die Reaktionserscheinungen sehr stark sind, empfiehlt es sich, sie erst abklingen zu lassen, ehe das nächste Bad gegeben wird. Für gewöhnlich ist aber, wenigstens nach nicht-radioaktiven Bädern, die Reaktion nicht so stark, um ein Pausieren notwendig zu machen.

2. Sonstige Allgemeinprozeduren.

Die Anwendung der radiumemanationshaltigen Bäder erfolgt für gewöhnlich in Kombination mit einer Trink- oder

Inhalationskur mit radioaktivem Wasser bzw. ebensolcher Luft. Die Kuren werden gewöhnlich in Badeorten, welche radioaktive Quellen besitzen (Baden-Baden, Gastein, Landeck, Münster a. St., Kreuznach usw.) oder in den über hochradioaktive Wässer verfügenden Kurorten wie Joachimsthal, Brambach und Oberschlema ausgeführt. Zur Behandlung eignen sich diejenigen Formen, bei denen noch frischere Reizerscheinungen bestehen, ferner überhaupt die exsudativen Formen des chronischen Gelenkrheumatismus, während die eigentliche Arthritis deformans, besonders auch ihr monartikulärer Typ, wenig günstige Aussichten bietet. Überhaupt ist die Behandlung mit Radiumemanation in jedem Falle nur als ein Versuch anzusehen, der vor allem da geboten ist, wo sonstige physikalische Methoden nicht zum Ziele geführt haben. Daß im Anfange der Kur oft reaktive Verschlimmerungen auftreten, wurde bereits vorhin erwähnt. Für die häusliche Behandlung eignen sich vor allem Trinkkuren mit radioaktivem Wasser oder auch mit Thorium X-Lösung; diese Kuren müssen meist mehrere Monate hindurch fortgesetzt werden.

Als ein recht wichtiges Hilfsmittel zur Allgemeinbehandlung bei chronischen und subchronischen Arthritiden möchten wir ferner die galvanischen Vollbäder empfehlen, in denen z. B. nach Art der auf S. 111 beschriebenen Radiumkataphoresebäder der Strom in mehreren Stromkreisen und möglichst hoher Dosierung durch das Badewasser von indifferenter Temperatur geleitet wird. Diese Bäderform, bei der die Wirkung des lauwarmen Vollbades durch einen energischen Hautreiz unterstützt wird, ist besonders für diejenigen Fälle empfehlenswert, bei denen der Allgemeinzustand des Patienten oder Komplikationen von seiten des Herzens energische allgemeine Wärmeprozeduren kontraindizieren. Wir haben davon, namentlich bezüglich der Schmerzstillung oder auch der Besserung der Funktion, selbst bei schweren Fällen von chronischer Polyarthritis und von Arthritis deformans sehr gute Resultate gesehen, ebenso bei der Bechterewschen Krankheit. In gleicher Weise wirken die von Balsamoff[1]) zur Behandlung der chronischen Polyarthritis empfohlenen galvanischen Vollbäder; die Reizwirkung des elektrischen Stromes wird gleichzeitig noch durch einen chemischen Hautreiz unterstützt bei den Stangerschen elektrischen Lohtanninbädern (Buß[2])) und bei den von v. Noorden und A. Alexander[3]) empfohlenen Hellerbädern (vgl. S. 112). Gute Resultate sieht man auch bei nicht zu alten Fällen von den auf S. 101 erwähnten Transkutanbädern, die allerdings im Gegensatze zu den vorigen zu den anstrengenden Wärmeprozeduren zu zählen sind.

Von sonstigen Allgemeinprozeduren seien noch die permanenten Wasserbäder erwähnt, von denen Lenhartz[4]) in schweren Fällen von chronischem Gelenkrheumatismus gute Erfolge gesehen hat. Der Patient bleibt im Bade bei

---

1) 1. Internationaler Kongreß für Physiotherapie Lüttich 1905.
2) Zeitschr. f. physikal. u. diät. Therapie Bd. 9. S. 429. 1906.
3) Dtsch. med. Wochenschr. 1924, Nr. 31.
4) Pentzold u. Stintzings Handbuch der Therapie innerer Krankheiten. Bd. 6.

einer Temperatur von ca. 36⁰ 4—6 Wochen lang liegen, auf regelmäßige passive Gelenkbewegungen im Wasser ist dabei besonders zu achten. Das Verfahren ist selbstverständlich nur in Krankenhäusern ausführbar; es ist anderweitig noch nicht viel nachgeprüft worden, aber die günstigen Erfolge, die man in manchen Thermalkurorten erzielt hat, wo die Patienten wenigstens mehrere Stunden lang täglich im Wasser bleiben (Baden bei Wien, Aachen, Landeck, Bad Leuk in der Schweiz), sprechen jedenfalls für die Zweckmäßigkeit dieser Methode.

Die Sonnenbäder sind nicht nur wegen ihrer diaphoretischen, sondern auch wegen ihrer energischen wärmestauenden und stoffwechselerhöhenden Wirkung an sich sehr zur Behandlung des chronischen Gelenkrheumatismus geeignet. Nur ist es leider in unserem Klima selten möglich, Sonnenbäder allein in Form einer systematischen Kur regelmäßig anzuwenden. Die Erfolge der Bestrahlungen mit der künstlichen Höhensonne sind wenig befriedigend.

Die allgemeinen Kälteprozeduren, Halbbäder, Duschen, Abreibungen, bilden, namentlich im Anschlusse an eine Wärmeprozedur gebraucht, ein wichtiges Abhärtungsmittel; es ist aber schon gesagt worden, daß sie nur bei den stationären, torpiden Formen der Polyarthritis angewandt werden dürfen, in frischeren subakuten oder rezidivierenden Fällen sind sie zunächst einmal kontraindiziert. Auf die schottischen Duschen werden wir bei Besprechung der lokalen Prozeduren noch einmal zurückkommen.

3. Balneotherapie.

Die Bäderkuren in Badeorten werden prinzipiell in derselben Weise ausgeführt, wie die bisher besprochenen Allgemeinprozeduren. Unter den in Betracht kommenden Badeorten sind neben den bereits erwähnten radioaktiven Quellen in erster Linie die Thermalbäder, die indifferenten sowohl wie die Schwefel- und warmen Kochsalzthermen, sowie auch die Moor- und Schlammbäder zu nennen. (Thermalquellen von Gastein, Wildbad i. W., Teplitz, Ragatz-Pfäffers, Warmbrunn, Leuk, Plombières, Luxeuil, Bath, Kochsalzthermen von Baden-Baden und Wiesbaden, Schwefelthermen von Aachen, Landeck, Baden i. Schweiz, Baden b. Wien, Aix-les-Bains, Pistyan, Trenczin-Teplitz, Nenndorf, Moorbäder, die in großer Zahl vorhanden und bereits im systematischen Teile aufgezählt sind, Schlammbäder von Nenndorf, Driburg, Eilsen, Pistyan, Trenczin-Teplitz usw.) Bei der Wahl der einzelnen Badeorte ist jedenfalls stets neben der Zusammensetzung und Art der Quellen auch ihre Temperatur zu berücksichtigen. Das gilt namentlich von den Kochsalzquellen; während die warmen Kochsalzquellen, wie sie sich in Wiesbaden und Baden-Baden finden, zu den wirksamsten Heilfaktoren bei der chronischen Polyarthritis gehören, wirken kühlere Solquellen, sofern sie nicht, wie z. B. die von Münster am Stein, stark radioaktiv sind, meist nur dann gleich günstig, wenn sie künstlich auf eine entsprechende Temperatur von ca. 36—38⁰ gebracht werden. In niedrigerer Temperatur wirken die Solbäder bei der chronischen Polyarthritis weniger durch den thermischen Reiz als durch die allgemeine Stoffwechselanregung und Kräftigung des Organismus wohltätig ein. Das ist bei der Indikationsstellung zu berücksichtigen; wenn wir daher wegen jener so wichtigen Allgemeinwirkungen in vielen Fällen von Gelenkrheumatismus auch nach Badekuren in Solbädern mit kühlerer Temperatur oder in kohlensauren Solbädern (Oeynhausen, Nauheim usw.) oft recht gute Erfolge sehen, so wird man doch bei denjenigen schweren Formen der Polyarthritis chronica, wo rasche Beseitigung der Schmerzhaftigkeit und der Exsudatbildung und baldige Mobilisation in erster Linie erwünscht ist, bei kräftigen und herzgesunden Patienten die eigentlichen Thermalquellen oder die Moor- und Schlammbadeorte den einfachen Solbädern vorziehen. Der Schaden, der durch unzweckmäßige Wahl der Heilquelle evtl. angerichtet werden könnte, wird allerdings meist dadurch wieder ausgeglichen, daß viele Kurorte durch künstliche Ergänzung ihrer natürlichen Heilmittel die Kur im ganzen doch zweckmäßig gestalten; sei es durch künstliche Erhöhung der ursprünglichen Quelltemperatur oder durch Anwendung sonstiger Heilfaktoren (Moorbäder, Fangopackungen, Heißluft- und Lichtbäder, Diathermie, medikomechanische Behandlung usw.)

Die Trinkkuren üben zwar, wenn wir von der zuweilen vorhandenen Wirkung radioaktiver Wässer absehen, keinen spezifischen bekannten Effekt bei der chronischen Polyarthritis aus, sofern es sich nicht um die gichtische Gelenkerkrankung handelt. Immerhin hat eine vielfache Erfahrung gelehrt, daß Trinkkuren mit Kochsalzquellen (Wiesbaden, Baden-Baden, Pyrmont, Gastein, Homburg usw.), mit Schwefelquellen (Aachen, Aix-les-Bains), sowie mit alkalischen Wässern (Fachinger, Selter, Vichy, Gieshübler, Krondorfer, Salzbrunner usw.) auch bei nichtgichtischer Natur des Leidens nützlich wirken. Bei Komplikation mit Magen-Darmstörung oder Fettleibigkeit können die Glaubersalz- und Bitterwässer in Frage kommen, bei anämischen und schwächlichen Patienten sieht man von Arsenik- und Eisenwässern oft Nutzen.

b) Lokale thermische Applikationen.

Unter den **lokalen** physikalischen Prozeduren ist zunächst der Prießnitzsche Umschlag zu erwähnen, der bei einigermaßen guter Hautreaktion, des Nachts über angewandt, dem Patienten meistens Erleichterung bringt. Doch ist es fast immer notwendig, an den erkrankten Gelenken außerdem noch energischere lokale Anwendungen vorzunehmen. Für die häusliche Behandlung eignen sich, soweit es sich um Hand-, Fuß- und Ellenbogengelenke handelt, sehr gut lokale heiße Bäder, in einer Temperatur von 38—40° und 20 Minuten Dauer verabfolgt; zur Verstärkung der Reizwirkung kann eine Hand voll Viehsalz oder Kochsalz dem Wasser zugesetzt werden. Man läßt diese Bäder am besten abends vor dem Schlafengehen nehmen. Weiter sind als sehr wirksame Prozedur für die häusliche Behandlung in erster Linie die heißen Umschläge zu nennen; namentlich wenn starke Schmerzen und Reizerscheinungen bestehen, bringen die Diehlschen heißen Watteverbände (deren Technik s. S. 43) oder Fangoumschläge oft überraschend schnell subjektive und objektive Besserung. Nicht ganz so wirksam sind lokale heiße Kompressen (heiße Sandsäcke, Thermophore) oder Dampfkompressen. In der Häuslichkeit zuweilen anwendbar sind auch die lokalen heißen

Sandbäder, allerdings kommen auch hierfür hauptsächlich die distalen Gelenke in Frage. Die Moorumschläge, die den Fangoumschlägen an Wirkung ja ziemlich gleichkommen, lassen sich dagegen in der Häuslichkeit nur selten verwenden.

Eine wichtige Rolle spielen ferner in der Therapie des chronischen Gelenkrheumatismus die lokalen Heißluftbäder. Dieselben eignen sich sowohl zur Behandlung der Residuen des akuten Gelenkrheumatismus, wie auch für den subchronischen und für die frischeren resp. frisch rezidivierenden Fälle des chronischen Gelenkrheumatismus, namentlich wenn dieselben mit Exsudation einhergehen. Bei sonstigen chronischen Arthritiden ist die lokale Heißluftbehandlung fast immer von schmerzstillender Wirkung; die Exsudate werden aber hierdurch nur dann beeinflußt, wenn sie flüssiger Natur sind; bei trockner Exsudation und bei starker Infiltration der Weichteile ist die feuchte Wärme zur Resorptionsbeförderung geeigneter. Die lokalen Lichtbäder stehen den Heißluftbädern im allgemeinen an Wirksamkeit nach, denn sie erlauben nicht die Anwendung so hoher Temperatur als jene, immerhin erzielt man mit ihnen bei subchronischem und frisch rezidivierendem Gelenkrheumatismus oft recht gute Erfolge; sie haben den Vorzug eines bequem auch am Krankenbette anwendbaren Mittels. Die lokale Lichtbestrahlung mit Bogenlicht oder der Mininschen Glühlampe ist dagegen viel weniger wirksam als die lokalen Heißluftbäder und auch als die lokalen Lichtbäder; sie empfiehlt sich vorzugsweise als schmerzstillendes Mittel und namentlich bei begleitendem Muskelrheumatismus wirkt sie in diesem Sinne oft günstig ein.

Auch die lokalen Heißluftduschen stehen bei der Behandlung des chronischen Gelenkrheumatismus den Heißluftbädern an Heilwirkung nach, doch ist ihre Wirkung bei Affektion der kleineren Gelenke (Finger, Zehen, Handgelenke) eine energischere als die der Lichtbestrahlung; auch wegen ihrer bequemen Kombinierbarkeit mit der Massage, die dadurch auch weniger schmerzhaft gemacht wird, spielen die Heißluftduschen in der Therapie des chronischen Gelenkrheumatismus eine nicht unwichtige Rolle.

Ein sehr wirksames Mittel zur lokalen Wärmebehandlung beim chronischen Gelenkrheumatismus und der Arthritis deformans ist die Dampfdusche; sie eignet sich fast für jede Form und jedes Stadium der hier besprochenen Krankheitsgruppe. Nur beim subchronischen leicht rezidivierenden Gelenkrheumatismus ist, wie früher schon erwähnt, wegen der Gefahr einer Erkältung infolge der einseitigen Erwärmung eine gewisse Vorsicht bei Anwendung der Dampfdusche geboten. Ganz besonderes geeignet ist dagegen der Dampfstrahl zur Behandlung monoartikulärer Formen (Omarthritis, Coxitis, Arthritis deformans der Kniegelenke). Ferner möchten wir bei der chronischen ankylosierenden Wirbelsäulenentzündung die Applikation des Dampfstrahls auf die Wirbelsäule unter Bevorzugung der besonders schmerzhaften Partien dringend empfehlen. Während der Anwendung der Dampfdusche ist die Vornahme leichter aktiver und passiver Bewegungen der erkrankten Gelenke möglich und vielfach wünschenswert. Auch leichte Streichmassage läßt sich unter der Dampfdusche ausführen; im übrigen beruht der Wert der Dampfdusche (wie der lokalen Wärmeapplikationen überhaupt) zum nicht geringen Teil auch darin, daß sie die Gelenke für die nachfolgende Massage und Bewegungsübungen weniger empfindlich macht.

Auch bei Kiefergelenkerkrankungen, wie sie sowohl bei schwerer allgemeiner Polyarthritis, wie auch bei ankylosierender Spondylitis auftreten, ist die lokale Applikation der Dampfdusche auf die erkrankten Gelenke sehr empfehlenswert. Man bedient sich dazu, wie schon früher erwähnt, des Dampfes, der aus einem Dampf-Inhalationsapparat entströmt und durch ein passendes Ansatzstück auf das Kiefergelenk konzentriert wird. Ist Dampf nicht vorhanden, so leistet hier, da es sich ja um ein kleines, leicht zugängliches Gelenk handelt, auch die Heißluftdusche recht gute Dienste.

In ähnlicher Weise wie die Dampfdusche, d. h. ebenfalls durch die energische Tiefenwirkung der feuchten Wärme in Kombination mit mechanischer Einwirkung, übt die schon früher beschriebene Duschemassage ihren heilsamen Einfluß bei dem chronischen Gelenkrheumatismus aus. Die Duschemassage eignet sich vor allen Dingen zur Behandlung schwerer Formen der Arthritis. Ihre Systematik ist in gewissen Badeorten, wie Aachen, Aix-les-Bains, besonders ausgebildet, doch läßt sich die Prozedur auch anderwärts überall da vornehmen, wo Heißwasserleitung mit passenden Ansatzschläuchen (breiter Ausfluß des Wassers bei niedrigem Druck) und Vorrichtungen für genügenden Ablauf des Wassers vorhanden sind.

Die **Diathermie** nimmt unter den Methoden der lokalen Behandlung beim subchronischen und chronischen Gelenkrheumatismus einen wichtigen Platz ein. Ihrer schmerzstillenden Wirkung wegen kann die Diathermiebehandlung in frischeren Fällen von subakutem und subchronischem Gelenkrheumatismus oft in kurzer Zeit schon Erleichterung und Wiederherstellung einer schmerzlosen Gelenkfunktion bringen, und zugleich führt in solchen Fällen auch objektiv die bei dieser Behandlung einwirkende tiefgehende Hyperämie die Heilung des Gelenkprozesses herbei. Für die Diathermiebehandlung geeignet sind insbesondere solche Fälle, bei denen nur ein Gelenk oder einige wenige Gelenke vorzugsweise erkrankt sind. So läßt sich z. B. die frische Form der Omarthritis rheumatica oft in wenigen Sitzungen durch die Diathermie beseitigen. Andrerseits kommt es aber nicht selten vor, daß bei Gelenkerkrankungen, die mit stärkeren Exsudationen und Schwellungen einhergehen, durch die Diathermie zwar bald eine Schmerzstillung erreicht wird, zur Erzielung einer Rückbildung der Schwellungen und Ergüsse aber dann noch andere, stärker resorbierend wirkende Wärmeprozeduren (Fangopackungen, Heißluftbäder usw.) herangezogen werden müssen.

Die beste Methode der Diathermieanwendung ist hier immer die Querdurchwärmung. Handelt es sich jedoch um polyartikulären Sitz der Erkrankung, wo die Querdurchwärmung eines jeden einzelnen Gelenkes unmöglich ist, so ist die Längsdurchwärmung der befallenen Extremitäten anzuwenden, die namentlich bei frischeren subakuten und subchronischen Formen sehr gute Resultate liefert. Bei den ausgesprochen chronischen Fällen sind die Erfolge einer solchen Längsdurchwärmung weniger sicher.

Von großer Bedeutung ist die Querdurchwärmung der Gelenke beim chronischen Gelenkrheumatismus, wenn auch eine völlige

Rückbildung der objektiven Veränderungen hier kaum je zu erwarten ist. Neben den hartnäckigen Fällen der Omarthritis kommen für die Diathermie vor allem in Betracht die monartikulären Formen von Arthritis deformans, unter denen die Affektionen der Hüft- und Kniegelenke den wichtigsten Platz einnehmen. Die davon befallenen Patienten werden ja am meisten belästigt durch die Schmerzen, welche beim Gehen infolge der Belastung eintreten. Mit der objektiven Bewegungsbehinderung finden sie sich meistens ab; die Bewegungseinschränkungen sind vorzugsweise nur bei den Coxitiden vorhanden, während sie bei der Arthritis deformans der Kniegelenke (Gonitis crepitans) meist ganz fehlen. Es gelingt nun bei einer großen Anzahl solcher Fälle, durch eine längere Diathermiekur, die aber nicht weniger als 15 bis 20 Sitzungen umfassen darf, die Patienten auf lange Zeit hinaus, oft für viele Jahre und selbst dauernd von ihren Schmerzen zu befreien und somit ihnen die volle Gehfähigkeit wiederzugeben. Bescheidener sind die Erfolge der Diathermiebehandlung bei den ausgesprochen polyartikulären Formen des Gelenkrheumatismus und der Arthritis deformans. Man wählt sich hier gewöhnlich die am meisten befallenen resp. am meisten schmerzenden Gelenke zur Diathermiebehandlung aus. Neben dieser örtlichen Behandlung ist in solchen Fällen aber häufig noch die Anwendung allgemeiner Wärmeprozeduren und Bäder notwendig.

Bei allen bisher besprochenen Prozeduren handelte es sich um Wärmeeinwirkungen. Lokale Kälteapplikationen auf das erkrankte Gelenk können sich vor allem bei akuten Exazerbationen des Prozesses als Prießnitzumschläge oft nützlich erweisen. Weiter aber ist Kälteapplikation, kombiniert mit lokaler Wärmeanwendung in Form der schottischen Strahlduschen auf das Gelenk manchmal ein wertvolles Hilfsmittel; insbesondere bei hartnäckigen Exsudatbildungen, die sich durch gewöhnliche Wärmeanwendungen nicht zurückbringen lassen, kann man, wie Schüller[1]) zuerst angegeben hat, durch schottische Duschen auf die erkrankten Gelenke vielfach noch günstige Erfolge erzielen. In frischeren Fällen und überhaupt bei Bestehen stärkerer Reizzustände halten wir jedoch dies Verfahren für nicht indiziert.

c) Stauungs- und Elektrotherapie.

Die Biersche Stauung eignet sich als schmerzstillendes und resorptionsförderndes Mittel namentlich für subchronische Fälle von Polyarthritis, sowie zur Behandlung frischer Nachschübe und Verschlimmerungen; in ausgesprochen chronischen stationären Fällen ist sie nur dann noch nützlich, wenn die Schmerzhaftigkeit des Gelenkes im Vordergrunde der Erscheinungen steht. Sind dagegen stärkere Deformitäten vorhanden oder handelt es sich darum, flüssige und feste Exsudatbildungen bei stationären Erkrankungsformen zur Rückbildung zu bringen, so ist die Stauungshyperämie zwecklos,

---

[1]) Arch. f. klin. Chir. Bd. 45.

resp. sie dient nur zur vorübergehenden Schmerzstillung und ist daher besser durch aktive Hyperämie zu ersetzen.

Von den verschiedenen Gelenken eignen sich zur Stauungsbehandlung beim chronischen Gelenkrheumatismus in erster Linie die distalen Gelenke (Hand-, Fuß-, Zehen-, Fingergelenke), viel weniger sicher ist, auch bei sonst geeigneter Indikation, der Erfolg bei der Stauung der Kniegelenke; das Ellenbogengelenk nimmt eine Mittelstellung in dieser Beziehung ein. (Die Hüftgelenke kommen für die Stauungsbehandlung überhaupt nicht, die Schultergelenke, wegen der technischen Schwierigkeiten, nur ausnahmsweise in Betracht.) Die Dauer der Stauung beträgt hier bei den ersten Malen 2—3 Stunden, man kann dann aber auf 5—6 und weiterhin auf 10 Stunden täglich steigen. In älteren Fällen, wenn die Stauung sonst gut vertragen wird, kann die Binde manchmal unbedenklich auch 22 Stunden lang jeweils liegenbleiben. (Natürlich wird bei so langer Dauer der Stauung die Binde nicht zu fest umgelegt, sondern nur so weit angezogen, bis deutliches Anschwellen der Venen in der Peripherie, verbunden mit leichter Rötung der Haut, erkennbar wird.) Handelt es sich um Stauung über dem Fußgelenke, so kann man bei so langem Liegenbleiben der Binde den Patienten, falls sonst keine Kontraindikationen bestehen, unbedenklich auch damit umhergehen lassen. Oft wird durch die Stauung das vorher schmerzhafte Auftreten mit dem erkrankten Fuß schmerzlos gestaltet, und gerade für subakute, in der Abheilung begriffene Fälle, wo nach Beseitigung der sonstigen Gelenksymptome nur noch Schmerzhaftigkeit beim Auftreten im Fußgelenk oder in der Hackengegend zurückgeblieben ist, eignet sich die Stauung sehr gut und bewirkt oft das Verschwinden dieser so lästigen Störung.

Nebenbei bemerkt, kann man in solchen Fällen von rheumatischer Tarsalgie und Plantalgie, wenn alle anderen Methoden versagen, oft mit lokaler Applikation von Hochfrequenzströmen noch gute Resultate erzielen. Es wird zu diesem Zwecke die erkrankte Partie etwa 5 Minuten lang mit einer Kondensatorelektrode bei kräftigem Strom bestrichen, den Schluß bildet die Applikation von kräftigen Funken. Von sonstigen elektrotherapeutischen Methoden wurde früher die Galvanisation der Gelenke angewandt, am besten in der Form, daß möglichst starke galvanische Ströme (8—10 M.A. und darüber) quer durch das Gelenk geleitet werden. Mehr im Gebrauche ist jetzt für diese Zwecke die Iontophorese, d. h. die Einführung von Medikamenten in den Körper durch den galvanischen Strom. Als Medikament wird bei der chronischen Polyarthritis meist das Jod (vom negativen Pole aus) verwandt. Auch durch die Faradisation kann man oft bezüglich der Schmerzstillung günstige Erfolge erzielen. Indiziert ist die Elektrotherapie vor allem auch bei Atrophie der die Gelenke umgebenden Muskulatur.

Auch die Röntgentiefenbestrahlung kann bei hartnäckigen chronischen Polyarthritiden zuweilen günstig einwirken.

In hartnäckigen und besonders in schmerzhaften Fällen von subchronischer und chronischer Arthritis hat sich uns neuerdings ein Verfahren gut bewährt, das von I. Balassa in die Therapie eingeführt und als elektrische Schlammbehandlung bezeichnet worden ist[1]). Dasselbe besteht in einer Kombination von warmen Schlamm- resp. Fangopackungen mit dem faradischen Strom. Es wird zu diesem Zwecke der Schlamm oder Fango in einer Temperatur von 45° um zwei am meisten affizierte Gelenke appliziert, und in jede Packung wird eine größere Bleielektrode eingeschoben. Die Elektroden stehen mit einem faradischen Apparat durch Kabelschnüre in Verbindung, so daß also jede Packung gleichsam als Elektrode dient. Man läßt zunächst die heiße Packung $^{1}/_{4}$ Stunde lang

---

[1]) Med. Klin. 1921, Nr. 2.

ohne Einschaltung des Stromes einwirken; daraufhin wird der Strom eingeschaltet und bis zu einer Intensität erhöht, die eben noch für den Patienten gut erträglich ist. Nachdem der Strom 15—20 Minuten lang eingewirkt hat, ist die Prozedur beendet. Die Erfolge des Verfahrens sind, namentlich bezüglich der Schmerzstillung, in vielen Fällen sehr gute; aber auch objektiv erreicht man damit häufig eine Abschwellung des Gelenkes und vor allen Dingen Besserung der Funktion. Das Verfahren, das das Allgemeinbefinden nur wenig angreift, kann täglich angewandt werden; die Zahl der Anwendungen richtet sich nach der Schwere der Erkrankung. In frischeren Fällen genügen oft nur wenige Applikationen, bei mehr chronischen Erkrankungen sind 15 bis 20 Sitzungen zu einer Kur erforderlich.

d) Massage und Mechanotherapie.

Die **Massage** und **Mechanotherapie** sind bei der Behandlung des chronischen Gelenkrheumatismus von ungemein großer Bedeutung. Diese Methoden haben hier die Aufgabe, die Resorption von trockenen und feuchten Exsudaten anzuregen und zu fördern, die Wegschaffung der Resorptionsprodukte zu begünstigen, weiterhin die Atrophie der Muskeln zu verhindern resp. zu beseitigen, Verwachsungen und Kontrakturen zu lösen, kurzum, auch auf direktem Wege die Funktion der erkrankten Gelenke wiederherzustellen. Es gibt wohl kaum einen Fall von chronischer Polyarthritis irgendwelcher Form, in dem nicht zu einem bestimmten Zeitpunkte auch mechanotherapeutische Methoden, in Form der Massage und von Bewegungsübungen, anzuwenden wären. Aber auch hier kommt es sehr auf richtige Indikationsstellung an, soll dem Patienten nicht Schaden statt Nutzen gebracht werden. Wir haben schon bei Besprechung der Therapie des akuten Gelenkrheumatismus hervorgehoben, daß Massage und Mechanotherapie der Gelenke selbst kontraindiziert sind, solange akute Reizerscheinungen[1]) und erhebliche Schmerzhaftigkeit an dem erkrankten Gelenk vorhanden sind. Dieser Satz gilt im allgemeinen auch für die chronische Polyarthritis; nur kann man hier, wo wegen der viel größeren Gefahr der Ankylosenbildung ein möglichst frühzeitiges Eingreifen am Platze ist, das vollständige Verschwinden der Schmerzhaftigkeit meist nicht abwarten, sondern ist zu Beginn der mechanischen Behandlung gezwungen, sobald die Schmerzen auch nur sichtlich an Intensität nachgelassen haben.

Bekommt man somit einen Kranken, der an chronischem Gelenkrheumatismus mit starker Druckschmerzhaftigkeit und spontanen Schmerzen in den Gelenken leidet, in Behandlung, so empfiehlt es sich in der großen Mehrzahl der Fälle, zunächst einmal etwa 14 Tage lang nur mit energischer lokaler und allgemeiner Bäderbehandlung vorzugehen und erst mit mechanischen Maßnahmen zu beginnen, wenn durch die Wärmebehandlung die Schmerzhaftigkeit verringert worden

---

[1]) Wir verstehen darunter nicht nur Rötung, sondern auch mit starker Druckempfindlichkeit verbundene Schwellung, sowie erhebliche spontane Schmerzen.

ist und evtl. auch schon die Gelenkschwellungen nachgelassen haben. Unterdessen begnügt man sich in solchen Fällen mit leichten aktiven und passiven Bewegungen im warmem Vollbade.

Der Beginn der eigentlichen mechanotherapeutischen Behandlung besteht dann in leichter Streichmassage zentralwärts vom Gelenk, die sich dann auch auf das Gelenk erstreckt, allmählich verstärkt und bald mit energischeren Handgriffen, Reibungen, Klopfungen usw. kombiniert wird. Daneben ist vor allen Dingen die Muskulatur in der Umgegend der Gelenke energisch zu bearbeiten; den Schluß der Massagesitzungen bilden vorsichtige manuelle passive, später aktive Bewegungsübungen. Es läßt sich nicht immer vermeiden, daß diese Maßnahmen dem Patienten etwas Schmerzen bereiten; nur dürfen die Schmerzen erstens einmal keinen sehr erheblichen Grad erreichen, vor allen Dingen aber dürfen sie nicht lange anhaltend sein. Wird durch einen mechanotherapeutischen Eingriff die Schmerzhaftigkeit mehr als vorübergehend erhöht, so ist das ein Zeichen dafür, daß der Eingriff zu stark gewesen ist, er gemildert werden oder für eine Weile ganz ausgesetzt werden muß. Anderenfalls aber, wenn der Patient die Massage gut verträgt, empfiehlt es sich, bald auch zu Bewegungsübungen überzugehen; zunächst zu manuellen passiven Bewegungen im Anschluß an die Massage, dann auch zu aktiven Übungen. Wenn angängig, läßt man diese Übungen dann später an medikomechanischen Apparaten ausführen. Wir beginnen hier zunächst mit Pendel- und Förderungsübungen und gehen allmählich dann zu Widerstandsbewegungen mit wachsender Belastung über. Ferner sind nach völligem Schwinden der Reizerscheinungen, falls objektive Bewegungsbeschränkungen in den Gelenken bestehen, besonders die passiven Bewegungen an Widerstandsapparaten (Antagonistenbewegungen) zur Mobilisation der versteiften Gelenke von großer Wichtigkeit, während im Anfang der Behandlung zunächst die Mobilisation nur manuell resp. durch Förderungs- und Pendelapparate vorgenommen werden darf.

Die hier kurz gegebenen Vorschriften sind naturgemäß etwas schematisch, sie erfordern in der Praxis, je nach der Lage des Falles, verschiedene Modifikationen. Haben wir z. B. einen Fall von Arthritis deformans vor uns, in dem die Muskelatrophie schon sehr ausgesprochen ist, so ist keine Zeit zu verlieren; wir nehmen hier von vornherein schon Massage der atrophischen Muskulatur vor und ziehen nachher die Gelenke in die Massage mit ein, sowie deren Schmerzhaftigkeit durch die gleichzeitige Bäderbehandlung vermindert worden ist. Auch bei den monartikulären Erkrankungen, z. B. der Omarthritis, der mit trockener Exsudation einhergehenden Gonitis, können wir schon, sofern es sich nicht um frische akute Erkrankung handelt, nach den ersten 4—6 Heißluftbädern, Diathermiebehandlungen oder Dampfduschen mit der mechanischen Behandlung beginnen (am besten fängt man dabei mit Bewegungen unter der Dampfdusche resp. mit Duschemassage an); doch empfiehlt es sich in jedem solchen Falle, die Bewegungsübungen während der ersten Wochen nur manuell und nicht mit Apparaten ausführen zu lassen. Bei der Arthritis deformans coxae ist dagegen in den ersten Wochen vollständige Ruhigstellung außerhalb der Wärmebehandlung geboten. Bei der von Goldscheider näher beschriebenen Kombination von Omarthritis mit Brachialgie wende man die Massage erst nach vorausgegangener längerer thermischer Behandlung an.

Ganz allgemein gilt die Regel, daß die Massage- und Bewegungstherapie wenn irgend möglich im direkten Anschlusse an Wärmeprozeduren vorzunehmen ist. Die Massage und die Übungen sind vor allen Dingen nach der vorausgehenden Wärmeapplikation weniger schmerzhaft als sonst, die Gewebe sind lockerer geworden und für die Massagehandgriffe besser zugänglich, die Muskulatur ist entspannt und die Resorption und Wegschaffung der Krankheitsprodukte wird durch die nachwirkende Wärmehyperämie wesentlich begünstigt. Daß man auch Wärmeprozeduren direkt mit Massage verbinden kann, namentlich die Dampfduschen, die Heißluft- und die Warmwasserduschen (Duschenmassage), ist ja schon mehrfach erwähnt worden. Es sei aber doch betont, daß dadurch, wenigstens in schweren Fällen, eine kunstgerechte Massage nach dem Bade nicht überflüssig gemacht wird; denn während einer Dusche oder während eines Bades lassen sich doch nicht alle notwendigen Massagehandgriffe mit der wünschenswerten Präzision ausführen.

Bei hartnäckigen Versteifungen, wo medikomechanische Behandlung allein nicht zum Ziele führt, ist es notwendig, falls völlige Reizlosigkeit des Gelenkes schon eine Zeitlang besteht, die aktiven und passiven Übungen durch Benutzung redressierender Apparate zu ergänzen. Am besten eignen sich dazu, namentlich für die Ellenbogen- und Kniegelenke, die Schedeschen Schienen, deren Applikationsweise in den beistehenden Abbildungen (Abb. 91 und 92) erläutert ist[1]). Man legt Schedeschen Schienen im Anschluß an die medikomechanischen Übungen das erstemal 10—15 Minuten lang an, wobei es zweckmäßig ist, einige Minuten nach dem Anlegen durch festeres Anziehen der Schnüre die passive Flexion oder Extension noch weiter zu verstärken. In der Folgezeit wird dann die Applikationsdauer dieser Apparate allmählich auf mehrere Stunden gesteigert.

Bei Versteifungen der Hand- und Fingergelenke bedient man sich zur Redression zweckmäßigerweise kissenförmiger Vorrichtungen, wie sie z. B. von Braun in Melsungen, sowie von unserem Bademeister Herrn Flake angegeben worden sind. Die Applikation eines solchen Kissens geht aus Abb. 93 und 94 hervor. Man läßt das Kissen zunächst einmal $\frac{1}{2}$ Stunde lang, später dann auch mehrere Stunden lang oder die ganze Nacht über bei täglicher Applikation liegen. Auch hier ist Vorbedingung für die Anwendungsmöglichkeit eine völlige Reizlosigkeit der erkrankten Gelenke. Eine umständlichere, aber namentlich für das Kniegelenk sehr wirkungsvolle Methode ist die von Klapp angegebene Mobilisation in verdünnter Luft, wobei durch eine Art von Saugwirkung eine Beugung resp. Streckung des Beines in einem luftdicht abgeschlossenen Kasten versucht wird.

Die Anwendung von Stützapparaten resp. Schienenhülsenapparaten für die Gelenke der unteren Extremität kommt beim chronischen Gelenkrheumatismus und der Arthritis deformans erst dann in Betracht, wenn durch die gewöhnlichen physikalischen Methoden sich keine Besserung hat erzielen lassen, und wenn andererseits Aussicht vorhanden ist, durch Entlastung des erkrankten Gelenkes die Funktion und die Arbeitsfähigkeit der Patienten zu bessern. Namentlich bei den schweren Formen der Polyarthritis destruens, vor allem aber bei der tabischen Arthropathie, erweisen sich Stützapparate für das Knie, aber auch für die Fuß- und Hüftgelenke oft nützlich. Streckverbände und immobilisierende Verbände sind

---

[1]) Fabrik C. Stiefenhofer, München.

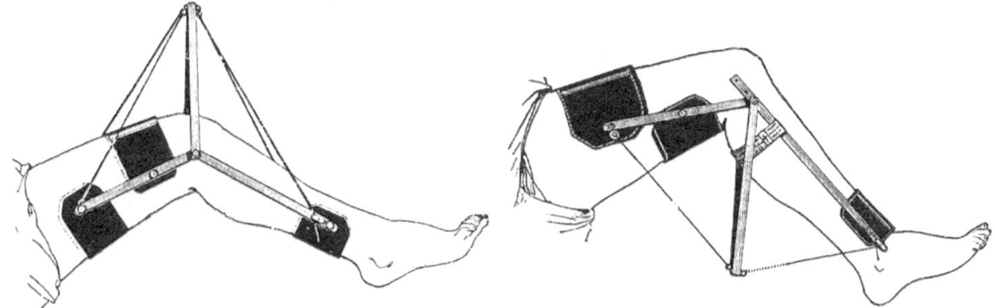

Abb. 91. Schedesche Schiene, Kniestreckung.   Abb. 92. Schedesche Schiene, Kniebeugung.
(Stiefenhofer, München.)

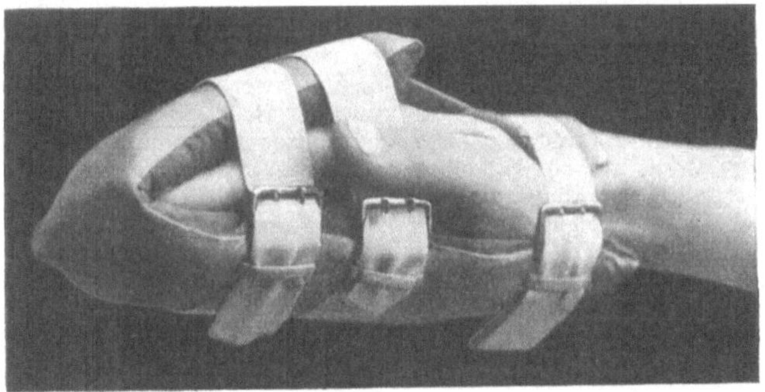

Abb. 93. Flakesches Streckkissen.

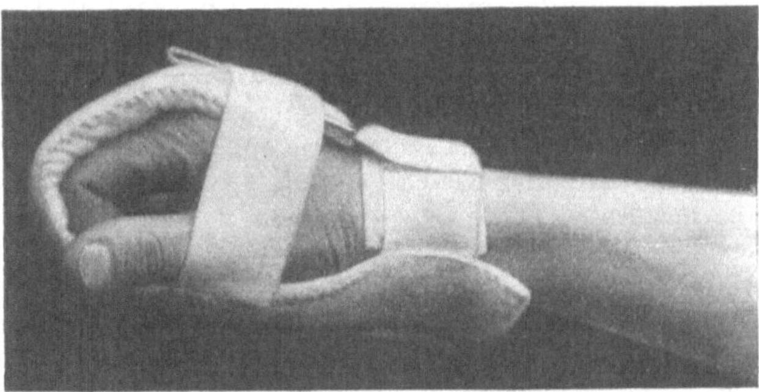

Abb. 94. Flakesches Beugekissen.

bei der Arthritis deformans nur ausnahmsweise bei starken Reizerscheinungen und beginnenden Kontrakturen, denen man auf andere
Weise nicht beizukommen glaubt, indiziert. Am ehesten ist dies zuweilen angebracht bei einfach entzündlichen („rheumatischen") Erkrankungen des Hüftgelenkes, wo ein Streckverbamd oder sonstige
mehrwöchige Immobilisierung zur Beseitigung der Kontraktur zunächst notwendig sein kann. Bei der eigentlichen Arthritis defor-

mans des Hüftgelenkes geschieht hingegen die auch hier notwendige Schonung und Entlastung am besten durch einfache mehrwöchige Bettruhe, mit der aber bald schon die entsprechende physikalische Behandlung (Bäder, Diathermie etc.) kombiniert werden kann.

Neuerdings pflegt man vielfach neben der physikalischen Therapie auch die unspezifische Reizkörpertherapie bei der chronischen Polyarthritis anzuwenden. Eine gleichzeitige Verwendung dieser beiden Methoden halten wir aber nicht für empfehlenswert; es ist vielmehr besser, falls überhaupt Injektionen indiziert erscheinen, zunächst diese anzuwenden und erst nach völligem Abschluß der Reiztherapie zur physikalischen Behandlung überzugehen.

2. Gichtische Gelenkerkrankungen.

Wenn auch die Gicht zu den Stoffwechselkrankheiten gehört, so ist es doch wohl angezeigt, die Besprechung ihrer so häufigen Gelenkkomplikationen im Anschlusse an die physikalische Therapie des chronischen Gelenkrheumatismus vorzunehmen. Denn erstens einmal ist die Behandlung der gichtischen Gelenkerkrankungen in sehr vielen Punkten derjenigen der chronischen Polyarthritis ähnlich, und dann gibt es auch Fälle von chronischer Gelenkgicht, die von den chronisch-rheumatischen Erkrankungen recht schwer zu trennen sind. Im übrigen wird mit dem Worte „Gicht" gerade auch bei Beurteilung chronischer Gelenkerkrankungen viel Mißbrauch getrieben; man sollte im allgemeinen einen Zusammenhang mit der Gicht nur bei Vorliegen bestimmter Momente annehmen, wie familiärer Belastung, erkennbaren typischen Harnsäureablagerungen (Tophi in den Ohrläppchen, Ablagerungen in den Strecksehnen am Ellenbogengelenk, vorzugsweises Befallensein der Großzehengelenke), typischen Gichtanfällen usw.; im Zweifelsfalle kann die Feststellung der Störung im Purinstoffwechsel oder die Bestimmung des Harnsäuregehaltes im Blute noch Aufklärung bringen.

Die physikalische Behandlung des akuten Gichtanfalls beschränkt sich auf lokale Applikationen auf das affizierte Gelenk. Dasselbe ist gewöhnlich hochgradig empfindlich, und man muß sich deshalb im allgemeinen vor extremen Temperaturanwendungen hüten. Am besten werden meistens die Prießnitzschen Umschläge vertragen; doch gibt es auch viele Patienten, denen warme Umschläge oder nicht zu heiße Fangoapplikationen große Erleichterung bringen. Kalte Applikationen (Longettenverbände, Eisblasen) werden nur verhältnismäßig selten gut vertragen; vor länger dauernden Eisanwendungen muß man sich jedenfalls wegen der Gefahr der Nekrotisierung der Haut sehr hüten.

Eine größere Rolle spielt die physikalische Therapie bei den subchronischen resp. subakuten und bei den chronischen gichtischen Gelenkerkrankungen. Hier sind es vor allen Dingen die warmen Vollbäder von 36—37⁰, die in den meisten Fällen schon für sich allein von vorzüglicher Wirkung sind. Die Dauer der Bäder sei nicht zu kurz bemessen, sie betrage 20 Minuten bis $^1/_2$ Stunde, ihre Zahl beträgt gewöhnlich 3 pro Woche. In schwereren Fällen läßt sich die Wirkung der Bäder entweder dadurch verstärken, daß man mit ihrer Temperatur in die Höhe geht oder daß man Sole oder Fichtennadeleextrakt zusetzt. Sehr wirksam haben sich uns öfters in Fällen von chronischer und subchronischer Gelenkgicht auch die Schwefelbäder in einer Temperatur von 36—38⁰ erwiesen.

Sind schon die warmen Vollbäder in der häuslichen Behandlung als geeignetes Mittel zur Behandlung der Gelenkgicht (und wohl auch

der Gicht überhaupt) anzusehen, so gilt das erst recht von den **Thermal-
bädern**; sowohl die indifferenten Thermen wie die Kochsalz- und
Schwefelthermen erfreuen sich bekanntlich eines sehr guten Rufes
bei der Gichtbehandlung. Diese Wirkung der Thermalbadekuren
beruht wohl nicht nur auf dem stoffwechselanregenden und resorptionsbefördernden Effekt der warmen **Temperatur** allein, sondern
auch auf anderen Momenten, die sich z. B. im Auftreten **spezifischer
Herdreaktionen** im Anfange der Kur äußern. Auch der **Emanationsgehalt** vieler natürlicher Heilquellen wirkt dabei mit, ebenso
kommt bei den **Schwefelquellen** auch der Resorption von SH_2 durch
Einatmung und Haut, sowie der Trinkkur eine gewisse Bedeutung zu.

Speziell scheint ein gewisser Einfluß der Radiumemanation auch
deshalb nicht ausgeschlossen, weil gerade bei **gichtischen Gelenkerkrankungen** relativ am häufigsten auch die **künstlichen radiumemanationshaltigen Bäder** entschieden von günstiger Einwirkung
sind, namentlich bei der **subchronischen** Gicht. Bei der an sich
schon meist wohltätigen Einwirkung indifferenter Vollbäder auf gichtische
Erkrankungen muß ja mit besonderer Kritik geprüft werden, inwieweit
nun noch gerade der Emanationszusatz zu diesen Bädern jene Wirkung
verstärkt. Man kann aber doch oft deutlich bei Patienten, die schon
vorher mit indifferenten oder sonstigen Vollbädern behandelt worden sind, bemerken, daß ein Zusatz von Emanation zu den Bädern
dann einen typischen Einfluß ausübt (Reaktion, dann Besserung der
Erscheinungen). Für eine spezifische Wirkung der Radiumemanation
bei der Gicht sprechen auch die Resultate der Trink- und Inhalationskuren mit Radiumemanation, wobei sich auch öfters eine Vermehrung
der Harnsäure- und Purinbasenausscheidung bei Gichtikern nachweisen
läßt. Nimmt man hinzu die stoffwechselerhöhende Wirkung der Ra-
diumemnation, von der schon früher die Rede war, so muß zugegeben
werden, daß die therapeutische Verwendung der Radiumemanation
bei der Gicht nicht ohne theoretische und praktische Grundlagen ist.

Über die nähere Art und Weise der Anwendung der emanationshaltigen Bäder
sowie der Trink- und Inhalationskuren ist schon früher (S. 103 ff.) das Nötige gesagt
worden.

Von diesen speziellen Behandlungsmethoden abgesehen, ist die
physikalische Therapie der subchronischen und chronischen Gelenkgicht derjenigen des chronischen Gelenkrheumatismus recht ähnlich.
Neben den warmen Vollbädern und den hier besonders wirksamen
starken galvanischem Vollbädern (Radiumkataphoresebädern)
werden bei schwereren Affektionen, falls das Allgemeinbefinden es zuläßt, auch andere energische allgemeine **Wärmeprozeduren**,
namentlich **Sandbäder** und **Moorbäder**, dann auch **Dampfkastenbäder, Lichtbäder** oder **Heißluftbäder** anzuwenden sein. Als **lokale
Applikation** kommt namentlich die feuchte Wärme in Form von
Prießnitzumschlägen, Fangoumschlägen und Moorumschlägen in Betracht; auch die **Dampfduschen** sind hier oft von guter Wirkung.
Die **Diathermie** eignet sich am besten für die subchronischen Fälle
von Gelenkgicht, doch erzielt man damit auch nicht selten bei aus-

gesprochen chronischen Formen, namentlich bezüglich der Schmerz-stillung, recht erfreuliche Resultate. Die lokale Heißluftbehand-lung und die Biersche Stauung können zwar ebenfalls, besonders in chronischen Fällen, oft Nutzen schaffen, spielen aber doch bei den typischen gichtischen Erkrankungen nicht dieselbe Rolle wie bei den rheumatischen und deformierenden Arthritiden.

Wegen ihrer Stoffwechselwirkung sowohl wie zur Bekämpfung und Verhütung etwaiger Gelenkversteifungen ist die Mechanotherapie in der Gichtbehandlung von großer Bedeutung. Im akuten Anfalle selbst ist natürlich durchaus Ruhe geboten. Bei den subchronischen und chronischen gichtischen Erkrankungen gelten für Massage und Gymnastik im allgemeinen die bei der Polyarthritis chronica erläuter-ten Grundsätze, nur ist es bei der subakuten resp. subchronischen Gicht, die in wenigen Wochen verläuft, nicht notwendig, die Massage-behandlung irgendwie zu forcieren, speziell sie bei noch erheblicher Schmerzhaftigkeit der Gelenke zu beginnen, während sie nach Rück-gang aller Reizerscheinungen auch hier den Heilungsprozeß zu be-schleunigen geeignet ist. In ausgesprochen chronischen Fällen spielt die Mechanotherapie dieselbe Rolle wie bei sonstigen chronischen Arthritiden.

Außerdem kommt aber der Mechanotherapie für die anfalls-freie Zeit resp. für die Behandlung der gichtischen Diathese über-haupt eine besondere Bedeutung zu. Wir wollen ja bei Gichtkranken nicht nur die Gelenkaffektionen bekämpfen, sondern zugleich auch auf das Grundleiden mit all unseren therapeutischen Maßnahmen einwirken. Zu diesem Zwecke ist die Bewegungstherapie in jeder Form, sei es als heilgymnastische Kur, sei es als Sportbetätigung (Rudern, Radfahren, Reiten, Bergsteigen) wegen ihrer stoffwechsel-erhöhenden Wirkung empfehlenswert; sie kann auch bis zu einem gewissen Grade prophylaktisch gegen die Wiederkehr der An-fälle wirken. Auch stoffwechselanregende hydrotherapeutische Maßnahmen erfüllen diese Indikation; dabei darf man sich nicht nur auf Wärmeanwendungen beschränken, sondern es sind, sowie es der Zustand des Kranken erlaubt, im Anschluß an die Wärmean-wendung auch kühle Allgemeinprozeduren am Platze. Man beginnt, solange noch Gelenkerkrankungen bestehen, mit abgekühlten Vollbädern oder Halbbädern im Anschluß an allgemeine Wärme-prozeduren, und geht dann, wenn die Gelenkaffektionen geschwunden sind und das Herz gesund ist, auch zu energischen Maßnahmen, Duschen, Abreibungen usw. über, stets womöglich im Anschluß an allgemeine Wärmeprozeduren. Auch wenn der Gelenkprozeß nicht ganz abheilt, ist nach Rückgang der Reizerscheinungen eine vorsichtige ab-härtende Behandlung (Teilabreibungen, Halbbäder) oft nützlich.

3. Gonorrhoische Gelenkerkrankungen.

Die Prognose der Arthritis gonorrhoica ist gegen früher eine bessere geworden, weil man mehr und mehr davon abgekommen ist, die erkrankten Gelenke viele Wochen lang im Gipsverband zu fixieren, wodurch sehr häufig eine irreparable Versteifung hervorgerufen wurde. In der großen Mehrzahl der Fälle kommt man

mit Ruhigstellung des Gelenkes im Schienenverband während des akuten Reiz-
stadiums aus. Erweist sich die Anlegung eines Gipsverbandes als unbedingt
notwendig, so beschränkt man dessen Dauer auf 2—3 Wochen und ermöglicht
außerdem durch baldiges Ausschneiden eines Fensters die äußerliche Applikation
von hyperämisierenden Maßnahmen (Föndusche, Diathermie). Nur bei der gonorrhoischen Coxitis ist eine länger dauernde Fixierung im Streckverbande in
vielen Fällen erforderlich. Auch durch die frühzeitige Anwendung von Injektionen von Arthigon, Kaseosan, sterilisierter Milch usw., welche oft gerade im
akuten Stadium den Krankheitsverlauf günstig beeinflussen, ist die Prognose der
Arthritis gonorrhoica wesentlich verbessert worden.

Der physikalischen Therapie fällt bei dieser Krankheit die
wichtige Aufgabe zu, durch möglichst frühzeitige Applikation von
hyperämisierenden Maßnahmen die Schmerzstillung und den Rückgang der entzündlichen Schwellung herbeizuführen und dadurch die
Vornahme von Bewegungen baldigst zu ermöglichen. Solange das Gelenk so schmerzhaft ist, daß eine direkte Berührung vom
Patienten nicht vertragen wird, wendet man zu dem genannten Zwecke
einmal die Biersche Stauung und dann die Heißluftbehandlung an. Man beginnt bei der Bierschen Stauung mit einer Dauer
von jeweils 1—2 Stunden und steigt dann auf bis zu 5 Stunden und
darüber. Die Stauung kann mehrmals täglich vorgenommen werden.
Die Heißluftbehandlung erfolgt entweder in Form von Fönduschen oder noch besser als Applikation eines kleinen Lichtbügels,
der über das erkrankte Gelenk gestülpt wird, ohne daß dasselbe überhaupt berührt zu werden braucht.

Da auch die Dampfdusche bei ihrer Anwendung keine direkte Berührung,
wenn auch eine weitgehende Entblößung der befallenen Extremität notwendig
macht, so möchten wir dieses sehr wirksame Mittel auch schon für frühere
Stadien sehr empfehlen.

Sobald eine Berührung des Gelenkes möglich ist, leistet die Diathermie, am besten als Querdurchwärmung angewandt, ganz vor-
treffliche Dienste. Vor allem gelingt es dadurch, die Schmerzen zu
lindern, aber auch der Rückgang der entzündlichen Schwellung wird
dadurch meist wesentlich beschleunigt. Nicht selten tritt dann aber
ein Moment ein, wo nach Beseitigung der Schmerzen, Verringerung
der Anschwellung und Zunahme der Beweglichkeit des Gelenkes der
Rückgang der subjektiven und objektiven Erscheinungen zum Stillstand kommt. Dann ist es angezeigt, zu anderen örtlichen Wärmeanwendungen überzugehen, unter denen die Fangopackungen
oder sonstige Applikationen der feuchten Wärme (Moorumschläge,
Dampfduschen) an erster Stelle stehen. Auch die lokale Heißluftbehandlung erweist sich in diesem Stadium oft als sehr nützlich.
Steht die Diathermie nicht zur Verfügung, so sind die genannten anderen örtlichen Wärmeanwendungen schon von vornherein zu applizieren, sobald es die Schmerzhaftigkeit erlaubt.

Von großer Wichtigkeit ist es ferner, namentlich bei polyartikulärem Sitz der Erkrankung[1]), neben diesen örtlichen Maßnahmen

---

[1]) Die frühere Auffassung von der ausschließlich monartikulären Natur des
Tripperrheumatismus ist irrtümlich; nicht selten sind mehrere Gelenke betroffen;
allerdings haben wir diese polyartikulären Formen nur bei Männern beobachtet.

auch allgemeine Wärmeapplikationen vorzunehmen. Solange der Patient bettlägerig ist, sind hier Bett-Lichtbäder bzw. Bett-Heißluftbäder angezeigt. Ist der Patient schon transportabel, so leisten warme Vollbäder in einer Temperatur von 38—40⁰ vorzügliche Dienste, besonders weil dabei die Vornahme von vorsichtigen Bewegungen im Bade frühzeitig möglich ist. Diese Kombination von örtlichen mit allgemeinen Wärmeprozeduren bildet auch das Wesentliche der Behandlung im subchronischen und chronischen Stadium der Erkrankung, wobei dann von Allgemeinprozeduren außer den schon genannten noch Lichtkasten- oder Dampfkastenbäder, Solbäder (37—38⁰), Sandbäder u. dgl. in Betracht kommen. In hartnäckigen Fällen, die sich sehr lange hinziehen, erweist sich oft noch eine Badekur sehr nützlich; am besten wählt man dazu einen Badeort, in dem Moor- oder Schlammbäder verwandt werden.

Alle diese Prozeduren müssen in schweren Fällen systematisch durch viele Wochen hindurch angewandt werden, die allgemeinen Applikationen etwa drei- bis viermal wöchentlich, die lokalen täglich oder auch abwechselnd mit den allgemeinen. Große Geduld und Ausdauer von beiden Seiten, richtige Auswahl und Kombination der thermischen Anwendungen und richtige Indikationsstellung des Beginns der Mechanotherapie sind bei dieser oft hartnäckigen Erkrankung ja erforderlich; doch lohnt der Erfolg in den allermeisten Fällen schließlich die aufgewandte Mühe.

Besondere Aufmerksamkeit und Sorgfalt erfordert die Mechanotherapie der gonorrhoischen Arthritis. Wir müssen hier nach Möglichkeit versuchen, Versteifungen zu verhüten, die ja schon frühzeitig und dann in oft unheilbarer Weise auftreten können. Andererseits neigt die gonorrhoische Arthritis im Reizstadium leicht zu Verschlimmerungen, die gerade durch unzweckmäßige Bewegungsversuche hervorgerufen werden können. Im allgemeinen sollte man Massage und energische Bewegungsversuche erst dann beginnen, wenn die Reizerscheinungen vorüber sind, wofür das Verschwinden der Druckschmerzhaftigkeit das beste Kriterium bildet. Vorher dürfen nur die schon geschilderten Bewegungen im heißen Vollbade oder leichteste passive Bewegungen im Anschluß an die lokalen Hitzeprozeduren resp. die Biersche Stauung ausgeführt werden. Ist das Gelenk nicht mehr druckschmerzhaft, so beginnt man mit leichter Streichmassage oberhalb des Gelenkes, die sich dann auch auf das Gelenk erstreckt, und geht weiterhin, falls die Streichmassage gut vertragen wird, zu energischeren Massagehandgriffen und manuellen Bewegungsversuchen über. Restierende Schwellungen und selbst flüssige Ergüsse in die Gelenke sind, wenn keine nennenswerte Schmerzhaftigkeit mehr besteht und die Erkrankung bereits einen reizlosen Charakter angenommen hat, keineswegs eine Kontraindikation der Massage, im Gegenteil, ihre Rückbildung wird dadurch meist erheblich gefördert. Kommt es zu verstärkter Schmerzhaftigkeit im Anschluß an die Massage, so ist damit einige Tage zu pausieren, während die lokale Wärmebehandlung natürlich ruhig weiter fortgesetzt wird. Es braucht wohl nicht erwähnt zu werden, daß auch

bei der gonorrhoischen Arthritis die Massage immer möglichst direkt
im Anschluß an Wärmeprozeduren zu erfolgen hat.

Die oft sehr hartnäckigen, nach Abheilung aller sonstigen Erscheinungen
zurückbleibenden gonorrhoischen Tarsalgien und Plantalgien werden am
besten durch Diathermie oder örtliche Anwendung der Hochfrequenzfunken
(vgl. S. 176), evtl. mit anschließender Massage, beeinflußt. Auch lokale Sandfußbäder oder Dampfduschen erweisen sich oft hier sehr nützlich.

Haben wir das reizlose Stadium erreicht und wird die Massage
gut vertragen, so sind auch medikomechanische Übungen zur Beseitigung der Bewegungsstörungen angezeigt. Man verfährt dabei nach
den Prinzipien, wie sie bei der Gelenkrheumatismusbehandlung aus-
einandergesetzt sind. Bei hartnäckigen Versteifungen können, falls
das Gelenk ganz reizlos ist und sonstige medikomechanische Übungen
bereits gut vertragen werden, auch Mobilisierungen in der Schedeschen
Schiene oder im Klappschen Apparat die Wiederherstellung beschleunigen. Im übrigen wird man in leichteren Fällen auch ohne diese Maßnahmen auskommen, sie haben jedenfalls nur den Abschluß einer längeren Behandlung bei viele Wochen resp. mehrere Monate alten Fällen
zu bilden. Werden dadurch die Schmerzen auf längere Zeit hin verstärkt oder gar Verschlimmerungen der lokalen Erscheinungen hervorgerufen, so muß selbstverständlich von der Fortsetzung des Verfahrens
Abstand genommen werden; ebenso wie überhaupt die medikomechanischen Übungen sofort zu unterbrechen sind, wenn
sie dauernd mehr Schmerzen auslösen.

Zu erwähnen sind noch Fälle von Gonorrhöe, in denen die Gelenke objektiv
gar nicht ergriffen sind, resp. wo nur im Anfange ein leichter vorübergehender
Hydrops bestanden hat, und wo trotzdem der Patient noch lange Zeit hindurch
über ziehende und reißende Schmerzen in den Muskeln und Gelenken klagt.
Gegen diese gonorrhoischen Arthralgien sind am meisten leichte allgemeine
Wärmeprozeduren, vor allem die elektrischen Lichtbäder, zu empfehlen; nach
Nachlassen der Schmerzen kann man auch hier Massage verwenden. Der einfache
gonorrhoische Gelenkhydrops des Knies erfordert nur eine Ruhigstellung
und Behandlung mit Heißluftbädern.

4. Sonstige infektiöse Gelenkerkrankungen.

a) Die syphilitischen Gelenkerkrankungen bedürfen naturgemäß in erster Linie einer spezifischen Behandlung; doch erweist
sich dieselbe in Fällen, wo die Erkrankung den Charakter einer deformierenden Arthritis annimmt, meist nicht hinreichend wirksam,
und es muß hier noch zu energischen physikalischen Maßnahmen Zuflucht genommen werden. Man verfährt dabei nach den bei der Arthritis deformans üblichen Prinzipien; namentlich ist neben der Bäderanwendung auf Massage und Mechanotherapie zur Verhinderung resp. Beseitigung von Versteifungen Wert zu legen. Oft werden
dann noch günstige Resultate erreicht, wenn auch erst nach Monaten;
doch gibt es allerdings daneben Fälle von Gelenksyphilis, in denen
eine vollständige Restitution ebensowenig wie bei der Arthritis deformans möglich ist. Bei Gelenkerkrankungen nach Ruhr, wie wir sie
nach dem Kriege nicht selten zur Behandlung bekamen, verfährt man
nach den beim subchronischen Gelenkrheumatismus üblichen Prin-

zipien. Die Prognose dieser anfangs oft recht schweren Erkrankungsform ist im allgemeinen eine gute. Die Arthritiden nach Sepsis,
Angina, Grippe werden wie die gonorrhoischen behandelt.

b) Die tuberkulösen Gelenkerkrankungen. Während die
Therapie der Gelenktuberkulose früher eine vorwiegend chirurgische
war, hat sich hier in den letzten Jahrzehnten eine entscheidende Umwandlung vollzogen, indem man sich mehr und mehr der Behandlung
des Grundleidens zuwandte und chirurgische Maßnahmen, wie Ruhigstellung des Gelenks, Punktionen, Abszeßeröffnungen und Resektionen
nur als Unterstützungsmittel der Hauptbehandlung gelten läßt. Den
Anstoß zu dieser Umwandlung gaben die glänzenden Erfolge, welche
Bernhard und Rollier bei der Gelenktuberkulose und bei der chirurgischen Tuberkulose überhaupt mit der **Sonnenbehandlung**
erzielten; die Sonnenbehandlung bildet heutzutage den wichtigsten
Faktor in der Therapie jenes Leidens.

Die Sonnenbehandlung wird in besonderen Heilanstalten
ausgeübt, unter denen als die wichtigsten Leysin in der Schweiz,
Riezlern im Allgäu, Hohenlychen in der Mark, sowie die verschiedenen Seehospize an der deutschen Nordseeküste zu nennen sind.
Die dort geübte Technik ist im Kapitel „Sonnenbäder“ genauer
beschrieben. Ergänzt wird diese Behandlung außer durch eventuelle
fixierende Verbände regelmäßig durch Anwendung der Bierschen
Stauung, sowie durch interne Verabreichung von Jod. In den Tief-
landsanatorien, wo die sonnenarmen Tage je recht zahlreich sind, wird
das fehlende Sonnenlicht an sonnenarmen Tagen durch Bestrahlungen
mit künstlichen Lichtquellen ersetzt, entweder durch die künstliche Höhensonne oder, wie in Hohenlychen, durch einen von
E. Kisch angegebenen aus zahlreichen Osramglühlampen bestehenden
Bestrahlungsapparat[1]). Die Dauer einer derartigen Kur erstreckt sich
auch in leichteren Fällen über viele Monate.

Ist man nicht in der Lage, die Patienten in solche besonderen Heilanstalten zu schicken, so empfiehlt es sich am meisten, entweder mit
improvisierten Sonnenbädern oder durch eine regelmäßig und längere Zeit durchgeführte Kur mittels Bestrahlung mit der künstlichen Höhensonne gegen das Leiden vorzugehen. Die Erfolge
einer solchen Behandlung, die am besten klinisch im Krankenhause
oder Sanatorium erfolgt, sind auch hier in nicht zu vorgeschrittenen
Fällen und namentlich auch bei Erkrankungen, wo es noch nicht zu
Fistelbildung gekommen ist, oft recht gute. Bei beginnender Gelenktuberkulose, besonders bei jüngeren Leuten, tritt der Heilerfolg
oft schon nach kurzer Zeit ein, ebenso bei frischen Rezidiven
früherer Erkrankungen. Ausdrücklich sei betont, daß hier, wie bei der
chirurgischen Tuberkulose überhaupt, stets eine Allgemeinbestrahlung und niemals nur eine örtliche Bestrahlung
anzuwenden ist.

Von sonstigen Methoden der Allgemeinbehandlung der chirurgischen Tuberkulose sind besonders die Solbäderkuren noch zu er-

---

[1]) Zeisswerke Jena.

wähnen, die am besten in einem entsprechenden Badeorte (Kreuznach, Münster am Stein, Kösen, Soden an der Werra, Kolberg usw.) ausgeführt werden. Aber auch in der häuslichen Behandlung können Solbäder von 33—35⁰ Temperatur, etwa dreimal wöchentlich genommen, bei Gelenktuberkulose, namentlich auch zur Beförderung der Heilung von tuberkulösen Fisteln, recht wirksam sein.

Was die örtliche Behandlung der Gelenktuberkulose betrifft, so hat man früher allgemein davor gewarnt, aktiv hyperämisierende Mittel, also lokale Wärmeprozeduren, hier anzuwenden. In dieser allgemeinen Fassung halte ich aber eine solche Kontraindikation für nicht berechtigt. In leichteren Fällen, wo durch eine Allgemeinbehandlung und durch Ruhigstellung in fixierenden Verbänden die örtlichen Erscheinungen schon zum Rückgang gebracht worden sind, haben sich mir leichte hyperämisierende Maßnahmen, wie Heißluftduschen, lokale Heißluftbäder, Dampfduschen, zuweilen auch Fangopackungen zur Bekämpfung der restierenden Schmerzen recht gut bewährt. Von der Anwendung der Diathermie nimmt man allerdings lieber Abstand. Die passive Hyperämie in Form der Bierschen Stauung gilt ja bei der Gelenktuberkulose als allgemein anerkannte und wirksame örtliche Behandlungsmethode. Sie eignet sich im Gegensatze zu der Wärmebehandlung mehr für schwere und frische Fälle.

5. Nervöse Arthropathien.

Bei den Arthropathien, wie sie bei Syringomyelie und namentlich bei der Tabes vorkommen, handelt es sich um irreparable Veränderungen der Gelenke, deren vollständige Beseitigung nicht möglich ist. Immerhin gelingt es nicht selten, durch Fangoumschläge eine Verminderung oder Beseitigung der begleitenden flüssigen Ergüsse sowie eine Linderung der Beschwerden herbeizuführen. Unterstützt wird diese resorbierende Behandlung durch das Tragenlassen von komprimierenden Verbänden. Vor der Anwendung sonstiger lokaler Hitzeprozeduren, wie Heißluftbädern, Dampfduschen, Diathermie, muß aber bei diesem Leiden gewarnt werden, weil es angesichts der hier fast immer vorhandenen Sensibilitätsstörungen der Haut leicht zu schweren Verbrennungen kommen kann; bei Fangopackungen und sonstigen heißen Umschlägen kann hingegen die Temperatur unabhängig vom subjektiven Gefühl des Patienten genau reguliert werden. Allgemeine Wärmeprozeduren sind bei der Arthropathie zwecklos und wegen des Grundleidens auch meistens kontraindiziert.

In schwereren Fällen von Arthropathie der Gelenke der unteren Extremitäten ist eine Entlastung des Gelenkes durch einen Schienenhülsenapparat oft notwendig und in funktioneller Hinsicht von großem Nutzen. Mit sonstigen mechanotherapeutischen Maßnahmen sei man hier aber sehr zurückhaltend. Leichte Massage der Muskeln der befallenen Extremität ist gestattet; medikomechanische Übungen sind dagegen wegen der Gefahr einer neuen Reizung des Gelenks und eventueller Spontanfrakturen kontraindiziert.

6. Nervöse Arthralgien.

Die Gelenkschmerzen, die bei neurasthenischen und hysterischen Individuen nicht selten auftreten und manchmal große differentialdiagnostische Schwierigkeiten bereiten können, erfordern zwar in erster Linie die Behandlung des Grundleidens, doch ist daneben auch lokale Behandlung indiziert. Es kommen von physikalischen Maßnahmen hier vor allem die Elektrizität, am besten in Form der Faradisation oder von Hochfrequenzfunken, sowie die Vibrationsmassage in Betracht. Nach Besserung des Zustandes gehe man dann auch zu medikomechanischen Übungen über.

7. Traumatische Erkrankungen der Gelenke und sonstiger Bewegungsorgane.

Bei Kontusionen und Distorsionen der Gelenke werden im Anfange zunächst kalte, oft gewechselte Kompressen zur Linderung der Schmerzen und Beschränkung der Exsudationen angewandt. Nachtsüber appliziert man dann einen Prießnitzschen Umschlag oder auch den üblichen Verband mit essigsaurer Tonerde. Sowie dann die Schmerzhaftigkeit nachgelassen hat, wird zur Wärmebehandlung übergegangen, welche besonders in denjenigen Fällen von großer Heilwirkung ist, in denen sich die Resorption der traumatischen Schwellung verzögert. Am häufigsten werden hier die lokalen Heißluftbäder angewandt, die besonders da von großer Wirksamkeit sind, wo es sich um einen Flüssigkeitserguß in das Gelenk (Kniegelenk) handelt. Davon abgesehen, leistet aber die feuchte Wärme in Form von örtlichen warmen Bädern, Dampfduschen und namentlich von Fangopackungen noch Besseres zur Beseitigung von traumatischen Gelenkschwellungen und zur Wiederherstellung der Gelenkfunktion.

Zugleich mit der Beförderung der Resorption bewirken diese Wärmeprozeduren infolge ihres schmerzstillenden Effektes auch eine Erleichterung der Bewegungen. Zur Unterstützung dieser Wirkung ist dann, sowie die Schmerzhaftigkeit einigermaßen nachgelassen hat, auch die Massage angezeigt. Man beginnt hier mit zentralwärts vom Gelenk applizierten Streichungen und geht dann vorsichtig zu Streichungen und anfangs leichten, später energischerer Reibungen des Gelenkes selbst über. Den Schluß der Prozedur bilden passive Bewegungen. Bei Verletzungen der Hüft-, Knie- oder Schultergelenke ist es zweckmäßig, neben der lokalen Behandlung auch Bewegungsübungen im warmen Vollbade ausführen zu lassen.

Beim traumatischen Hydrops des Kniegelenkes ist mit allen diesen mechanotherapeutischen Maßnahmen Zurückhaltung geboten. Neben der Heißluftbehandlung spielt hier der komprimierende Verband die Hauptrolle. Die Massage ist nur in etwas älteren Fällen angezeigt und soll hauptsächlich in Streichungen der zentralwärts gelegenen Partien und evtl. leichten Streichungen des Gelenkes selbst bestehen. Von medikomechanischen Übungen sehe man beim traumatischen Gelenkhydrops wegen der Gefahr eines Rezidivs ganz ab. Bei sonstigen traumatischen Gelenkaffektionen bilden dagegen solche Übungen, falls die Versteifung nicht schon durch Wärme und manuelle Maßnahmen gehoben ist, den notwendigen Schluß der Behandlung.

Bei Kontusionen der Weichteile sind ebenfalls, sowie das Anfangsstadium vorüber ist, Wärmprozeduren am Platze. Massage nur dann, wenn die traumatische Schwellung durch die Wärmeapplikation allein nicht gehoben ist oder ihres Sitzes wegen Bewegungsbehinderungen verursacht hat. Auch hier ist die feuchte Wärme der trockenen an Wirksamkeit überlegen. Wir pflegen in solchen Fällen fast regelmäßig von der Dampfdusche Gebrauch zu machen. Steht dieselbe nicht zur Verfügung, so ist sie durch die „Fön"-Dusche oder durch örtliche Bogenlicht- oder Solluxbestrahlungen (weißes oder rotes Licht) zu ersetzen.

Bei Luxationen werden die beschriebenen Maßnahmen zur Wiederherstellung der Beweglichkeit angewandt, sobald der fixierende Verband entfernt ist. Zweckmäßig ist es, um die Heilung des Kapselrisses nicht zu stören, sich bei den ersten Behandlungen auf Wärmeapplikation allein zu beschränken, wobei die Heißluftdusche oder noch besser die Dampfdusche den Vorteil bietet, daß gleichzeitig unter der Wärmeanwendung schon vorsichtige aktive und passive Bewegungen ausgeführt werden können. Weiterhin schließt man dann die Massage möglichst unmittelbar an die Wärmeapplikation an und, wo es notwendig ist, wird dann später noch zu medikomechanischen Übungen im Anschluß an die Massage übergegangen.

Auch bei der Nachbehandlung der Frakturen hat die durch Wärmeapplikationen verursachte Hyperämie die wichtige Aufgabe, durch Schmerzstillung, Entspannung und Beförderung der Resorption der begleitenden Weichteilschwellungen die Vornahme aktiver und passiver Bewegungen zu erleichtern und die Wirksamkeit der nachfolgenden Massage zu erhöhen. In der Praxis stehen zur Wärmeapplikation zu solchen Zwecken ja hauptsächlich die lokalen Heißluftbäder zur Verfügung. Hat man Gelegenheit, die feuchte Wärme in Form von Dampfduschen, Schlamm- oder Fangopackungen zu verwenden, so ist diese der trockenen Wärme in hartnäckigen Fällen vorzuziehen. Bewegungsübungen im warmen Bade sind namentlich bei Frakturen an den unteren Extremitäten, vor allem auch bei Schenkelhalsfrakturen von großer Wirksamkeit. Gegen die hartnäckigen Schmerzen, die häufig bei Schenkelhalsfrakturen lange Zeit hindurch die Wiederherstellung der Gehfähigkeit behindern, hat sich uns auch die Diathermie vielfach sehr gut bewährt. Im übrigen habe ich mich aber von einer Überlegenheit der Diathermie vor sonstigen Wärmeapplikationen bei der Nachbehandlung von Traumen nicht überzeugen können. Auch die Erfolge der Diathermiebehandlung zur Beseitigung von Pseudarthrosen sind recht unsicher; auf Grund einiger günstiger Beobachtungen möchte ich hingegen bei mangelhafter Kallusbildung einen Versuch mit der Quarzlichtbestrahlung empfehlen, deren anregende Wirkung auf die Ossifikation ja bei der Rachitis erwiesen ist.

Die Massage und Mechanotherapie geschieht bei der Nachbehandlung von Frakturen nach den üblichen Regeln. Bei hartnäckigen Versteifungen ist im späteren Stadium der Nachbehandlung die Anwendung von redressierenden Apparaten (Schedesche Schienen usw.) sehr empfehlenswert und von großer Wirksamkeit.

Die physikalische Behandlung von Bewegungsstörungen infolge von Weichteilverletzungen, wie Phlegmonen, Weichteil-
schüssen oder sonstigen zu Infiltraten und Narben führenden Prozessen,
besteht ebenfalls in frühzeitiger Wärmeapplikation, wobei Dampfduschen und lokale warme Bäder den Vorteil bieten, daß sie
gleichzeitige Bewegungen unter der Wärmeeinwirkung ermöglichen. Auch können die letztgenannten Prozeduren sowie Heißluftduschen bereits angewandt werden, wenn eventuelle äußere Wunden
noch vorhanden sind. Es wird im Gegenteil die Zuheilung von sezer-
nierenden Inzisionswunden oder Fisteln sowohl durch lokale warme
Bäder, am besten mit Seife- oder Salzzusatz, wie durch Fön- und
Dampfduschen entschieden gefördert. Die künstliche Höhensonne eignet sich zu diesem Zwecke mehr für solche Fälle, wo flache,
mehr oder minder ausgedehnte Substanzverluste an der äußeren Haut
bestehen, welche schlechte Heilungstendenz zeigen.

Bei den Folgezuständen von peripheren Nervenverletzungen
sind neben der Anwendung der Elektrizität häufig auch sonstige
physikalische Maßnahmen geboten, sowohl zur Beförderung der Regeneration der Nerven und zur Verhütung von Atrophie der gelähmten
Muskeln wie auch zur Bekämpfung etwaiger Kontrakturen, sekundärer
Versteifungen u. dgl. Durch örtliche Wärmeapplikationen,
Massage und medikomechanische Übungen wird den genannten
Indikationen in der nun schon mehrfach geschilderten Weise genügt.
Bei den Wärmeapplikationen ist nur auf eventuelle Sensibilitätsstörungen besonders Rücksicht zu nehmen. Sind solche im Bereiche
der affizierten Partien vorhanden, so dürfen als Wärmeprozedur nur
allgemeine oder örtliche Wasserbäder sowie sorgfältig temperierte
Fangopackungen angewandt werden. Die Diathermie, die sich zur
Bekämpfung von Neuralgien nach Nervenverletzung oft gut bewährt,
kann in vorsichtiger Weise in Form der Längsdurchwärmung
erfolgen.

8. Muskelrheumatismus (Myalgien).

Die unter dem Namen Muskelrheumatismus zusammengefaßten
schmerzhaften Erkrankungen der Muskeln lassen sich wohl besser als
Myalgien bezeichnen, weil sie nicht nur auf „rheumatischer“ d. h.
auf Erkältungsursache beruhen, sondern auch auf andere Weise durch
Trauma, Überanstrengung oder unbekannte Momente, die eine lokale
Zirkulationsstörung in der Muskulatur mit sich bringen,
entstehen können. Der Ausdruck „Myalgie“ involviert zugleich den
Begriff der Neuralgie oder mindestens Überreizung der sen-
siblen Nervenendigungen in den Muskeln; dieser abnorme
Reizzustand, der zu Muskelanspannungen, die örtliche Verhärtungen,
Knötchen usw. vortäuschen können, und zu Kontrakturen führt,
bildet in dem Krankheitsbilde der Myalgie neben der Zirkulations-
störung und der dadurch bedingten Anhäufung von toxisch wirkenden
Verbrennungsprodukten (Milchsäure) einen zweiten wichtigen Faktor
(Strasser).

Neben den erwähnten, durch örtliche Muskelanspannungen bedingten Verhärtungen und Schwielen ist in ganz vereinzelten Fällen von Muskelrheumatismus eine ausgesprochene entzündliche Schwielenbildung im Muskel pathologisch-anatomisch nachgewiesen worden. Praktisch und theoretisch wichtiger sind die Befunde, die Schade, F. Lange und Eversbusch unter dem Namen Myogelosen beschrieben haben und die nach Schades Untersuchungen eine Veränderung der elektrochemischen Gewebskonstitution aufweisen. Auch hier ist als Ursache die Zirkulationsstörung anzusehen. Auch bei den Myalgien infolge von Anämie oder Chlorose, sowie bei den Muskelschmerzen von Arteriosklerosekranken zeigt sich in deutlicher Weise, daß die örtliche Kreislaufstörung als Ursache die Hauptrolle spielt.

Die Therapie der Myalgien hat somit zwei hauptsächliche Aufgaben zu erfüllen: einmal schmerzstillend zu wirken, um die sensiblen Reizerscheinungen und die durch sie bedingten Muskelkontrakturen zu bekämpfen, und zweitens die Zirkulation zu befördern und normale örtliche Zirkulationsverhältnisse wiederherzustellen. Die erste Indikation wird außer durch eventuelle medikamentöse Analgetica vor allem durch Wärmeprozeduren erfüllt; zur Zirkulationsbesserung dienen ebenfalls die Wärmeprozeduren und überhaupt thermische Reize und als ebenso wichtiger Faktor die Massage.

Die physikalische Therapie bietet beim akuten und chronischen Muskelrheumatismus sowie bei den traumatischen Muskelerkrankungen wenig Besonderheiten, soweit es sich um Wärmeprozeduren handelt. Die lokalen und allgemeinen Wärmeprozeduren, die wir beim Gelenkrheumatismus kennengelernt haben, kommen auch hier in Frage: Für die häusliche Behandlung als lokale Anwendungen insbesondere Prießnitzumschläge, heiße Kompressen, Fönduschen, heiße Wasserumschläge (Watteverbände), Breiumschläge, Fangoumschläge, in der Anstaltsbehandlung Dampfduschen, lokale Heißluftbäder, Duschenmassage, Diathermie, letztere aber nicht in ganz frischen Fällen, Glühlichtbestrahlung usw.

Auch die allgemeinen Wärmeprozeduren werden in derselben Weise wie beim chronischen Gelenkrheumatismus angewandt; es ist ja bekannt, wie wohltätig bei ausgebreitetem und oft auch bei lokalisiertem Muskelrheumatismus eine energische Schwitzprozedur (heißes Vollbad, elektrisches Lichtbad, Dampfkastenbad, russisch-römisches Bad) wirkt.

Kalte Wasseranwendungen kommen beim Muskelrheumatismus viel mehr als beim Gelenkrheumatismus in Frage; namentlich in verschleppten, sehr hartnäckigen Fällen, wo die gewöhnlichen Wärmeprozeduren schon versagt haben, können die lokalen und allgemeinen Applikationen des kalten Wassers oft noch Heilung bringen. Als allgemeine Regel für die Kaltwasserprozeduren gilt dabei, daß sie entweder mit starkem mechanischen Reiz verbunden sein oder in Verbindung mit Wärmeanwendungen als wechselwarme Prozeduren gegeben werden sollen. Es kommen demgemäß vorzugsweise in Betracht: Die kalten Ganzabreibungen, kalte Regenduschen unter starkem Druck, wechselwarme Strahlduschen und wechselwarme Fächerduschen. Auch kühlere Halbbäder von 28—24° und kurzer Dauer, verbunden mit kräftigem Reiben, haben sich zweckmäßig erwiesen; es empfiehlt sich in solchen Fällen, auf die Halbbäder eine Trockenpackung, evtl. bis zur Schweißproduktion, folgen zu lassen (Rosin[1])). Überhaupt ist hier nach den Kälteanwendungen

---

[1]) Zeitschr. f. klin. Med. Bd. 41.

besonders auf rasche Wiedererwärmung zu achten (kräftiges Frottieren, rasches Wiederankleiden und Bewegungen, oder Ausruhen bei gut zugedecktem Körper). Auch ist es zweckmäßig, bei empfindlichen Individuen den kalten Allgemeinprozeduren eine Anwärmung im Lichtbade, Heißluftbade oder in der Trockenpackung vorausgehen zu lassen.

Die Massage ist bei Myalgien jeder Art von größter Bedeutung. Sie ist das geeignetste Mittel, um den Blutzufluß zum erkrankten Muskel zu fördern, die Beseitigung von Exsudationen und etwaigen toxischen Stoffen zu begünstigen und zugleich das Muskelgewebe in der Funktion wieder zu kräftigen. Man beginne die Massage möglichst frühzeitig, bei nicht großer Schmerzhaftigkeit auch beim akuten Muskelrheumatismus schon am ersten Tage; in sehr schmerzhaften akuten Fällen kann man sonst einige Tage mit der Massage warten und sich zunächst mit lokalen und allgemeinen Wärmeanwendungen begnügen. Schmerzhaft ist die Massage hier zu Anfang fast immer, darauf muß der Patient vorbereitet sein; er wird aber doch bald nachher eine Erleichterung verspüren; durch vorausgehende Wärmeprozeduren läßt sich außerdem der Eingriff für den Kranken viel erträglicher gestalten. In vielen Fällen kann man auch die Vibrationsmassage bei akutem wie bei chronischem Muskelrheumatismus mit Nutzen verwenden, entweder in Verbindung mit der gewöhnlichen Massage oder auch, z. B. bei Lumbago, für sich allein.

Im Anschluß an die Massage sind beim Muskelrheumatismus, sofern hartnäckige Funktionsstörungen bestehen, aktive und passive Bewegungen der erkrankten Muskelgruppen vorzunehmen. Auch diese Bewegungen sind im Anfang schmerzhaft, was aber die Fortsetzung der Übungen bei nicht zu hohem Grade der Schmerzen nicht hindern darf. Bei den aktiven Übungen kommen hier vor allem Freiübungen resp. Übungen mit Hanteln, Stäben oder Zimmer-Turnapparaten, eigentliche medikomechanische Übungen nur in hartnäckigeren Fällen oder bei sehr ausgebreitetem Sitz der Erkrankung in Betracht.

Die Elektrotherapie bildet, namentlich in chronischen Fällen, ein wirksames Unterstützungsmittel der sonstigen Behandlung des Muskelrheumatismus. Namentlich ist die Faradisation mit kräftigen Strömen hier von Wirksamkeit; auch die faradischen Vollbäder, weniger die faradischen Vierzellenbäder, können zuweilen beim Muskelrheumatismus in hartnäckigen Fällen selbst dann noch Besserung bringen, wenn andere Methoden versagen. Von anderer Seite (Buß) sind auch starke galvanische Bäder in Form der elektrischen Lohtanninbäder speziell gegen dieses Leiden empfohlen.

Unter den besonderen Formen des Muskelrheumatismus sei zunächst die Torticollis rheumatica genannt, welche die gewöhnliche Behandlung mit lokalen und allgemeinen Wärmeanwendungen und vor allem mit Knetmassage des erkrankten M. sternocleidomastoideus resp. cucullaris erfordert. Hier erweist sich, auch im akuten Stadium, die Diathermie oft von ausgezeichneter Wirkung. Von großer praktischer Wichtigkeit sind ferner wegen ihres häufigen Vorkommens die Myalgien, die in den kurzen Nackenmuskeln und den Hinterkopfmuskeln ihren Sitz haben. Sehr oft beruhen Kopfschmerzen, auch wenn sie der Patient nicht speziell auf den Hinterkopf lokalisiert, auf Erkrankungen dieser Art, und man sollte in jedem Falle von scheinbar spontanen Kopfschmerzen darauf fahnden, ob die erwähnten Muskeln druckempfindlich sind. Zuweilen findet man daselbst auch schmerzhafte Knötchen oder Schwielen bei der Palpation (Knötchen- und Schwielenkopfschmerz). In all solchen Fällen ist die Massage des Nackens und Hinterkopfes das wichtigste therapeutische Mittel, man erreicht damit meist völlige Beseitigung der Beschwerden. Die Technik dieser Massage besteht hier vor allem in kräftigen Zirkelreibungen, Vibrationen, Knetungen und Klopfungen der ganzen Nackenmuskulatur und speziell der schmerzhaften Partien; die maschinelle Vibrationsmassage ist dagegen für diese Erkrankung wenig geeignet. Sehr zweckmäßig ist es in diesen Fällen, eine lokale Wärmeanwendung der Massage voraufgehen zu lassen. In erster Linie hat sich hierbei die Diathermie als hervorragend wirksam erwiesen (kleine Elektrode auf die schmerzhaften Stellen am Nacken, große Platte als indifferente Elektrode vorne auf die oberen Thoraxpartien). Neben der Diathermie erweisen sich Dampfduschen, Fönduschen und örtliche Glüh- oder Bogenlichtbestrahlungen der Nackengegend oft sehr nützlich.

Bei der Lumbago sind außer den in der Häuslichkeit anwendbaren bekannten lokalen Wärmeanwendungen vor allen Dingen die Dampfduschen empfehlenswert, an die dann alsbald die Massage, entweder die manuelle oder die hier fast ebenso wirksame Vibrationsmassage, angeschlossen wird. Ebenso sind die Rumpflichtbäder (Applikation in Bauchlage) hier meist von großer Wirksamkeit, auch schon im akuten Stadium. Die Diathermie eignet sich vor allem für ältere, verschleppte Fälle. Die faradischen Vollbäder, bei denen man die eine Elektrode in die Gegend der unteren Rückenpartien legt, können in hartnäckigen Fällen von Lumbago ebenfalls sehr nützlich sein.

Die sonstigen Myalgien (Myalgia intercostalis, scapularis, pectoralis) bieten zu besonderen Bemerkungen keinen Anlaß; Massage, lokale Wärmeapplikationen und evtl. Faradisation sind neben allgemeinen diaphoretischen Prozeduren auch hier die wichtigsten physikalischen Hilfsmittel. Bei anämischen Myalgien leisten, falls es der allgemeine Zustand des Patienten zuläßt, elektrische Lichtbäder von 10 bis höchstens 15 Minuten Dauer sowie heiße Vollbäder von 38—40⁰ gute Dienste; kontraindiziert das Allgemeinbefinden eine derartige Prozedur, so sind hier die lokalen Glühlichtbestrahlungen oder lokale Heißluftduschen als schonende und doch recht wirksame Maßnahme sehr zu empfehlen.

9. Sonstige Muskelerkrankungen; Sehnenscheidenerkrankungen.

Die Dystrophia musculorum progressiva erfordert eine Behandlung, die hauptsächlich in Massage, Gymnastik und Elektrotherapie besteht. Wenn es sich hier, ebenso wie bei der spinalen progressiven Muskelatrophie, auch um eine an sich unheilbare Krankheit handelt, so haben wir doch in vielen Fällen derartigen Kranken durch eine längere systematische Kur, bestehend aus faradischen Vollbädern, örtlicher Galvanisation, Massage und mediko-mechanische Übungen erhebliche Erleichterung bringen können, die offenbar auf eine Kräftigung der noch intakten oder wenig affizierten Muskelpartien bezogen werden muß. Von sonstigen allgemeinen Muskererkrankungen sei noch die Myositis ossificans erwähnt; hier kann durch Heißluftbehandlung (F. Krause[1])) sowie durch die Dampfdusche zuweilen Erleichterung und Besserung erzielt werden.

Die Behandlung des **Plattfußes** sei unter dieser Rubrik kurz gestreift, weil in denjenigen Fällen, wo vorwiegend Schwäche der Muskulatur des Unterschenkels und des Fußgewölbes (besonders des Musculus tibialis anticus) Ursache der Deformität ist, ferner bei entzündlichem (kontraktem) Plattfuß, die physikalischen Maßnahmen neben den rein orthopädischen eine große Rolle spielen. Sehr oft kann man hier, auch wenn Einlagen nicht vertragen werden, dem Patienten durch Kombination von lokaler Wärmebehandlung mit Massage Beseitigung der Beschwerden verschaffen. Vor allem möchten wir die Dampfdusche sowie die heißen Sandfußbäder als lokales Wärmemittel empfehlen, daneben können auch heiße Wasserfußbäder (mit Salzzusatz), Fangoumschläge usw. verwendet werden. Im Anschlusse an die lokale Wärmeanwendung wird dann die Massage des Fußgewölbes und der Unterschenkelmuskulatur, verbunden mit manuellen Widerstandsbewegungen, die vor allem die Kräftigung der Heber des inneren Fußrandes erzielen sollen, vorgenommen. Medikomechanische Übungen der Unterschenkel- und Fußmuskulatur sind ebenfalls, aber erst nach Nachlassen der akuten Reizerscheinungen, bei diesem Leiden anzuwenden.

Bei fixiertem (kontraktem) Plattfuß und starker Schmerzhaftigkeit ist es ratsam, sich zunächst mit bloßer Wärmeanwendung zu begnügen und erst später zur Massage und Mechanotherapie überzugehen. Muskat[2]) hat hierbei mit gutem Erfolg die Biersche Stauung verwandt, wir selbst sahen auch häufig eine günstige Einwirkung von aktiv hyperämisierenden Mitteln (Sandfußbäder, Dampfstrahl, Diathermie). Auf die Frage, ob und wann die Wärme- und Massagebehandlung des Plattfußes mit Einlagen, Heftpflasterverbänden oder sonstigen redressierenden Maßnahmen zu kombinieren ist, kann hier naturgemäß nicht eingegangen werden; jedenfalls ist im Anschluß an ein Redression im Gipsverbande auch wieder eine Behandlung mit örtlicher Wärme und Massage angezeigt.

Von Erkrankungen der Sehnen und Sehnenscheiden seien erwähnt: Die Tendovaginitis crepitans, bei der außer Ruhigstellung lokale Wärmebehandlung, am besten durch Dampfduschen, Heißluftduschen oder Fangopackungen sowie Massage ein sehr wirk-

---

[1]) Dtsch. med. Wochenschr. 1901, S. 188 (Vereinsbeilage).
[2]) Berliner klin. Wochenschr. 1908, Nr. 26.

sames, den gewöhnlich gebräuchlichen Jodpinselungen entschieden überlegenes Mittel bilden; dann die **Dupuytrensche Kontraktur**, bei welcher sich durch **Dampfduschen** auf die erkrankte Stelle in Verbindung mit Massage manchmal eine beträchtliche Besserung, wenn auch nicht völlige Heilung, erzielen läßt.

Die Sehnenscheidenerkrankungen, wie sie sich bei akutem und chronischem **Gelenkrheumatismus**, sowie sehr häufig beim **gonorrhoischen Gelenk**rheumatismus finden, erfordern eine ganz ähnliche Behandlung wie die erkrankten Gelenke selbst. Bei den **Schleimbeutelentzündungen** chronischer Natur, am Knie- und Schultergelenk besonders häufig, ist ebenfalls **Wärmebehandlung**, am besten in Form der **feuchten Wärme** (Fangopackungen, Dampfdusche), die gegebene Therapie; daneben kann auch die **Diathermie** manchmal rasch Hilfe bringen.

III. Erkrankungen des Nervensystems.

A. Funktionelle Neurosen.

1. Neurasthenie.

a) Allgemeine Behandlung.

Die Neurasthenie ist diejenige Erkrankung, bei der gemeinhin die hydrotherapeutischen und physikalischen Methoden überhaupt am häufigsten in Anwendung gezogen werden. Es hat sich beim großen Publikum sogar die Idee gebildet, daß sich namentlich die **Wasser**behandlung eigentlich hauptsächlich nur für „nervöse" Leiden eigne. Daß diese Beschränkung nicht zutrifft, bedarf wohl hier keiner besonderen Begründung; andererseits aber hat jene Ansicht insofern ihre Berechtigung, als tatsächlich unter all den unzähligen Mitteln, die zur Behandlung der neurasthenischen Zustände empfohlen worden sind, die Hydrotherapie sicher zu den zuverlässigsten und wirksamsten Methoden gehört.

Man hat nun vielfach behauptet, daß die Wirkung der Hydrotherapie gerade bei dieser Krankheit eine rein **suggestive** ist. Natürlich kann auch bei einer hydrotherapeutischen Kur die Suggestionswirkung wie bei jedem anderen Mittel, das bei neurasthenischen Patienten Anwendung findet, von nicht zu unterschätzender Bedeutung sein; daß aber die Suggestion dabei das allein Entscheidende ist, muß doch bestritten werden. Als Beweis dagegen läßt sich vor allen Dingen anführen, daß es durchaus nicht gleichgültig ist, welche hydrotherapeutische Methode wir bei der Neurastheniebehandlung wählen. Durch ungeeignete Indikationsstellung kann man dem Kranken oft schaden statt nützen, das wäre doch wohl kaum der Fall, wenn es ganz gleichgültig wäre, in welcher Form das Wasser angewandt wird. Außerdem wissen wir aber über die physiologischen Wirkungen hydrotherapeutischer Prozeduren auf das Nervensytem immerhin soviel, um uns die Wirkungsweise vieler Verordnungen erklären zu können, soweit das überhaupt bei einem funktionellen Leiden möglich ist.

Ehe wir auf die einzelnen Indikationen und Anwendungsformen eingehen, muß die Frage berührt werden, ob der Patient bei der hydriatischen Kur in seiner **Häuslichkeit** verbleiben soll oder ob die Behandlung in einem **Sanatorium** resp. einem **Krankenhause** vollzogen werden muß. Daß das letztere für alle schwereren Fälle vorzuziehen und direkt notwendig ist, ist wohl selbstverständlich. Auch bei leichteren Formen wird man mit der Anstaltsbehandlung rascher und sicherer zum Ziele kommen, da dabei neben den hydrotherapeutischen Methoden auch andere Faktoren, Diät, Lebensweise, frische Luft, Entfernung von den Alltagssorgen usw. günstig mit einwirken. Immerhin läßt sich, wenn die äußeren Verhältnisse das Sanatorium oder Krankenhaus verbieten, auch mit ambulanter resp. häuslicher Behandlung oft schon viel erzielen. Deshalb seien im folgenden auch die in der Häuslichkeit ausführbaren Prozeduren besonders berücksichtigt.

Man teilt im allgemeinen die neurasthenischen Erkrankungen in erregbare (erethische) und torpide oder erschöpfte (depressive) Formen ein. Es heißt dann gewöhnlich, man solle die erste Form mehr mit beruhigenden, milden Maßnahmen, die zweite mit energischen, anregenden Prozeduren behandeln. Dieses Schema kann im allgemeinen auch berücksichtigt werden; ebenso wichtig ist es aber, zumal da der Unterschied zwischen beiden Formen der Neurasthenie durchaus nicht immer so klar zu treffen ist, nach dem Grundsatze zu verfahren, daß der Grad der nervösen Störung berücksichtigt wird, und daß man besonders bei stärkeren Graden der Erkrankung zunächst mit milden, beruhigenden oder leicht anregenden Prozeduren beginnt, und allmählich erst zu Anwendungen übergeht, die einen größeren Reiz auf das Nervensystem und die sonstigen Körperfunktionen bedeuten. Außerdem ist auch auf die Konstitution, den Ernährungszustand und das Alter der Patienten besondere Rücksicht zu nehmen.

Als hydrotherapeutische Prozedur, die bei fast allen Neurasthenikern anwendbar ist und die zweckmäßigerweise den Beginn einer Kur, speziell in schweren Fällen, bilden sollte, sei die Teilabreibung resp. Teilwaschung genannt. Dieselbe wird am besten morgens aus der Bettwärme heraus vorgenommen, sonst in der Weise, daß man ihr eine trockene Einpackung von etwa einer halben Stunde Dauer vorausgehen läßt. Bei sehr empfindlichen Patienten nimmt man die Temperatur des Wassers zur Teilabreibung zunächst nicht brunnenkalt, sondern beginnt mit etwa 20⁰ und ersetzt durch stärkeres Reiben den zu einer prompten Reaktion nötigen Kältereiz. Der Zusatz von Salz zum Wasser oder der Ersatz des Wassers im Anfange durch spirituöse Flüssigkeit (Franzbranntwein u. dgl.) ist nur ausnahmsweise bei sehr schlechter Hautreaktion notwendig. Die Teilwaschung kann nun entweder während der ganzen Kurzeit als morgendliche Prozedur beibehalten werden, wozu dann später noch eine andere hydrotherapeutische Anwendung im Laufe des Tages hinzukommt (besonders in der Sanatoriumsbehandlung ist ein derartiges Vorgehen empfehlenswert), oder aber man benutzt die Teilabreibung nur zur ersten Gewöhnung des Patienten an Wasseranwendungen und ersetzt sie dann später durch eine etwas eingreifendere Prozedur. Als solche sei vor allen Dingen das **Halbbad** genannt, das man anfangs in einer Temperatur von 32—28⁰, bei empfindlichen Patienten sogar von 34—30⁹ gibt. Bei resistenten und gut reagierenden Individuen geht man dann später mit der Temperatur herab, doch sei im allgemeinen vor Anwendung zu kalter Temperaturen der Halbbäder (unter 24⁰) und überhaupt vor sehr intensiven Reizprozeduren bei neurasthenischen Individuen gewarnt. Daß auch hier eine kurze Anwärmung vor dem Halbbade (in der Trockenpackung oder auch in einem elektrischen Lichtbade) bei schlechter Hautreaktion vorgenommen werden kann, bedarf wohl keiner besonderen Erwähnung.

Mit der Anwendung von Halbbädern kann man bei Neurasthenikern leichten und auch mittleren Grades oft schon allein die gewünschte Besserung erreichen. Erlauben es doch die Halbbäder wie kaum eine andere Prozedur, sowohl den mechanischen wie den thermischen Reiz nach Erfordernis zu variieren und zu dosieren und so durch einen allmählich immer stärker werdenden Reiz das Nervensystem anzuregen und zu kräftigen. In schwereren Fällen, namentlich bei starker nervöser Unruhe und Erregung, wird man aber mit den Halbbädern allein nicht auskommen; hier sind als das wirksamste hydrotherapeutische Mittel feuchte Einpackungen angezeigt. Die Packungen werden als Ganzpackungen oder, bei empfindlichen Individuen, auch als Dreiviertelpackungen 3—4mal wöchentlich gegeben, ihre Dauer beträgt ³/₄—1 Stunde, daran anschließend wird zweckmäßigerweise ein Halbbad in der oben erwähnten Temperatur appliziert. Es wäre ja fehlerhaft und schematisch, zur Behandlung von Neurasthenikern irgendeine für alle Fälle passende hydriatische Verordnung zu empfehlen, aber trotzdem möchte ich nicht anstehen, für die große Mehrzahl der an Neurasthenie, namentlich an neurasthenischen Erregungen leidenden Individuen, deren Haut genügend durchblutet ist, die feuchten Packungen (Ganz- oder Dreiviertelpackung) mit nachfolgendem Halbbade als pièce de résistance der ganzen hydrotherapeutischen Kur zu bezeichnen. Man erreicht damit nicht nur eine momentane Beruhigung des Patienten, sondern es wird das Allgemeinbefinden dadurch auch auf die Dauer gehoben, Appetit und Schlaf bessern sich, und auch sonstige subjektive Störungen, namentlich die Kopfschmerzen, lassen nach. Natürlich tritt der Effekt nicht immer nach den allerersten Packungen und Halbbädern ein, und will man mehr als eine vorübergehende Wirkung erzielen, so muß die Kur (ebenso wie überhaupt jede sonstige Prozedur bei der Neurasthenie) mindestens mehrere Wochen hindurch fortgesetzt werden.

Man appliziert die Packungen mit Halbbädern, wie erwähnt, 3 bis 4mal wöchentlich, am besten in den späteren Vormittagsstunden. Klagt der Patient über Frieren in der Packung, so sucht man dem durch Einschieben von Wärmekruken, besonders an den Füßen, durch ein vorausgehendes kurzes wechselwarmes Fußbad, evtl. auch durch kurze vorherige Anwärmung, abzuhelfen. Immerhin werden die Packungen von anämischen Individuen mit schlecht durchbluteter Haut oft nicht vertragen, weil sie sich darin nicht genügend erwärmen; dasselbe ist bei älteren Leuten mit beginnender Arteriosklerose der Fall. Außerdem sind aber die Packungen manchmal, z. B. bei Komplikation mit Herzleiden oder erheblicheren Graden von Arteriosklerose, überhaupt kontraindiziert. Unter solchen Verhältnissen müssen dann andere beruhigende Allgemeinprozeduren Anwendung finden.

Unter diesen wären zunächst die lauwarmen Vollbäder zu nennen, die in einer Temperatur von 34—35⁰ und in der Dauer von 15—20 Minuten angewandt werden. Man kann ihre Wirkung, um dadurch auch zugleich ein Gefühl der Erfrischung und Kräftigung zu erzielen, durch Zusatz von Fichtennadelextrakt oder sonstigen aromatischen Substanzen (Silvanaextrakt, Fluinol u. dgl.) verstärken. Sehr gute Erfolge haben wir in vielen Hunderten von Fällen von Luftperlbädern gesehen, denen an Wirksamkeit die Sauerstoffbäder am nächsten stehen. Diese beiden Bäderformen eignen sich auch besonders für die Behandlung von vasomotorischen Neurosen sowie von klimakterischen Störungen vasomotorischer Art. Es empfiehlt sich aber, all diese Vollbäder nicht öfter als etwa dreimal in der Woche anzuwenden.

Die Kohlensäurebäder genießen im allgemeinen bei der Neurastheniebehandlung eine gewisse Popularität. Man darf aber nicht vergessen, daß sie zwar durch Anregung des Nervensystems und gleichzeitige Herabsetzung der Hautsensibilität wohltätig einwirken können, andrerseits aber bei erethischen Individuen die nervöse Erregbarkeit durch Kohlensäure vielfach noch gesteigert werden kann. Aus diesem Grunde halte ich die Verordnung von CO_2-Bädern, wenigstens von künstlichen, bei Neurasthenikern nur dann für erlaubt, wenn es sich um die torpide Form der Erkrankung handelt und sichtbare Zeichen von nervöser Übererregbarkeit (Tremor, lebhafte Reflexe, vasomotorische Störungen) nicht vorhanden sind.

Hat sich der Zustand des Patienten nach Anwendung der erwähnten hydro- und balneotherapeutischen Prozeduren gebessert, so ist es in manchen Fällen, aber durchaus nicht immer, wünschenswert, energischere Anregungen für das Nervensystem auf hydrotherapeutischem Wege zu applizieren. Auch von vornherein können solche stärkeren hydriatischen Eingriffe dann zweckmäßig sein, wenn es sich um resistente, vollblütige Individuen handelt, die zwar über nervöse Störungen, speziell Erschöpfung, Mattigkeit, Unlust zur Arbeit und dergleichen klagen, bei denen aber Symptome einer stärkeren Erregung des Nervensystems (erhöhte Reflexe, Lidflattern, Tremor) fehlen. Für solche Fälle eignen sich in erster Linie die Duschen, und zwar verwendet man am besten dazu die Fächerdusche, weil hier der Druck sich besser regulieren läßt als bei der Regendusche, und es außerdem sich besser vermeiden läßt, daß der Kopf vom Wasserstrahl mit getroffen wird. Die Duschen werden entweder kurz in kalter Temperatur gegeben (evtl. nach vorheriger Anwärmung) oder als wechselwarme Duschen, die aber auch nicht länger als etwa 2—3 Minuten appliziert werden sollen. In der häuslichen Praxis lasse man statt der Duschen in solchen Fällen Ganzabreibungen applizieren (morgens aus der Bettwärme heraus oder im Anschluß an eine Packung), bei sehr resistenten Individuen empfehlen sich auch kurze kalte Tauchbäder. Bei Neurasthenikern schweren Grades sind aber, um das nochmals zu betonen, solange stärkere Erregbarkeit besteht, diese intensiv erregenden Kälteapplikationen lieber zu vermeiden.

Die Anwendungen von länger dauernden Hitzeprozeduren, wie Dampfbädern, Heißluft- und Sandbädern, heißen Vollbädern, ist bei Neurasthenikern in
der Regel zwecklos und vielfach wegen der damit einhergehenden Erschöpfung
und Erregung direkt schädlich. Die elektrischen Lichtbäder können dagegen
wegen ihrer suggestiven Wirkung und dann auch, weil sie die mildeste allgemeine
Wärmeprozedur sind, bei nervösen Schmerzen und nicht starker sonstiger
allgemeiner Erregbarkeit zuweilen von Nutzen sein; jedenfalls sei aber ihre Dauer
nicht zu lang bemessen (ca. 10 Minuten), sie dürfen nicht über den beginnenden
Schweißausbruch fortgesetzt werden. In ganz kurzer Dauer von 3—5 Minuten können die elektrischen Lichtbäder und sonstigen Wärmeprozeduren, wie
schon erwähnt, als Mittel zur Anwärmung dienen. Schließlich sei bemerkt,
daß Determann als Kräftigungsmittel bei Neurasthenikern ganz kurze heiße
Vollbäder von 38—42 ° Temperatur und 4—12 Sekunden Dauer empfohlen
hat. Es ist ja im physiologischen Teile schon gesagt worden, daß Hitzeprozeduren
von so kurzer Dauer ebenso wie kurze Kälteprozeduren anregend und kräftigend
wirken können. Doch kommen diese kurzen heißen Tauchbäder nur bei der
torpiden Form der Neurasthenie in Betracht. Namentlich bei vasomotorischer
Überregbarkeit sind sie streng kontraindiziert.

Die Indikation einer milden und doch nachhaltigen Anregung
durch den Kältereiz erfüllen in hervorragendem Grade die Luftbäder, die sich zur Behandlung der Neurasthenie eine große Wert-
schätzung erworben haben. Die Luftbäder werden am besten in dazu
eingerichteten Anstalten gegeben, nur Luftbäder von kurzer Dauer
lassen sich zur Not auch im Zimmer bei geöffnetem Fenster improvisieren. Namentlich bei nervöser Schlaflosigkeit und nervösem
Kopfschmerz haben sich die Luftbäder gut bewährt.

Daß die Elektrotherapie in der Behandlung der Neurasthenie
vielfach von großem Nutzen ist, ist eine bekannte Tatsache; sie interessiert uns hier insoweit, als hydroelektrische Bäder in Frage
kommen. Die elektrischen Vierzellenbäder werden in geeigneten
Fällen als praktisches Ersatzmittel der allgemeinen Elektrisation in Anwendung zu ziehen sein. Wir möchten sie besonders bei
nervösen Parästhesien in den Armen oder den Unterschenkeln
sehr empfehlen, und zwar wird man dabei den schwachen faradischen
Strom anwenden, während die galvanischen Vierzellenbäder mehr
als allgemeines Beruhigungsmittel bei der Neurastheniebehandlung
zu verwenden sind und sich zu diesem Zwecke sehr gut bewährt haben
(Beginn mit schwachem Strom, etwa 3—5 M.A. und 5 Minuten Dauer,
allmähliches Ansteigen auf 10—15 M.A. Stromstärke und 10—15 Minuten Dauer). Gerade bei der vasomotorischen Form der Neurasthenie, besonders bei Herzneurosen, können diese galvanischen
Vierzellenbäder vorzügliche Dienste leisten. Auch die elektrischen
Vollbäder können bei nervösen Schmerzen oder starker allgemeiner
Erschöpfung mit Nutzen verwandt werden. Am besten geschieht
dies in Form der galvanischen Vollbäder, während durch die faradischen und Wechselstrombäder die Erregung nicht selten gesteigert
wird und diese Bäder daher bei erregbaren Neurasthenikern kontraindiziert sind.

Die Massage hat bei der Neurasthenie den Zweck, einerseits durch
mechanischen Reiz nervöse Schmerzen und Parästhesien zu über-
tönen; andrerseits spielt das erfrischende Gefühl, das eine all-

gemeine Körpermassage mit sich bringt, die Anregung des Appetits, Besserung des Schlafes usw. bei der Wirkung der Massage bei nervösen Individuen eine wichtige Rolle. Unter den einzelnen Massagehandgriffen seien besonders die beruhigenden Streichungen, die Klopfungen und Erschütterungen bevorzugt. Die letzteren lassen sich auch zweckmäßigerweise durch die Vibrationsmassage ersetzen, und gerade bei Schmerzen und Parästhesien auf funktioneller Grundlage ist die Vibrationsmassage von manchmal überraschend günstiger Wirkung auf die Beschwerden. Auch die Corneliussche Nervenpunktmassage kann bei der Behandlung nervösfunktioneller Schmerzen von gutem Erfolge sein.

Die Mechanotherapie wird in ihrer Bedeutung für die Neurastheniebehandlung oft verkannt. Allerdings sollte man bei stark erregten und auch körperlich erschöpften Patienten zunächst nur mit den geschilderten hydriatischen Prozeduren vorgehen. Handelt es sich aber um gut genährte Individuen, bei denen die nervöse Erregbarkeit keinen hohen Grad erreicht hat, resp. schon durch sonstige physikalische Behandlung gebessert worden ist, oder liegt eine allgemeine nervöse Depression vor, so sind gymnastische und medikomechanische Übungen meist von großem Vorteil. Vielfach beruht ja gerade die neurasthenische Störung, wie Strasser in einer Empfehlung der Mechanotherapie bei Neurasthenie mit Recht hervorhebt[1]), auf dem Mißverhältnis zwischen geistiger und körperlicher Arbeit; aber auch wo das nicht der Fall ist, können richtig dosierte Übungen bei dem Patienten das Gefühl der Schwäche und Mattigkeit beseitigen, den Schlaf, den Appetit und die Verdauung bessern und so zur Heilung mit beitragen. In Betracht kommen einerseits Freiübungen, die, wo Luftbäder gegeben werden, am besten in Verbindung mit diesen, sonst als leichte Zimmergymnastik (z. B. Übungen nach Schreber) ausgeführt werden; andrerseits medikomechanische Übungen, bei denen im Anfange die Pendel-, Förderungs- und passiven Bewegungen bevorzugt werden. Später geht man, wenn diese Übungen gut vertragen werden und der Ernährungszustand des Patienten es erlaubt, mehr und mehr auch zu aktiven Widerstandsübungen über. Strenge Dosierung und Überwachung der Übungsbehandlung ist natürlich gerade hier erforderlich. Im übrigen wird man heute, wenn angängig, in den leichteren Fällen an Stelle der Heilgymnastik eine ärztlich überwachte sportliche Betätigung treten lassen.

b) Bekämpfung einzelner neurasthenischer Symptome.

Wir haben im vorstehenden eine Übersicht über die Grundsätze der Allgemeinbehandlung der Neurastheniker gegeben, unter weitester Fassung des Begriffs „Neurasthenie". Es sollte auch immer, welcher Art die Erscheinungen und Beschwerden auch sein mögen, die allgemeine (beruhigende und roborierende) Behandlung bei dieser Krankheitsgruppe die Grundlage bilden. Immerhin treten aber bei

---

[1]) Blätter f. klin. Hydrotherapie 1907, Nr. 12.

vielen Patienten einzelne Symptome der Neurasthenie derart in den Vordergrund, daß sie noch eine spezielle Behandlung erfordern, und auf einige der wichtigsten derartigen neurasthenischen Symptome sei im folgenden kurz eingegangen.

Was zunächst die **nervöse Schlaflosigkeit** betrifft, so haben wir im vorstehenden schon mehrfach erwähnt, daß beruhigende oder leicht ermüdende Prozeduren, wie die Packungen, aromatischen Vollbäder, Luftperlbäder, Sauerstoffbäder oder gymnastischen Übungen, auch wenn sie tagsüber gegeben werden, indirekt auf den Schlaf günstig wirken, und im weiteren Sinne kann man sagen, daß überhaupt eine jede rationelle physikalische Behandlung, die eine Besserung im Zustande des Neurasthenikers herbeiführt, oft am frühesten und am deutlichsten eine Besserung des Schlafes zur Folge hat. Trotzdem aber wird es in hartnäckigeren Fällen von nervöser Schlaflosigkeit notwendig sein, auch abends vor dem Schlafengehen noch besondere Prozeduren zur Herbeiführung des Schlafes anzuwenden.

Das alte Volksmittel, vor dem Zubettegehen einen nassen Strumpf anzuziehen und darüber einen trockenen, ist für leichtere Fälle der Agrypnie recht brauchbar, es läßt sich aber in zweckmäßigerer Weise durch feuchte Wadenumschläge, die abends angelegt werden und nachts über liegenbleiben, ersetzen. Zuweilen leisten auch wechselwarme Fußbäder, abends vor dem Schlafengehen gegeben, recht gute Dienste, oder man läßt den Patienten abends auf einem nassen Handtuche barfuß mehrere Minuten hindurch auf und ab gehen.

Alle diese Mittel haben den Zweck einer sogenannten Ableitung; in welcher Weise dadurch die Zirkulation im Gehirn beeinflußt wird, ist noch nicht ganz klar, wahrscheinlich ist aber, daß eine Verminderung der Blutfüllung in den Gefäßen des Schädelinnern dabei schließlich resultiert. Etwas intensiver schlafbringend als die Anwendungen auf die unteren Extremitäten wirken Prießnitzsche Leibumschläge; nur bei sexueller Neurasthenie sind sie kontraindiziert, wofern Neigung zu Pollutionen besteht, die durch solche Hyperämisierung der Unterleibsorgane begünstigt werden.

Die bisher erwähnten hydratischen Schlafmittel haben den Vorzug, in jeder Häuslichkeit ohne fremde Hilfe anwendbar zu sein. In schweren Fällen von nervöser Agrypnie reichen sie aber nicht aus, hier sind als wirksamste Anwendungen die lauwarmen Vollbäder und die Einpackungen zu nennen. Die Vollbäder werden abends, etwa eine Stunde vor dem beabsichtigten Einschlafen in einer Temperatur von 34—35⁰ und in $^1/_2$—1stündiger Dauer gegeben. (Wo keine Badeeinrichtungen vorhanden sind, kann man die lauwarmen Vollbäder auch durch Sitzbäder von 35—36⁰ Temperatur und etwa halbstündiger Dauer zu ersetzen versuchen.) Die Vollbäder üben einen ungemein beruhigenden Einfluß auf das erregte Nervensystem aus; sie sind auch bei der starken nervösen, mit Schlaflosigkeit verbundenen Erregung, wie sie sich bei Alkoholikern oft findet, von ausgezeichneter Wirkung. Bei einem unberechenbaren Leiden, wie es die Neurasthenie nun einmal ist, kommt es natürlich vor, daß auch diese Bäder

einmal erregend statt beruhigend wirken. In solchen Fällen treten
an Stelle der Vollbäder die feuchten Einpackungen, entweder als
Dreiviertel- oder als Ganzpackungen appliziert, die überhaupt als das
beste und wirksamste hydriatische Schlafmittel anzusehen
sind, das wir besitzen. Auch die Packungen werden etwa 1 Stunde
vor dem Schlafengehen appliziert; schläft der Patient in der Packung
ein, so kann man sie liegenlassen und braucht sie nur nach einiger Zeit
zu lockern; besser ist es aber, nach $^3/_4$—1 Stunde — also ehe es zur
Transpiration kommt — die Packung abzunehmen und den Patienten
leicht abzutrocknen. An die Packung erregende Prozeduren,
kalte Abwaschungen, Abreibungen usw. anzuschließen, ist im allgemeinen nicht empfehlenswert. Überhaupt sind derartige erregende
Prozeduren abends vor dem Schlafengehen in allen schweren Fällen
von nervöser Agrypnie kontraindiziert. Daß leichter Kranke mit
wenig gesteigerter nervöser Erregbarkeit auch abends vor dem Schlafengehen eine kalte Abreibung, Dusche oder dgl. gut vertragen, und daß
dieselbe hier sogar nicht selten schlafbringend wirken kann, ist ja bekannt; in schwereren Fällen sollte man sich aber doch an die obige
Regel halten.

Von nichthydrotherapeutischen physikalischen Schlafmitteln sei noch
das Luftbad besonders genannt, das sowohl indirekt (bei Tage genommen) sehr
gute Dienste leistet, als auch abends vor dem Schlafengehen erfolgreich zu verwenden ist; man läßt dabei einfach den Patienten sich entkleidet im gelüfteten
Schlafzimmer einige Zeit lang bewegen. Bei Schlaflosigkeit, die ohne stärkere
nervöse Übererregbarkeit einhergeht, hat sich, insbesondere auch bei älteren
Personen, die Hochfrequenzbehandlung in Form der Autokonduktion im
Solenoid manchmal gut bewährt.

Bemerkt sei noch, daß alle diese physikalischen Schlafmittel meist
nicht beim ersten Male ihre volle Wirkung ausüben, sondern erst
nach mehrmaliger Wiederholung; dafür ist aber ihre Wirkung
um so nachhaltiger (namentlich gilt das von den Vollbädern und
Packungen), und es wird dadurch in vielen Fällen von nervöser
Agrypnie die Anwendung arzneilicher Schlafmittel überflüssig gemacht.

Die Behandlung der **nervösen Kopfschmerzen** stellt dem Arzte oft
eine ungemein schwierige Aufgabe. Auch hier wieder ist die Allgemeinbehandlung niemals zu vernachlässigen; im übrigen kommt
es aber darauf an, nach Möglichkeit die Art der Kopfschmerzen zu
analysieren, zu bestimmen, ob sie rein nervöser Natur sind, ob bestimmte Druckpunkte vorhanden sind, ob Neuralgien oder Rheumatismus der Kopfschwarte resp. der Nackenmuskeln vorliegen,
ob es sich um vasomotorische Störungen handelt, Anämie oder
Hyperämie der Hirngefäße als Ursache anzunehmen sind.

Bei Kopfschmerzen, als deren Ursache Hyperämie der Gefäße
des Schädelinnern und des Kopfes überhaupt zu betrachten ist, sind
als lokale Prozeduren kalte, häufig gewechselte Kompressen resp.
der Kopfkühlschlauch zu empfehlen; außer der lokalen Kühlung des
Schädels resp. der Schläfen können zuweilen bei hyperämischen
Kopfschmerzen auch Kühlungen der Karotidengegend von günstiger
Wirkung sein. Als „ableitende“ Prozeduren spielen hier vor allem

fließende kalte Fußbäder oder wechselwarme Fußbäder, die ersten in einer Dauer von ca. 5 Minuten, die letzteren 5—10 Minuten lang angewandt, eine Rolle. Wenn angängig, empfiehlt es sich, auf die Fußbäder noch eine Allgemeinprozedur folgen zu lassen, am besten eine Ganzpackung mit nachfolgendem Halbbade; bei nicht hochgradiger nervöser Erregbarkeit kann auch eine nachfolgende Ganzabreibung oft von guter Wirkung sein.

Zur Beförderung des Abflusses des Blutes vom Schädel und somit zur Bekämpfung des hyperämischen Kopfschmerzes leistet oft der von Nägeli angegebene sog. „Kopfstreckgriff" sehr Gutes. Dieser einfache Handgriff besteht in folgendem: der Patient sitzt auf einem Stuhle mit entblößtem Halse und wird angewiesen, ruhig zu atmen und möglichst alle Halsmuskeln zu entspannen; der Arzt legt von hinten her seine Hände dem Kopfe derartig an, daß die Radialseiten der Zeigefinger dem horizontalen Unterkieferast anliegen, während die beiden Daumen hinter das Ohr auf den Warzenfortsatz zu liegen kommen. Nunmehr wird mit möglichster Gleichmäßigkeit der Kopf nach oben gestreckt und zugleich nach hinten gebogen (Abb. 95); in dieser extremen Streckstellung läßt man ihn $^1/_2$—1 Minute, später höchstens 2 Minuten, um ihn dann wieder loszulassen. Der Handgriff hat den Zweck, durch Dehnung der abführenden Venen des Halses den Blutabfluß vom Kopfe her möglichst zu begünstigen. Sein Effekt ist manchmal ein überraschender; schon nach dem ersten Male geben die Patienten ein momentanes Nachlassen oder sogar Aufhören ihrer Kopfschmerzen an, und bei mehrmaliger Wiederholung läßt sich dieses Resultat auch dauernd gestalten. Immerhin

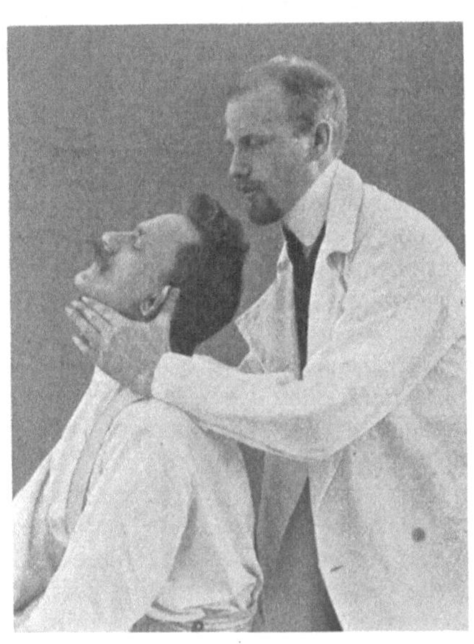

Abb. 95.   Kopfstreckgriff.

ist aber auf einen sicheren Erfolg von vornherein nicht zu rechnen, zumal es manche erregbare Patienten gibt, bei denen der Handgriff ein derartiges Schwindelgefühl hervorruft, daß man von einer Wiederholung absehen muß. In ausgesprochenen Fällen von hyperämischem Kopfschmerz, der nicht auf Arteriosklerose beruht, ist aber jedenfalls ein Versuch mit diesem Handgriff durchaus zu empfehlen.

Die Kopfmassage eignet sich weniger zur Behandlung des hyperämischen Kopfschmerzes, sie ist eher indiziert beim anämischen Kopfschmerz sowie beim rein nervösen Kopfschmerz ohne erkennbare vasomotorische Störung. Bezüglich ihrer Technik sei auf die speziellen Massagehandbücher verwiesen; es sei hier nur betont, daß die Reibungen und Vibrationen der Nacken- und Hinterhauptsmuskulatur besonders in solchen Fällen auszuführen sind und gute Resultate geben, wo Verdacht vorhanden ist, daß rheumatische Erkrankung dieser Muskeln oder überhaupt der Muskulatur der Kopfschwarte Ursache der Cephalalgie ist (Knötchen- und Schwielenkopfschmerz). Bei den neuralgischen Kopfschmerzen, wo sich bestimmte Schmerzpunkte am Kopfe, sei es am Hinterhaupt, sei es am Schädel oder der Stirn, finden, ist die Massage dieser Punkte nie zu vernachlässigen. Auch die Corneliussche Nervenpunktmassage erzielt bei derartigen Zuständen oft gute Erfolge.

Schließlich sei als oft sehr wirksames Mittel gegen nervös-funktionelle Kopfschmerzen die Kopfgalvanisation genannt (Anode Stirn, Kathode Nackengegend, Stromstärke 1—2 M.A., Dauer 5—7 Min.).

Bei den anämischen Kopfschmerzen ist vor allem das Grundleiden zu behandeln. Am Kopfe selbst werden bei anämischen Kopfschmerzen entweder heiße Kompressen appliziert oder man kann hier auch mit Prießnitzschen erregenden Umschlägen oft Nutzen bringen. Ein wichtiges symptomatisches Mittel beim anämischen Kopfschmerz ist schließlich auch die Tieflagerung des Kopfes; fließende Fußbäder erweisen sich hier meist als unwirksam.

Bei der **Hemikranie** sind hydrotherapeutische Maßnahmen von ebenso unsicherer und unberechenbarer Wirkung, als die sonstigen gegen Migräne empfohlenen Mittel. In erster Linie hat sich die Behandlung, sofern, wie fast immer, das Leiden auf neurasthenischer Grundlage beruht, gegen die allgemeine Neurasthenie zu richten. Unter den dafür geeigneten hydrotherapeutischen Prozeduren sind am geeignetesten die von Buxbaum empfohlenen Einpackungen mit nachfolgenden Ganzabreibungen; auch fließende bzw. wechselwarme Fußbäder bringen oft Nutzen. Von sonstigen allgemeinen physikalischen Maßnahmen verdienen insbesondere auch die Luftbäder versucht zu werden. Im Anfalle selbst, der doch meist mit einem Spasmus der zuführenden Gefäße verbunden ist, werden warme und heiße Kompressen auf den Kopf in der Mehrzahl der Fälle besser vertragen als kalte, doch kommt man um ein gewisses Ausprobieren im einzelnen Falle nicht herum. L. Freund[1]) empfiehlt bei der spastischen Hemikranie die Bestrahlung mit der Solluxlampe. Determann[2]) sah auch vom Kopflichtbade hier manchmal günstige Wirkungen. Die Kopfmassage ist bei der Hemikranie von unsicherer Wirkung, dagegen spielt die Elektrotherapie in Form der Galvanisation, der Franklinschen Kopfdusche und der d'Arsonvalisation (Effluvien auf den Kopf) unter den physikalischen Mitteln gegen die Migräne eine wichtige Rolle.

Über gute Resultate, die er mit der Inhalation von Radiumemanation bei der Migräne erzielte, berichtete neuerdings S. Loewenthal[3]); er vermutet, daß dadurch innersekretorische Vorgänge und eine eventuelle gichtische Veranlagung, die zur Migräne führt, günstig beeinflußt werden.

Wir kommen damit zur Besprechung der **vasomotorischen** Störungen bei der Neurasthenie. In Fällen, wo sich die nervösen Beschwerden vorzugsweise in Wallungen nach dem Kopf, Herzklopfen, fliegender Hitze usw. äußern, und wo außer der Pulsbeschleunigung und der

---

[1]) Wien. klin. Wochenschr. 1923, Nr. 42.
[2]) Fortschr. d. Therapie 1925, H. 15.
[3]) Münch. med. Wochenschr. 1922, Nr. 26.

oft vorhandenen leichten Blutdruckerhöhung auch die Dermographie einen immerhin beachtenswerten objektiven diagnostischen Fingerzeig abgibt, sind kühle und kalte hydrotherapeutische Maßnahmen zur Beeinflussung der Herz- und Gefäßinnervation das geeignetste Mittel. An erster Stelle sind hier Einpackungen angezeigt, die bei Tachykardie mit dem Herzkühlschlauch oder auch mit dem Rückenkühlschlauch kombiniert werden. Auf die Einpackung, deren Dauer wie üblich $^1/_2$—$^3/_4$ Stunden beträgt, läßt man dann ein Halbbad von nicht zu niedriger Anfangstemperatur (34—32⁰) folgen. Wo Kongestionen nach dem Kopfe die Hauptbeschwerde bilden, sind den Einpackungen wechselwarme fließende Fußbäder vorauszuschicken. Neben diesen Allgemeinprozeduren können in solchen Fällen der Herzkühlschlauch, eine Eisblase oder öfters gewechselte Herzkompressen auch für sich allein mehrmals des Tages etwa $^1/_2$—1 Stunde lang angewandt werden; bei Schlaflosigkeit infolge von Herzklopfen ist eine derartige Herzkühlung namentlich des Abends vor dem Einschlafen empfehlenswert.

Von sonstigen physikalischen Prozeduren möchten wir hier die Sauerstoffbäder bzw. Luftperlbäder sowie die galvanischen Vierzellenbäder besonders empfehlen (beide Prozeduren etwa dreimal wöchentlich angewandt). Von Kohlensäurebädern sowie von der Verwendung des faradischen oder Wechselstroms im Vierzellenbade sieht man wegen der Gefahr einer Vermehrung der Erregung in diesen Fällen am besten ganz ab. Recht wirksam gegen die subjektiven tachykardischen Beschwerden ist auch oft die Galvanisation der Herzgegend (labile Anoden-Behandlung bei 3—5 M.A.-Stromstärke).

Als gutes Palliativmittel hat sich bei nervös-tachykardischen Beschwerden vielfach die Vibrationsmassage erwiesen; sie wird täglich etwa 5 Minuten lang auf die oberen Rückenpartien und die Herzgegend selbst appliziert.

Ganz ähnlich wie die sonstigen vasomotorischen Neurosen sind auch die Beschwerden zu behandeln, die sich so häufig bei Frauen zur Zeit des Klimakteriums einzustellen pflegen, und die vor allem in Wallungen und Herzklopfen bestehen. Nur werden hier meist auch energischere hydrotherapeutische Prozeduren gut vertragen — kühlere Halbbäder und wechselwarme Fächerduschen, evtl. nach vorheriger Anwärmung. Daß die Sauerstoffbäder und Luftperlbäder hier Gutes leisten, wurde bereits weiter oben erwähnt.

Die Behandlung der **sexuellen Neurasthenie** des Mannes (von derjenigen der Frau wird im Kapitel „gynäkologische Erkrankungen" die Rede sein) hat zweierlei Aufgaben zu erfüllen. Einmal, was wohl stets das wichtigste ist, durch suggestive Maßnahmen das Selbstvertrauen des Patienten zu heben und psychische Hemmungen zu beseitigen, zum anderen durch allgemein-roborierende Prozeduren den Gesamtzustand des Körpers zu heben und insbesondere auf das Nervensystem kräftigend einzuwirken. Diese zweite Indikation erfüllen vor allem hydrotherapeutische Allgemeinprozeduren, wie Halbbäder, Wechselduschen, Ganzabreibungen, die sowohl bei Neigung zu Pollutionen wie bei der eigentlichen nervösen Impotenz die Grundlage einer physikalischen Behandlung zu bilden haben. Daneben wird es aber, und nicht nur aus rein suggestiven Gründen, oft erforderlich sein, durch örtliche Anwendungen die Sexualorgane zu kräftigen. Am besten eignen sich dazu kurze Kälteprozeduren in Form von aufsteigenden Sitzduschen von 2 bis 5 Minuten Dauer, mit 30^0 beginnend, am Schlusse auf 20^0 und darunter abgekühlt, oder kalte Sitzbäder von derselben Dauer. Seltener als diese Prozeduren wird heute das Winternitzsche Psychrophor angewandt, das man, mit Wasser von 20—10^0 durchflossen, 10—20 Minuten lang täglich appliziert; doch leistet dasselbe bei hartnäckigen Pollutionen, die mit Spermatorrhöe verbunden sind, oder bei Komplikation mit chronischen Prostataerkrankungen ebenfalls oft gute Dienste. Von Nagelschmidt wird die Wirkung der Diathermie (Durchwärmung des Penisschaftes, des Skrotums und der Dammgegend) bei der nervösen Impotenz sehr gerühmt. Auch die Galvanisation der Genitalien wirkt manchmal, wenn auch vielleicht nur auf suggestivem Wege, günstig ein. Alle diese örtlichen Anwendungen dürfen hier aber nur am Tage und nicht vor dem Schlafengehen angewandt werden, weil sonst die Gefahr besteht, die Neigung zu Pollutionen noch zu erhöhen.

Außer den hydrotherapeutischen Maßnahmen spielt auch die Gymnastik und Bewegungstherapie eine wichtige Rolle für die allgemeine Roborierung von Patienten, die an sexueller Neurasthenie leiden. Ist man nicht in der Lage, derartigen Patienten eine intensive Sportbetätigung verordnen zu können (am besten Bergsport), so versäume man es doch nie, wenigstens eine regelmäßige Zimmergymnastik (Schrebersche Übungen) vornehmen zu lassen, oder aber eine längere Behandlung mit allgemeinen Übungen in einem medikomechanischen Institut.

Noch mehr als bei der sexuellen Neurasthenie steht bei der **traumatischen Neurasthenie** oder, wie man heute wohl richtiger sagt, bei der traumatischen Hysterie die suggestive Behandlung im Vordergrunde jedes therapeutischen Handelns. Das haben ja die Kriegs- und Friedenserfahrungen tausendfach gezeigt, und man ist jetzt wohl allgemein davon abgekommen, in derartigen Fällen das alleinige Heil noch in einer bloßen Wasserkur oder sonstigen physikalischen Behandlung zu suchen und damit Zeit und Geld unnütz zu vergeuden. Immerhin wird man, besonders bei aufgeregten und unruhigen Patienten, der Unterstützung der Suggestionsbehandlung durch physikalische Maßnahmen oft nicht entraten können. Namentlich ist dies der Fall, wenn bei Personen, die früher infolge eines Traumas an funktionellen Störungen gelitten haben, dann aber wieder arbeitsfähig geworden sind, infolge von Überanstrengung eine neuerliche Verschlimmerung einsetzt. Hier kommen in erster Linie beruhigende Allgemeinprozeduren in Betracht, wie Einpackungen mit nachfolgendem Halbbad, Sauerstoff- und Luftperlbäder, lauwarme Fichtennadelbäder usw., die aber nicht öfter wie 3—4mal wöchentlich anzuwenden sind. Bei Zitterern ist die Elektrotherapie in

Form von Vierzellenbädern, Faradisation oder, in ausgewählten Fällen,
auch von Hochfrequenzströmen (kräftige Funken mit der Kondensatorelektrode eines d'Arsonval-Apparates) zu empfehlen; in nicht zu
hartnäckigen Fällen (insbesondere bei dem prognostisch viel günstiger
als bei Männern liegenden hysterischen Schütteltremor der Frauen)
wird oft schon allein die durch diese Applikationen ausgeübte Suggestion
zur Erzielung einer Heilung hinreichen. Bei dem Kopfschmerz
infolge von Schädeltrauma leistet vielfach neben der Kopfgalvanisation die Franklinsche elektrische Kopfdusche Gutes.

2. Hysterie.

Bei der Behandlung der Hysterie spielt bekanntlich die Suggestionswirkung eine Hauptrolle, und es läßt sich nicht leugnen,
daß auf diesem Wege fast mit jeder physikalischen Prozedur sich bei
richtiger suggestiver Beeinflussung des Patienten unter Umständen
Besserungen erreichen lassen. Trotzdem ist es gut, auch hier gewisse
Normen des Vorgehens einzuhalten, die für die Mehrzahl der Fälle
Geltung haben und mit denen man am schnellstens therapeutisch
zum Ziele kommt.

Bei gut genährten, kräftigen Kranken, die keine objektiven Zeichen
einer starken Erregung des Nervensystems aufweisen, wird es zuweilen
zweckmäßig sein, kurze energische Kältereize einmal oder
mehrere Male anzuwenden, um durch diese starken Einwirkungen
die Aufmerksamkeit des Patienten von allem anderen abzulenken und
eine „Umstimmung" herbeizuführen. die eine Besserung resp. Heilung
der Störungen mit sich bringt. Kalte Ganzabreibungen, kurze
kalte Regen- oder Fächerduschen, selbst kalte Strahlduschen,
auch kurze kalte Tauchbäder eignen sich am besten zu diesem
Zweck.

Von diesem immerhin eingreifenden Vorgehen abgesehen, kommt
aber für die Mehrzahl der Fälle von Hysterie eine Behandlung in
Frage, die derjenigen der Neurasthenie sehr ähnlich ist. Vor allem
sind auch hier wieder die Einpackungen mit nachfolgenden Halbbädern zu empfehlen, nur kann dabei manchmal von vornherein
die Temperatur des Halbbades etwas kühler gewählt werden (von
32^0 abwärts). Namentlich bei Kranken, die an hysterischen Anfällen leiden, läßt sich durch eine derartige Kur bei genügend langer
Fortsetzung oft eine wesentliche Besserung erzielen. Handelt es sich
um anämische Patientinnen, die die feuchten Packungen nicht vertragen, so empfiehlt sich statt dessen eine Anwärmung entweder in
einer trockenen Packung oder in einem Lichtbade mit nachfolgendem
Halbbade von etwa 34^0 abwärts. Das Lichtbad übt dabei zugleich
oft auch einen günstigen suggestiven Einfluß aus, und gerade das
blaue Bogenlichtbad eignet sich zu diesem Zwecke. Doch möchten
wir empfehlen, die Dauer dieser Bogenlichtbäder nicht länger als etwa
10 Minuten zu bemessen; eine Transpiration ist dabei ja nicht notwendig und würde ihres schwächenden Einflusses halber auch direkt
kontraindiziert sein. Nach Gewöhnung der Patienten an hydrothera-

peutische Einwirkungen kann man später oft auch das Halbbad durch
kurze Fächerduschen ersetzen.

Daß sich bei Hysterischen durch allgemeine Galvanisation
häufig eine erhebliche Beruhigung und Besserung der Beschwerden
erzielen läßt, ist eine alte Erfahrung, und damit stimmen auch die
günstigen Erfolge überein, die man hier mit der Anwendung des galvanischen Vierzellenbades vielfach erzielen kann. Bei der Schaltung des Vierzellenbades kann darauf geachtet werden, daß die Extremitäten, in denen vorzugsweise Reizzustände, Zuckungen, Parästhesien oder dgl. bestehen, in die Anodenwanne eintauchen. Auch
bei hysterischen Lähmungen erweist sich das Vierzellenbad
und auch das elektrische Vollbad meist als sehr vorteilhaft; nur
empfiehlt sich hier, um zugleich eine stärkere sensible Reizwirkung
zu erzielen, mehr die Anwendung des faradischen Stromes, der ja
auch bei direkter Anwendung hier von großer Wirksamkeit ist.

Bei schweren hysterischen Lähmungen kann man sich oft auch der Hochfrequenzströme in Form der Funkenentladungen auf die gelähmten Körperteile zur Unterstützung der Suggestionsbehandlung mit Erfolg bedienen.

Von weiteren Bäderprozeduren seien noch besonders die Fichten-
nadel- oder sonstigen aromatischen Bäder und die Kohlensäurebäder zu nennen, die ersteren in einer Temperatur von 34—35⁰, die
Kohlensäurebäder bei 33—34⁰ und $^1/_4$ stündiger Dauer appliziert; die
aromatischen Bäder, die kräftigend und zugleich etwas beruhigend
wirken, eignen sich gerade auch für erregbare und schwächliche Hyste-
rische, während die Kohlensäurebäder bei stärkerer Erregbarkeit nur
mit Vorsicht anzuwenden und evtl. auch wieder durch Sauerstoffbäder zu ersetzen sind.

Bei hysterischer Schlaflosigkeit verfährt man nach den bei
der neurasthenischen Agrypnie auseinandergesetzten Prinzipien, nur
lassen sich hier suggestive Momente naturgemäß in viel höherem Maße
mit verwenden als bei der Neurasthenie; dasselbe gilt für die Bekämpfung sonstiger hysterischer Einzelsymptome. Nur bezüglich der
Mechanotherapie sei noch erwähnt, daß dieselbe bei hysterischen
Lähmungen, sei es bei isolierten Lähmungen oder bei hysterischer
Abasie oder Astasie, eine besonders wichtige Rolle spielt. Vor allem
ist hier, wenn irgend möglich, die Vibrationsmassage in Anwendung
zu ziehen, deren Erfolge oft geradezu überraschend sind. Von Übungen
wendet man zunächst, solange ausgeprägte Lähmung besteht, passive
Übungen an, geht dann zu aktiv-passiven Übungen (Pendel- und
Förderungsbewegungen) über und nimmt ferner bei Gehstörungen
Gehübungen vor, die zunächst mit Unterstützung (auch im Gehstuhl, Gehbarren oder dgl.) ausgeführt werden, und bei denen der
ermunternde Zuspruch des Arztes immer die Hauptsache bleibt. Allmählich lehrt man dann den Patienten nur auf einen Stock gestützt
und dann ganz frei, ohne Unterstützung, zu gehen; übrigens läßt sich
in der Behandlung der hysterischen Gehstörungen auch das Zimmerfahrrad (Velotrab) recht gut verwenden.

Wir haben hier nur einige wenige Gesichtspunkte angeführt, die

bei der ungeheuer mannigfaltigen und vielseitigen physikalischen Behandlung der Hysterie zu beachten sind. In jedem Einzelfalle werden
die Verordnungen noch besonders zu modifizieren sein, aber es sei
nochmals darauf hingewiesen, daß ein wahl- und planloses Vorgehen
auch hier durchaus vermieden werden muß.

3. Sonstige funktionelle Neurosen.

a) Bei der **Epilepsie,** d. h. der genuinen, nicht durch Narben oder
zentrale Herde hervorgerufenen Epilepsie, kann durch die hydrotherapeutische Behandlung manches Gute erreicht werden. Allerdings gelingt eine Heilung des Leidens auch durch die Hydrotherapie
in der Regel nicht; aber man kann dadurch den Allgemeinzustand des
Patienten erheblich kräftigen, die mannigfachen Beschwerden, an denen
er in der Zwischenzeit zwischen den Anfällen leidet, lindern resp.
beseitigen, und es gelingt zweifellos auch in manchen Fällen, die
Häufigkeit der Anfälle durch eine hydriatische Kur zu verringern.
Zugleich kommt man während der hydrotherapeutischen Behandlung
mit geringeren Bromdosen aus als sonst, was von nicht zu unterschätzender Bedeutung ist. Die hydrotherapeutische Kur besteht
auch hier wieder in Einpackungen und nachfolgendem Halbbade. Die Dauer der Einpackung beträgt $^3/_4$—1 Stunde, die Temperatur des Halbbades wählt man zu Anfang ziemlich hoch (34—32⁰
Anfangstemperatur), später kann man damit heruntergehen, doch
vermeide man alle extrem kalten Anwendungen wegen ihrer erregenden
Wirkung. Energische allgemeine Wärmeanwendungen sind hier
durchaus kontraindiziert. Vorsichtig dosierte gymnastische
Übungen können dagegen oft wohltätig auf das Allgemeinbefinden
wirken.

Erwähnt sei noch, daß Determann[1]) die Luftbäder, unter Vermeidung
extrem kalter Temperaturen, bei Epileptikern anzuwenden empfiehlt. Der Kopf
ist dabei vor direkter Besonnung zu schützen.

b) Die **Chorea** erfordert vor allen Dingen beruhigende physikalische Allgemeinprozeduren, durch die sich meist der Ablauf der
Krankheit beschleunigen läßt. Nur in schweren Fällen beginnt man
damit nicht sofort nach Ausbruch des Leidens, sondern wartet die
ersten Wochen bei völliger Bettruhe ab, besonders wenn Komplikationen von seiten des Herzens bestehen. Sonst aber kann man
von Anfang an hydriatische beruhigende Prozeduren verwenden, und
zwar Einpackungen von einer Stunde Dauer oder lauwarme
Vollbäder, deren Dauer $^1/_2$—1 Stunde betragen soll. Die wirksamere von beiden Prozeduren ist wohl die Einpackung, es empfiehlt
sich, dieselbe zu Anfang zweimal des Tages anzuwenden, später genügt
eine einmalige tägliche Applikation. Im Anschluß an die Einpackung
können später, wenn die Intensität der Zuckungen schon nachgelassen hat, auch Halbbäder von 34⁰ abwärts angewandt werden.

---

[1]) Physikalische Therapie der Erkrankungen des Zentralnervensystems usw.
Stuttgart: F. Enke 1906.

Bestehen Komplikationen von seiten des Herzens oder mit begleitendem Gelenkrheumatismus, so sind, nachdem der Patient nicht mehr bettlägerig ist, galvanische Vierzellenbäder als recht wirksam zu empfehlen.

Auch die Übungsbehandlung ist in neuerer Zeit bei der Chorea mehr und mehr verwandt worden. Man will durch Übungen und namentlich durch koordinatorische Übungen den Patienten lehren, seine Bewegungen möglichst wieder zu beherrschen, auch übt der Rhythmus und die Gleichmäßigkeit gymnastischer Übungen einen beruhigenden Einfluß auf den sonst von unkoordinierten Bewegungen geplagten Kranken aus. Demnach sind vorzugsweise Freiübungen bei der Chorea indiziert: man beginnt mit einfachen leichten Bewegungen, z. B. Stabübungen, und geht dann zu komplizierteren Koordinationsübungen über, wobei auf möglichste Vermeidung von Mitbewegungen zu achten ist. Wenn auch die Freiübungen in erster Linie mit heranzuziehen sind, so ist doch andrerseits die maschinelle Gymnastik bei der Chorea nicht so wertlos, wie von einigen Seiten (Friedländer u. a.) behauptet wird; es kommt nur auf richtige Auswahl der Übungen an. Durch Kombination von leichten Widerstandsbewegungen mit aktiv-passiven Bewegungen (Fahrrad, Arm-, Hand- und Fußkreisen) und mit einigen rein passiven Übungen lassen sich doch auch recht gute Resultate erzielen. Die Übungsbehandlung ist einerseits bei großer Hartnäckigkeit des Leidens, sonst in einem Stadium indiziert, in welchem die stärksten Erscheinungen schon abgeklungen sind.

c) **Nervöse Ticks.** Die als Tic convulsif bezeichneten lokalisierten Muskelkrämpfe sind meist psychogenen Ursprungs und erfordern in erster Linie eine suggestive Behandlung. Die physikalische Therapie spielt daneben nur eine bescheidene Rolle, indem sie durch örtliche und allgemeine Prozeduren die Suggestionstherapie unterstützt und zugleich roborierend auf das Allgemeinbefinden wirkt. Als örtliche Anwendungen kommen elektrotherapeutische Methoden in Betracht, die Anoden-Galvanisation und vor allem bei schmerzhaften Muskelanspannungen die Diathermie. Zur allgemeinen Beruhigung und Roborierung dienen hydrotherapeutische Anwendungen, vor allem Halbbäder mit oder ohne vorausgehende Einpackungen, Fichtennadelbäder von indifferenter Temperatur, Luftperlbäder usw. Als Suggestions-Beruhigungsmittel kann auch die Blaulichtbestrahlung von Nutzen sein. In leichteren Fällen ist ferner die Massage und die Übungsbehandlung, letztere in der bei der Chorea geschilderten Weise, zu versuchen. Bei den schweren und resistenten Formen des Ticks bleibt aber nach allen diesen Maßnahmen leider oft genug jeder Erfolg aus.

d) **Beschäftigungsneurosen.** Bei der Behandlung des Schreibkrampfes spielt neben völligem Aussetzen des Schreibens die systematische Übungsbehandlung die Hauptrolle. Die Übungen, die namentlich von Zabludowski in ihren Einzelheiten ausgearbeitet worden sind, für die übrigens auch manche Laienspezialisten brauchbare Systeme erfunden haben, bestehen vor allem in aktiven Bewegungen der Extensoren, Spreizungen der Finger gegeneinander, und dann in Schreibübungen mit besonderer Hand- und Körperhaltung, auf deren Einzelheiten hier aber nicht eingegangen werden kann. Auch medikomechanische Übungen, vor allem Pendel- und Förderungsübungen des Unterarms und der Hand, dann auch Widerstandsbewegungen der Extensoren, können Gutes wirken. Daneben ist die Massage von großer Wichtigkeit, auch hierbei sind vor allem wieder die Extensoren des Unterarms und der Finger zu berücksichtigen. Die Vibrationsmassage ist beim Schreibkrampf, wie bei allen sonstigen Beschäftigungsneurosen, meist von sehr guter Wirkung, vor allem bekämpft sie die Parästhesien und die Schmerzhaftigkeit.

Häufiger als der Schreibkrampf kommen heute die sonstigen Beschäftigungsneurosen (Schreibmaschinen-, Klavierspieler-, Musikerkrampf usw.) zur Behandlung. Wir müssen hier unterscheiden zwischen rein örtlichen Erscheinungen, die sich infolge von Überanstrengung an den Muskeln oder Sehnen ausgebildet haben und die häufig außer der lokalisierten Schmerzhaftigkeit auch objektive Veränderungen zeigen (Schwellungen der Sehnenscheiden oder Schleimbeutel), und dem funktionell-neuralgischen Krankheitsbilde, das oft eine Teilerscheinung einer allgemeinen, durch Überanstrengung bedingten Neurose darstellt. Im ersteren Falle, der auch bei fertigen, ihren Beruf seit Jahrzehnten ausübenden Künstlern nicht selten ist, kommt neben Ruhe vor allem eine lokale Behandlung mit Wärmeprozeduren (Heißluft, Fangopackungen, Dampfduschen, Diathermie), später auch mit Massage und Galvanisation in Betracht. Hat dagegen die Erkrankung mehr den funktionell-nervösen Typus (wobei ebenfalls örtliche Schmerzhaftigkeit gewisser Muskelgruppen, namentlich wieder der Extensoren, bestehen kann) — sie findet sich besonders häufig bei viel übenden Musikstudierenden —, so möchten wir vor intensiver örtlicher Wärmebehandlung, namentlich vor der Diathermie, warnen, sondern dafür nur milde Blaulichtbestrahlung sowie evtl. auch Dampfduschen empfehlen. Wirksamer sind hier noch die Vierzellenbäder (galvanischer oder schwacher faradischer Strom) denen eine leichte Massage folgen kann, sowie allgemeinberuhigende und roborierende Maßnahmen (Halbbäder, Fichtennadel- oder Sauerstoffbäder); in einem späteren Stadium kann auch die Vibrationsmassage Gutes leisten. Alle diese Maßnahmen führen aber nur bei anfänglichem völligem Aussetzen und darauf folgender längerdauernder Einschränkung des Spielens zum Ziele.

4. Die Basedowsche Krankheit.

Die Unterbringung des Morbus Basedowii unter die Rubrik „funktionelle Neurosen“ ist ja in ätiologischer Hinsicht nicht mehr korrekt; aus praktischen Gründen, vor allem auch wegen der Verwandtschaft des Symptomenbildes mit demjenigen der vasomotorischen Neurosen, mag aber die physikalische Therapie dieser Krankheit hier zur Besprechung kommen.

Wir können dabei eine ätiologische, gegen das Grundleiden, die Funktionsstörung der Schilddrüse, gerichtete Therapie und eine symptomatische Behandlung unterscheiden, welch letztere die Bekämpfung der nervösen Störungen, besonders der vasomotorischen Begleiterscheinungen der Krankheit, zum Ziele hat.

Der erstgenannten Indikation gelten, soweit die physikalische Therapie in Frage kommt, elektrotherapeutische Maßnahmen. An Stelle der früher geübten Sympathikusgalvanisation ist dabei heutzutage die direkte Galvanisation der vergrößerten Schilddrüse getreten, die nach Kowarschiks[1]) Empfehlung am besten

---

[1]) Elektrotherapie. 2. Aufl. Berlin: Julius Springer 1923.

in der Weise ausgeführt wird, daß eine Elektrode von 50—100 qcm Größe, welche möglichst die ganze Struma deckt, auf dieser durch Bindentouren um den Hals befestigt wird, während eine zweite, mindestens gleich große Elektrode auf den Nacken resp. die oberen Rückenpartien zu liegen kommt. Es wird dann ein Strom von 10—20 M.A. Stärke in einer Dauer von 20—30 Minuten durchgeleitet; wir selbst pflegen, mindestens im Anfange der Behandlung, Stromstärke und Dauer etwas niedriger zu bemessen. Diese Behandlung kann täglich angewandt werden und erzielt zweifellos in vielen Fällen günstige Resultate, die sich außer in Verkleinerung der Struma auch in Rückgang der übrigen Krankheitssymptome kundtun.

An Stelle der Galvanisation hat Hans Haase[1]) bei Basedow und auch bei sonstigen Strumen mit Erfolg die Faradisation angewandt, indem mit der Rollenelektrode die Struma im Anfange 5 Minuten lang, später länger, kräftig bestrichen wurde.

Neben der direkten elektrischen Strumabehandlung wird von Kowarschik und anderen Autoren (Strubell) auch die allgemeine Elektrisation in Form von faradischen oder sinusoidalen Vollbädern empfohlen. Wir bevorzugen hier statt dessen, ebenso wie bei sonstigen vasomotorischen Neurosen, die galvanischen Vierzellenbäder.

Im übrigen nimmt bei der Allgemeinbehandlung der Basedowschen Krankheit die Hydrotherapie einen wichtigen Platz ein. Der Indikation der Beruhigung und zugleich einer milden Anregung entsprechen hier am meisten Einpackungen von $^1/_2$—$^3/_4$ Stunde Dauer, die von einem Halbbade von etwa 32—28° Temperatur gefolgt werden. Zur Bekämpfung der Tachykardie ist es zweckmäßig, die Packung mit einem Herzkühlschlauch zu kombinieren, wobei man dann statt der Ganzpackung besser eine Dreiviertelpackung anwendet. Statt des Herzkühlschlauches kann nach Vorschriften der Winternitzschen Schule auch ein Nackenkühlschlauch mit der Packung verbunden werden. Die Prozedur wird etwa 3 mal wöchentlich vorgenommen, und bei genügend langer Anwendung der Kur lassen sich damit sehr gute Erfolge sowohl bezüglich des Allgemeinbefindens, des Appetits, Schlafs usw. wie auch bezüglich der Herzbeschwerden, der Tachykardie und sonstigen vasomotorischen Beschwerden („fliegende Hitze") erzielen. Bemerkt sei, daß die Basedowkranken durchweg Kälteanwendungen gut vertragen, während gegen allgemeine Wärme- und Hitzeprozeduren meist eine Überempfindlichkeit besteht und solche Applikationen daher zu vermeiden sind.

Bei Basedowkranken mit schweren nervösen und vasomotorischen Störungen werden oft die Einpackungen und Halbbäder im Anfange der Kur nicht vertragen. In solchen Fällen empfiehlt es sich, zunächst einmal den Herz- oder Rückenkühlschlauch für sich allein anzuwenden (1 Stunde lang täglich), evtl. in Kombination mit einer Rumpfpackung, und dann erst später zu den Dreiviertel-

---

[1]) Zeitschr. f. physikal. u. diät. Therapie Bd. 25, S. 29. 1921.

oder Ganzpackungen und zum Halbbade überzugehen. Tobias[1]) empfiehlt für solche Fälle zunächst trockene Einpackungen kombiniert mit einem Rückenschlauch, durch den warmes Wasser von 38—40° fließt, und außerdem Teilwaschungen von anfänglich 24°, später kälterer Temperatur.

Von sonstigen Bädern kommen zur Behandlung der Basedowkranken vor allem Sauerstoffbäder oder Luftperlbäder in Betracht. Wir haben dieselben oft mit sehr gutem Erfolge hier angewandt (3mal wöchentlich mehrere Wochen lang). Auch Kohlensäurebäder von nicht zu starkem Gasgehalt können günstig wirken; bei starker allgemeiner Erregung sind allerdings die Sauerstoffbäder vorzuziehen. Der hydroelektrischen Bäder ist schon weiter oben gedacht worden.

B. Organische Nervenkrankheiten.
1. Erkrankungen der peripheren Nerven.
a) Neuralgien.

Bei der Therapie der Neuralgien mit oder ohne neuritischen Erscheinungen ist immer die Berücksichtigung des ätiologischen Momentes das erste Erfordernis. Mechanische Ursachen (Tumoren, entzündliche Infiltrationen usw.), Stoffwechselkrankheiten, wie Diabetes oder Gicht, chronische Infektionskrankheiten (Lues, Malaria usw.), Intoxikationen u. dgl. müssen, wenn sie als Ursache anzunehmen sind, vor allem in der üblichen Weise behandelt werden. Soweit diese Behandlung eine physikalische ist, wird sie an anderer Stelle Erwähnung finden. Aber es bleiben sehr viele Fälle übrig, in denen derartige Grundleiden entweder einer speziellen Behandlung nicht mehr zugänglich sind (Neuralgien nach Grippe oder sonstigen Infektionskrankheiten) oder wo überhaupt die Neuralgie mangels besonderer Ursachen als „genuin" zu betrachten ist. Auch die durch Erkältung oder Überanstrengung hervorgerufene Neuralgie gehört hierher. In allen diesen Fällen bilden die physikalischen Maßnahmen das wichtigste therapeutische Agens. Narkotische oder antineuralgische Medikamente sind ja bei starker Schmerzhaftigkeit oft nicht zu entbehren, aber doch vielfach von nur vorübergehender Wirkung. Auf die neuerdings mehr und mehr in Aufnahme kommende Injektionstherapie in Form der Infiltration oder der unspezifischen Reizkörperbehandlung kann hier natürlich nicht näher eingegangen werden; ein Allheilmittel ist sie aber jedenfalls auch nicht.

Die physikalische Therapie der Neuralgien zerfällt in eine lokale und in eine allgemeine; die Anwendung von Allgemeinprozeduren ist vor allem dann indiziert, wenn eine rheumatische Erkrankung als Ursache anzunehmen ist oder sonstige durch allgemeine hydrotherapeutische Maßnahmen zu bekämpfende Momente (Stoffwechselerkrankungen, toxische oder infektiöse Schädigungen der Nervensubstanz) vorliegen. Als Allgemeinprozeduren kommen hier fast ausschließlich Wärmeanwendungen in Betracht. Bei der Applikation von Vollbädern gilt hier die Regel, die Temperatur nicht zu heiß zu wählen, besonders im Anfange nicht, solange die Reizbarkeit der erkrankten Nerven sehr groß ist. Man beginnt mit Vollbädern (evtl. mit Sole- oder Fichtennadelzusatz) von 36—38° Tem-

---

[1]) Zeitschr. f. physikal. u. diät. Therapie Bd. 12, S. 82. 1909.

peratur, später, besonders in ausgesprochen chronischen Fällen, kann man dann mit der Temperatur auch bis 40⁰ und darüber steigen. Doch ist das durchaus nicht immer notwendig, da gerade die milde, wenig über dem Indifferenzpunkt gelegene Wärme am angenehmsten bei Neuralgien empfunden wird. Auch bei Bäderkuren mit Schwefel- oder Kochsalzthermen oder mit indifferenten Thermalquellen vermeide man zu hohe Temperaturen.

Wirksamer noch als die Vollbäder sind, besonders bei durch Infektion oder Intoxikation bedingten Neuralgien, energische diaphoretische Allgemeinanwendungen; sie kommen für jedes Stadium der Erkrankung in Betracht. Für die früheren Stadien eignen sich namentlich die Bett-Lichtbäder und -Heißluftbäder, da sie auch bei Bettlägerigen anwendbar sind. Ist der Patient ohne Schaden transportabel, dann sind Lichtkastenbäder, in hartnäckigen Fällen auch Sand-, Schlamm- und Moorbäder empfehlenswert.

Auf die lokalen Prozeduren werden wir bei Besprechung der einzelnen Neuralgieformen näher zurückkommen. Hier sei nur allgemeingültig gesagt, daß im ersten akuten Stadium die milderen lokalen thermischen Anwendungen zu bevorzugen sind. Neben Prießnitzschen Umschlägen kann man im Anfangsstadium bald schon leichtere lokale Hitzeanwendungen vornehmen, in Form von heißen Kompressen, Thermophoren, heißen Sandsäcken, Heißluftduschen, während intensiver wirkende thermische Prozeduren, wie Fangoumschläge und Diathermie, erst später, nach Abklingen der ersten Reizerscheinungen, zu empfehlen sind. Lokale Kälteapplikationen, am besten in Form von wechselwarmen Prozeduren, eignen sich fast ausschließlich erst für die späteren Stadien, können aber dann, wie z. B. die schottische Dusche bei der Ischias, oft von entscheidender therapeutischer Wirkung sein.

Die Elektrotherapie erfolgt bei Neuralgien meist in Form der Galvanisation. Neben der Galvanisation können in älteren Fällen, namentlich auch bei Neuralgien oberflächlich gelegener Nerven, auch die Hochfrequenzströme in Form der Funkenbehandlung oder Effluvienapplikation als Ableitungsmittel gute Dienste leisten. Die Massage, die ebenfalls in der Therapie der Neuralgien eine große Rolle spielt, kommt erst in späteren Stadien zur Anwendung; sie wird teils manuell ausgeübt, unter besonderer Berücksichtigung der Zirkelreibungen und der Erschütterungen, teils in Form von Vibrationsmassage, und sie erstreckt sich sowohl auf die Nervendruckpunkte wie auch auf das ganze Ausbreitungsgebiet der erkrankten Nerven.

Ischias.

Die Ischias nimmt sowohl unter den Neuralgien überhaupt als speziell unter den für die physikalische Behandlung geeigneten Neuralgieformen den wichtigsten Platz ein. Wir haben zwar schon vorher auf die Bedeutung der Erforschung des ätiologischen Momentes für die Neuralgiebehandlung im allgemeinen hingewiesen, möchten aber doch hier noch einmal hervorheben, daß eine primäre oder idopathische Ischias nur dann zu diagnostizieren und als solche zu behandeln ist, wenn sicher sonstige Ursachen auszuschließen sind; und daß namentlich in keinem Falle von Ischias die Untersuchung per rectum resp. per vaginam unterlassen werden darf, um nicht Tumoren, Beckenexsudate, Uterusdislokationen, Prostataerkrankungen usw. zu übersehen. Auch an tuberkulöse Erkrankungen des Kreuzbeins resp. der Synchondrosis sacro-iliaca muß bei jüngeren Individuen, besonders wenn sie sonstige Zeichen von Tuberkulose aufweisen, gedacht werden.

Sind derartige auslösende Momente nicht eruierbar, so hat man sich auch noch vor Verwechslungen mit Neuralgie anderer Oberschenkelnerven (Femoralis, Cutaneus femoris externus) zu hüten; ebenso muß eine Coxitis (Arthritis deformans des Hüftgelenks) durch Untersuchung der Beweglichkeit des Hüftgelenkes bei gebeugtem Kniegelenk und der Druckempfindlichkeit des Hüftgelenkes selbst ausgeschlossen werden. (Namentlich bei älteren Patienten ist darauf zu achten.)

Im ersten akuten Stadium eines Ischiasanfalles ist absolute Bettruhe und Sorge für regelmäßige Stuhlentleerung das Haupterfordernis. Von physikalischen Maßnahmen kommen zunächst neben warmer Umhüllung des erkrankten Beines lokale Wärmeapplikationen in Anwendung: heiße Kompressen, am besten in Form der Dampfkompressen, heiße Sandsäcke, Thermophore und ähnliches. Eingreifendere Maßnahmen, bei denen der Patient aus dem Bette transportiert werden muß, sind zu allererst noch nicht gestattet. Schon sehr bald kann man dann zu Bett-Lichtbädern oder Heißluftbädern im Bett übergehen, die man hauptsächlich auf den Unterkörper einwirken läßt. Unter all den vielen physikalischen Mitteln, welche gegen die Ischias angewandt zu werden pflegen, möchte ich diese Bett-Lichtbäder bzw. die Bett-Heißluftbäder als das am häufigsten wirksame Heilmittel bezeichnen, das den großen Vorzug hat, auch schon in frischen Fällen fast stets dem Patienten Erleichterung zu bringen.

Prießnitzsche Umschläge um das erkrankte Bein werden im ersten akuten Stadium meist nicht vertragen, sind aber in hartnäckigeren älteren Fällen oft von guter Wirksamkeit; man wendet sie hier am besten mit Alkoholzusatz an (1 Teil Alkohol auf 3 Teile Wasser oder Bespritzen der feuchten Kompresse mit Spiritus oder Franzbranntwen).

Da die Ischias selten, auch unter der genannten Behandlung, innerhalb kurzer Zeit ausheilt, sondern das Leiden fast immer viel hartnäckiger ist, so erfordert es dementsprechend auch eine eingreifendere Behandlung. Von hydrotherapeutischen Prozeduren, die dann weiterhin verwandt werden müssen, seien die warmen Vollbäder von 37 bis 40° in erster Linie genannt, da sie überall ausführbar sind und auch zu den wirksamsten Eingriffen gehören. Man läßt in diesen Bädern nach Briegers Vorschrift den Patienten vorsichtige Streckübungen des Beines und Streckungen des Rumpfes ausführen; auch leichte Massage der Schmerzpunkte kann in späteren Stadien des Leidens zweckmäßigerweise im Bade ausgeführt werden. Die nähere Technik dieser sogenannten „Bewegungsbäder", die am besten in einer besonders großen Wanne gegeben werden, ist im systematischen Teile bereits beschrieben worden (S. 45). Die Dauer des Bewegungsbades beträgt 20 Minuten bis $\frac{1}{2}$ Stunde; am Schlusse kann

man durch Zufließenlassen von kaltem Wasser das Bad auf 34—32°
kurz abkühlen. Eine tiefere Abkühlung, wie überhaupt die Anwendung von Kälteprozeduren, ist jedoch in diesen früheren Stadien
der Ischias noch durchaus kontraindiziert. Neben den warmen Vollbädern können auch bei längerem Verlaufe der Krankheit die elektrischen Lichtbäder noch weiter als Allgemeinprozedur verwandt
werden.

Von vorzüglicher Wirkung sind ferner in hartnäckigen Fällen von
Ischias die Sandbäder, in denen der Patient mit dem ganzen Unterkörper in den heißen Sand eingegraben wird und etwa $^1/_2$ Stunde lang
schwitzt. Die Sandbäder werden, da sie immerhin angreifend sind,
in der Regel nicht täglich gegeben, sondern etwa 3—4mal wöchentlich,
an den anderen Tagen werden statt dessen Dampfduschen oder
Bewegungsbäder angewandt. Wo Einrichtungen dazu vorhanden
sind, lassen sich statt der Sandbäder auch die Moorbäder verwenden.
Der Fango ist ebenfalls ein sehr wirksames therapeutisches Mittel
in der Ischiasbehandlung, nur werden dazu sehr große Mengen Materials
gebraucht.

Die eben erwähnte Dampfdusche leistet bei der Ischiasbehandlung sehr gutes, besonders in solchen Fällen, wo sich die Affektion
hauptsächlich auf einen Teil des Nervenverlaufes beschränkt (Gesäßgegend sogen. „Wurzelischias"). Man läßt die Dampfdusche 15 bis
20 Minuten lang auf die befallene Gegend einwirken und kühlt danach
durch Abwaschen mit lauwarmem bis kaltem Wasser, resp. mit einer ebenso
temperierten Fächerdusche ab oder schließt ein Bewegungsbad an die
Dampfdusche an. Die Dampfdusche mit der kalten Strahldusche
zu kombinieren und somit eine schottische Dusche zu applizieren,
ist erst in späteren Stadien der Ischias zweckmäßig. In frischeren,
erst wenige Wochen alten Fällen riskiert man, durch diesen starken
Reiz eine Verschlimmerung herbeizuführen, und deshalb möchten wir
den Gebrauch der schottischen Dusche mehr für die älteren, chronischen Fälle und außerdem für kräftige, gut reagierende Patienten
reserviert wissen. Am besten wendet man die schottische Dusche bei
der Ischias in Form der schottischen Wasserstrahldusche an
(abwechselnd heiße und kalte Strahldusche unter starkem Druck,
$1^1/_2$—3 Atmosphären), die bei dem dem Duschenkatheder den Rücken
zukehrenden Patienten längs des Verlaufs des Nervus Ischiadicus während 3—5 Minuten appliziert wird. Es wird dabei außer
dem thermischen zugleich ein starker mechanischer Reiz ausgeübt,
der in ähnlicher Weise, wie die Massage, die Rückbildung des Krankheitsprozesses anregt. Die namentlich in Badeorten bei Ischias mit
Erfolg angewandte Duschemassage beruht in ihrer Wirksamkeit
ebenfalls auf einer glücklichen Kombination von thermischem und
mechanischem Reiz.

Die Bogenlichtbestrahlung, am besten in Form der Rotlichtbestrahlung, ist bei der Ischias in denjenigen Fällen indiziert,
wo der Allgemeinzustand des Kranken (hohes Alter, Herzleiden usw.),
ferner starke Reizerscheinungen oder Erkältungsgefahr bei ambulanter

Behandlung die Anwendung der bisher genannten Wärmeprozeduren nicht erlauben, und wo die Diathermie nicht vertragen wird oder nicht zur Verfügung steht. Aber auch in sonstigen Fällen leistet die Rotlichtbestrahlung, abwechselnd mit intensiveren Wärmeprozeduren angewandt, häufig Gutes, besonders dann, wenn die Erkrankung auf einen Teil des Nervenverlaufes beschränkt ist. Als unschädliches und doch manchmal noch wirksames Palliativmittel ist das rote Licht auch bei sekundärer Ischias infolge von entzündlichen oder malignen Tumoren zu empfehlen. Die Dauer der Rotlichtsbetrahlungen beträgt etwa 20—30 Minuten. Da das Allgemeinbefinden dabei gar nicht affiziert wird, können die Bestrahlungen täglich vorgenommen werden. An Stelle der Bogenlampe läßt sich auch die Solluxlampe (rotes oder weißes Licht) bei denselben Indikationen verwenden.

Was nun die Anwendung der **Diathermie** bei der Ischias betrifft, so gelten hier die Regeln, die bei der Diathermiebehandlung von Neuralgien überhaupt zu beachten sind. In frischen Fällen, solange eine nennenswerte Reizbarkeit besteht, ist die Diathermie im allgemeinen kontraindiziert, weil dadurch die Schmerzen meistens noch gesteigert werden. Erst später, nach Abklingen der Reizerscheinungen, ist die Diathermie anwendbar, und die besten Erfolge zeigen sich bei älteren, verschleppten Fällen von Ischias, wo sonstige Wärmeapplikationen versagt haben. Hier sind die Erfolge einer Diathermiekur oft ganz ausgezeichnet. Ebenso leistet aber auch die Methode, von vornherein angewandt, häufig bei solchen Patienten sehr Gutes, die bei chronischer Disposition zur Ischias von einer Verschlimmerung des Leidens ohne starke akute Reizerscheinungen befallen werden.

Man bedient sich bei der Diathermiebehandlung der Ischias vorzugsweise der Längsdurchwärmung, wie sie auf S. 148 näher geschildert worden ist. Zu beachten ist, daß hier häufig bei höheren Wärmedosen einige Zeit nach Einschaltung des Stromes eine Steigerung der Schmerzen, der sog. Diathermieschmerz, auftritt, was dann eine sofortige Verminderung der Stromstärke erforderlich macht. Um in derartigen Fällen die Gefahr des Auftretens einer solchen Schmerzsteigerung zu vermindern, empfiehlt es sich, einen Teil der für die Diathermiesitzung vorgesehenen Zeit statt zur Längsdurchwärmung zu einer Querdurchwärmung zu benutzen, die an den hauptsächlichsten Schmerzpunkten, vor allen Dingen an der Glutäalgegend, appliziert wird. Auf diese wird die differente kleinere Elektrode aufgelegt, während die indifferente große Plattenelektrode auf den oberen Teil der Streckseite des Oberschenkels zu liegen kommt. Auf die etwa 10 Minuten lang dauernde Querdurchwärmung folgt dann eine Längsdurchwärmung von gleicher Dauer in der üblichen Form. Bei Bedarf kann dann noch eine Querdurchwärmung der unteren Druckpunkte in der Kniegegend erfolgen.

Nach den ersten Diathermiesitzungen tritt bei der Ischias auch in älteren Fällen nicht selten eine Schmerzreaktion auf, die aber, wenn sie innerhalb eines Tages abklingt, die Fortsetzung der Behandlung nicht kontraindiziert. Schon aus diesem Grunde soll man aber nicht täglich mit Diathermie behandeln, sondern etwa 3mal wöchentlich. Die ganze Kur muß in allen erheblicheren Fällen 12—15 Sitzungen umfassen; häufig stellt sich eine Besserung der Beschwerden erst etwa nach der sechsten Sitzung ein, schreitet aber im Laufe der Kur dann stetig fort, und der Erfolg der Behandlung ist meist ein dauernder und anhaltender.

Die Massage spielt bei der Behandlung der Ischias eine wichtige Rolle, nur ist eine sorgfältige Indikationsstellung dabei unbedingtes Erfordernis. Es darf keinesfalls im akuten und subakuten Stadium massiert werden, sondern erst nach längerem Bestehen der Krankheit und nach Verschwinden der stärksten Reizerscheinungen; als brauchbarer Maßstab dafür kann das Schwinden des Druckschmerzes angesehen werden. Auch muß man dann noch vorsichtig tastend vorgehen, um keinen Schaden anzurichten. Andrerseits bringt aber die Massage in sehr hartnäckigen Fällen oft endlich die Heilung herbei resp. sie beschleunigt sie wesentlich, wenn alle sonstigen Methoden nicht mehr weiterhelfen. Die ersten Massagehandgriffe werden, wie erwähnt, zweckmäßigerweise im warmen Vollbade (Bewegungsbade) ausgeführt; hier wie bei der Duschemassage sind sie am wenigsten schmerzhaft und verhältnismäßig schon frühzeitig anwendbar. Auch die Vibrationsmassage eignet sich gut für den Beginn der mechanischen Behandlung der Ischias, da sie keinen so energischen Eingriff für den Nerven selbst bedeutet wie die manuelle Massage, andrerseits aber doch oft auffallend schmerzstillend wirkt.

Die manuelle Massage besteht in anfangs milden, später energischeren Druckstreichungen längs des ganzen Ischiadicusverlaufs, ferner in Reibungen, Vibrationen, Klopfungen und Knetungen an den typischen Schmerzpunkten; außerdem wird die ganze Muskulatur im Ausbreitungsgebiete des Nerven mit Streichungen, Knetungen und Klopfungen bearbeitet. Alle diese Handgriffe werden in Bauchlage des Patienten ausgeführt; am Schlusse der Sitzung läßt man den Kranken sich auf den Rücken legen, nimmt zunächst eine leichte Massage der Streckseite des erkrankten Beines vor und beschließt die Sitzung mit mehrmaliger vorsichtiger passiver Beugung des Beines im Hüftgelenk bei gestrecktem Knie. Bei dieser Bewegung, durch die bekanntlich der Nerv gedehnt wird, wird das Bein so weit erhoben, bis der Patient angibt, Schmerz zu empfinden, dann legt man das Bein wieder hin und wiederholt die Prozedur ein- bis zweimal.

Nicht nur diese milde Form der unblutigen Dehnung des Nerven, sondern die ganze Ischiasmassage ist im Anfange noch schmerzhaft. Wenn aber die Massage therapeutisch wirksam ist, so sind die Schmerzen nur vorübergehende, und der Patient spürt oft nach der ersten Sitzung schon, jedenfalls nach mehreren Sitzungen, deutliche Erleichterung. Halten dagegen die Schmerzen nach der Massage dauernd an, oder werden dadurch die Beschwerden gar gesteigert, so ist das ein Zeichen dafür, daß die Massage zu früh begonnen worden oder überhaupt kontraindiziert ist; man muß sie dann aussetzen resp. auf einen späteren Zeitpunkt verschieben.

Von erheblicher Bedeutung für die Behandlung der späteren Stadien der Ischias ist ferner die Mechanotherapie, und zwar insbesondere in Form von Übungen, bei denen der Ischiadikus-Nerv vorsichtig gedehnt wird. Die eine Manipulation hierzu haben wir schon bei der Ischiasmassage beschrieben; es empfiehlt sich aber, im Anschlusse an die Ischiasmassage auch vorsichtige aktive Übungen vornehmen zu lassen, bei denen eine leichte Dehnung des Nerven erfolgt. Dazu eignen sich Bein-Spreizübungen verschiedener Art, die alle bei durchgedrücktem Kniegelenk vorgenommen werden. Man läßt diese Übungen aber nicht nur mit dem erkrankten Beine, sondern auch mit dem gesunden ausführen, denn gerade auch hierbei erfolgt eine leichte Dehnung des Nerven an der anderen Seite, wofern man darauf achtet, daß auch das stehenbleibende kranke Bein im Kniegelenke gestreckt bleibt.

Zur vorsichtigen Dehnung des Nerven eignet sich auch sehr gut der von Goldscheider zu diesem Zwecke angegebene Ischiasstuhl (Abb. 96). Auf demselben wird der Patient in der aus der Abbildung ersichtlichen Weise gelagert, das Brett, auf dem das kranke Bein liegt und das an einer Zahnstange verstellbar ist, wird

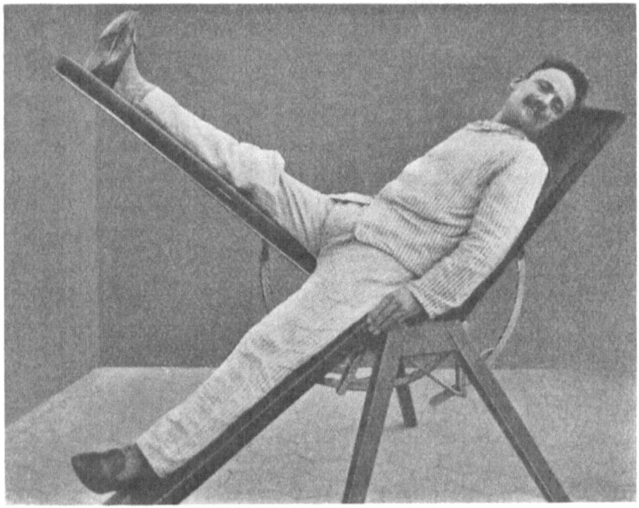

Abb. 96. Goldscheiderscher Ischiasstuhl.

so weit nach oben gestellt, bis der Patient eben leichten Schmerz empfindet; in dieser Lage verbleibt dann der Kranke zunächst 2 Minuten, später 5—10 Minuten lang. Es braucht wohl nicht betont zu werden, daß auch diese Prozedur erst in den späteren Stadien der Ischias indiziert ist.

Neben diesen einfachen mechanotherapeutischen Eingriffen kommt die Behandlung der Ischias mit medikomechanischen Apparaten nach Zander oder Herz erst in zweiter Linie in Betracht. Doch ist sie in den späteren Stadien ein wirksames Unterstützungsmittel der sonstigen Therapie, vor allem weil sie auch geeignet ist, die Atrophie der Muskulatur des erkrankten Beines zu bekämpfen. Alle für Beinübungen bestimmten aktiven und passiven Apparate kommen hierbei in Frage, unter spezieller Berücksichtigung derjenigen, bei denen die Bewegungen im Hüftgelenke mit gestrecktem Knie ausgeführt werden; namentlich der Zanderapparat B 1 (Beugung des gestreckten Beines im Hüftgelenke) läßt sich hierzu gut verwenden.

Die Elektrotherapie ist als wichtiges und oft wirksames Ergänzungs- und Unterstützungsmittel der sonstigen physikalischen Therapie der Ischias einzuschätzen. Sie erfolgt vor allem in Form der Galvanisation, entweder nach der von Kowarschik angegebenen Methode der Längs- oder Quergalvanisation mit starken Strömen (20—50 M.A.) und längerer, bis über $1/2$ Stunde währender Anwendungsdauer[1]), oder als Anodengalvanisation der hauptsächlich schmerzhaften Druckpunkte und des Ausbreitungsgebietes des N. peroneus (Kathode in der Kreuzbeingegend, Stromstärke 6—10 M.A.; Dauer etwa 15 Minuten). In solchen Fällen, wo Parästhesien im Unterschenkel ein lästiges und schwer zu beseitigendes Symptom bilden, haben sich uns ferner die faradischen Vierzellenbäder oder vielmehr Zweizellenbäder für die untere Extremität sehr gut bewährt.

Auch die Anwendung der Radiumemanation in Form von Trink-, Bade- und Inhalationskuren ist bei der Ischias von einer Reihe von Autoren empfohlen worden. Neuerdings sahen wir in Fällen von hartnäckig persistierenden Schmerzen im Peroneusgebiete gute Resultate von der Anwendung von Radiumkompressen. Schließlich haben wir auch von den auf S. 101 erwähnten Transkutanbädern in hartnäckigen Fällen von Ischias gute Resultate gesehen.

Was die Balneotherapie der Ischias betrifft, so kommen dafür vorzugsweise die älteren verschleppten Fälle in Frage. Die Wirkung einer Bäderkur ist hier oft eine sehr eklatante; es eignen sich für solche Kranke vor allem die indifferenten Thermen (Wildbad, Gastein, Ragaz, Teplitz usw.) und die Kochsalzthermen (Baden-Baden, Wiesbaden), ferner die Schwefelthermen (Aachen, Nenndorf, Pystian, Trenczin-Teplitz u. v. a.) sowie die Moor- und Schlammbäder. In minder schweren Fällen können auch Kuren mit temperierten Solbädern (Oeynhausen) oft recht Gutes leisten. Sehr heiße Badetemperaturen (über 39°) werden bei diesen Bäderkuren überhaupt meist vermieden.

Von den Begleiterscheinungen der Ischias sei hier nur kurz noch die so häufige Skoliosis ischiadica erwähnt. Sie erfodert meist keine besondere Behandlung, denn im Maße, als die Ischias abheilt, geht auch die Skoliose in der Regel von selbst zurück. Doch kann man diese Rückbildung bei hochgradiger Skoliose, aber nur, wenn sonstige medikomechanische Übungen schon gut vertragen werden, durch entsprechende Übungen, welche einen Ausgleich der Skoliose zum Ziele haben, unterstützen.

Sonstige Neuralgien.

Die **Trigeminusneuralgie** gehört zu den hartnäckigsten und der physikalischen Behandlung am schwersten zugänglichen Neuralgieformen. Immerhin sind hier physikalische Methoden der palliativen intern-medikamentösen Therapie mindestens ebenbürtig, wenn nicht überlegen; schwere Fälle sind allerdings nur den modernen Injektionsmethoden und der chirurgischen Therapie zugänglich. Handelt es sich um frischere Fälle, wo eine rheumatische Ursache anzunehmen ist, so ist zunächst eine Allgemeinbehandlung mit elektrischen Lichtbädern oder sonstigen Schwitzprozeduren empfehlenswert.

---

[1]) Näheres siehe im Lehrbuch der Elektrotherapie von Kowarschik (2. Aufl., Berlin: Julius Springer 1923), sowie Münch. med. Wochenschr. 1918, Nr. 46.

Auch das Kopf-Lichtbad kommt hier in Frage. Im übrigen sind aber bei der örtlichen Wärmebehandlung, sowohl in frischen wie in den chronischen Fällen, starke Hitzegrade zu meiden. Am besten haben sich uns bei älteren wie frischeren Formen die lokalen Blaulichtbestrahlungen (blaue Minin-Lampe oder blaues Bogenlicht) bewährt; man vermeide dabei aber eine intensive Erwärmung der Wange. Im Anschluß an die Blaulichtbestrahlung wenden wir die meist gut vertragene Galvanisation an (Anode auf die Austrittsstellen des Nerven, schwache Stromstärke von 2—4 M.A., Dauer im ganzen 5—10 Minuten). Schließlich möchten wir als drittes lokales Mittel für hartnäckige alte Fälle von Trigeminusneuralgie, bei denen keine Hyperästhesie der Haut besteht, die Hochfrequenzfunkenbehandlung empfehlen, die man aber am besten mit einem kleinen Hochfrequenzapparate (Radiolux, Invictus u. dgl.) ausführt, da die Funken des großen d'Arsonvalschen Instrumentariums oft zu stark reizen. Wir sahen hiervon einige Male bei alten Fällen, die schon mehrfachen operativen Eingriffen, Alkoholinjektionen usw. unterzogen worden waren, ausgezeichnete Erfolge.

Die Massage kommt nur bei älteren, relativ reizlosen Formen der Trigeminusneuralgie in Frage, kann aber hier von sehr günstiger Wirkung sein. Sie besteht vorwiegend in Zirkelreibungen und Vibrationen an den Austrittsstellen der Nerven. Auch die Diathermie versuche man nur in Fällen, bei denen heftige Reizerscheinungen (z. B. von Ticksymptomen begleitete Anfälle) fehlen; sie kann namentlich bei dem Gesichtsschmerz jüngerer Individuen manchmal Gutes leisten (eine differente Elektrode auf die erkrankte Wange, eine zweite auf die andere Wange oder auf die Brust). Die Quarzlichtbestrahlung, wie sie von Brustein[1]) zur Behandlung von Neuralgien empfohlen worden ist, kann auch bei der Trigeminusneuralgie, und zwar gerade auch in Fällen von starker Irritation, versucht werden. Freilich sind ihre Resultate ungleich.

Bei der Behandlung der **Okzipitalneuralgie** kommen ebenfalls wieder in erster Linie Blaulichtbestrahlungen und Galvanisation in Anwendung. In älteren hartnäckigen Fällen kann hier aber auch die Diathermie Gutes leisten, und häufig ist ferner die örtliche Hochfrequenzbehandlung (kleine Apparatur) von rascher Heilwirkung bei diesen älteren Formen.

Die **Interkostalneuralgie** kann schon im ersten akuten Reizstadium, solange noch Herpes-zoster-Eruptionen bestehen, mit milden Blaulichtbestrahlungen angegangen werden. Nach Abheilung des Herpes kann man daran noch Galvanisation anschließen, und in dem späteren Stadium erzielt man ferner mit der Diathermie häufig schöne Resultate (zwei ungefähr gleich große Elektroden von Handtellergröße in der Gegend des Wurzelgebietes und der Endausbreitung der erkrankten Nerven).

Eine ihrer Häufigkeit wegen praktisch sehr wichtige Neuralgieform ist die **Brachialgie,** häufig als Neuritis brachialis auftretend und nicht selten kompliziert mit gleichzeitiger Omarthritis (Goldscheider). Eine zweckmäßig geleitete physikalische Behandlung kann sich hier sehr dankbar erweisen und das an sich meist sehr hartnäckige Leiden wesentlich abkürzen und lindern.

---

[1]) Zeitschr. f. physikal. u. diät. Therapie Bd. 13, S. 577. 1910.

Im ersten akuten Reizstadium der Brachialgie kommt von physikalischen Maßnahmen zunächst die Blaulichtbestrahlung in Betracht. Verhältnismäßig bald werden dann auch lokale Heißluftbäder des Schultergelenkes vertragen (der entsprechende Spiritus-Heißluftapparat oder der Tyrnauersche Schulterapparat eignen sich dafür am besten), die man aber anfänglich nicht täglich, sondern jeden zweiten Tag anwendet; zur Beruhigung kann man hinterher eine Blaulichtbestrahlung (Minin-Lampe) von etwa 10 Minuten Dauer anschließen. Auch die Dampfdusche mit anschließender Blaulichtbestrahlung hat sich uns hier oft als nützlich erwiesen. Die Diathermiebehandlung spielt in der Therapie der Brachialgie ebenfalls eine wichtige Rolle und kann allen anderen Maßnahmen in hartnäckigen Fällen überlegen sein. Man kann damit ebenfalls relativ frühzeitig, etwa 2—3 Wochen nach Einsetzen der Erkrankung, beginnen unter der Voraussetzung, daß dabei nur schwache, ein kaum merkbares Wärmegefühl erzeugende Stromdosen in Anwendung kommen. Diese Vorsichtsmaßregel gilt besonders für die Längsdurchwärmung (Schultergegend—Handgelenk), weil hierbei sonst leicht der sog. Diathermieschmerz provoziert wird. Um die Diathermieanwendung in diesen Fällen möglichst schonend zu gestalten, möchten wir empfehlen, mindestens im Anfange der Kur die Zeit der Längsdurchwärmung auf 5—10 Minuten zu beschränken und dann außerdem noch eine Querdurchwärmung der Schultergegend, bei Komplikation mit Omarthritis des Schultergelenkes selbst, während etwa 10 Minuten vorzunehmen. Auch hier kann noch eine kurz dauernde Blaulichtbestrahlung an die Diathermiebehandlung angeschlossen werden. Die letztere erfolge nur jeden Übertag; bleibt der dazwischenliegende Tag nicht behandlungsfrei, so appliziere man an diesem nur eine Blaulichtbestrahlung, eventuell gefolgt von einer, besonders bei der neuritischen Form und im späteren Stadium sehr wirkungsvollen Galvanisation (labile Anodenbehandlung).

Nicht zu vergessen ist, daß neben diesen örtlichen Prozeduren in hartnäckigen Fällen auch eine allgemeine Wärmeanwendung die Heilung wesentlich beschleunigen kann. Als solche kommt vor allen Dingen das elektrische Lichtkastenbad (1—2mal wöchentlich) in Betracht; auch von den Transkutanbädern haben wir bei hartnäckiger Brachialgie neuerdings einige recht schöne Erfolge gesehen.

b) Neuritische Erkrankungen (Polyneuritis)

Unter dieser Rubrik wollen wir die toxischen und infektiösen Neuritiden zusammenfassen, die meistens multipel als Polyneuritis auftreten, aber bei gelegentlichem isolierten Befallensein eines einzelnen Nervengebietes dieselbe Therapie wie die Polyneuritis erfordern, nur daß dann rein lokale Maßnahmen mehr in den Vordergrund treten.

Zunächst erfordert die Polyneuritis die Behandlung des Grundleidens. Eine solche ist, soweit es sich um physikalische Maßnahmen handelt, besonders bei toxischer Ätiologie des Leidens möglich; so ist bei der Bleineuritis niemals eine Allgemeinbehandlung mit Schwefelbädern oder elektrischen Lichtbädern zu versäumen, ebenso bei der Arsenneuritis und der heute recht seltenen Quecksilberneuritis. Bei anderen toxischen Neuritiden, wie bei der Alkoholneuritis, besteht die ätiologische Therapie in Weglassen der Noxe, bei der gichtischen und diabetischen Neuritis in entsprechender Diät. Bei den Neuritiden nach Infektionskrankheiten kommt, wenn sie einer eingreifenderen physikalischen Behandlung zugänglich werden, eine ätiologische Behandlung, falls es sich nicht um Syphilis oder Malaria handelt, gewöhnlich nicht mehr in Betracht. Aber auch hier versuche man, ebenso wie bei den toxischen Neuritiden, falls es der Allgemeinzustand des Patienten irgendwie gestattet, zunächst durch einige Schwitzprozeduren (am besten Bettlichtbäder) die Ausscheidung des eventuell noch im Körper vorhandenen schädlichen Agens zu begünstigen. Zugleich wirken diese Bäder durch Anregung der Zirkulationsverhältnisse auf die Rückbildung des Krankheitsprozesses fördernd ein und üben weiter durch Schmerzstillung eine günstige Wirkung aus. Gestattet der Allgemeinzustand die Anwendung von Schwitzprozeduren nicht, so werden die genannten Indikationen durch lauwarme Vollbäder (mit Salz- oder Fichtennadelzusatz), wenn auch nicht in so wirksamer Weise wie durch Schwitzbäder, erfüllt.

Relativ frühzeitig ist, besonders bei klinischer Behandlung, die Diathermie bei der Polyneuritis anwendbar; wir möchten dieselbe, gewöhnlich in Form der Längsdurchwärmung appliziert, wegen ihrer schmerzstillenden Wirkung, aber auch wegen ihres wohltätigen Einflusses auf die Ernährungs- und Zirkulationsverhältnisse der befallenen Extremitäten dringend empfehlen. Da die Anwendung der Diathermie, wie erwähnt, als Längsdurchwärmung der Extremitäten geschieht, so werden etwaige Sensibilitätsstörungen selten eine Kontraindikation dieses Verfahrens bilden. Besonders F. Kraus[1]) lobt die gute Wirkung der Diathermiebehandlung bei der Neuritis, die er allerdings mit Röntgenbestrahlung kombiniert.

An den behandlungsfreien Tagen — sowohl die Bäder- wie die Diathermiebehandlung werden nicht täglich, sondern etwa 3mal wöchentlich ausgeführt — wende man dann die Elektrotherapie an, in Form der Galvanisation der gelähmten Extremitäten; anfangs vorwiegend als schmerzstillende Anodengalvanisation, später auch als Kathodenbehandlung in der bei Lähmungen üblichen Weise. Auch bei Verwendung der gleich zu besprechenden hydroelektrischen Bäder ist in allen Fällen, in denen ausgesprochene Lähmungen vorhanden sind, die örtliche Elektrotherapie nicht überflüssig. Denn nur durch diese läßt sich in der gewünschten Weise auf bestimmte isolierte Nerven und Muskelgruppen einwirken.

Die hydroelektrischen Bäder pflegen wir in einem späteren Stadium der Behandlung an Stelle der anfänglich gegebenen Schwitz-

---

[1]) Zeitschr. f. d. ges. physikal. Therapie Bd. 30, S. 124. 1925 u. Bd. 28, S. 80. 1924.

oder Vollbäder zu applizieren, und zwar entweder als **faradische Vollbäder** oder als **faradische Vierzellenbäder**. Sie wirken in gleicher Weise wohltätig auf die sensiblen Störungen (Schmerzen, Parästhesien) wie auf die motorischen Erscheinungen.

Im Anschlusse an alle diese Maßnahmen ist nach Schwinden der anfänglichen Schmerzhaftigkeit so bald wie möglich die **Massage** zur Bekämpfung der Muskelatrophien und zur Verhütung von Kontrakturen anzuwenden. Bei **drohenden Kontrakturen** wirken auch **in den Vollbädern ausgeführte Bewegungen** günstig ein. Später, im Stadium der Abheilung, sind dann oft noch **mediko-mechanische Übungen** zur Beschleunigung der Wiederherstellung der Funktion empfehlenswert.

So stehen eine Reihe von physikalischen Maßnahmen zur Behandlung der Polyneuritis zur Verfügung. Die Kur wird sich in allen schwereren Fällen über mehrere Monate erstrecken müssen und erfordert nicht selten einen gewissen Wechsel in den verschiedenen Prozeduren. Aber in der großen Mehrzahl der Fälle lohnt schließlich die wenn auch langsam sich einstellende Wiederherstellung die aufgewandte Mühe und Zeit.

c) Periphere Lähmungen.

Bei isolierten Lähmungen der peripheren Nerven traumatischen, rheumatischen, infektiösen oder toxischen Ursprungs bildet die hauptsächlichste Behandlungsmethode (neben eventueller ätiologischer Therapie bei den infektiösen und toxischen Formen) die **Elektrotherapie**. Man kann deren Wirkung aber wesentlich erhöhen, wenn man sie mit voraufgehender lokaler Wärmeanwendung kombiniert (Tobias, F. Kraus u. a.). Im Tierexperiment hat neuerdings Fritz Kraus[1]) die Beschleunigung der Nervenregeneration nach Durchschneidung des Ischiadicus durch Kombination von Röntgenbestrahlung und Diathermiebehandlung nachweisen können.

Die lokale Wärmeapplikation erfolgt bei den peripherischen **Fazialislähmungen** in Form von Glühlicht- oder Bogenlichtbestrahlungen; auch das Kopflichtbad ist, falls keine Kontraindikation besteht, dazu verwendbar. Bei den **übrigen peripheren Nervenlähmungen** kommen örtliche Heißluftbäder, Dampfduschen, Fangopackungen und auch die Diathermie in Betracht. **Vorsicht ist geboten bei etwa vorhandenen Sensibilitätsstörungen**, wo man sich dann am besten auf objektiv in ihrem Wärmegrad genau kontrollierbare Wärmeprozeduren, wie lokale warme Bäder oder Fangopackungen, eventuell auch Blaulichtbestrahlungen, beschränkt. Bei **traumatischen Lähmungen** ist bei Anwendung dieser Maßnahmen insbesondere der **Ort der Leitungsunterbrechung** zu berücksichtigen, namentlich wenn letztere durch Infiltrate, Exsudate, Kallusmassen od. dgl. verursacht ist. Aber auch in sonstigen Fällen wird durch die Wärmehyperämie die Regeneration der Nervenfasern wesentlich unterstützt.

---

1) Zeitschr. f. d. ges. physikal. Therapie Bd. 30, S. 124. 1925.

Neben Elektrotherapie und Wärme ist auch bei diesen Lähmungen die Massagebehandlung zur Bekämpfung von Atrophien und Kontrakturen unbedingt geboten. Später wird es dann oft noch notwendig sein, heilgymnastische und medikomechanische Übungen zu demselben Zwecke und zur Bahnung der Innervation anzuschließen.

2. Erkrankungen des Zentralnervensystems.

a) Gehirnkrankheiten.

Unter den Hirnerkrankungen, in deren Therapie die physikalischen Methoden Anwendung finden, nimmt die Apoplexie die wichtigste Stellung ein. Die physikalische Behandlung kommt dabei weniger im ersten frischen Stadium zur Anwendung, in dem man sich lediglich auf Eisblasen oder kalte Kompressen auf den Kopf beschränken muß, als vielmehr zur Behandlung der Folgezustände der Hirnblutungen, also der **Hemiplegie.** Da die physikalische Behandlung der Hemiplegie nach Gehirnembolie oder nach Thrombose der Hirnarterien im wesentlichen die gleiche ist, so können wir sie mit derjenigen der apoplektischen Hemiplegie zusammen besprechen.

Es ist wichtig, mit der Behandlung der Hemiplegie frühzeitig zu beginnen, um möglichst die Bildung von Kontrakturen zu verhindern. Schon nach wenigen Wochen nehme man zu diesem Zweck vorsichtige passive Bewegungen der Extremitäten vor, vor allen Dingen Streckbewegungen an dem Arme und der Hand. Ebenso kann vorsichtige Massage der gelähmten Extremitäten schon frühzeitig begonnen werden, um die Zirkulation daselbst anzuregen und der Atrophie der Muskulatur vorzubeugen. Auch mit der Elektrotherapie kann schon wenige Wochen nach dem Insult begonnen werden (Galvanofaradisation unter Bevorzugung der Streckmuskeln und sonstiger den Kontrakturen antagonistisch wirkender Muskelgruppen).

Später, wenn sich der Patient schon mehr erholt hat, frühestens etwa 6—8 Wochen nach dem Insult, empfiehlt es sich, zur Verhütung von Spasmen und zur allgemeinen Kräftigung etwa 2 mal wöchentlich lauwarme Vollbäder von 34 bis höchstens 36° Temperatur zu geben, in denen zunächst passive Bewegungen und später dann auch aktive Bewegungsübungen der gelähmten Extremitäten vorgenommen werden. Man bezweckt zugleich mit diesen Übungen, den Patienten wieder an die Innervation der gelähmten Muskeln zu gewöhnen, erhaltene Nervenbahnen wieder zu kräftigen und die kompensatorischen Bahnen auf die neue Bewegung einzuüben. Zu Anfang ist es notwendig, während man den Patienten anweist, die betreffende Bewegung auszuführen, ihre Ausführung passiv zu unterstützen. Zur Übung der Innervation bediene man sich dabei ferner der Mitbewegung, d. h. man weise den Kranken an, mit beiden Extremitäten die betreffende Übung zu vollführen; gelingt deren Ausführung auch zunächst nur auf der gesunden Seite, so wirkt die Übung doch auch bahnend auf die Innervation der kranken Seite, und man kann im weiteren Verlauf oft sehen, daß dann auch auf der kranken Seite, zunächst mit leichter passiver Unterstützung, später spontan, sich die aktive Beweglichkeit allmählich wiederherstellt. Nochmals sei betont, daß wegen der Gefahr der Beugekontraktur vor allem die Streckmuskeln des Armes und des Beines sowie die ebenfalls leicht nachgebenden Auswärtsrotatoren der Hüfte bei diesen Übungen zu berücksichtigen sind. Eine Überanstrengung des Patienten ist dabei natürlich streng zu vermeiden; man darf die Übung zunächst nur wenige Male hintereinander ausführen lassen und höre jedenfalls sofort damit auf, wenn sich etwa infolge der Anstrengung das Gesicht des Patienten zu röten beginnt. Neben diesen aktiven Bewegungen sind aber, besonders wenn sich schon Kontrakturen ausgebildet haben, passive Bewegungen im Bade zur Lösung der Kontrakturen von großer Wichtigkeit.

Auch außerhalb des Bades werden solche aktiven und passiven Übungen vorgenommen, wobei man sie durch vorausgehende und gleichzeitige Elektrisierung unterstützen kann.

Recht brauchbar ist ein von P. Lazarus[1]) empfohlener Handgriff, der die Entspannung der Arm- und Handmuskeln bezweckt: Man faßt den gelähmten Arm mit beiden Händen an den Fingern an und führt bei möglichst gestrecktem und entspanntem und horizontal gehobenem Arm rasche Schüttelungen des ganzen Armes aus. Auch dieser Handgriff kann schon bei bettlägerigen Kranken angewandt werden.

Statt der einfachen lauwarmen Bäder kann man zur Erhöhung der kräftigenden Wirkung und zur Bekämpfung etwaiger Muskelschmerzen auch Solbäder oder Fichtennadelbäder oder galvanische Vollbäder von der gleichen Temperatur verwenden. (Stets sorgfältige Kopfkühlung!)

Bestehen Parästhesien in den Extremitäten, so lassen sich dieselben durch schwache galvanische oder galvano-faradische Vierzellenbäder oft erfolgreich bekämpfen, die überhaupt auf die gelähmten Extremitäten kräftigend wirken. Von elektrischen Vollbädern kommen bei Patienten, die zu Apoplexie neigen resp. eine solche gehabt haben, nur galvanische Vollbäder in Betracht; die faradischen und Wechselstrombäder sind wegen ihrer erregenden Wirkung hier zu vermeiden.

Wenn die Kranken bereits das Bett verlassen haben und beweglicher geworden sind, so werden neben den Bädern, der weiter fortzusetzenden Massage und den passiven Bewegungen jetzt die aktiven Übungen besonders gepflegt. Die Gehübungen können zunächst mit Unterstützung am Gehstuhl oder Gehbarren ausgeführt werden, dann läßt man den Patienten an zwei Stöcken, an einem Stock und schließlich, wenn möglich, ganz frei gehen. Es ist bei den Gehübungen besonders darauf zu achten, daß der Patient den gelähmten Fuß nach auswärts rotiert und daß er ferner lernt, bei dem Vorwärtsschreiten auch mit dem kranken Bein anzutreten und dieses nicht immer nur nachzuziehen. In diesem Stadium kann man bei jüngeren Personen auch medikomechanische Übungen vornehmen lassen, zunächst Pendel- und Förderungsübungen der Beine und Arme, später

---

[1]) Zeitschr. f. physikal. u. diät. Therapie Bd. 5.

geht man dann auch zu dosierten Widerstandsbewegungen über. Jede Überanstrengung ist aber auch hier sorgfältig zu vermeiden.

Während die Gehstörungen bei frühzeitigem Beginn und konsequenter Fortsetzung der Behandlung sich meist zum mindesten bessern lassen, bereitet die Behandlung des gelähmten Armes viel mehr Schwierigkeiten. Man wende auch hier, wenn möglich, vorsichtige medikomechanische Übungen an, daneben sind aber auch freie aktive Bewegungen, vor allem wieder der Strecker, dann auch Spreizungen der Finger, fleißig zu üben. Hat der Patient Fortschritte gemacht, so gehe man zu Koordinationsbewegungen, Schreiben mit einem Stift, Erfassen eines Gegenstandes, Auf- und Zuknöpfen des Rockes und ähnlichen Übungen mehr, über.

In der Nachbehandlung der Hemiplegie kommen für die späteren Stadien auch Bäderkuren in Frage; die indifferenten Thermen, Kochsalzthermen und die einfachen und die jodhaltigen Solquellen sind dafür am meisten geeignet. Hohe Badetemperaturen (über 36°) sind selbstverständlich bei diesen Affektionen kontraindiziert.

Will man mit dieser Behandlung bei der Hemiplegie gute Erfolge erzielen, so ist es allerdings von Wichtigkeit, damit frühzeitig zu beginnen. In Fällen, wo schon viele Monate oder Jahre alte Kontrakturen bestehen, läßt sich gewöhnlich nur wenig ausrichten. Auch allgemeine Dekrepidität des Patienten, starke psychische Benommenheit, höhergradige Arteriosklerose oder Herzleiden sind störende Momente für die Behandlung, insbesondere auch für die Bäderanwendungen; man muß sich dann meist mit bescheideneren Resultaten (notdürftige Wiederherstellung der Gehfähigkeit) begnügen.

Bei Hemichorea und bei Hemiathetose infolge traumatischer Hemiplegie oder zerebraler Kinderlähmung sind zur Beruhigung indifferente prolongierte Vollbäder, evtl. auch vorsichtige Einpackungen und galvanische Vierzellenbäder (Anode an der gelähmten Seite) zu empfehlen. Von mechanotherapeutischen Maßnahmen kommen vor allem die rhythmischen Bewegungen an Apparaten oder auch rhythmische Freiübungen (z. B. Stabübungen) in Frage, bei denen der kranke und der gesunde Arm gleichsinnig bewegt werden. Dadurch wird meistens eine gewisse Beruhigung erzielt, während zu frühzeitig vorgenommene Koordinationsübungen die motorische Unruhe noch verstärken können.

Die luetischen Hemiplegien erfordern naturgemäß eine spezifische Behandlung; man beginne aber auch hier frühzeitig mit Bewegungsbädern und Massage zur Vermeidung von Kontrakturen, und es kommen im übrigen alle für die sonstigen Hemiplegien indizierten physikalischen Maßnahmen zur Anwendung. In älteren Fällen braucht man mit hydroelektrischen Bädern und medikomechanischen Übungen nicht so vorsichtig zu sein, wie nach Hemiplegien infolge von Arteriosklerose; die Erfolge dieser Maßnahmen sind gerade hier oft recht gute.

Bei der zerebralen Kinderlähmung sind die besprochenen Maßnahmen zur Verhütung der Kontrakturen und Atrophien und zur Wiederherstellung der Beweglichkeit frühzeitig anzuwenden. Bleiben Störungen zurück, so wird man hier öfter als nach den sonstigen Hemiplegien orthopädische Maßnahmen zum Ersatz der gestörten Funktionen anwenden müssen.

Die **Paralysis agitans** bietet der Therapie überhaupt und auch der physikalischen Behandlung recht wenig erfreuliche Aussichten. In Anbetracht der Hartnäckigkeit des Leidens und seiner langen Dauer ist man aber häufig genötigt, eine physikalische Behandlung einzuleiten, und kann damit auch, namentlich in beginnenden und nicht zu vorgeschrittenen Fällen, dem Patienten nicht selten Erleichterung für mehr oder minder lange Zeit bringen.

Zur allgemeinen Beruhigung und zur Bekämpfung der Muskelhypertonie können hier lauwarme Vollbäder, evtl. mit aromatischen Zusätzen (Fichtennadelextrakt u. dgl.) 2—3mal wöchentlich in viertelstündlicher Dauer angewandt, sich nützlich erweisen. Energische hydrotherapeutische Anwendungen sind aber wegen ihrer erregenden und ermüdenden Wirkung durchaus zu vermeiden. Am besten haben sich uns die von Oppenheim[1]) empfohlenen Vierzellenbäder bewährt, die wir aber nicht, wie ursprünglich angegeben, mit Wechselstrom, sondern mit schwachem galvanischen Strom (6—10 M.A.) anzuwenden empfehen. Ein Versuch mit dieser Therapie ist jedenfalls anzuraten, wenn auch Versager auch hier nicht ausbleiben. Die Diathermie, die von manchen Autoren empfohlen worden ist (Cumberbatch), kommt unseres Erachtens nur für beginnende leichte Fälle in Betracht (Längsdurchwärmung der Extremitäten), bei älteren Formen wirkt sie zu ermüdend.

Im Anschlusse an die Vierzellenbäder empfiehlt sich eine leichte Massage der Extremitäten (vorwiegend Streichmassage), die dann mit vorsichtig ausgeführten passiven Bewegungen beendigt wird. Diese Bewegungen dienen vor allem der Entspannung und der Bekämpfung der Muskelhypertonie.

Unter den aktiven Übungen, die zu diesem Zwecke besonders von R. Friedländer[2]) angegeben worden sind, wähle man die leichteren und nicht zu anstrengenderen aus. Wir möchten insbesondere als Entspannungsübung die folgende empfehlen: Der Arzt hebt den Arm des Patienten mit seiner Hand etwas hoch, zieht dann die stützende Hand weg und weist den Patienten an, hierbei seinen Arm möglichst locker auf die Unterlage herabfallen zu lassen (in Nachahmung des Vorgehens, wie es zur Prüfung des Eintritts der Narkose üblich ist).

Die von Charcot zuerst empfohlene Vibrationsbehandlung der Paralysis agitans ist heute nicht mehr viel gebräuchlich. Immerhin ist nicht zu verkennen, daß in manchen Fällen durch Vibrationsmassage den Patienten nicht unwesentliche Erleichterung gebracht werden kann, die offenbar auf der entspannenden Wirkung der Vibrationen von möglichst hoher Frequenz beruht.

Die Folgezustände der **Encephalitis lethargica** erfordern, vorwiegend wenn sie unter dem Bilde eines Parkinsonismus auftreten, ebenfalls eine physikalische Behandlung. Wenn von derselben auch nicht zuviel erwartet werden darf, so können wir doch auf Grund vielfacher Erfahrung die Anwendung der galvanischen Vierzellenbäder mit

---

[1]) Dtsch. med. Wochenschr. 1905, Nr. 43.
[2]) Zeitschr. f. physikal. u. diät. Therapie Bd. 11, S. 468. 1908.

nachfolgender leichter Massage und passiven Bewegungen
auch bei dieser Ätiologie des Paralysis agitans-artigen Krankheitsbildes empfehlen. Wir haben davon recht häufig Erleichterungen in
nicht zu schweren Fällen gesehen. Das gleiche Vorgehen empfiehlt sich
bei sonstigen Zuständen von motorischer Unruhe in den Extremitäten
nach Encephalitis z. B. bei hemichoreatischen Muskelbewegungen.

Auch lauwarme Vollbäder werden von anderer Seite (Bar-
dachzi[1]) Mann[2])) zur Bekämpfung der Muskelrigidität neben Massage
und rhythmischen Bewegungen beim Parkinsonismus empfohlen. Zu
der Anwendung der zum gleichen Zwecke anempfohlenen elektrischen
Lichtbäder haben wir uns bisher nicht entschließen können, weil
alle eingreifenderen Prozeduren von solchen Kranken erfahrungsgemäß
schlecht vertragen werden.

b) Rückenmarkskrankheiten.

Tabes dorsalis.

Die Tabes ist nicht nur ihrer Häufigkeit wegen die klinisch wichtigste Rückenmarkserkrankung, sondern sie ist diejenige Erkrankung
des Rückenmarks und des Zentralnervensystems überhaupt, bei der
die physikalische Behandlung die größte und auch die dank-
barste Rolle spielt. Wir können hier zwar naturgemäß eine Rückbildung der pathologischen Veränderungen im Zentralorgan auch
durch physikalische Maßnahmen nicht erreichen, wohl aber lassen
sich dadurch die Folgeerscheinungen der Erkrankung in mannigfacher Weise bekämpfen; und ferner muß man annehmen, daß, speziell
durch die hydrotherapeutischen und balneotherapeutischen Reize,
auch der Erkrankungsherd selbst beeinflußt werden kann (jedenfalls auf dem Wege der Zirkulation), daß die erkrankten sensiblen
Neurone dadurch in ihrer Ernährung und in ihrer Funktionsfähigkeit
gestärkt werden können, so daß also die physikalische Behandlung
hier sich keineswegs auf die Rolle eines reinen Symptomatikums beschränkt.

Bei der hydrotherapeutischen Behandlung, von der zunächst
die Rede sein soll, gilt als Grundprinzip die Regel, daß exzessive
Reize, sowohl intensive Kälte- wie intensive Wärmereize, wenigstens
bei Allgemeinprozeduren, als schädlich für das erkrankte Nervensystem zu meiden sind. Abweichungen von diesem Prinzipe sind
nur in seltenen Ausnahmefällen zulässig. Die Hauptrolle spielen somit bei der Hydrotherapie der Tabes milde kühle Reize, deren
Wirkung wir uns als bahnend auf die noch erhaltenen sensiblen
Leitungen sowie ferner als anregend auf die allgemeine Zirkulation
und Ernährung und damit auch auf die Ernährung der nervösen Ele-
mente vorstellen müssen.

Unter den hierher gehörigen Prozeduren sind zunächst die Halbbäder zu
nennen, die in einer Temperatur von 34—30°, später auch bei resistenten Individuen bis 28° herunter und in höchstens 5 Minuten Dauer angewandt werden. Es

---

[1]) Medizin. Klin. 1923, Nr. 20.
[2]) Zeitschr. f. d. ges. physikal. Therapie Bd. 27, S. 179 (Referatenteil). 1923.

ist hierbei, namentlich im Anfange, darauf zu achten, daß die Frottierungen und Übergießungen nicht zu kräftig ausgeführt werden, da auch ein zu intensiver mechanischer Reiz schaden kann; für prompte Reaktion, gute nachfolgende Wiedererwärmung, längeres Ausruhen nach dem Bade ist natürlich besonders Sorge zu tragen. Die Halbbäder werden in dieser Weise 3mal wöchentlich durch mehrere Wochen hindurch appliziert; die durch eine derartige einfache Kur erreichten Erfolge sind in leichteren Fällen oft sehr gute. Man kann damit nicht nur eine Kräftigung des Allgemeinbefindens, des Appetits und des Schlafes erreichen, sondern vielfach werden auch die speziellen Beschwerden, die Schmerzen, Parästhesien usw. dadurch gelindert, und gleichzeitig damit kann auch eine wesentliche Besserung der Gehstörungen, eine Linderung und selbst Beseitigung der Blasen- und Mastdarmstörungen auf längere Zeit hinaus erzielt werden. Ich habe früher im Berliner hydrotherapeutischen Universitätsinstitut bei einer großen Zahl von nur ambulant behandelten Kranken (in ca. 70% der Fälle), bei denen sonstige therapeutische Maßnahmen so gut wie gar nicht zur Anwendung kamen, allein nach einer Kur mit Halbbädern derartige günstige Erfolge eintreten sehen, und zwar nicht nur momentan, sondern die Besserungen hielten oft monate- und selbst jahrelang an[1]).

Immerhin gibt es Kranke, die die Halbbäder nicht vertragen. Es sind das einmal solche Individuen, bei denen der Ernährungszustand ein schlechter und die Reaktionsfähigkeit der Haut eine mangelhafte ist, dann auch Patienten in vorgeschrittenerem Stadium der Erkrankung, namentlich solche mit starken sensiblen Reizerscheinungen. In all diesen Fällen sind statt der Halbbäder die Kohlensäurebäder anzuwenden, die im allgemeinen dieselben Indikationen, wie die Halbbäder, erfüllen und die, man kann wohl sagen, für alle Stadien der Krankheit geeignet sind. Durch den eigentümlichen Hautreiz (Summation kleiner Reize) wirken die Kohlensäurebäder namentlich auf die sensiblen Störungen günstig ein, und sie regen die allgemeine Zirkulation an, ohne durch stärkere thermische oder mechanische Reizwirkungen das Nervensystem zu schädigen. Wir möchten daher die Kohlensäurebäder, zumal sie fast überall in der Praxis auch ohne Hilfsperson anwendbar sind, als eine der wichtigsten physikalisch-therapeutischen Maßnahmen bei der Tabes überhaupt bezeichnen. Sie werden in einer Temperatur von 34—33°, jedenfalls nicht kühler, angewandt, denn es soll ja auch hier jede stärkere Erregung vermieden werden. Die Dauer der Kohlensäurebäder beträgt in der Regel 15 Minuten (zu Beginn evtl. nur 10 Minuten), ihre Zahl pro Woche 2—3; die ganze Kur sei nicht zu kurz bemessen und erstrecke sich auf 15 bis 20 Bäder.

Neben den Kohlensäurebädern sind ferner Sol- und Fichtennadelbäder bei Tabeskranken oft mit Nutzen anwendbar (in einer Temperatur von 34—36° und 15—20 Minuten Dauer), und zwar ebenso zu Anfang wie auch in schon vorgeschrittenen Fällen. Sie eignen sich insbesondere zur Bekämpfung der Schmerzen, zur Lösung des Spannungsgefühls und in den schweren Fällen, wo neben der Ataxie auch schon Paresen vorhanden sind, zur Ausführung leichter aktiver und passiver Bewegungsübungen im Bade. Im allgemeinen sind ihnen jedoch die Kohlensäure- und hydroelektrischen Bäder an Wirksamkeit entschieden überlegen. Man gibt die Sol- resp. Fichtennadel-

---

[1]) Berlin. klin. Wochenschr. 1906, Nr. 44.

bäder entweder für sich allein 3 mal wöchentlich oder abwechselnd mit den Kohlensäurebädern; jedenfalls darf die Gesamtzahl der beim Tabiker verabfolgten Vollbäder 3 pro Woche nicht überschreiten.

Die sonstigen hydrotherapeutischen Prozeduren kommen gegenüber den eben genannten bei der Tabes weniger in Frage. Von einigen Seiten sind Einpackungen für Fälle leichten Grades empfohlen worden; ich finde jedoch, daß dieselben bei Tabes überhaupt meist nicht gut vertragen werden. Von Duschen ist ganz Abstand zu nehmen, dasselbe gilt von allen energischen Schwitzprozeduren (Lichtbäder, Heißluftbäder, Dampfkastenbäder, Sandbäder, Sonnenbäder), die direkt eine Verschlimmerung des Leidens herbeiführen können. Man darf dem Wunsche der Kranken, die gerade nach diesen Wärmeanwendungen ihrer Schmerzen wegen oft verlangen, keinesfalls nachgeben.

Wenn die technischen Einrichtungen dafür vorhanden sind, so möchten wir als dritte wichtige Bäderform zur Behandlung der Tabes dorsalis neben den Halbbädern und CO_2-Bädern die hydroelektrischen Vollbäder, am besten in Form der faradischen Vollbäder, angelegentlichst empfehlen. Sie erweisen sich sowohl gegen die sensiblen Reizerscheinungen wie gegen die motorischen Störungen als sehr wirksam, und zwar ist dies sowohl in beginnenden wie in vorgeschrittenen Fällen der Fall, bei welch letzteren dann allerdings der Dauererfolg ein bescheidener ist. Erlaubt der Allgemeinzustand die Anwendung der Vollbäder nicht, so können sie durch faradische Vierzellenbäder ersetzt werden. Diese haben sich auch gegen die so häufigen Parästhesien in den Unterarmen (Ulnarisgebiet) und in den Beinen sehr gut bewährt.

Im übrigen kommen von elektrotherapeutischen Prozeduren außer den galvanischen und faradischen Anwendungen bei der Tabes auch die Hochfrequenzströme (d'Arsonvalisation) in Betracht, namentlich wenn es sich um die Bekämpfung von lanzinierenden Schmerzen und Krisen handelt. Die Applikation der d'Arsonvalisation geschieht in der auf S. 175 näher geschilderten Weise, die Erfolge sind häufig, selbst auch bei gastrischen Krisen, recht gute.

Neben der d'Arsonvalisation können die Hochfrequenzströme auch in Form der Diathermie in manchen Fällen von Tabes erfolgreich Anwendung finden. Es ist dabei streng darauf zu achten, wie schon bei Besprechung der Behandlung der Arthropathien (S. 227) erwähnt, daß angesichts der Sensibilitätsstörungen der Haut besondere Vorsicht zur Verhütung von Verbrennungen am Platze ist. Aus diesem Grunde sind bei Querdurchwärmungen, die hauptsächlich nur am Rumpfe Anwendung finden, große Elektrodenplatten zu benutzen unter strenger Einhaltung einer nicht zu hohen Stromdosis (ca. 1 Ampere), während bei Behandlung der Extremitäten die Längsdurchwärmung zu verwenden ist, gleichfalls unter Vermeidung hoher Stromstärken. Diese Beschränkung der Dosierung ist bei der Längsdurchwärmung nicht nur zur Vermeidung von Verbrennungen, sondern auch deshalb angezeigt, weil starke Durchwärmungen gerade bei der Tabes häufig zu heftigen und langanhaltenden Schmerzreaktionen führen können. Die Sitzungen sind daher auch zeitlich auf 10—15 Minuten zu beschränken.

Bewährt hat sich die Diathermie besonders in manchen Fällen von Schmerzen, Parästhesien und Gürtelgefühl am Rumpfe, ferner bei Magen- und Darmkrisen. Vor allem aber kann man von der Diathermiebehandlung der Blasengegend zur Linderung der Inkontinenz häufig Nutzen sehen. Dagegen sind die Erfolge der Diathermie bei lanzinierenden Schmerzen in den Extremitäten meiner Erfahrung nach unsicher und denen der sonstigen Hochfrequenztherapie (d'Arsonvalisation) entschieden unterlegen.

Was die sonstigen lokalen thermischen Anwendungen bei der Tabes betrifft, so braucht man hier mit heißen resp. kalten Applikationen nicht so vorsichtig zu sein, wie bei den Allgemeinprozeduren. Gegen die lanzinierenden Schmerzen in den Beinen lassen sich heiße, öfters gewechselte Umschläge erfolgreich verwenden; auch von der Applikation der Dampfdusche haben wir bei tabischen Rückenschmerzen in manchen Fällen guten Erfolg gesehen. Daß bei gastrischen Krisen heiße Umschläge auf den Leib oder auch der heiße Magenschlauch (verbunden mit einer Stammpackung) Günstiges leisten, ist durch vielfache Erfahrung erprobt. Aber auch lokale Kälteapplikationen können unter Umständen bei der Tabes in Frage kommen. So sind von verschiedenen Autoren kurze kalte Abklatschungen der Beine entweder im Anschluß an das Halbbad oder auch für sich allein empfohlen worden; man will damit die zentripetalen sensiblen Nerven reizen und in ihrer Funktionsfähigkeit stärken. Manchen vasomotorisch gut reagierenden Patienten können solche kurze kalte Abklatschungen oder Abreibungen sicher Nutzen bringen, insbesondere bei schmerzhaften Parästhesien der Beine. Wir möchten aber doch damit, ebenso mit sonstigen lokalen Kälteprozeduren (Kniegüsse, aufsteigende Sitzduschen) große Zurückhaltung anraten, da im Falle der nicht immer vorauszusehenden schlechten Reaktion statt des Nutzens ein recht erheblicher Schaden angerichtet werden kann.
Auch die Luftbäder sind zur Behandlung von Tabeskranken empfohlen worden; sie eignen sich naturgemäß nur für Patienten mit beginnender Tabes, strenge Dosierung und Überwachung ist hier natürlich besonders indiziert. Für vorgeschrittene Fälle sind dagegen die besonders von Determann[1]) empfohlenen Freiluftliegekuren geeignet, die am besten in einem Sanatorium und unter günstigen klimatischen Bedingungen (windstilles Mittelgebirgsklima) ausgeführt werden; nur vernachlässige man darüber nicht die Ausführung von Bewegungsübungen, da anhaltende Bettruhe die Gehstörungen zu verschlimmern pflegt.

In der Behandlung der Tabes dorsalis spielen naturgemäß die Bäderkuren eine große Rolle. In Betracht kommen vor allen Dingen die kohlensauren Solbäder (Oeynhausen, Nauheim, Kissingen u. v. a.), weiterhin auch die Schwefel- und Jodhaltigen Thermen (Aachen, Landeck, Tölz usw.); die indifferenten Thermen (Wildbad, Gastein) haben sich bei solchen Patienten, die bei sonst gutem Allgemeinbefinden an tabischen Neuralgien leiden, als sehr nützlich erwiesen. Von Moor- und Schlammbädern sehe man hingegen bei der Tabes am besten ganz ab.
Was die Mechanotherapie betrifft, so sei zunächst auf die Bedeutung der Massage auch bei dieser Krankheit hingewiesen. Die Massage wirkt einmal günstig auf die Muskulatur, indem sie ihre Atrophie und die Hypotonie bekämpft, weiterhin trägt sie zur Anregung des Stoffwechsels und der allgemeinen Zirkulationsverhältnisse mit bei. Vor allen Dingen übt sie auch auf die sensiblen Bahnen einen günstigen Einfluß aus, indem namentlich die Streichungen von entschieden beruhigender und schmerzstillender Wirkung sind.

---

[1]) Physikal. Therapie der Erkrankungen des Zentralnervensystems. Stuttgart: F. Enke 1906.

Bei stärkeren Schmerzreizungen und Parästhesien sind auch die Klopfungen und noch besser die Vibrationsmassage sehr zu empfehlen. Die Massage kann in allen Stadien der Krankheit angewandt werden.

Die **Übungstherapie** kommt bei der Tabes vor allem als kompensatorische Übungstherapie in Anwendung. Denn die Motilitätsstörungen beruhen hier ja nicht auf Erkrankungen im motorischen System, sondern sie sind durch die Ataxie bedingt, d. h. durch den teilweisen oder völligen Verlust des Lagegefühls der Extremitäten, der durch Störungen der Muskelsensibilität, der Gelenksensibilität und auch der Hautsensibilität hervorgerufen ist. Die Übungsbehandlung hat nun erstens den Zweck, den Patienten daran zu gewöhnen, statt durch die verlorengegangenen sensiblen Bahnen auf anderem Wege die Bewegungen seiner Extremitäten zu kontrollieren. Es geschieht das vor allem durch den Gesichtssinn und, bei den Gehübungen, auch durch den Gleichgewichtssinn (Labyrinth). Weiterhin werden aber bei der Tabes, da selten alle peripheren sensiblen Bahnen zerstört sind, die noch vorhandenen durch systematische Übungen in ihrer Funktion gekräftigt, sozusagen dafür „gebahnt", das Zentrum über die Lage und Haltung der Extremitäten zu unterrichten. Daß eine solche Stärkung der Funktion der sensiblen Bahnen durch die Übungstherapie nicht nur theoretisch anzunehmen ist, sondern auch tatsächlich erfolgen kann, geht aus den schönen Untersuchungen von de Vries-Reilingh[1]) hervor, der nachweisen konnte, daß bei der Tabes durch Übungstherapie das Leitungsvermögen der sensiblen Nerven deutlich erhöht wird.

Über den praktischen Wert der Übungstherapie ist nun trotz ihrer scharfsinnigen theoretischen Begründung viel gestritten worden. Zweifellos hatte man in der ersten Begeisterung nach ihrer Einführung durch Frenkel, Goldscheider und von Leyden die Indikationen zu weit gezogen und die Hoffnung auf die Leistungsfähigkeit dieser Methode manchmal überspannt. Aber bei richtiger Indikationsstellung und sachgemäßer konsequenter Ausführung erreicht man mit der Übungstherapie in einer großen Anzahl von Fällen doch Erfolge, wie sie auf anderem Wege nicht zu erzielen sind, und daß z. B. durch Übungstherapie ein Patient, der vorher ganz unfähig war zu gehen, wieder zu einer leidlichen Bewegungsfähigkeit gebracht wird, gehört keineswegs zu den Ausnahmen, wenigstens bei frischeren Fällen von Ataxie.

Die Indikationsstellung der Übungsbehandlung ist allerdings nicht ganz leicht. Zunächst sind Übungen nur dann angezeigt, wenn wirklich ataktische Störungen bestehen; denn ob ihr prophylaktischer Wert bei Tabikern ohne ataktische Störung die aufgewandte Mühe lohnt, ist doch recht zweifelhaft. Ferner muß bedacht werden, daß mäßige ataktische Störungen oft schon allein durch eine Bäderbehandlung oder elektrotherapeutische Kur parallel mit den sonstigen Symptomen gebessert resp. ganz zum Verschwinden

---

[1]) Therapie d. Gegenw. 1908, Nr. 8.

gebracht werden können. Doch kann man hier das Resultat durch Übungsbehandlung oft wesentlich unterstützen. Sind die ataktischen Störungen jedoch in ausgesprochenem und vorwiegendem Maße vorhanden, so ist es zweckmäßig, sie besonders durch Übungstherapie (evtl. in Kombination mit der sonstigen physikalischen Behandlung) zu bekämpfen. Die Resultate der Übungstherapie allein sind um so besser, je mehr die rein ataktischen Störungen im Vordergrunde des Krankheitsbildes stehen; deshalb kann man z. B. bei der Friedreichschen Ataxie ausschließlich durch Übungen recht gute Resultate erreichen.

Kontraindiziert ist die Übungsbehandlung bei gastrischen Krisen, bei starken sonstigen Schmerzanfällen, bei Störungen des Allgemeinbefindens irgendwelcher Art, z. B. schwächenden Durchfällen, bei allgemeiner Körperschwäche. Da viele Tabiker in schlechtem Ernährungszustande in Behandlung kommen und überhaupt im Anfange der Schonung besonders bedürfen, so empfiehlt es sich, in solchen Fällen zunächst einmal mehrere Wochen hindurch nur Elektrizität, Bäder, Massage anzuwenden, um den allgemeinen Kräftezustand zu heben und die Reizerscheinungen zu mildern; während dieser Zeit läßt man nur leichte Übungen im Liegen, evtl. auch im Sitzen vornehmen und beginne erst, wenn der Kräftezustand sich schon gehoben hat, mit weiteren systematischen Übungen.

Es ist früher behauptet worden, man dürfe bei der Tabes die Übungsbehandlung nicht gleichzeitig mit der Bäderbehandlung anwenden. Daran ist insofern etwas Wahres, als es die meisten Tabiker zu sehr anstrengen würde, wenn man sie unmittelbar nach dem Bade üben ließe. Wir verfahren gewöhnlich in der Weise, daß wir den Patienten nur an den badefreien Tagen, also ein über den anderen Tag üben lassen. Oder aber wir warten zunächst das Ende der Badekur ab und schließen dann tägliche Übungen an unter Fortlassung der Bäder, an deren Stelle evtl. elektrotherapeutische Prozeduren, Massage, Vibrationsmassage u. dgl. treten können.

Bezüglich der Einzelheiten der Übungstherapie muß auf die speziellen Leitfäden von Frenkel und Goldscheider hingewiesen werden; hier seien nur einige besonders beachtenswerte Grundprinzipien gestreift: Man beginnt in der Regel die Übungstherapie mit einfachen Übungen im Liegen, weil in dieser Körperhaltung der Patient seine Aufmerksamkeit am ungestörtesten der Exaktheit der Beinbewegungen widmen kann. Diese Übungen werden vorwiegend ohne Apparate ausgeführt, doch kann man dabei den von Goldscheider für Übungen bettlägeriger Kranker angegebenen Kletterstuhl mit Vorteil mit verwenden. Den Übungen im Liegen läßt man dann bald, sowie der Patient imstande ist, auf einem Stuhle zu sitzen, solche im Sitzen folgen. Diese Übungen im Sitzen sollten auch in den leichten Fällen stets den Beginn der Übungsbehandlung bilden; denn man lehrt hier, ebenso wie bei den Übungen im Liegen, den Patienten, zunächst die Bewegungen der Füße und Beine exakt auszuführen, ohne daß er dabei durch Angst vor dem Umfallen oder Sorge für Erhaltung des Gleichgewichts gestört wird. Die Übungen werden mit Hilfe einfacher auf den Boden gezeichneter Striche und Punkte, die der Patient mit dem Fuße zu treffen hat resp. denen er mit dem Fuße nachfahren muß, ausgeführt. Auch der Leyden-Jacobsche Kegelapparat (Amphitheater) eignet sich gut für die Übungen im Sitzen. Es ist dabei noch besonders darauf zu achten, daß auch das Zurücksetzen der Füße stets exakt erfolgt und daß Mitbewegungen des anderen, nicht übenden Beines dabei vermieden werden.

Möglichst früh läßt man dann den Patienten zunächst das Aufstehen vom Stuhl und das Niedersetzen üben, dann das Freistehen und das Gehen. Denn so wichtig auch die anfänglichen Übungen im Liegen und Sitzen zur Bekämpfung der Ataxie der Beine sind, so ist es doch zur Erzielung des aufrechten Ganges notwendig, daß der Patient noch besonders lernt, die fehlerhafte Stellung der Beine beim Gehen zu korrigieren und vor allem beim Gehen die Verteilung und Verschiebung des Schwergewichts des Körpers in richtiger Weise vorzunehmen. Es ist klar, daß das letztere nicht möglich ist, wenn man die Gehübungen nur mit Unterstützung, sei es am Stock, sei es am Gehstuhl oder Gehbarren, ausführen läßt. Doch ist neben den Übungen ohne Unterstützung das Üben speziell am Gehbarren oft recht zweckmäßig, um daran dem Patienten in einem Stadium, in dem er noch nicht oder nur unsicher frei gehen kann, Einzelheiten im Gehen, Korrektion fehlerhafter Stellungen u. dgl. beizubringen. Auch ist es in psychischer Hinsicht von nicht zu unterschätzendem Einfluß, dem Kranken durch solche Übungen zu demonstrieren, daß er doch wieder imstande ist, sich fortzubewegen; man erhöht damit sein Sicherheitsgefühl auch für das freie Gehen. Und schließlich bringt man durch die Anwendung dieser und anderer Apparate etwas Abwechslung in die sonst etwas eintönigen Übungen hinein.

Die Dauer jeder einzelnen Übung sei immer nur kurz bemessen. Da dem Tabiker oft das Müdigkeitsgefühl fehlt, so ist es zweckmäßig, auch durch Kontrolle des Pulses sich zu überzeugen, daß ein Überanstrengung noch nicht eingetreten ist. Auf jede Übung folgt eine Ruhepause von mehreren Minuten. Über die Dauer einer ganzen Sitzung lassen sich allgemeine Vorschriften nicht geben, länger als höchstens eine Stunde täglich (die Pausen eingerechnet) sollte der Patient jedenfalls mit Geh- und Stehübungen nicht beschäftigt werden. Außerdem kann man ja morgens im Bette noch Übungen im Liegen ausführen lassen.

Daß besondere ärztliche Aufsicht während der Übungen notwendig ist, braucht wohl nicht erst betont zu werden. Nicht nur damit die Übungen wirklich zweckmäßig ausgeführt werden, ist die ständige Anwesenheit des Arztes dabei erforderlich, sondern auch, um bei allen Indispositionen des Patienten (Schmerzen, Verdauungsstörungen, Schwächegefühl usw.) sofort eine Einschränkung resp. ein Aussetzen der Übungen veranlassen zu können. Denn es hat gar keinen Zweck, Patienten, die sich nicht einigermaßen wohl fühlen, noch mit Übungen zu quälen.

Bei Übungen der oberen Extremität, die bei Ataxie in den Händen fast immer eine deutliche Besserung der Störungen herbeiführen, braucht man mit derartigen Kontraindikationen nicht so ängstlich zu sein, da dabei der Patient im allgemeinen nur wenig angestrengt wird. Die Übungen selbst bestehen in Treffübungen eines Fingers an einem mit senkrechten Stiften versehenen Brett, Nachfahren von bestimmten Linien oder Figuren mittels des Fingers oder eines Stiftes (dazu läßt sich ein Schachbrett sehr gut verwenden),

Auffangen von an Schnüren befestigten pendelnden Kugeln u. dgl. mehr.

Medikomechanische Übungen sind bei der Tabes nur von sekundärer Bedeutung; doch kann man im Anfangsstadium manchmal Pendel-, Förderungs- und leichte Widerstandsbewegungen der Arme und Beine zur allgemeinen Kräftigung und auch zur Bekämpfung von Parästhesien mit Vorteil verwenden. Vor schweren ermüdenden Widerstandsbewegungen ist jedenfalls zu warnen.

Von der Suspensionsbehandlung der Tabes, die eine Zeitlang von den Franzosen viel angewandt und empfohlen worden ist, ist man jetzt wohl völlig wieder abgekommen.

Es stehen uns somit eine ganze Reihe physikalisch-therapeutischer Mittel bei der Tabes zur Verfügung, und bei ihrer richtigen Auswahl und Anwendung läßt sich damit oft erheblicher Nutzen bringen. Immerhin gibt es aber leider auch Fälle, in denen jede Therapie versagt. Das sind einmal die ganz vorgeschrittenen Stadien, wo schon schwere wirkliche Lähmungserscheinungen bestehen; ferner besonders maligne, sehr rasch verlaufende Formen, die man nach Determann als galoppierende Tabes bezeichnen kann; da hier meist frühzeitig eine hochgradige allgemeine Schwäche eintritt, so wird schon dadurch jedes therapeutische Vorgehen erschwert oder ganz unmöglich gemacht. Weiter sind nicht selten bei Frauen die therapeutischen Resultate ceteris paribus schlechter als bei Männern, weil hier verhältnismäßig oft die sensiblen Reizerscheinungen das Krankheitsbild beherrschen, und ferner häufig schwere Ernährungsstörungen eine unwillkommene Begleiterscheinung bilden. Die Schwere der Ataxie allein sollte aber niemals davon zurückhalten, in vorsichtiger und doch zielbewußter Weise eine Kur zu versuchen, wenn auch in alten Fällen die Erfolge naturgemäß bescheidene sein müssen.

Multiple Sklerose.

Während die physikalische Therapie der Tabes bei aller Vermeidung von Übertreibungen doch eine recht aktive und vielseitige sein muß, ist bei der multiplen Sklerose große Zurückhaltung mit allen therapeutischen Maßnahmen geboten. Denn die Erfahrung hat gelehrt, daß jede Ermüdung und Überanstrengung bei diesen Patienten schädlich wirkt und daß sowohl sehr differente Temperaturen von Bädern und sonstigen hydriatischen Applikationen, wie auch irgendwie anstrengende mechanotherapeutische Maßnahmen das Leiden nur verschlimmern können. Gerade bei der multiplen Sklerose stößt aber oft diese unbedingt gebotene Zurückhaltung auf den Widerstand des Patienten. Da das Allgemeinbefinden des Kranken in der Mehrzahl der Fälle hier ein gutes ist und nicht, wie bei der Tabes, durch Schmerzen, viszerale Störungen u. dgl. beeinträchtigt wird, so verlangt der Kranke vom Arzt eine möglichst aktive Behandlung des hauptsächlichsten Krankheitssymptomes, nämlich der Gehstörungen. Ein Nachgeben diesen Wünschen gegenüber würde aber zum Schaden des Kranken ausschlagen.

Man beginnt die klinische Behandlung — diese ist stets einer ambulanten vorzuziehen — am besten mit einer sechswöchigen Ruhekur, während welcher Arsenikinjektionen in der üblichen Weise appliziert werden. Daran schließt sich dann eine länger dauernde Anwendung von physikalisch-therapeutischen Maßnahmen. Unter diesen stehen an erster Stelle lauwarme (indifferente) Vollbäder, die zweckmäßigerweise als Fichtennadelbäder gegeben werden (Dauer 15 Minuten). Diese Bäder haben vor allem den Zweck, die spastischen Erscheinungen durch die entspannende Wirkung des warmen Wassers zu lindern und zugleich durch leichte Bewegungen im Bade die Lähmungen zu bekämpfen. An Stelle der Fichtennadelbäder haben wir auch häufig galvanische Vollbäder von indifferenter Temperatur und ebenfalls 15 Minuten Dauer mit gutem Erfolge angewandt. Als weitere Bäderformen kommen noch in Frage Luftperlbäder und in leichteren Fällen, wo zugleich ein kräftigerer Reiz beabsichtigt ist, auch Kohlensäurebäder von 34—33° Temperatur und 15 Minuten Dauer oder Halbbäder von 34—30°, oder höchstens 32—28°. Alle diese Bäder dürfen aber nicht öfter wie 2—3mal wöchentlich gegeben werden.

Fühlt sich der Patient durch die Vollbäder zu sehr angestrengt, so versuche man abwechselnd an Stelle jedes zweiten Vollbades ein galvanisches Vierzellenbad von etwa 10 Minuten Dauer zu applizieren, aber auch dann darf im ganzen nicht öfter als 3mal in der Woche eine dieser Behandlungen erfolgen. Dieser Turnus hat sich uns in vielen Fällen gut bewährt. Sieht man, daß die Vollbäder gar nicht vertragen werden, so ersetze man sie dann völlig durch galvanische Vierzellenbäder. Die letzteren sind bei ambulanter Behandlung den Vollbädern in jedem Falle vorzuziehen.

Neben den Bädern ist fast in allen Fällen eine Massage der unteren Extremitäten, verbunden mit passiven Bewegungen, empfehlenswert. Die Massage kann im Anschluß an die Bäder oder an den badefreien Tagen ausgeführt werden. An diesen können auch elektrotherapeutische Maßnahmen, am besten in Form der labilen Anodengalvanisation der Beine, vorgenommen werden. Mit mechanotherapeutischen Maßnahmen sei man, von der Massage abgesehen, sehr zurückhaltend. Wo ausgesprochene Ataxie besteht, kann eine sehr vorsichtige Übungstherapie versucht werden. Sonst aber sehe man von koordinatorischen Übungen ganz ab, da dadurch der Intentionstremor nur vermehrt und der Patient ermüdet wird. Auch die maschinelle Gymnastik wird als zu ermüdend meistens auf die Dauer nicht vertragen. Möglichst ungezwungene Gehübungen, zunächst am Gehstuhl oder mit sonstiger Unterstützung, können dagegen in geeigneten Fällen versucht werden.

Über die Dauer einer ganzen derartigen Kur lassen sich allgemeingültige Vorschriften nicht geben. Es empfiehlt sich aber, nach spätestens 6 Wochen die Bäderkur entweder gänzlich für einige Zeit einzustellen oder auf ein bis zwei Bäder in der Woche zu beschränken. Die Behandlung mit Galvanisation und Massage kann aber monatelang unbedenklich durchgeführt werden.

Da die multiple Sklerose bekanntlich auch spontane Besserungen häufig zeigt, so ist der Erfolg der geschilderten Behandlung nicht leicht zu beurteilen. Man hat aber doch in nicht zu vorgeschrittenen Fällen den Eindruck, daß deutliche und oft langanhaltende Besserungen auf das Konto der eingeleiteten physikalischen Maßnahmen zu setzen sind. In schweren Fällen, wo bereits starke, seit Jahren bestehende Spasmen vorhanden sind, wird allerdings auch die physikalische Therapie nichts mehr ausrichten können.

Sonstige Rückenmarkserkrankungen.

Bei der akuten Myelitis kann im Anfange versucht werden, durch Schwitzprozeduren, namentlich wenn ein infektiöser Ursprung zu vermuten ist, die Ausscheidung des schädlichen Agens zu befördern. Doch weist Strasser mit Recht darauf hin, daß, wenn die Diagnose Myelitis erst einmal gestellt ist, die Schädigung des Rückenmarks bereits eingetreten ist und daher solche diaphoretischen Maßnahmen meist zu spät kommen. Von größerer Wichtigkeit ist deshalb die Bekämpfung der Folgezustände einer akuten oder einer chronischen Myelitis. Bestehen dieselben in einer spastischen Lähmung, so stehen auch hier wieder die lauwarmen Vollbäder, in denen passive und später aktive Bewegungsübungen ausgeführt werden, in erster Linie. Man gibt die Bäder in einer Temperatur von 34—36⁰ und in einer Dauer von 15—20 Minuten etwa 3—4mal wöchentlich. Zur Erhöhung der kräftigenden Wirkung empfiehlt sich meist ein Zusatz von Fichtennadelextrakt oder von Staßfurter Salz. In einem späteren Stadium der Erkrankung können dann an Stelle dieser Bäder auch CO_2-Bäder und elektrische Vollbäder treten; bei spastischen Erscheinungen wählt man für letztere den galvanischen Strom, wobei der positive Pol an das Fußende kommt, in Fällen von schlaffen Lähmungen ist der faradische Strom vorzuziehen. Neben der allgemein kräftigenden Wirkung der elektrischen Vollbäder sieht man dabei auch häufig eine günstige Beeinflussung der sensiblen Reizerscheinungen sowie auch der Blasen- und Mastdarmstörungen. Die elektrischen Vollbäder werden etwa 3mal wöchentlich gegeben; am Schlusse des Bades werden auch hier bei Spasmen passive Bewegungen im Wasser ausgeführt. An den badefreien Tagen können dann nötigenfalls noch örtliche Elektrisationen (Blasenfaradisation, Galvanisation resp. Faradisation der gelähmten Extremitäten) sowie auch mechanotherapeutische Prozeduren vorgenommen werden.

Was die Mechanotherapie bei der Myelitis betrifft, so ist frühzeitig von der Massage der gelähmten Extremitäten Gebrauch zu machen, mit daran anschließenden passiven Bewegungen zur Lösung der Spasmen. Zum letzteren Zwecke kann auch die Vibrationsmassage mit herangezogen werden. Hat sich die Beweglichkeit des Patienten dann gebessert, so empfiehlt es sich, falls die Möglichkeit dazu vorhanden ist, zu leichten medikomechanischen Übungen überzugehen, die zunächst in Pendel- und Förderungsübungen der unteren Extremitäten bestehen sollen. Bei weiterer Besserung können auch leichte aktive Bewegungen an den Apparaten vorgenommen werden. Daneben läßt man Gehübungen am Gehstuhl oder Gehbarren, später dann freies Gehen mit Unterstützung eines Stockes ausführen. Von eigentlichen kompensatorischen Übungen sehe man aber, falls nicht ausgesprochene Ataxie besteht, wegen ihrer ermüdenden Wirkung ganz ab. Solange Bäder gegeben werden, lasse man all die genannten Übungen nur an den badefreien Tagen vornehmen.

Bei der sekundären Myelitis infolge von Kompression kann, falls die primäre Ursache in einer Tuberkulose der Wirbelsäule besteht, die sonstige hier gebotene Behandlung des Grundleidens (Ruhe, Extensionsverband) durch Sonnenbäder bzw. Quarzlampenbestrahlung in wirksamer Weise unterstützt werden. Gegen die Lähmungserscheinungen selbst wendet man dann, wenn angängig, Galvanisation und Massage der Beine sowie auch galvanische Vollbäder an.

Bei der Lues spinalis ist die physikalische Behandlung, sofern spastische Erscheinungen bestehen, der bei der Myelitis geschilderten ganz ähnlich. Wir pflegen hier neben den elektrischen Vollbädern häufig auch Vierzellenbäder (galvanischer oder Wechselstrom) anzuwenden. Bei traumatischen Erkrankungen des Rückenmarks ist, sofern sie eine spastische Lähmung zur Folge haben, auch wieder nach den oben geschilderten Prinzipien zu verfahren; handelt es sich um schlaffe Lähmungen, so sind neben örtlicher Elektrotherapie faradische Vollbäder, weiterhin Massage und, nach Besserung des Leidens, auch medikomechanische Übungen angezeigt.

Auch bei der spastischen Spinalparalyse wird nach den jetzt schon mehrfach geschilderten Prinzipien vorgegangen. Es kommen hier vor allen Dingen die Vollbäder (mit oder ohne Zusatz), in denen Bewegungsübungen gemacht werden, die Kohlensäurebäder, ferner auch elektrische Bäder (galvanischer Strom, Anode an den Füßen) in Anwendung. Bei Patienten, die imstande sind zu gehen, haben wir von Gehübungen im Bassin, das mit lauwarmem Wasser gefüllt ist, des öfteren sehr gute Resultate gesehen. Die Wirkung dieser Bäder ist derjenigen der kinetotherapeutischen Wannenbäder gleich; auch hier erleichtert der Auftrieb des Wassers die Bewegung der Beine und bewirkt die Temperatur des lauwarmen Wassers eine Entspannung der Muskulatur. Permanente Beaufsichtigung des im Bassin befindlichen Patienten ist dabei selbstverständlich notwendig. Steht kein Bassin zur Verfügung, so kann man den Kranken auch in einer großen, genügend tiefen Wanne (wie sie z. B. zu Bewegungsbädern benutzt wird) aufrecht umhergehen lassen.

Von mechanotherapeutischen Prozeduren kommen bei der spastischen Spinalparalyse außer den kinetotherapeutischen Bädern auch Streichmassage und weiter passive Bewegungen und medikomechanische Pendel- und Förderungsübungen in Betracht. Die Gehübungen, die man aber nicht zu lange ausdehne, werden auch hier wieder im Anfange mit Unterstützung resp. am Gehbarren, Gehstuhl oder an der Treppe ausgeführt; von kompensatorischen oder koordinatorischen Übungen sehe man bei der spastischen Spinalparalyse ganz ab.

Bei der Poliomyelitis acuta werden von physikalischen Prozeduren im akuten Stadium neben lokaler Kühlung der Wirbelsäule Schwitzprozeduren (Bett-Lichtbäder oder Bett-Heißluftbäder) zur Entfernung der infektiösen Noxe empfohlen. Überanstrengung der kleinen Patienten durch diese Prozedur muß aber vermieden werden. Sind die akuten Erscheinungen abgelaufen, so ist erstens einmal eine Allgemeinbehandlung indiziert, um den Patienten zunächst zu kräftigen und dadurch die Rückbildung des Prozesses zu unterstützen; es geschieht das am besten durch Sol- oder Fichtennadelbäder von 34—35⁰ Temperatur und $^1/_4$ stündiger Dauer. Ferner sind aber die gelähmten Teile besonders energisch zu behandeln, um die bleibenden Störungen auf ein möglichst geringes Maß zu reduzieren. Vor allen Dingen beginne man frühzeitig mit Massage der Muskulatur im gelähmten Gebiete zur Bekämpfung der Atrophie; auch Galvanisation der Muskeln ist zu demselben Zwecke angezeigt. Daneben können auch elektrische (faradische) Vollbäder zur Kräftigung des Allgemeinzustandes und zugleich der paretischen Muskulatur angewandt werden. Die Gymnastik besteht zunächst in passiven Bewegungen im Bade, dann in aktiven Bewegungsübungen in- und außerhalb des Bades, bei erwachsenen Patienten oder größeren Kindern kommen dann auch medikomechanische Übungen in der bei der Myelitis beschriebenen Form in Betracht. Die Gehübungen werden ebenfalls in der dort geschilderten Weise angewandt.

Eine bemerkenswerte Neuerung in der physikalischen Therapie der Poliomyelitis acuta besteht in der von H. Picard[1]) eingeführten Diathermiebehandlung. Das Verfahren stützt sich auf die Anschauung, daß die Lähmungserscheinungen hier nicht nur auf der Erkrankung der grauen Vorderhörner selbst, sondern auch auf dem Druck des begleitenden entzündlichen Ödems beruhen. Durch Querdurchwärmung der Wirbelsäule in der Höhe der befallenen Rückenmarkssegmente soll nun versucht werden, das entzündliche Ödem zur Resorption zu bringen und dadurch die Druckerscheinungen zu beseitigen. Allerdings wird dies nur beim kindlichen Organismus gelingen, wo die Wirbelkörper noch nicht ossifiziert sind und daher den Hochfrequenzstrom noch genügend leiten, damit eine Tiefenerwärmung des Wirbelkanals erfolgen kann.

Die Behandlung beginnt nach Abklingen der fieberhaften Erscheinungen, durchschnittlich 2—4 Wochen nach Beginn der Erkrankung; bei Befallensein nur der unteren Extremitäten wird die Wirbelsäule in der Höhe der Lumbalanschwellung, bei Befallensein der oberen Extremitäten in der Höhe der Halsanschwellung bei 1,1—1,4 Ampere maximaler Stromstärke quer durchwärmt (kleinere Elektrode auf die Wirbelsäule, größere auf das Abdomen resp. die obere Brustpartie). Bei diffuser Erkrankung kann auch eine longitudinale Erwärmung der Wirbelsäule erfolgen. Die Behandlung geschieht täglich, bei jedesmaliger Dauer von etwa 15 Minuten, ungefähr 2 Monate lang.

Die mit der Diathermie von Picard bei der akuten Kinderlähmung erzielten Erfolge waren günstige, denn der erreichte Prozentsatz von

---

¹) Klin. Wochenschr. 1923, Nr. 45; Monatsschr. f. Kinderheilk. Bd. 28, S. 242. 1924.

51% völliger funktioneller Heilung ist ein ungewöhnlich hoher. Wir selbst können mangels genügenden Materials über die Wirksamkeit des Verfahrens auf das Endergebnis kein Urteil abgeben, wohl aber können wir die schmerzstillende Wirkung sowohl der Querdurchwärmung der Wirbelsäule wie der Längsdurchwärmung der befallenen Extremitäten bei der subakuten Poliomyelitis von Kindern und jugendlichen Erwachsenen bestätigen. Ferner möchten wir die Längsdurchwärmung mittels Diathermie als wirksames Mittel gegen die Zirkulationsstörungen an gelähmten oder gelähmt gewesenen Extremitäten in alten Fällen von abgelaufener Poliomyelitis empfehlen.

Von Bordier[1]) ist zur Behandlung von älteren Formen der Kinderlähmung eine Kombination von Röntgenbestrahlung der befallenen Rückenmarkssegmente mit Diathermie der gelähmten Extremitäten empfohlen worden.

Oft genug bleiben aber bei der Poliomyelitis dauernde Störungen in der Beweglichkeit einer oder mehrerer Extremitäten zurück. Hier ist dann ein Vorgehen auf orthopädischem Wege indiziert; sowohl durch passende Stützapparate wie auch durch operative Eingriffe (Sehnentransplantation u. dgl.) kann in solchen Fällen dem Patienten noch erheblich genützt werden.

Auf die sonstigen einzelnen Rückenmarkserkrankungen hier noch einzugehen, dürfte sich erübrigen. Die dabei zu befolgenden therapeutischen Prinzipien können aus der obigen Darstellung wohl ersehen werden.

Behandlung von Psychosen.

Mit einigen Worten sei hier noch die physikalische Therapie der Psychosen gestreift. Was die progressive Paralyse betrifft, so eignen sich besonders diejenigen Formen zu einer hydro- resp. balneotherapeutischen Behandlung, bei denen die körperlichen Symptome im Vordergrunde stehen, also namentlich die sogenannte Tabo-Paralyse. Wir haben in vielen solchen Fällen durch Halbbäder und Kohlensäurebäder, die in derselben Weise wie bei der Tabes gegeben werden, einen erheblichen Rückgang der Beschwerden (Schmerzen, Parästhesien, Gehstörungen) erzielen und gleichzeitig damit auch das Allgemeinbefinden günstig beeinflussen können. Mit der Übungstherapie sei man bei der Tabo-Paralyse sehr zurückhaltend, da die damit verbundene geistige Anspannung ungünstig wirken kann.

In der Behandlung sonstiger Psychosen kommen vor allem die beruhigenden hydrotherapeutischen Maßnahmen in Betracht. Namentlich werden in Irrenanstalten die prolongierten lauwarmen Vollbäder bei Aufregungszuständen jetzt sehr viel und mit günstigem Erfolge angewandt; man hat damit den Gebrauch narkotischer Medikamente erheblich einschränken können. Die Dauer der Vollbäder beträgt eine bis mehrere Stunden, auch den ganzen Tag über werden sie in manchen Fällen appliziert. Die feuchten Einpackungen, die bei sehr ungebärdigen Patienten ja nicht anwendbar sind, kommen mehr für die leichteren Formen von Psychosen in Be-

---

[1]) Rev. méd. franç. 1921, Januar (Referat: Zeitschr. f. d. ges. physikal. Therapie Bd. 28, S. 217. 1924.)

tracht; vor allem bei der Melancholia simplex sind sie zu empfehlen. Hier und bei sonstigen depressiven Zuständen empfiehlt es sich oft, außer den Einpackungen auch leicht anregende hydrotherapeutische Prozeduren zu applizieren; Teilabreibungen, Ganzabreibungen, Halbbäder oder Fächerduschen können dabei von guter Wirkung sein.

IV. Erkrankungen des Zirkulationssystems.

Die physikalischen Mittel, die uns zur Bekämpfung der Störungen der Zirkulation zur Verfügung stehen, üben sowohl auf das Herz selbst, wie auch auf die peripheren Gefäße eine bestimmte, früher schon näher beschriebene Wirkung aus. Rekapitulieren wir kurz die wichtigsten Herz-Gefäßwirkungen jener Maßnahmen, so läßt sich darüber folgendes sagen: kalte hydrotherapeutische Prozeduren verengern zunächst die Gefäße, erhöhen den Blutdruck, kräftigen und verlangsamen die Herzaktion (auch lokale kalte Anwendungen haben diesen letzteren Effekt); eine Verlangsamung der Herzaktion mit gleichzeitiger Blutdrucksenkung kann nur nach solchen Kälteprozeduren, die ohne starken primären Reiz auszuüben von langanhaltender reaktiver Gefäßerweiterung begleitet sind, also nach Einpackungen, eintreten; ebenso wirken länger dauernde lauwarme Vollbäder (in der Temperaturzone von 34—36⁰) blutdruckerniedrigend und in geringem Grade auch pulsverlangsamend. Eine Drucksenkung bei gleichzeitiger Kräftigung der Herzaktion bewirken die Hauffeschen allmählich erwärmten Teilbäder. Die Wirkung der primär heißen Prozeduren, die in einer Pulsbeschleunigung und primären Blutdrucksteigerung besteht, der sekundär nach dem Schweißausbruche oft eine beträchtliche Drucksenkung folgt, kommt dagegen therapeutisch, wegen der stets damit verbundenen erheblichen Vermehrung der Herzarbeit, bei Zirkulationserkrankungen kaum in Frage.

Die Kohlensäurebäder üben durch Änderung der Blutverteilung, hauptsächlich wohl im Sinne einer Vermehrung der Blutfülle in den peripheren Gefäßgebieten bei gleichzeitiger Erhöhung des Gefäßtonus, Vergrößerung der Pulsamplitude und des Schlagvolumens des Herzens, Vertiefung der Atmung, eine Wirkung auf das Zirkulationssystem aus, die man als Entlastung der Kreislauforgane unter gleichzeitiger Tonisierung charakterisieren kann. Die Tonisierung erstreckt sich auch auf das Herz selbst und tut sich, außer in der Erhöhung des Schlagvolumens, Änderung des Elektrokardiogramms usw., vor allem auch in einer erheblichen Verlangsamung der Pulsfrequenz kund. Alle diese Wirkungen treten um so mehr hervor, je mehr sich die Temperatur des CO_2-Bades nach unten zu vom Indifferenzpunkte entfernt; sie fehlt aber auch nicht im indifferent warmen Bade. Der Blutdruck wird schon in diesem, mehr noch im kühlen CO_2-Bade, beim Gesunden und bei Herzkranken mit normalem Druck erhöht; bei pathologischer Drucksteigerung kann aber das Kohlensäurebad, namentlich auch eine Serie von solchen Bädern, vermöge der regulatorischen Wirkungen auf die Zirkulation eine Herabsetzung des Blutdrucks zur Folge haben.

Im Sauerstoffbade sind alle diese Wirkungen qualitativ denen der CO_2-Bäder ähnlich, quantitativ aber geringer, insbesondere auch die Wirkungen auf Blutdruck und Pulsfrequenz. Leichter als durch CO_2-Bäder kann durch Sauerstoffbäder bei Hypertension eine Blutdruckerniedrigung bewirkt werden, insbesondere da hier die erregende Wirkung der CO_2-Bäder auf das Nervensystem fehlt.

Bei den Wechselstrombädern und den faradischen Bädern tritt die erregende Wirkung auf das Zirkulationssystem wieder mehr in den Vordergrund, und zwar noch mehr als bei den Kohlensäurebädern. Es erfolgt hier eine Anregung der Herzaktion durch den peripheren Reiz, die sich in Erhöhung des Schlagvolumens und charakteristischer Veränderung des Elektrokardiogramms kundtut. Der Puls wird dagegen im Wechselstrombade nur wenig verlangsamt. Der Blutdruck wird im Wechselstrombade erhöht; nur durch besondere, noch später zu erwähnende Technik läßt sich diese druckerhöhende Wirkung vermeiden. Hingegen wirken galvanische Vollbäder blutdrucksenkend[1]). Die Blutverteilung scheint im Sinne einer Verminderung der Blutfüllung in den peripheren Stromgebieten beeinflußt zu werden. Die im Kohlensäurebade durch Resorption des CO_2-Gases bewirkte Vertiefung der Atmung, die eine Erleichterung des venösen Rückflusses zur Folge hat, fehlt im Wechselstrom- oder faradischen Bade. Im ganzen ist dasselbe mehr als das CO_2-Bad als herzübende Prozedur zu betrachten.

Die Massage übt vor allem durch Beförderung des venösen Rückflusses des Blutes und Erleichterung der peripheren Zirkulation auf den Kreislauf einen günstigen Einfluß aus; außerdem aber wirken die meisten Massagehandgriffe blutdrucksteigernd, nur bestimmte Massageformen, wie einzelne Handgriffe der Bauchmassage, können den Blutdruck auch herabsetzen. Die Frequenz der Herzaktion wird durch Klopfungen und Vibrationen, namentlich wenn sie am Rücken oder in der Herzgegend ausgeführt werden, verlangsamt. Heilgymnastische Übungen rufen eine Beschleunigung des Blutumlaufs in der Peripherie hervor und erleichtern somit ebenfalls die Zirkulation. Sofern sie nur in passiven, in Förderungs-, Pendel- oder leichten Widerstandsübungen bestehen, die keine Innervationsanstrengung von seiten des Herzens erfordern, wirken sie zugleich herzschonend. Eigentliche Widerstandsbewegungen, die auch den Blutdruck und die Pulsfrequenz erhöhen, bilden dagegen vorwiegend eine Herzübung. Das funktionell geschwächte Herz reagiert auf Widerstands- und sonstige aktive Bewegungen im allgemeinen durch stärkere Beschleunigung der Pulsfrequenz als das funktionstüchtige; die Blutdruckerhöhung nach Muskelarbeit kann bei funktioneller Schwäche fehlen, und es kann sogar an ihrer Stelle eine Drucksenkung eintreten.

Wir können also durch eine ganze Reihe von physikalischen Maßnahmen diejenigen Vorgänge, durch die schon spontan der Organismus

---

[1]) Wildenrath: Zeitschr. f. d. ges. physikal. Therapie Bd. 30, S. 49. 1925.

Zirkulationsstörungen auszugleichen sucht (Gefäßerweiterung und -verengerung, Änderung der Blutverteilung, Vermehrung der Herzarbeit usw.), unterstützen, üben und erleichtern. Trotzdem wäre es aber eine unbegründete Überschätzung unserer gegenwärtigen Kenntnisse von all diesen Wirkungen, wollten wir nicht zugeben, daß neben solchen theoretischen Überlegungen vor allen Dingen auch die praktische Erfahrung für die Indikationsstellung der physikalischen Anwendungen bei Zirkulationserkrankungen maßgebend ist. Von diesem Gesichtspunkte aus seien auch die folgenden Indikationen betrachtet.

1. Erkrankungen des Herzens selbst.

a) Hydrotherapie.

Bei den hier in Frage kommenden hydrotherapeutischen Prozeduren können wir örtliche Applikationen auf die Herzgegend und allgemeine auf das gesamte Zirkulationssystem wirkende Maßnahmen unterscheiden. Unter den örtlichen Applikationen ist die Herzkühlung durch den Herzkühlschlauch resp. die Eisblase die gebräuchlichste. Sie bewirkt eine Beruhigung und Verlangsamung der Herzaktion, eine geringe, aber nicht wesentliche Blutdruckerhöhung, vor allen Dingen auch eine Erleichterung der Beschwerden des durch Tachykardie oder starke Intensität der Herzaktion belästigten Patienten; sie ist bei einer ganzen Anzahl von Herzerkrankungen indiziert. Die Herzkühlung spielt schon eine große Rolle bei der akuten Endokarditis, wo sie möglichst andauernd angewandt zu werden verdient und außer der beruhigenden vielleicht auch eine gewisse antiphlogistische Wirkung besitzt. Aber auch bei ausgebildeten Herzklappenfehlern bildet der Herzkühlschlauch, ein oder mehrere Male täglich etwa eine Stunde lang angewandt, eine empfehlenswerte Unterstützung der sonstigen Behandlung, namentlich wenn die genannten Beschwerden von seiten der Herzaktion vorhanden sind. Als besondere Indikation des Herzkühlschlauchs sei noch einerseits die Aorteninsuffizienz, bei der ja oft der Patient durch die starke Pulsation beunruhigt wird, andrerseits die Schlaflosigkeit infolge von Herzklopfen erwähnt. Bei der paroxysmalen Tachykardie geht die Wirkung der subjektiv ebenfalls angenehm empfundenen Herzkühlung objektiv über eine geringe Herabsetzung der Pulsfrequenz gewöhnlich nicht heraus. Von größerer Wirkung auf Verlangsamung und Kräftigung der Herzaktion ist hier der Nackenkühlschlauch, der überhaupt bei manchen Tachykardien auf nervöser Basis (z. B. bei Morbus Basedowii) dem Herzkühlschlauch oft überlegen ist. Über die Anwendungsweise der Kühlschläuche bei nervösen Herzerkrankungen haben wir ja schon früher gesprochen; es sei dabei erwähnt, daß man bei organischen Herzfehlern im allgemeinen auf die bei nervösen Herzbeschwerden gebräuchliche Kombination der Kühlschläuche mit einer Einpackung verzichtet, da viele Herzkranke eine Packung schlecht vertragen und sich darin beengt und beängstigt fühlen.

Während der kalte Herzschlauch bei reinen Herzklappenfehlern in der Regel gut vertragen wird, liegen die Verhältnisse vielfach anders bei Erkrankungen des Myokards, namentlich bei solchen auf arteriosklerotischer Basis. Hier wird oft eine kalte Applikation auf die Herzgegend nicht vertragen oder sie bleibt wenigstens unwirksam, während der mit warmem Wasser (36—40°) durchflossene Herzschlauch resp. warme Herzkompressen dem Patienten erhebliche Erleichterung bei Druck- oder Beängstigungsgefühl in der Herzgegend bringen können. Es mag dahingestellt bleiben, ob solche Applikationen direkt auf die Gefäße des Herzens dilatierend wirken können, ihre günstige subjektive Wirkung ist jedenfalls in zahlreichen Fällen sichergestellt. Daß heiße Kompressen auf die Herzgegend im Anfalle von Angina pectoris dem Patienten Erleichterung bringen, ist eine bekannte Erfahrungstatsache. Weiter kommen dann noch im Anfalle von Angina pectoris auch heiße Hand- und Fußbäder zur reflektorischen Anregung der Herzaktion zur Anwendung.

Einen indirekten Einfluß sowohl auf das Herz selbst wie auf das ganze Zirkulationssystem üben die Hauffeschen allmählich erwärmten Teilbäder aus, deren Technik auf S. 63 geschildert ist. Die durch diese Maßnahme bewirkte Kräftigung und Verbesserung der Herzaktion ist von Hauffe durch das Elektrokardiogramm und durch Konstatierung der Vergrößerung des Schlagvolumens sowie der Verkleinerung des Herzschattens im Röntgenbilde (also Erhöhung der Auswurfmenge) nachgewiesen worden; der Einfluß auf die Blutverteilung besteht in Erweiterung der peripheren Gefäßbahnen und Entlastung der großen Gefäße der Körperhöhlen, woraus eine Senkung des Blutdruckes resultiert. Die Indikationen dieser Teilbäder sind nach Hauffe bei Blutdruckerhöhungen und Kompensationsstörungen infolge von muskulärer Herzschwäche (Arteriosklerose, Emphysem etc.) gegeben; auch W. Beck[1]) sah von diesen Bädern bei arteriosklerotischen Zirkulationsstörungen gute Erfolge.

Zu den allgemein wirkenden hydrotherapeutischen Prozeduren gehören dann die Teilabreibungen und die Halbbäder. Die Teilabreibung, die auch bei leichteren Kompensationsstörungen anwendbar ist, bewirkt eine Erweiterung der Hautgefäße und sekundär auch der peripheren Gefäße überhaupt. Sie wirkt aber auch reflektorisch auf die Herzaktion selbst und auf die Respiration günstig ein. Die Teilabreibungen können ein oder mehrere Male am Tage vorgenommen werden; daß sie bei schlecht reagierenden Patienten in Form der schottischen Teilabreibungen evtl. auch nur als heiße Teilabreibungen appliziert werden können, ist im systematischen Teile schon erwähnt worden.

Die Halbbäder (und die ihnen in der Gefäßwirkung ähnlichen Bürstenbäder) sind in der Behandlung von Herzstörungen wohl etwas mit Unrecht durch die neuerdings mehr und mehr in Aufnahme gekommenen balneotherapeutischen Prozeduren in den Hintergrund ge-

---

[1]) Therapie d. Gegenw. 1925, Nr. 5.

drängt worden. Nach Wenckebach[1]) eignen sich für hydrotherapeutische Behandlung vor allem die angeborenen und erworbenen konstitutionellen Formen von Herzschwäche sowie solche Fälle von Herzschwäche, die auf Grund von toxischen, mechanischen oder reflektorischen Schädigungen hervorgerufen sind. Die Halbbäder können sich nach unserer Erfahrung selbst bei Herzkranken mit leichten Kompensationsstörungen durch Linderung der Atemnot und sonstiger subjektiver Beschwerden sowie durch Anregung der Herzaktion sehr nützlich erweisen; namentlich gegen Abend angewandt, tun sie bei solchen Kranken zugleich als schlafbringendes Mittel gute Dienste. Allerdings ist strenge Überwachung bei ihrer Applikation geboten; sie dürfen in nicht zu kalter Temperatur (Anfangstemperatur 34—32°) appliziert werden, es muß dabei vermieden werden, daß der Patient sich selber frottiert, und die Dauer des Bades darf 5 Minuten nicht überschreiten. Bei ausgesprochener Erkrankung des Myokards sehe man von den Halbbädern ganz ab.

b) Balneotherapie und Elektrotherapie.

Die hier zu besprechenden Prozeduren kommen in denjenigen Formen und Stadien der Zirkulationsstörungen zur Anwendung, wo die physikalischen Methoden nicht nur eine Unterstützung der medikamentösen Therapie bilden, sondern die Hauptrolle resp. die ausschließliche Rolle spielen sollen. Die physikalische Behandlung besteht dabei vor allem in Kohlensäure- und elektrischen Bädern, in Fällen mit hinreichender Kompensation außerdem auch in mechanotherapeutischen Maßnahmen.

Die Kohlensäurebäder sind bei Herzklappenfehlern dann indiziert, wenn entweder eine völlige Kompensation vorhanden und beabsichtigt ist, durch eine systematische Kur das Herz und das Gefäßsystem in ihrer Leistungsfähigkeit zu kräftigen (z. B. nach Ablauf einer akuten Kompensationsstörung, nach einer frischen Endokarditis usw.), oder wenn leichte Kompensationsstörungen bestehen, die sich subjektiv in Herzklopfen und Kurzatmigkeit nach körperlicher Anstrengung, schlechtem Schlaf usw. und objektiv in Pulsbeschleunigung, leichter Arhythmie, Verminderung der Tagesmenge des Urins usw., evtl. auch in leichter abendlicher Ödembildung äußern. (Daß starke Kompensationsstörungen, die von erheblichem Ödem und serösen Ergüssen in die Pleura- und Bauchhöhle begleitet sind, sich durch Kohlensäurebäder allein nicht beseitigen lassen, liegt in der Natur der Dinge.) Wenn bei Herzinsuffizienz die Kohlensäurebäder günstig wirken sollen, so muß noch eine gewisse Reservekraft des Herzens, eine gewisse Reaktionsfähigkeit des Gefäßsystems auf thermische Reize vorhanden sein, damit die Regulation der Blutverteilung und die Erleichterung der Herzarbeit in gewünschter Weise erfolgen können. Nach A. Weber[2]) sollen solche Kranke mit Herzinsuffizienz nicht

---

1) Zeitschr. f. physikal. u. diät. Therapie Bd. 22. S. 1. 1918.
2) Therapie der Herzinsuffizienz. Leipzig: G. Thieme 1924.

baden, die bereits in der Ruhe oder bei ganz geringer Körperbewegung Dyspnöe bekommen oder die trotz Ruhe Neigung zu Verschlimmerung zeigen. Auch der Sitz des Klappenfehlers ist für die Indikationsstellung der Kohlensäurebäder nicht ganz gleichgültig. Im allgemeinen eignen sich dafür besser die Erkrankungen der Mitralis als die Aorteninsuffizienz, wie ja bekanntlich die Digitalis ebenfalls von sicherer Wirkung bei Mitralfehlern ist. Es liegt das zum Teil daran, daß bei Mitralfehlern der Blutdruck meist nicht erhöht ist, und daher die blutdrucksteigernden Kohlensäurebäder besser vertragen werden als bei der meist mit Blutdruckerhöhung verbundenen Aorteninsuffizienz.

Die durch den hydrostatischen Druck des Bades bewirkte Erhöhung des Venendruckes macht sich bei Patienten mit Mitralstenose bei der CO_2-Bäderbehandlung nicht selten störend bemerkbar und äußert sich alsbald nach Beginn des Bades in Atemnot (R. Lurz[1])). Man kann versuchen, durch nur teilweise Füllung der Wanne diesem Übelstande abzuhelfen, muß aber manchmal die Bäder aus dem genannten Grunde bis zu einem späteren Zeitpunkte aussetzen. Gewöhnt sich der Patient an die durch die Druckwirkung des Wassers bedingten Änderungen im Zirkulationssystem, so kommt nach R. Lurz der funktionellen Anpassung des Herzens an den erhöhten Venendruck eine große therapeutische Bedeutung bei der Mitralstenose zu.

Praktisch ist jedenfalls, wenigstens für die Anwendung künstlicher Kohlensäurebäder, daran festzuhalten, daß man sie bei Mitralfehlern im allgemeinen energischer, d. h. bei niedrigerer Temperatur und stärkerem Kohlensäuregehalt geben kann als bei Aorteninsuffizienz, und daß bei letzterer, auch zur Bekämpfung der subjektiven Beschwerden, öfter andere Maßnahmen (Sauerstoffbäder oder Wechselstrombäder) geeigneter sind als die CO_2-Bäder.

Kontraindiziert sind die Kohlensäurebäder außer bei den erwähnten stärkeren Kompensationsstörungen bei embolischen Infarkten und drohenden sonstigen Embolien, bei vorgeschrittenen Aneurysmen und bei starker, mit erheblicher Blutdrucksteigerung verbundener Arteriosklerose; auf letzteren Punkt werden wir noch weiter unten zurückkommen. Auch eine mit einem organischen Herzfehler verbundene allgemeine nervöse Übererregbarkeit kann die Wirkung der CO_2-Bäder, die ja in der Hauptsache auf dem Wege eines nervösen Reflexes zustande kommt, illusorisch machen.

Die Art und Weise der Anwendung der Kohlensäurebäder ist schon im systematischen Teile besprochen worden. Es sei hier nur kurz rekapituliert, daß man die ersten Bäder gewöhnlich mit einer dem Indifferenzpunkt nahen Temperatur (34—33°) und 10 Minuten Dauer geben läßt und dann allmählich zu stärkerem CO_2-Gehalt und $1/_4$ stündiger Dauer sowie zu niedrigeren Temperaturen (im Minimum 28° C, nur ausnahmsweise tiefer) übergeht, sofern zugleich auch eine Herzübung indiziert ist und sofern keine stärkere Drucksteigerung besteht; will man dagegen nur eine herzschonende Wirkung erzielen, wie z. B. bei erheblicher Affektion des Myokards oder ausgeprägter Arteriosklerose, so geht man, unter gleichzeitiger Verstärkung des CO_2- und eventuell des Solegehaltes, mit der Temperatur auch späterhin nicht unter 32° herunter. Die Bäder werden 3—4mal wöchentlich gegeben; die ganze Kur erstreckt sich auf 15—25 Bäder. Man läßt die Bäder am besten in den Vormittagsstunden

---

[1]) Dtsch. med. Wochenschr. 1924, Nr. 5 u. 13.

(etwa 1 Stunde nach dem ersten Frühstück) nehmen, nach dem Bade soll der Patient Gelegenheit haben, mindestens $^1/_2$ Stunde lang auszuruhen. Auch sei man an den Badetagen mit sonstigen anstrengenden Eingriffen, gymnastischen Übungen, größeren Spaziergängen u. dgl., besonders im Anfange der Kur, sehr vorsichtig.

Die Kohlensäurebäder lassen sich mittels der künstlichen Präparate in der Häuslichkeit des Patienten überall, wo Badeeinrichtungen vorhanden sind, ausführen, und gerade für schwere Fälle, bei denen eine weite Reise, eine Entfernung von den Angehörigen riskiert erscheint, und ferner für die vielen Fälle, in denen eine Badereise oder eine Sanatoriumsbehandlung aus äußeren Gründen nicht durchführbar ist, sei auf den Gebrauch der Kohlensäurebäder in der Häuslichkeit ausdrücklich hingewiesen. Wenn es aber der Zustand des Patienten und die äußeren Verhältnisse erlauben, so ist eine Kur in einem Badeorte naturgemäß vorzuziehen. Denn hier ist erstens einmal eine exaktere Dosierung und Modifikation der Bäder eher möglich als zu Hause; ferner scheint speziell die regulatorische Wirkung der natürlichen Bäder auf den Kreislauf eine bessere zu sein als die der künstlichen. Und schließlich kann der Patient sein ganzes Verhalten auch außerhalb der Badezeit im Kurorte in viel zweckmäßigerer Weise einrichten, als es zu Hause der Fall ist, und er steht dabei unter der Aufsicht von Ärzten, die in der Balneotherapie bei Herzkrankheiten besondere Erfahrung besitzen. Aus diesen Gründen ist vor allem Bad Nauheim mit Recht der beliebteste Kurort für Herzkranke geworden. Aber auch in anderen Kurorten mit starken kohlensäurehaltigen Quellen, wie Kissingen, Oeynhausen, Altheide, Salzuflen, Franzensbad, Marienbad, Steben, Elster, Pyrmont, Kudowa u. a. wird neuerdings mehr und mehr die systematische Anwendung der Kohlensäurebäder bei Herzkranken durch die Ärzte gepflegt.

Bei Erkrankungen des Myokards sind ebenfalls die Kohlensäurebäder zur Bekämpfung der Störungen empfehlenswert, vorausgesetzt, daß eine gewisse Reservekraft des Herzens noch vorhanden ist. Auch Komplikation mit Arteriosklerose bildet keine absolute Kontraindikation der Kohlensäurebäder, wie im Kapitel „Arteriosklerose" noch näher auszuführen ist. Zu den dankbarsten Indikationen der Kohlensäurebäder gehören die Fälle von Herzmuskelschwäche nach Überanstrengung oder nach Infektionskrankheiten, namentlich wenn sie mit Dilatation des Herzens verbunden sind. Auch das Fettherz bildet im Stadium der beginnenden Dekompensation eine sehr wichtige Indikation dieser Bäder, falls nicht schon eine erhebliche Degeneration des Herzmuskels anzunehmen ist. Dasselbe ist bei der sekundären Herzschwäche bei Emphysem der Fall.

Es haben sich ferner gerade für Behandlung der Herzmuskel-Affektionen auch die sinusoidalen Wechselstrombäder bzw. die faradischen Vollbäder zweckmäßig erwiesen, besonders zur Bekämpfung der subjektiven Beschwerden (Druckgefühl, Herzklopfen, Mattigkeit usw.), und man sollte jedenfalls in derartigen Fällen, wenn eine Kohlensäurebäderkur erfolglos bleibt und Vollbäder vom Patienten überhaupt vertragen werden, einen Versuch mit diesen Bädern machen. Das Hauptindikationsgebiet derselben bilden Herzdilatation, Fettherz, Myokarditis leichteren und mittleren Grades, vorausgesetzt, daß die begleitende Arteriosklerose nicht hochgradig ist. Die blutdruckerhöhende Wirkung der Wechselstrom- oder faradischen Bäder kann bis zu einem gewissen Grade durch Einhaltung der von Strubell[1]) dafür gegebenen Vorschrift vermieden werden: Man läßt nämlich den Patienten vor Einschaltung des Stromes erst mehrere Minuten im lauwarmen Vollbade sitzen und schaltet den Strom erst ein, nachdem man sich durch Messung davon überzeugt hat, daß durch die Einwirkung des warmen Bades der Blutdruck gesunken ist. Auch nach dem langsamen Abstellen der Stromzufuhr bleibt der Patient noch einige Minuten im Bade liegen. Bei hochgradiger Arteriosklerose ebenso wie bei Aneurysma möchten wir aber trotzdem die hydroelektrischen Vollbäder für kontraindiziert halten; ferner sind sie auch bei Neigung zu Apoplexien nicht anwendbar, wie wir das bei Besprechung der Apoplexiebehandlung schon erwähnt haben. In solchen Fällen kann man jedoch häufig die Vollbäder durch die weniger angreifenden, aber ähnlich wirkenden Vierzellenbäder ersetzen, deren Indikationsgebiet ein weiteres ist. Es empfiehlt sich überhaupt häufig, eine hydroelektrische Kur zunächst mit Vierzellenbädern zu beginnen.

Bei Herzklappenfehlern sind die hydroelektrischen Bäder, wenn die subjektiven Beschwerden, vor allem Druckgefühl, Schmerzen in der Herzgegend, Müdigkeit in den Gliedern, Schlaflosigkeit, im Vordergrunde des Krankheitsbildes stehen, mit Nutzen anwendbar, abwechselnd mit den Kohlensäurebädern oder auch als Ersatz derselben. Namentlich bei der Aorteninsuffizienz, wo die Kohlensäurebäder oft von unsicherer Wirksamkeit sind, lassen sie sich zweckmäßig durch Wechselstrombäder ersetzen; doch beginne man hier in schwereren Fällen mit Vierzellenbädern und gehe erst später zu den Vollbädern über. Bei nervösen Herzbeschwerden können die Wechselstrombäder sehr oft durch Vermehrung der Erregung schädlich wirken und sind daher durch galvanische Vierzellenbäder zu ersetzen. Im übrigen muß bezüglich der Therapie der Herzneurosen auf das Kapitel „Neurasthenie" verwiesen werden.

Die Wechselstrom- oder faradischen Vollbäder werden im allgemeinen ebenfalls 3mal wöchentlich gegeben. Beim ersten Bade sei man besonders vorsichtig, seine Dauer betrage nur 5 Minuten, der Strom werde dabei nur so stark gegeben, daß er eben vom Patienten empfunden wird. Die späteren Bäder werden dann in einer Dauer von 7—10 Minuten und mit etwas stärkerem Strom appliziert. Die ganze Kur erstreckt sich auf 15—20 Bäder.

Auch die Sauerstoffbäder bzw. Luftperlbäder sind bei organischen Herzleiden vielfach versucht worden. Da diesen Bädern eine blutdruckerhöhende Wirkung fehlt, so eignen sie sich besonders für Fälle mit erhöhtem Blutdruck; ferner verdienen sie bei Zuständen, die mit nervöser Erregung verbunden sind (Herzklopfen,

---

[1]) Das Wechselstrombad. Dresden u. Leipzig: Th. Steinkopff 1913.

Tachykardie, Schlaflosigkeit), vor den mehr erregenden Kohlensäurebädern den Vorzug (Senator[1]). Dagegen fehlt aber den Sauerstoffbädern die herzübende Wirkung der Kohlensäurebäder; sie sind also vorwiegend dann indiziert, wenn Herzschonung, Erleichterung der Herzarbeit neben Druckherabsetzung erstrebt werden soll. Bemerkt sei noch, daß, sicherer noch als beim Normalen bei Herzkranken, namentlich solchen, die an Tachykardie leiden, nach Sauerstoffbädern eine deutliche Pulsverlangsamung eintreten kann, und daß auch die Blutdrucksenkung nach diesen Bädern am ehesten da eintritt, wo eine pathologische Blutdrucksteigerung vorliegt. In jedem Falle ist die Wirkung der Sauerstoffbäder auf das Zirkulationssystem quantitativ eine schwächere als die der CO_2-Bäder, und trotz ihrer guten Verträglichkeit können die Sauerstoff- und Luftperlbäder daher als vollwertiges Ersatzmittel der Kohlensäurebäder nicht angesprochen werden.

Die Diathermie hat bei der Behandlung von Herzklappenfehlern zwar nicht eine solch große Bedeutung als bei der Therapie der arteriosklerotischen Herzerkrankungen; immerhin verdient sie auch bei Klappenfehlern namentlich in solchen Fällen versucht zu werden, wo schmerzhafte Sensationen in der Herzgegend bestehen oder wo perikarditische Verwachsungen zu vermuten sind. Bei der Diathermierung der Herzgegend wird eine große Elektrodenplatte (ca. 10 : 15 bis 12 : 20 cm) auf die Herzgegend, eine zweite gleich große oder etwas größere auf die oberen Rückenpartien aufgelegt; die Stromstärke betrage etwa 0,8—1 Ampere. Es ist nicht notwendig und auch nicht zweckmäßig, hier bis zum maximal erträglichen Wärmegrad zu steigen. Dauer der Sitzung anfangs 10 Minuten, später 15 Minuten.

Neben den wesentlichen subjektiven Erleichterungen, die eine solche Behandlung zu bringen vermag, sind auch objektive Besserungen bei Herzklappenfehlern beobachtet worden, so namentlich von Rautenberg, Kalker, Herzer, Kottmaier, Kowarschik.

Die d'Arsonvalisation kommt vorwiegend bei Erkrankungen des Herzmuskels, weniger bei Klappenfehlern in Frage. Sie erfolgt hier meist in Form der örtlichen Applikation der Kondensatorelektrode auf die Herzgegend. Näheres über ihre Indikation findet sich im Abschnitt „Hochfrequenzströme".

c) Mechanotherapie.

Wir müssen bezüglich der Indikationsstellung bei Herzkranken zweierlei Arten mechanotherapeutischer Anwendungen unterscheiden; erstens solche, die nur herzschonend wirken, indem sie den peripheren Blutumlauf erleichtern, wie die Streichmassage, die passiven Bewegungen und die bis zu einem gewissen Grade auch hierher gehörigen Pendel- und Förderungsbewegungen, und zweitens die zugleich herzübenden mechanotherapeutischen Prozeduren, also die Widerstandsbewegungen, die Freigymnastik und alle sonstige Muskelarbeit. Eine Mittelstellung zwischen beiden Wirkungsarten nehmen die Vibrationen und Klopfungen ein, welche zwar durch Erhöhung des Blutdrucks eine gewisse Herzübung darstellen, andrerseits aber wegen ihrer gleichzeitigen pulsverlangsamenden Wirkung auch zu den herzschonenden Prozeduren gerechnet werden können.

---

[1]) Dtsch. med. Wochenschr. 1909, Nr. 35.

In Fällen von Kompensationsstörungen kommen lediglich die herzschonenden mechanotherapeutischen Prozeduren in Anwendung. Man kann hier oft dem Patienten durch die sogenannte Herzmassage erhebliche Erleichterung bringen. Dieselbe wird an dem im Bette liegenden Patienten ausgeführt und besteht in langsamen zentripetalen Streichungen der Extremitäten, leichten Knetungen der Arm- und Beinmuskeln, in Reibungen, leichten Klopfungen und Erschütterungen der Herzgegend, Klopfungen des Rückens sowie in passiven Bewegungen der Extremitätengelenke. Diese Eingriffe beschleunigen den peripheren Blutumlauf resp. den Rücklauf des Blutes und regen die Herzaktion an, ohne eine vermehrte Arbeit des Herzens zu erfordern, vorausgesetzt natürlich, daß sie in vorsichtiger Weise geschehen. Bei schwerer Kranken werden die passiven Bewegungen zunächst nicht mehr als 5mal an jedem Gelenke vorgenommen; auch empfiehlt es sich, anfangs die großen Gelenke (Schulter- und Hüftgelenk) noch nicht in die Bewegungen mit einzubeziehen und sie erst in den späteren Sitzungen vorzunehmen. Ist nun eine gewisse Reservekraft des Herzens anzunehmen, so schließt man an die passiven Bewegungen später auch einige aktive an. Durch Kontrolle des Pulses, der sich danach nicht wesentlich beschleunigen darf, hat man es in der Hand, Überanstrengungen dabei zu vermeiden. Während man mit solchen aktiven Bewegungen bei dekompensierten Herzklappenfehlern sehr vorsichtig sein muß, sind sie in Verbindung mit der Herzmassage in leichteren Graden von Kompensationsstörungen bei Herzmuskelerkrankungen, namentlich auch bei Fettherz, oft von großem und wesentlichem Nutzen.

Von erheblicher Bedeutung ist ferner die Anwendung der Vibrationsmassage bei Herzkranken, namentlich solchen mit gleichzeitiger nervöser Erregung. Sind auch die danach eintretenden objektiven Veränderungen außer der Pulsverlangsamung noch nicht sichergestellt, so ist doch eine günstige, wenn auch meist vorübergehende Beeinflussung der Beschwerden, wie des Herzklopfens, des Druckgefühls, der Atemnot, in vielen Fällen eklatant. Man appliziert die Vibrationsmassage 5—10 Minuten lang täglich, teils auf die Herzgegend selbst, teils auf die oberen Rückenpartien.

Eine besondere Erwähnung erfordert die Leibmassage bei Herzkranken oder, allgemeiner gesagt, bei Patienten mit Erkrankung der Zirkulationsorgane. Sie ist in erster Linie bei solchen Patienten angezeigt, bei denen die Herzstörungen — mit oder ohne Komplikation mit beginnender Arteriosklerose — durch Hochdrängung des Zwerchfells bei Emphysem oder starker Adipositas bedingt erscheinen. Die Leibmassage, gefolgt von Übungen der abdominellen Atmung (Hervorstoßen des Bauches bei Inspiration, langsame Einziehung desselben bei der Ausatmung), kann hier erheblichen Nutzen schaffen, zugleich auch durch die Beseitigung etwaiger Obstipation. Auch bei sonstigen Herzkranken kann sich eine vorsichtige Leibmassage, wenn man dabei druckerhöhende tiefe Knetungen sowie Klopfungen vermeidet, zur Beförderung der Peristaltik und Bekämpfung des Meteorismus als nützlich erweisen; namentlich ist das bei der Arteriosklerose der Fall. Bei ausgesprochenen Kompensationsstörungen sowie bei erheblicher Hypertension ist sie allerdings kontraindiziert. Eine besondere Form der Leibmassage bildet die von Kirchberg[1]) in die Therapie eingeführte Druck- und Saugmassage des Abdomens; sie hat sich namentlich bei arteriosklerotischen Zirkulationsstörungen, die

---

[1]) Therapeut. Monatsh. 1915, H. 2.

mit Blutdruckerhöhungen verbunden sind, gut bewährt und wirkt nicht nur in vielen Fällen druckerniedrigend, sondern übt auch sonst auf die allgemeinen Zirkulationsverhältnisse einen günstigen Einfluß aus. Besteht eine hochgradige periphere Arteriosklerose und ist somit Brüchigkeit der Gefäße anzunehmen, so ist die manuelle Leibmassage kontraindiziert. Auch bei stärkeren Kompensationsstörungen sehe man davon ab, weil in solchen Fällen die erhebliche Einwirkung, welche die Leibmassage auf die gesamte Blutverteilung im Körper ausübt, einen zu starken Eingriff bedeutet.

Die **gymnastische** Behandlung von Herzkranken eignet sich für solche Fälle, bei denen entweder nur leichte Kompensationsstörungen bestehen — hierfür kommen lediglich die bei der Herzmassage beschriebenen passiven Bewegungen in Frage — oder, als eigentliche Heilgymnastik, bei leidlich hinreichender Kompensation, wenn eine Übung und Kräftigung des Herzens erwünscht ist. Es wird durch die Heilgymnastik neben dieser Übung und Kräftigung des Herzmuskels selbst (Herabsetzung der Pulsfrequenz) auch eine Erleichterung der Zirkulation durch Herabsetzung der peripheren Widerstände und durch Verbesserung der Atmung erreicht. Der Blutdruck wird in Fällen von normalem und erniedrigtem Blutdruck durch richtig dosierte heilgymnastische Übungen erhöht; bei pathologisch erhöhtem Druck kann aber auch infolge der Erleichterung der Zirkulation in den peripheren Gefäßgebieten eine Blutdruckerniedrigung erzielt werden (Hasebroek, Tiedemann und Lund).

Vorbedingung für die Heilwirkung der Gymnastik bei Herzkrankheiten ist natürlich eine exakte und individuell angepaßte Dosierung. Aus diesem Grunde ist die Freigymnastik, bei welcher die Widerstände durch eine sachverständige Hilfsperson manuell geleistet werden, im allgemeinen der Apparatgymnastik hier vorzuziehen, sei es, daß man sich der schwedischen Gymnastik bedient oder einer Methodik, die besonders von den Brüdern A. und Th. Schott in Nauheim[1]) ausgearbeitet worden ist. Die Gymnastik besteht in einfachen Freiübungen, in dosierten Widerstandsbewegungen und in Selbsthemmungsbewegungen (s. S. 181). Zur Vermeidung jeder Überanstrengung ist dabei von dem ausführenden Gymnasten auf die Pulsfrequenz und auf die Atmung besonders zu achten, um bei jeder übermäßigen Steigerung der Pulszahl sowie bei jedem noch so leichten Zeichen von Dyspnöe die Übungen sofort beendigen bzw. unterbrechen zu können. Recht praktisch ist hierfür die Anweisung von Th. Schott, daß der Patient stets bei den Übungen genug freien Atem behalten soll, um daneben noch bequem sprechen zu können. Auch auf den Blutdruck ist zu achten; bei fehlender pathologischer Drucksteigerung darf derselbe am Ende einer Übungsserie zum mindesten nicht erniedrigt sein.

Dieselben Kautelen sind naturgemäß auch bei der Apparatgymnastik zu beobachten. Hier kommen zunächst vor allem neben Atemübungen solche Übungen in Betracht, die eine Förderung der peripheren Zirkulation ohne nennens-

---

[1]) Schott, Th.: Physikalische Behandlung der chronischen Herzkrankheiten. Berlin: Julius Springer 1916.

werte aktive Anstrengung zum Ziele haben, also Pendel- und Förderungsbewegungen, namentlich Rollungen der Füße, Hände und Arme. Später
geht man dann zu Widerstandsbewegungen über.

Natürlich sind die für heilgymnastische Übungen allgemein gültigen Regeln, wie Ruhe nach jeder Gruppe von Übungen, zweckmäßige
Wahl der Tageszeit usw. neben der exakten Dosierung bei der Appa-
rat- wie bei der Freigymnastik von Herzkranken besonders zu beachten.
In Nauheim wird die gymnastische Behandlung in Verbindung mit
der Bäderkur ausgeführt. Außerhalb der Badeorte, wo man nicht so
an eine beschränkte Zeit gebunden ist, empfiehlt es sich aber mehr,
eine heilgymnastische Kur für sich allein, oder doch, falls durchaus
CO_2-Bäder gleichzeitig gebraucht werden sollen, nur an den badefreien Tagen ausführen zu lassen.

Die hauptsächlichsten Formen von Herzkrankheiten, die
für heilgymnastische Behandlung in Betracht kommen, sind Erkrankungen des Myokards, wo die Degeneration noch nicht zu weit vorgeschritten ist und noch genügende Reservekraft des Herzens besteht,
namentlich arteriosklerotische Erkrankungen, Fettherz, chronische Dilatation infolge von Überanstrengung oder von alimentären
Einflüssen. Aber auch bei Klappenfehlern kann die Heilgymnastik
Günstiges leisten. Kontraindiziert ist sie, außer bei Kompensationsstörungen, bei frischeren entzündlichen Erkrankungen des Herzens,
bei weit vorgeschrittenen Degenerationszuständen des Herzens, bei
Aneurysmen, bei hochgradigen sklerotischen Veränderungen der Gefäße (wegen der Gefahr der Apoplexie).

Die Oertelsche Terrainkur ist heutzutage bei Herzkranken nur wenig
mehr gebräuchlich. Sie sollte, wie Th. Schott betont, stets nur am Ende einer
heilgymnastischen Behandlung stehen, da das Bergsteigen immer eine gewisse
Anstrengung für das Herz bedeutet, das daher vorher schon durch sonstige
Übungen trainiert sein muß.

Unter die heilgymnastischen Faktoren, die bei Herzkranken in Frage kommen,
ist auch der Gebrauch des Bergoniéschen Entfettungsstuhles (s. S. 333)
zu zählen. Die hier durch den rhythmisch unterbrochenen faradischen Strom
hervorgerufenen Kontraktionen der hauptsächlichsten Muskelgruppen des Körpers
können, zumal dabei die Muskelarbeit ohne jede Innervationsanstrengung
vor sich geht, in leichteren Fällen von Herzmuskelschwäche (z. B. Fettherz
oder Herzdilatation ohne Blutdruckerhöhung) ganz gut zur Beförderung der
peripheren Zirkulation benutzt werden, wobei gleichzeitig der Reiz des elektrischen Stromes reflektorisch einen gewissen übenden Einfluß auf das Herz
ausübt. Namentlich bei derartigen Kranken mit schlaffer Muskulatur und allgemeiner Ermüdbarkeit kann der Bergoniésche Apparat Gutes leisten (P. Schuster[1]))
Vorsicht ist jedoch geboten; insbesondere ist vor dem Gebrauch von solchen
Apparaten, die nicht mit dem echten faradischen Strom, sondern mit
sinusoidalem Strom oder verwandten Stromarten arbeiten, bei Herzkranken
dringend zu warnen.

2. Arteriosklerose.

Die physikalische Behandlung der Arteriosklerose ist zwar im
vorgehenden schon mehrfach gestreift worden, der Übersicht halber
seien aber die wichtigsten Indikationen und Anwendungsformen hier

---

[1]) Zeitschr. f. physikal. u. diät. Therapie Bd. 18, S. 609. 1914.

noch einmal kurz zusammengefaßt. Wir bezwecken bei der Arteriosklerose mit physikalischen Maßnahmen in erster Linie eine Verbesserung der Zirkulation in den peripheren Gefäßen, um dadurch die lokalen Zirkulationsstörungen und die daraus resultierenden mannigfachen Beschwerden der Patienten zu bekämpfen; zugleich aber wird auch die Herzarbeit durch eine derartige Verminderung der peripheren Widerstände erleichtert. Wo Erkrankungen des Herzens selbst infolge von Arteriosklerose eingetreten sind, können sie durch die im vorigen Kapitel näher geschilderten Prozeduren behandelt werden. Über die physikalische Therapie der Angina pectoris wird noch einiges Besondere weiter unten zu sagen sein.

Die Beeinflussung der Gefäße durch hydrotherapeutische Prozeduren läßt sich um so eher erreichen, je weniger der Verkalkungsprozeß in der Gefäßwand vorgeschritten ist. Hat die Veränderung schon einen hohen Grad erreicht und ist infolgedessen die Ernährung und Reaktionsfähigkeit der Haut nur eine mangelhafte, so muß man sich begnügen, durch anderweitige lokale thermische Applikationen eine palliative Wirkung zu erzielen.

Zur Erfüllung der obigen Indikationen leisten von häuslichen Prozeduren vor allem die Teilabreibungen bei der Arteriosklerose häufig gute Dienste. Öfter als sonst wird man sie bei der Arteriosklerose in Form der schottischen Teilabreibungen (erst heiße, dann kalte Abreibungen) applizieren, evtl. bei schlechter Hautreaktion auch nur als heiße Abreibung. Bestehen erhebliche Störungen von seiten des Herzens, so kann man dabei im Anfange die Abreibungen nur auf die Extremitäten beschränken. Man appliziert die Teilabreibung am besten morgens aus der Bettwärme heraus und läßt den Patienten danach noch etwa $^1/_2$—1 Stunde im Bette liegen. Neuerdings werden zur Bekämpfung der arteriosklerotischen Zirkulationsstörungen auch die weiter oben erwähnten Hauffeschen allmählich erwärmten Teilbäder angewandt.

Eine Anregung der peripheren Zirkulation und damit eine Schonung des Herzens kann oft schon durch einfache lauwarme Vollbäder von 34—35° Temperatur und $^1/_4$—$^1/_2$stündiger Dauer erreicht werden; der Zusatz von Fichtennadelextrakt oder Salz zu diesen Bädern ist in solchen Fällen meist unbedenklich, denn der dadurch auf das Herz ausgeübte Reiz ist kein erheblicher. Anders steht es mit den Kohlensäurebädern. Man hat früher vielfach behauptet, daß bei Arteriosklerose Kohlensäurebäder überhaupt kontraindiziert sind; wie wir schon sahen, ist in so allgemeiner Fassung dieser Satz sicher nicht richtig. Allerdings wird man bei starker peripherer Arteriosklerose mit schlechter Hautreaktion von den Kohlensäurebädern keine nennenswerte Wirkung mehr sehen, ebensowenig bei vorgeschrittenen myokarditischen Veränderungen. Aber von diesen schweren Fällen abgesehen, kann eine vorsichtige Kohlensäurebäderkur (Temperatur nicht unter 32°!) bei beginnender oder mäßig entwickelter Arteriosklerose doch von Nutzen sein, vor allen Dingen gegenüber den Herzbeschwerden. Auch eine nicht zu alte und nicht durch Schrumpfniere bedingte Blutdrucksteigerung kann durch eine CO_2-Bäderkur eine dauernde Verminderung erfahren, wie zahlreiche Beobachter bestätigen konnten. Namentlich ist dies der Fall bei Gebrauch der natürlichen kohlensauren Thermalsolbäder (Nauheim, Kissingen,

Oeynhausen, Salzuflen), wie denn überhaupt die therapeutische Wirkung der natürlichen Kohlensäurebäder auch bei den arteriosklerotischen Herzstörungen derjenigen der künstlichen überlegen ist.

Th. und F. Grödel[1]) haben zur Gewöhnung der Patienten an die CO_2-Bäder empfohlen, in Fällen von starker Hypertension die ersten Thermalbäder nur als Halbbäder zu geben, d. h. das Badewasser nur bis zum Rippenbogen reichen zu lassen. Es wird durch dieses Vorgehen die primäre Blutdrucksteigerung im Kohlensäurebade auf ein Minimum reduziert. — Die Sauerstoffbäder, denen die blutdruckerhöhende Wirkung der Kohlensäurebäder fehlt, sind ebenfalls in vielen Fällen imstande, die Beschwerden des Patienten (Beklemmungen, Schlaflosigkeit, Mattigkeit) zu lindern, ohne daß ihnen aber eine erhebliche Wirkung auf das Herz selbst zukommt.

Die Wechselstrombäder resp. faradischen Vollbäder sind bei dieser Krankheit oft von großem Nutzen, namentlich bei noch nicht weit vorgeschrittener Arteriosklerose und bei gleichzeitigen Erscheinungen von seiten des Herzens. Es ist dabei die früher erwähnte (S. 289) Strubellsche Technik, wobei die druckerhöhende Wirkung möglichst ausgeschaltet ist, genau innezuhalten. Hat man Bedenken, die hydroelektrischen Vollbäder anzuwenden, so lassen sich dieselben durch Vierzellenbäder in unschädlicherer, wenn auch etwas weniger wirksamer Weise ersetzen. Die Vierzellenbäder können ferner bei arteriosklerotischen Parästhesien in den peripheren Teilen sehr gute Dienste leisten. Insbesondere haben sich die faradischen Vierzellenbäder oder vielmehr Zweizellenbäder (für die unteren Extremitäten) beim intermittierenden Hinken sehr gut bewährt.

Von verschiedenen in Moorbadeorten praktizierenden Ärzten sind auch Moorbäder, namentlich wegen ihrer blutdruckreduzierenden Wirkung, gegen Arteriosklerose empfohlen worden, weil das Herz durch die Moorbäder verhältnismäßig wenig angestrengt wird, da infolge der verminderten Wärmekapazität des Moors dessen Indifferenzpunkt für die Zirkulationsorgane höher liegt als der entsprechende Indifferenzpunkt des Wassers. Eigene Erfahrungen über die Wirkungen der Moorbäder bei Arteriosklerose besitze ich nicht; jedenfalls kommen aber diese Bäder auch nur für leichte Grade der Erkrankung in Betracht. Ein erfahrener Balneologe wie F. Kisch verwirft ihren Gebrauch bei Arteriosklerose und bei organisch Herzkranken überhaupt.

Während alle Autoren darin übereinstimmen, daß heiße Wasserbäder über 37—38° C bei Arteriosklerose kontraindiziert sind, hat Strasser[2]) die elektrischen Lichtbäder auch zur Behandlung ausgesprochener Arteriosklerose empfohlen, wofern nur sich dieselbe auf die kleinen Gefäße in der Peripherie beschränkt. Die Dauer dieser Lichtbäder betrug 10 bis höchstens 15 Minuten, ihre Temperatur ging nicht über 50° hinaus. Besondere Vorsicht ist bei diesem Vorgehen naturgemäß am Platze (Herzkühlung resp. Kopfkühlung); bestehen aber irgendwelche Erscheinungen von seiten des Herzens oder der Gehirngefäße, so sehe man davon lieber ganz ab. Das gleiche gilt von den Dampfkastenbädern.

Dagegen kann man die lokale Lichtbestrahlung gegen die lokalen Zirkulationsstörungen infolge von Arteriosklerose, unbedenklich auch in schweren Fällen anwenden. Man benutzt dazu am besten die Mininsche Lampe, die Solluxlampe oder die lokale Bogen-

---

[1]) Dtsch. med. Wochenschr. 1906, Nr. 34.
[2]) Wiesel-Strasser: Lehre von der Arteriosklerose. Wien u. Leipzig: W. Braumüller 1909.

lichtbestrahlung. Diese empfiehlt sich besonders für Zirkulationsstörungen in der Peripherie (an den Zehen, Füßen oder Händen), wobei auch in schweren Fällen mit Neigung zu Gangrän, wenn Diathermie nicht vertragen wird, oft erhebliche Erleichterung erreicht werden kann. Bei größerer Empfindlichkeit gegen Wärme ist hier das blaue Bogenlicht zu bevorzugen. Zuweilen leisten gegen derartige Störungen auch lokale heiße Fuß- oder Handbäder Gutes.

Die Diathermie spielt in der Therapie der Arteriosklerose eine beachtenswerte Rolle. Sie ist indiziert einmal zur Herbeiführung einer allgemeinen Besserung der Zirkulation im arteriellen System, die sich auch häufig in Herabsetzung des Blutdrucks kundtut, und dann zur Bekämpfung lokaler Zirkulationsstörungen, sei es, daß dieselben die peripheren Teile der Extremitäten betreffen, oder daß es sich um Zirkulationsstörungen in den Koronararterien mit ihren Folgezuständen (Oppressionsgefühl, Angina pectoris) handelt.

Die Diathermiebehandlung zum Zwecke der Bekämpfung allgemeiner arteriosklerotischer Beschwerden und zum Zwecke der Herabsetzung des Blutdrucks geschieht entweder in Form der allgemeinen Diathermie oder in der Weise, daß man in einer Sitzung eine Durchwärmung von Hand zu Hand, in einer zweiten Sitzung eine solche von Fuß zu Fuß appliziert, und in einer weiteren Sitzung Herzdiathermie folgen läßt. Die Dauer einer jeden Sitzung beschränke man auf 10—15 Minuten; es wird an jedem Übertage behandelt und der ganze Turnus etwa 4—5mal wiederholt, so daß im ganzen 12—15 Sitzungen resultieren. Ob das Wirksame hierbei lediglich die Wärme ist, oder ob nicht auch die Hochfrequenzströme als solche zu der entspannenden Wirkung auf die Gefäßwände mit beitragen, bleibe dahingestellt. Man sieht von dieser Behandlung häufig auch eine Herabsetzung des pathologisch erhöhten Blutdruckes.

Die Diathermie der Herzgegend findet für sich allein Anwendung zur Bekämpfung des Oppressionsgefühls, der schmerzhaften Sensationen in der Herzgegend und der Neigung zu Anfällen von Angina pectoris. Wenn sich auch naturgemäß nur in einem Bruchteile der Fälle damit Erfolge erzielen lassen, so ist ein Versuch mit dieser Behandlung bei nicht zu vorgeschrittenem Leiden doch anzuraten, denn die damit erzielten Besserungen können ganz eklatant sein. Wir möchten aber empfehlen, falls die Diathermie bei der ersten Sitzung nicht gut vertragen wird, die Kur nicht fortzusetzen, sondern statt dessen weniger intensive hypotensive Maßnahmeu (d'Arsonvalisation, Höhensonne) anzuwenden. Bei gehäuften, schweren Anfällen von Angina pectoris ist jedenfalls die Diathermiebehandlung kontraindiziert. Über die Technik der Herzdiathermie ist schon weiter oben (S. 290) das Nötige gesagt; auch hier wird etwa 3mal wöchentlich behandelt, die ganze Kur umfaßt 10—15 Sitzungen. Nach jeder Behandlung lasse man den Patienten $^1/_2$—1 Stunde lang ruhen.

In hervorragender Weise eignet sich ferner die Diathermie zur Bekämpfung lokaler arteriosklerotischer Zirkulationsstörungen an den peripheren Teilen der Extremitäten, die sich subjektiv in Kältegefühl, Gefühl des Absterbens oder Schmerzen und objektiv in zeitweiliger oder dauernder Anämie, Zyanose und selbst Neigung zu Gangrän an Händen oder Füßen kundtun. Man wendet dabei die Längsdurchwärmung an; bei Behandlung der Hände am besten in der Weise, daß die Finger in ein Gefäß mit Kochsalzlösung tauchen, das mit dem einen Pole in Verbindung steht, während als zweite Elektrode ein oberhalb des Handgelenks angelegter Stanniolring dient. Bei Behandlung der Füße wird ein Stanniolring oberhalb des Kniegelenks angelegt, eine zweite Elektrodenplatte auf die Fußsohle, oder man kann auch hier die Sohle (aber nicht den ganzen Fuß!) in Wasser eintauchen lassen. Auch bei dieser Behandlung vermeide man, besonders im Anfange, übermäßige Erwärmung und zu lange Dauer der Sitzungen (15—20 Minuten). Zu bemerken ist, daß, im Gegensatz zu den vorhin erwähnten Störungen, beim intermittierenden Hinken, das ja oft gar nicht auf echter Arteriosklerose beruht, die Diathermie nicht selten versagt, und man bei diesem Leiden mit faradischen Vierzellenbädern weiterkommt.

In schweren Fällen von arteriosklerotischen Zirkulationsstörungen der Füße mit deutlichen Zeichen von Gangränneigung wird bei hochgradiger Schmerzempfindlichkeit die Diathermie manchmal nicht vertragen; es empfiehlt sich in diesem Falle, die milder wirkende Blaulichtbestrahlung als Mittel zur Beförderung der Zirkulation und zur Schmerzstillung zu wählen.

Über die Anwendung der d'Arsonvalschen Hochfrequenzströme bei arteriosklerotischen Erkrankungen ist bereits im Kapitel über die Indikationen dieser Therapie das Notwendige gesagt (S. 173). Die d'Arsonvalisation ist bei Arteriosklerose und Präsklerose vor allem dann indiziert, wenn bei bestehender Hypertension die daraus resultierenden Beschwerden — Kopfdruck, Kopfschmerz, Schwindel, Oppression u. dgl. — eine besondere Bekämpfung erfordern.

Der Mechanotherapie kommt bei der Arteriosklerose eine besondere Bedeutung zu. Es ist ja bekannt, daß sowohl zur Prophylaxe der Arteriosklerose als auch zur Behandlung der ersten Stadien dieses Leidens systematische Bewegungen, welche die Zirkulation in der Peripherie befördern, von großem Nutzen sind. Namentlich bei Patienten, die eine sitzende und körperlich untätige Lebensweise gewöhnt sind, wirkt die Bewegungstherapie in günstigem Sinne ein. Es kommen als Bewegungen vor allem Spaziergänge, dann all die freigymnastischen und medikomechanischen Übungen in Betracht, deren Anwendung bei den Herzkrankheiten schon näher besprochen ist. Ob bei weiter vorgeschrittener Arteriosklerose solche Übungen noch angebracht sind, hängt von dem Zustande des Herzens ab. Sind Störungen von dieser Seite vorhanden oder handelt es sich überhaupt um schwächliche, schonungsbedürftige Individuen, so ist die aktive Gymnastik durch vorsichtige Massage und eventuell durch passive Bewegungen zu ersetzen. Auch die Leibmassage

wird in nicht zu vorgeschrittenen Fällen mit Nutzen angewandt werden können, insbesondere die Kirchbergsche Saug- und Druck-
behandlung des Leibes (s. voriges Kapitel).

3. Nierenerkrankungen.

Wie in der physiologischen Einleitung bereits ausgeführt, reagieren
die Gefäße der Niere konsensuell zu den Hautgefäßen, und
es lassen sich daher die Zirkulationsverhältnisse in der Niere durch
thermische Eingriffe, die die Körperoberfläche treffen, in erheblichem
Maße beeinflussen. Zum Zwecke der Verbesserung der Zirkulation in
der Niere und damit ihrer Funktion kommen nun hauptsächlich
Wärmeprozeduren in Betracht. Auf Kälteprozeduren reagieren
die Hautgefäße bei Nierenkranken erfahrungsgemäß mangelhaft (offenbar infolge toxischer, gefäßverengernd wirkender Einflüsse), und es
ist ja bekannt, daß Kältemaßnahmen von solchen Kranken schlecht
vertragen werden und auf die kranke Niere schädlich wirken können.
(So konnte kürzlich Rösler[1]) die hemmende Wirkung von Eis-
wasser-Handbädern auf die renale Wasserausscheidung experimentell nachweisen.) Nur wenn durch energischen mechanischen Reiz,
wie z. B. bei Teilabreibungen, die Hautreaktion intensiv unterstützt
wird, können eventuell hydrotherapeutische Kälteprozeduren bei —
chronisch — Nierenkranken in Frage kommen.

Unter den allgemeinen Wärmeprozeduren, die durch Verbesserung der Hautzirkulation auf Durchblutung und Funktion der
Niere günstig einwirken, stehen die indifferenten Vollbäder von
34—36° Temperatur und längerer, ca. 1stündiger, Dauer
an erster Stelle. Es wird durch diese Bäder, nach den Untersuchungen
von Strasser und Blumenkranz, nicht nur die Diurese erhöht,
sondern zugleich die Kochsalz- und Stickstoffausscheidung
beim Nephritiker gesteigert. Man wird Strasser darin beistimmen
können, daß diese Erhöhung der Ausscheidung von Wasser und festen
Substanzen durch die Niere klinisch wichtiger ist, als die Vermehrung
der Wasserausscheidung durch die Haut, wie sie durch die anstrengenderen Schwitzprozeduren erzielt wird. Denn die Erhöhung
der Kochsalzausscheidung durch den Schweiß ist keine beträchtliche,
eher kommt noch die Ausscheidung des Reststickstoffs durch den
Schweiß in Betracht (H. Strauss). Immerhin werden die Schwitzprozeduren bei Nichtanwendbarkeit der Vollbäder und in den Fällen,
wo eine energische rasche Provokation der vikariierenden Hauttätigkeit angezeigt ist (Ödeme, Urämie), nicht zu umgehen sein.
Denn das Wesentliche der Wirksamkeit der Schwitzbäder besteht
nach Volhard in der Beförderung des Einströmens von Gewebs-
und Ödemflüssigkeit in das Blut. Übrigens wird durch Schwitzprozeduren nach den Untersuchungen Strassers die Ausscheidungs-
fähigkeit der Niere für feste Bestandteile ebenfalls erhöht, während
die Diurese dadurch naturgemäß vermindert wird.

---

[1]) Klin. Wochenschr. 1925, Nr. 20.

Bei der nachfolgenden Besprechung haben wir von der modernen Einteilung der verschiedenen Nierenkrankheiten nach ätiologisch-anatomischen Grundsätzen abgesehen und nur neben der akuten und chronischen Nephritis die Nephrosklerose als besondere Form abgetrennt.

a) Akute Nephritis.

Zur Förderung der Zirkulation in den Nieren ist es bei der akuten Nierenentzündung von großer Wichtigkeit, eine möglichst gute Durchblutung der sich in ihrer Gefäßreaktion konsensuell verhaltenden Haut zu erzielen. Dazu dienen neben der Bettwärme die von Strasser und Blumenkranz empfohlenen prolongierten lauwarmen Vollbäder; um eine Überanstrengung des Patienten zu vermeiden, rät H. Strauss[1]), diese Bäder nur jeden zweiten Tag und durchschnittlich nicht länger als $^1/_4$—$^1/_2$ Stunde bei der akuten Nephritis anzuwenden.

Neben den lauwarmen Vollbädern sind, namentlich bei drohender Urämie, die Schwitzprozeduren bei akuter Nephritis indiziert und gebräuchlich. Man verwendet dazu, wenn angängig, die Bett-Heißluftbäder oder Bett-Lichtbäder; ist dies nicht möglich, so werden von 37° auf 40° erwärmte Vollbäder von 15—20 Minuten Dauer mit nachfolgender Trockenpackung zum Zwecke der Schweißerzeugung appliziert. Bei den Schwitzprozeduren ist stets durch Verabreichung heißer Getränke die Transpiration zu fördern; die gleichzeitige Flüssigkeitszufuhr hat aber auch den Zweck, eine Eindickung des Blutes und damit die Gefahr der Provokation einer Urämie zu verhüten. Diese Gefahr wäre ohne Flüssigkeitszufuhr besonders dann vorhanden, wenn keine Ödeme bestehen, denn im ödematösen Organismus verhütet, wie vorher erwähnt, schon der durch das Schwitzen vermehrte Zustrom von Gewebsflüssigkeit in das Blut eine Eindickung des letzteren. Auf jeden Fall ist aber die Flüssigkeitszufuhr bei diesen Transpirationsprozeduren angebracht, auch weil dadurch, wie Georgopolus nachwies, die Ausscheidung harnfähiger Substanzen durch den Schweiß befördert wird.

Durch gleichzeitige Herzkühlung und Kopfkühlung ist bei den Schwitzprozeduren der Eingriff für den Patienten möglichst schonend zu gestalten; die Dauer der Schwitzpackung bzw. des Bett-Lichtbades muß außerdem bei nicht intaktem Herzen abgekürzt werden.

Während man bei fehlenden urämischen Erscheinungen die Schwitzprozeduren nach Strauss' Empfehlung alle 2—3 Tage bei der akuten Nephritis appliziert, werden sie bei ausgebrochener oder drohender Urämie nach Bedarf gegeben. Sind wegen des Allgemeinzustandes oder aus äußeren Gründen die beschriebenen Maßnahmen nicht anwendbar, so können bei der Urämie auch öfter gewechselte heiße Einpackungen als Ersatz dafür dienen; ferner kommen hier als Analeptikum heiße Übergießungen im 37—40° warmen Vollbade in Betracht. Bei der Urämie ist naturgemäß besonders auf reichliche Flüssigkeitszufuhr vor und während der Schwitzprozedur zu achten.

---

[1]) Kraus-Brugsch: Spez. Pathol. u. Therapie inn. Krankheiten Bd. 7.

b) Chronische Nephritis; Nephrosklerose.

Bei dieser Krankheit kommen ebenfalls die lauwarmen (35 bis 36°) Vollbäder von ca. $^1/_2$stündiger Dauer als Mittel zur Hautpflege und zur Förderung der Durchblutung und Funktion der Niere in Anwendung. Allerdings ist bei diesen Bädern auf Vermeidung jeder Erkältung streng zu achten (warmes Badezimmer, Bettruhe nach dem Bade usw.), damit sie keinen Schaden anrichten. Sie haben aber vor den Schwitzprozeduren den Vorzug, weniger angreifend zu sein, namentlich auch bei Komplikationen von seiten des Herzens, und sie sind, mit den genannten Kautelen etwa 2mal wöchentlich angewandt, geeignet, die subjektiven Beschwerden der Patienten (Kopfschmerzen, Appetitlosigkeit) usw. zu lindern und mit Erhöhung der Leistungsfähigkeit der Niere auch objektiv durch Verhütung von Ödembildung und sonstigen Retentionserscheinungen günstig zu wirken.

Mehr noch als die feuchte Wärme (deren Anwendung bei der chronischen Nephritis P. F. Richter beispielsweise ganz ablehnt) ist die trockene Wärme zur Behandlung chronisch Nierenkranker gebräuchlich. Der wohltätige Einfluß des ägyptischen Klimas bei manchen Formen dieses Leidens ist ja allgemein bekannt. Vorrichtungen zur künstlichen Nachahmung dieses Klimas können natürlich nur Unvollkommenes leisten, da sie nur temporär einwirken können. Doch hat M. Herz[1]) von der Anwendung eines besonderen Lichtbades, in dem durch Ventilationsvorrichtungen die Innenluft trocken gehalten wird („Luftstrombad"), bei Nierenkranken gute Erfolge gesehen.

Von günstiger Wirkung können sich ferner bei gesundem Herzen die natürlichen Sonnenbäder erweisen, zumal hier auch die Wasserabgabe durch die Haut eine recht beträchtliche ist. Sie kommen naturgemäß nur für die leichteren Fälle in Betracht, ebenso wie die von manchen Seiten empfohlenen heißen Sandbäder, die wir selbst allerdings, ihrer recht angreifenden Wirkung wegen, bisher bei Nierenkranken noch nicht angewandt haben.

Von der Diathermiebehandlung (Durchwärmung der Nierengegend) haben eine Reihe von Autoren bei der chronischen Nephritis gute objektive Erfolge, wie Vermehrung der Diurese, Schwinden der Ödeme, Abnahme des Eiweißgehaltes des Urins, gesehen (Nagelschmidt, Rautenberg, Kalker u. a.). Beachtenswert ist ferner die Beobachtung von Bergell und Baumstark[2]) an einem an Nephrosklerose infolge toxischer Nephritis leidenden Kranken, bei dem regelmäßig durch Diathermie der Nierengegend das sonst mangelhafte Konzentrierungsvermögen der Niere für mehrere Stunden wieder normal gestaltet werden konnte. Unsere eigenen, allerdings nicht sehr zahlreichen Versuche haben bisher einen einwandfreien objektiven Einfluß der Diathermie bei chronischer Nephritis nicht nachweisen können.

Die eben erwähnte Beobachtung von der temporär funktionsbessernden Wirkung der Diathermie wurde an einem leichten Falle von Nephrosklerose gemacht. Bei einem anderen ebenfalls lange bestehendem Falle von Schrumpfniere, der aber zeitweilige urämische Erscheinungen aufwies, sah A. Mielke[3])

---

[1]) Dtsch. med. Wochenschr. 1906, Nr. 45.
[2]) Zeitschr. f. physikal. u. diät. Therapie Bd. 26, S. 426. 1922.
[3]) Dtsch. med. Wochenschr. 1923, Nr. 21.

von Lichtbädern, die zusammen mit einem Aderlaß alle 3—4 Wochen angewandt wurden, jedesmalige Beseitigung der Beschwerden, wobei — offenbar
infolge von Ausschwemmung aus den Geweben in das Blut — der Reststickstoffgehalt des Blutes nach dem Schwitzen zunächst zunahm, um dann nach dem
Aderlaß wieder zu sinken.

Sieht man von diesen gelegentlich sich bietenden Möglichkeiten
einer Funktionsbesserung durch physikalische Maßnahmen bei offenbar nicht bösartigen Fällen von Nephrosklerose ab, so wird sich in der
großen Mehrzahl der Fälle die physikalische Therapie bei der Schrumpfniere auf palliative Maßnahmen beschränken müssen. Wir können
hier durch lauwarme Vollbäder von 34—35⁰ und nicht zu langer
Dauer, auch durch Sauerstoffbäder (CO_2-Bäder sind streng kontraindiziert!) die Blutdrucksteigerung und die durch sie bedingten
subjektiven Beschwerden zu lindern suchen; das gelingt ebenfalls
häufig bis zu einem gewissen Grade durch die d'Arsonvalisation
(Solenoidbehandlung); gelegentlich kann sich auch die Quarzlampenbestrahlung in dieser Beziehung nützlich erweisen. Dauernd läßt
sich allerdings die Hypertension bei der Nephrosklerose kaum je erheblich beeinflussen.

c) Sonstige Nierenerkrankungen.

Von sonstigen Nierenerkrankungen, für welche die physikalische
Therapie in Betracht kommt, seien noch die Nierensteinkoliken
erwähnt. Bekanntlich leistet hier die lokale Hitzeapplikation
auf die Nierengegend im Anfalle gute Dienste; meist wird die trockene
Wärme, in Form von heißen Sandsäcken oder von Thermophoren
appliziert, besser vertragen als die feuchte. Außerdem können sowohl
im Anfalle selbst als auch in den Intervallen, warme bis heiße
Vollbäder durch Linderung der Schmerzen und Anregung der Diurese
und des Stoffwechsels neben der sonstigen Behandlung (Trinkkur,
diätetische Kur) gute Dienste leisten. Zur Beförderung des Herabgleitens des Steines ist ferner Diathermie sowie vorsichtige Massage
der Ureterengegend empfohlen worden; die Massage kann zweckmäßigerweise im warmen Vollbade ausgeführt werden.

Bezüglich der physikalischen Behandlung der Wanderniere sei
auf die weiter unten folgende Besprechung der Enteroptose verwiesen.

4. Erkrankungen der unteren Harnwege.

a) Erkrankungen der Blase.

Bei der akuten Zystitis kommen von hydrotherapeutischen
Prozeduren ausschließlich warme Applikationen in Anwendung,
während die sonst bei akuter Entzündung wohltätig wirkende Kälte
hier bekanntlich kontraindiziert ist. Sowohl warme Umschläge
auf die Blasengegend, wie Sitzbäder von 35—38⁰ Temperatur und
längerer (ca. $^1/_2$stündiger) Dauer wirken gegen die Beschwerden wohltätig ein. Insbesondere die krampfartigen Schmerzen und die
Dysurie werden dadurch günstig beeinflußt.

Auch bei der chronischen Zystitis kommt den warmen Sitzbädern von ca. $^1/_2$ stündiger Dauer sowie lauwarmen prolongierten Vollbädern eine große symptomatische Bedeutung zu. Die Temperatur solcher Bäder ist auch hier nicht unter 35° zu wählen; bei Sitzbädern achte man wegen der hier ziemlich rasch eintretenden Abkühlung darauf, daß während der ganzen Dauer des Bades die Anfangstemperatur erhalten bleibt. Werden die Vollbäder in Form einer Kur angewandt, so kann man statt der einfachen Wasserbäder auch Solbäder von gleicher Temperatur geben. Solche warme Solbäder werden auch bei Tuberkulose der Blase empfohlen.

Bei Dysurie und Strangurie, gleichviel welcher Ursache, wirken warme Bäder, insbesondere warme Sitzbäder (36—38°), auf die Blasenbeschwerden günstig ein, und man kann dadurch oft in wenigen Minuten wieder eine Entleerung der Blase bewirken, sofern nicht ein mechanisches Hindernis den Katheterismus erfordert. (Man läßt in solchen Fällen den Patienten am besten im Bade urinieren.)

Die Diathermie wird bei Blasenkatarrh, insbesondere zur Bekämpfung der begleitenden Dysurie, neuerdings vielfach mit Erfolg angewandt. Van Büben bedient sich zu diesem Zwecke einer besonderen Technik, wobei in die mit Kochsalzlösung gefüllte Blase ein bis auf seine Spitze isolierter Metallkatheter eingeführt wird, der als Innenelektrode dient (äußere Elektrode auf den Leib). Man kann aber auch gegen die Dysurie und die begleitenden Schmerzen überhaupt mittels äußerlicher Durchwärmung der Blasengegend, bzw. Durchwärmung vom Rektum oder der Vagina aus, erfolgreich vorgehen.

Die Durchwärmung der Blasengegend mittels Diathermie möchten wir ferner als oft recht wirksames Mittel zur Bekämpfung der Inkontinenz der Blase empfehlen, gleichviel ob dieselbe durch organisches Nervenleiden (Tabes, multiple Sklerose) oder durch nervös funktionelle Momente mit oder ohne örtliche Erkrankung der Blase bedingt ist. Auch bei der Enuresis hat sich dies Verfahren oft als wirksam zur Unterstützung der sonstigen Therapie erwiesen. Die Einführung einer endovesikalen Elektrode, wie sie van Büben empfiehlt, dürfte hier aber wohl nur ausnahmsweise in Frage kommen, und wir möchten raten, sich, wie bei der Behandlung der Inkontinenz, mit der äußerlichen Durchwärmung (Unterleib-Kreuzbeingegend, evtl. auch Unterleib-Rektum resp. Vagina) zu begnügen.

b) Erkrankungen der Prostata.

Bei der akuten Prostatitis kann als symptomatisches antiphlogistisches Mittel die Atzbergersche Mastdarmsonde resp. das Winternitzsche Mastdarmkühlrohr, das von 10—15° kaltem Wasser durchflossen ist, zur Anwendung kommen. Bei drohender Eiterung wird aber jetzt mehr die lokale Hitzeapplikation bevorzugt in Form von heißen Kompressen auf die Dammgegend oder auch wieder mittels der Atzbergerschen Sonde, die von 42—45° heißem Wasser durchflossen ist.

Wichtiger, als bei der akuten Prostatitis, ist die Anwendung der von heißem Wasser durchflossenen Mastdarmsonde bei der chronischen Prostatitis. Die Dauer der jedesmaligen Applikation beträgt 20 Minuten bis $^1/_2$ Stunde. Bemerkt sei noch, daß in Fällen von Ischias, wo chronische Prostataerkrankung als auslösendes Moment der Ischias anzunehmen ist, die beschriebene Heißwasserapplikation dringend zu empfehlen ist. Außerdem können warme Sitzbäder, von 36—40° Temperatur ansteigend, sowie Fangopackungen der ganzen Beckengegend bei der chronischen Prostatitis sich nützlich erweisen. Vor allem aber haben wir in hartnäckigen veralteten Fällen von Prostatitis gonorrhoica durch eine systematische, mindestens 20 Sitzungen umfassende Behandlung mit Prostata-Diathermie (Technik s. S. 150) ganz ausgezeichnete und anhaltende Erfolge erzielen können.

In vielen Fällen von chronischer Prostatitis wird man an die physikalischen Anwendungen die Prostatamassage anzuschließen haben, vor allem, wenn die Entleerung retinierten (nichteitrigen) Sekrets in Frage kommt. Auch bei der Prostatahypertrophie kann zuweilen die lokale Hitzebehandlung in Verbindung mit Massage von Vorteil sein. Dysurie bei Prostatahypertrophie wird durch die vorhin beschriebenen warmen Sitzbäder bekämpft.

c) Erkrankungen der Harnröhre und Nebenhoden.

Der Umstand, daß die Gonokokken schon bei einer Temperatur von 42° bei mehrstündiger Einwirkung abgetötet werden, daß diese Abtötung bei 45° schon nach $^3/_4$ Stunden gelingt und daß schließlich bei interkurrentem Fieber gonorrhoische Erkrankungen rasch abheilen können, hat zu mannigfachen Versuchen geführt, die akute Harnröhrengonorrhöe durch intensive Wärmeapplikationen zur Ausheilung zu bringen. Auf diesem Prinzip beruht die von Weiß[1] empfohlene sog. „Fieberbehandlung" der frischen Gonorrhöe, welche darin besteht, daß durch heiße Vollbäder, deren Temperatur allmählich bis zu 43° gesteigert wird, die Körpertemperatur des Patienten auf über 40° gebracht wird. Die Dauer eines solchen Bades betrug 40 Minuten. Auch bei der Vulvovaginitis gonorrhoica der Kinder ist diese Methode verschiedentlich erfolgreich angewandt worden (Engwer, Yllpö). Eine allgemeine Einführung in die Therapie hat sie aber nicht erlangen können, teils weil die Erfolge doch unsichere waren, teils weil auch mehr oder minder schwere Schädigungen durch diese heroische Prozedur, namentlich auch bei Kindern, beobachtet wurden.

Auch die lokalen Anwendungen der Wärme in der Urethra selbst sind bei der Harnröhrengonorrhöe nicht zur allgemeinen Einführung gelangt. Zwar hat Bromberg[2] mit einer elektrisch erwärmten Heizsonde, bei der durch Wasserkühlung übermäßige

---

[1] Münch. med. Wochenschr. 1915, S. 1513.
[2] Dtsch. med. Wochenschr. 1914, Nr. 4.

Erhitzung vermieden werden kann, gute Erfolge erzielt, und die Diathermiebehandlung der Urethralgonorrhöe ist von Börner und Santos[1]), später auch von Wilhelm Müller[2]), Kyaw[3]) und ausländischen Autoren (Roucayrol u. a.) in sehr sinnreich erdachter Apparatur sorgfältig studiert worden, wobei es auch an therapeutischen Erfolgen sowohl bei akuter wie bei chronischer Gonorrhöe nicht fehlte. Die relative Kompliziertheit der Technik und auch wieder die Unsicherheit des Erfolges hat aber ebenfalls bisher eine allgemeine Verbreitung dieser Methode verhindert. Mehr erfolgversprechend scheint die von van Büben[4]), Kyaw[5]), Jaeggy[6]), Cumberbatch[7]) u. a. empfohlene Diathermiebehandlung der weiblichen Gonorrhöe zu sein; doch hat sich auch diese Methode (intensive Durchwärmung von der Vagina aus) bei uns noch nicht allgemein eingeführt.

Von größerer praktischer Bedeutung als bei der primären Gonorrhöe ist die Wärmebehandlung bei der Therapie der Komplikationen der männlichen Gonorrhöe (über die gonorrhoischen Erkrankungen der weiblichen Genitalien wird noch beim Kapitel „Gynäkologische Erkrankungen" zu sprechen sein). Bei der Epididymitis gonorrhoica wird schon bald nach Beginn der Erkrankung an Stelle der früher üblichen Kühlungen mit lokalen Hitzeapplikationen begonnen in Form von heißen Kataplasmen, elektrischen Thermophoren, Bestrahlung mit der Solluxlampe u. dgl. In hartnäckigen Fällen bei verzögerter Rückbildung hat sich aber hier ganz besonders die Diathermie bewährt (Durchwärmung der befallenen Hodenseiten mit zwei gleich großen Platten von ca. 20—30 qcm Fläche bei durchschnittlich 0,7 Ampere Stromstärke 15—20 Minuten lang). Wie bei der Prostatitis, so ist auch bei der gonorrhoischen Epididymitis eine größere Anzahl von Sitzungen bei täglicher Behandlung in hartnäckigen Fällen erforderlich. Auch bei sonstigen Komplikationen der Gonorrhöe, wie periurethralen Infiltraten und Spermatozystitis, ist die Diathermie von vielen Autoren erfolgreich angewandt worden. Die Wirksamkeit der Diathermie bei der Prostatitis gonorrhoica ist bereits weiter oben (Abschnitt b) erwähnt worden.

Die Kälteanwendung bei der Gonorrhöe beschränkt sich im wesentlichen auf die Applikation des Winternitzschen Psychrophors bei chronischer Harnröhren-Gonorrhöe, namentlich wenn dieselbe mit nervös-funktionellen Störungen wie Spermatorrhöe, Pollutionen, Impotenz u. dgl. verbunden ist. Das Psychrophor, in dem Wasser von 20—10⁰ Temperatur zirkuliert, wird in diesen Fällen täglich 10—15 Minuten lang angewandt, eventuell in Kombination mit allgemeinen roborierenden hydrotherapeutischen Prozeduren.

---

[1]) Strahlentherapie Bd. 7. 1916; Zeitschr. f. Urologie Bd. 9. 1915.
[2]) Dermatolog. Wochenschr. 1917, Nr. 28.
[3]) Dtsch. med. Wochenschr. 1921, Nr. 33.
[4]) Dtsch. med. Wochenschr. 1921, Nr. 47.
[5]) Ebenda 1922, Nr. 27.
[6]) Praxis Bd. 17, Nr. 31. 1923 (Ref. Zeitschr. f. d. ges. phys. Therapie Bd. 29, S. 359. 1924).
[7]) Brit. journ. of. radiol. Bd. 31, S. 14. 1926.

V. Erkrankungen der Respirationsorgane.

1. Akute und chronische Katarrhe der oberen Luftwege; akute Bronchitis.

Bei akuten Katarrhen der oberen Luftwege und der Bronchien kann neben Hals- resp. Brustumschlägen in vielen Fällen eine einmalige oder mehrmals wiederholte allgemeine Schwitzprozedur die Heilung beschleunigen. Speziell bei Befallensein der oberen Luftwege sind die russisch-römischen Bäder, da sich hier auch der Kopf in der heißen Luft resp. in der heißen Dampfatmosphäre befindet, den Licht-, Heißluft- oder Dampfkastenbädern vorzuziehen, wofern es sich um kräftige und herzgesunde Individuen handelt. Für nachfolgende Abkühlung ist in diesen Fällen von Erkältung besonders Sorge zu tragen, damit der Patient sich nach Verlassen der Baderäume nicht wieder aufs neue erkältet. Zur Behandlung von akuten oder chronischen Katarrhen der Nebenhöhlen der Nase eignet sich in hervorragender Weise das Killiansche Kopflichtbad.

Die lokale hydrotherapeutische Behandlung besteht bei akuter oder chronischer Pharyngitis, Laryngitis, Bronchitis, ebenso bei der Angina in Prießnitzschen Umschlägen um den Hals resp. die Brust; bei Bronchitis verwendet man statt der einfachen Brustumschläge besser die Kreuzbinden. Über die hydriatische Behandlung der akuten Kapillarbronchitis und der Bronchopneumonie bei Kindern und Erwachsenen ist schon gelegentlich der Besprechung der Infektionskrankheiten das Wichtigste gesagt worden.

2. Chronische Bronchitis.

Auch bei der chronischen Bronchitis bilden die Prießnitzschen Umschläge resp. die Kreuzbinden neben zeitweiligen allgemeinen Schwitzprozeduren das wichtigste hydrotherapeutische Mittel; daneben werden neuerdings auch lokale Wärmeapplikationen auf den Brustkorb erfolgreich angewandt. Am besten bewähren sich zu diesem Zwecke Bestrahlungen des Thorax mit dem Bogenlichtscheinwerfer oder dem Glühlicht der Solluxlampe bzw. des Gelenklichtbestrahlers der Firma Sanitas. Bei der Bogenlichtbestrahlung bevorzugen wir die rote Farbe, die Glühlichtbestrahlungen werden mit weißem Licht ausgeführt. Diese Methode, welche das Herz in keiner Weise angreift, hat sich uns auch zur Beförderung der Resorption von Infiltraten nach Pneumonie sehr gut bewährt. Sind diese Infiltrationen mehr diffuser Natur und noch von leichten Temperatursteigerungen begleitet, wie das nach Grippe und Grippepneumonie nicht selten der Fall ist, so empfiehlt es sich, die Lichtwärmestrahlen abwechselnd mit der Bestrahlung mit der künstlichen Höhensonne anzuwenden, wodurch oft in solchen Fällen die Heilung befördert wird.

3. Asthma bronchiale und Emphysem.

Das Asthma bronchiale muß nach den heutigen Auffassungen (Klewitz[1])) in ätiologischer Hinsicht hauptsächlich auf zwei Faktoren zurückgeführt werden. Einmal auf eine allergische Wirkung verschiedener Substanzen (Nahrungsmittel, Parasiten, Staubteile, Arzneien, klimatische Reize usw.), welche unter den Symptomen des asthmatischen Anfalles verlaufende Erscheinungen der Anaphylaxie verursachen; zweitens kommen dann beim sog. nervösen Asthma Störungen auf dem Gebiete des vegetativen Nervensystems als Ursache in Betracht, wobei endokrine Momente von teilweise unbekannter Natur eine Rolle spielen. Zwischen beiden Formen gibt es nun zahlreiche Übergänge, und speziell das vegetative Nervensystem ist auch bei der ersten Form mit beteiligt, denn der Asthmaanfall verläuft ja unter dem Bilde einer Vagusreizung. Besondere ätiologische Faktoren, wie Nasenerkrankungen und ähnliche lokale, das Leiden auslösende Affektionen, sollen hier außer Betracht bleiben. Zahlenmäßig treten sie übrigens gegenüber den genannten konstitutionell-nervösen Ursachen erheblich zurück.

Die Therapie des Bronchialasthmas wendet sich zwar mehr und mehr der speziellen Bekämpfung der ätiologischen Faktoren zu (durch Ausschluß der Allergene, Verwendung von antiallergisch wirkenden Mitteln, Hypnose, Suggestion, medikamentöse Beeinflussung der endokrinen Störungen usw.). Trotzdem kann auch heute noch nicht die spezielle Behandlung der asthmatischen Erscheinungen selbst, des Bronchospasmus, des Katarrhs und des begleitenden Emphysems, entbehrt werden, und hierbei spielt die physikalische Therapie eine wichtige Rolle. Sie wirkt aber zweifellos durch Beeinflussung des vegetativen Nervensystems und der endokrinen Störungen auch in ätiologischer Hinsicht vielfach günstig ein, denn diese Faktoren werden ja, wie im physiologischen Teile ausgeführt, auf mancherlei Weise durch physikalische, speziell durch hydro- und thermotherapeutische Eingriffe, beeinflußt. Jedenfalls hat sich in praktischer Hinsicht die physikalische Therapie bei der Behandlung des Bronchialasthmas sowie auch des mit oder ohne asthmatische Erscheinungen verlaufenden Emphysems sehr gut bewährt.

Von hydrotherapeutischen Maßnahmen sind, außer der nächtlichen Anwendung von Prießnitzumschlägen um den Thorax resp. von Kreuzbinden sowie der Applikation von heißen Kompressen auf die Brust und heißen Hand- und Fußbädern im Anfalle selbst, auch Allgemeinprozeduren häufig von günstiger Wirkung. Allerdings ist zu beachten, daß intensive Kälte im allgemeinen von Asthmakranken meist schlecht vertragen wird; aber Halbbäder von etwa 32—28⁰, nach vorheriger Anwärmung in der anfallsfreien Zeit etwa 3mal wöchentlich appliziert, werden von vielen Patienten angenehm empfunden und können, namentlich beim nervösen Asthma, durch Kräftigung des Allgemeinbefindens und Erhöhung der Resistenz ein Nachlassen der Atemnot und eine Beschränkung der Zahl der Anfälle herbeiführen. Im Briegerschen hydrotherapeutischen Universitäts-Institute haben wir viele gute Erfolge gesehen von warmen Vollbädern von 38—40⁰ Temperatur, in

---

[1]) Ref. beim Kongreß f. innere Med. 1926 (Dtsch. med. Wochenschr. 1926, Nr. 21, S. 897).

denen am Schlusse eine kalte (25—20⁰) Übergießung des Leibes aus größerer Höhe ein oder mehrere Male vorgenommen wird (vgl. Abb. 20, S. 50). Die Wirkung dieser Bäder beruht einmal auf der antispasmodischen und sekretlösenden Wirkung der Wärme, dann auch auf der Vertiefung der Atmung, die speziell durch die Übergießung ausgelöst wird. Die Bauchübergießung leistet besonders dann Gutes, wenn durch Meteorismus oder Obstipation die freie Exkursion des Zwerchfells behindert wird, was ja die Entstehung asthmatischer Dyspnöe begünstigt.

In neuerer Zeit wird aber mehr noch als das warme Wasser die strahlende Wärme in Form der Glühlichtbestrahlung bzw. der elektrischen Glühlichtbäder zur Bekämpfung des Bronchialasthmas und seiner Begleiterscheinungen angewandt. Die Wirkung dieser Maßnahmen beruht offenbar auf dem antispasmodischen Effekt der Wärme auf den Krampf der Bronchialmuskulatur sowie auf der durch die reaktive Hyperämie ausgelösten Verflüssigung des Sekretes.

Die Behandlung des Bronchialasthmas mit Glühlichtkastenbädern ist von Strümpell[1]) zuerst empfohlen worden. Strümpell ließ die Kranken die Lichtbäder in der Dauer von 10—15 Minuten, selten länger, nehmen; auf das Lichtbad folgte dann ein einfaches lauwarmes Vollbad. Diese Bäder können sowohl bei chronischer asthmatischer Kurzatmigkeit, insbesondere bei chronischer asthmatischer Bronchiolitis, als auch im Anfalle selbst gegeben werden, und leisten besonders Gutes bei gleichzeitigem Bronchialkatarrh.

Eine Reihe von Autoren haben die Strümpellsche Empfehlung nachgeprüft, und auch von uns werden seit Jahren in Fällen von Asthma mit Katarrh mit gutem Erfolge die Glühlichtbäder angewandt. Namentlich bei gleichzeitigem Bronchialkatarrh ist die Erleichterung, die die Kranken schon nach den ersten Bädern verspüren, oft eine auffallende. Es gelingt nicht selten, durch eine Reihe von Lichtbädern den Kranken auf längere Zeit von seinen Beschwerden völlig zu befreien; Rezidive können natürlich auch durch diese Prozedur nicht immer verhütet werden. Einige Male haben wir auch im Anfalle selbst die Lichtbäder mit dem Resultate augenblicklicher Erleichterung angewandt.

Wir geben die Lichtbäder bei Asthmakranken gewöhnlich 3mal wöchentlich, beginnen mit 10 Minuten Dauer und steigen dann bald auf 12—15 Minuten. Den Abschluß bildet ein Vollbad von 34⁰. Bemerkt sie, daß Strasser[2]) nach den Lichtbädern auch bei Asthmakranken kühle hydrotherapeutische Prozeduren ohne Schaden angewandt hat (Halbbäder).

An das Herz selbst stellen die Glühlichtbäder verhältnismäßig wenig Anforderungen, wenn man ihre Dauer nicht über eine Viertelstunde ausdehnt. Zu sehr starker Diaphorese braucht es dabei gar nicht zu kommen, und wir möchten Strasser beistimmen, der die

---

[1]) Allg. med. Zentr.-Ztg. 1907, H. 46. Med. Klinik 1908, Nr. 30.
[2]) Monatsschr. f. d. physikal.-diät. Heilmethoden, I. Jahrg., H. 1.

Wirkung dieser Bäder weniger durch Ableitung auf die Haut infolge des Schweißausbruchs, als durch eine antispasmodische Wirkung auf die Bronchialmuskulatur erklärt.

Ist das Herz nicht intakt, oder handelt es sich um alte oder schwächliche Patienten, so wende man statt der Lichtbäder örtliche Glühlichtbestrahlungen des Thorax (mit dem Gelenklichtbestrahler oder der Solluxlampe) an, womit man ebenfalls sehr Gutes, namentlich bei begleitendem Katarrh, erzielen kann. Diese Bestrahlungen eignen sich ferner zur Vorbereitung geeigneter Kranker für spätere Lichtbäder, ebenso während einer Lichtbäderkur zur Behandlung an den badefreien Tagen.

Ähnlich wie die Glühlichtbestrahlung und manchmal noch stärker als diese kann auch die Diathermie in Form der Durchwärmung des Thorax durch ihren antispasmodischen und sekretverflüssigenden Effekt beim Bronchialasthma günstig einwirken. Wir möchten dies Verfahren speziell in hartnäckigen, mit starkem Katarrh und Brustschmerzen verbundenen Fällen empfehlen, stimmen aber Kowarschik darin bei, daß neben ganz vorzüglichen Erfolgen auch Mißerfolge nicht selten sind. Nach M. J. Gutmann[1]) kann man die Resultate der Diathermiebehandlung beim Bronchialasthma dadurch verbessern daß man die Durchwärmung nicht ventrodorsal ausführt, sondern die Elektroden auf beide Seiten des Thorax handbreit unter den Achselhöhlen auflegt.

Mit der Diathermie der Milz hat Gassul[2]) viele gute und andauernde Heilerfolge beim Bronchialasthma erzielt. Er wandte dies Verfahren in der Absicht an, die Milzfunktion durch Hyperämisierung zu erhöhen und dadurch die Produktion von antianaphylaktisch wirkenden Antikörpern zu steigern.

Auch die Bestrahlung mit der künstlichen Höhensonne ist zur Therapie des Bronchialasthmas empfohlen worden und hat angesichts der Beeinflussung innersekretorischer Störungen durch das Licht und der sympathikotonischen Wirkungen des Quarzlichtes auch eine theoretische Berechtigung. Die praktischen Erfolge sind ungleich; am ehesten möchten wir die Bestrahlungen beim Bronchialasthma der Kinder und Jugendlichen empfehlen, wo eine exsudative Diathese als ätiologisches Moment in Frage kommt. Auch beim Heuasthma kann eine im Frühjahre eingeleitete Bestrahlungskur mit der künstlichen Höhensonne von guter prophylaktischer Wirkung sein.

Was nun die mechanische Behandlung des Asthma bronchiale betrifft, so besteht bei all den vielen hierher gehörigen Methoden das Grundprinzip, die Exspiration zu verstärken und zu unterstützen (wodurch indirekt dann auch die Inspiration vertieft und das Atemvolumen vergrößert wird); denn es ist ja bekannt, daß die asthmatischen Patienten meist schlecht exspirieren. Auch bei dem durch Starre der Thoraxwand bedingten Emphysem kommen zwecks

---

[1]) Ärztl. Rundschau 1925, Nr. 10.
[2]) Strahlentherapie Bd. 21, S. 685. 1926.

Mobilisation des Thorax im wesentlichen dieselben mechanotherapeutischen Maßnahmen wie beim essentiellen Bronchialasthma in Frage.

Das einfachste und älteste Mittel zur Unterstützung der Exspiration ist die schon von Gerhardt empfohlene Thoraxmassage, die in einer rhythmischen Kompression der unteren seitlichen Thoraxpartien während der Exspiration besteht. (Der Patient liegt dabei im Bette oder auf der Chaiselongue mit etwas erhöhtem Oberkörper.) Man dehnt diese Kompressionen möglichst lange aus, am Schluß jeder Kompression empfiehlt es sich, namentlich bei Vorhandensein von Bronchialkatarrh, durch erschütternde Bewegungen der Hände die Wirkung zu verstärken. Man kann eine solche Massage mehrmals am Tage in der Dauer von 5—10 Minuten vornehmen, gewöhnlich erfolgt im unmittelbaren Anschluß daran eine stärkere Expektoration. Auf weitere Einzelheiten und Modifikationen der manuellen Massage kann hier nicht eingegangen werden, es sei nur erwähnt, daß z. B. auch Kirchberg[1]) ein zweckmäßiges Verfahren von manueller Thoraxmassage in Verbindung mit aktiven Exspirationsübungen zur Asthmabehandlung angegeben hat.

Eine Reihe sonstiger mechanischer Methoden sind noch zur Unterstützung der Exspiration bei Asthmatischen empfohlen worden; so läßt Schreiber zu diesem Zwecke die Patienten eine

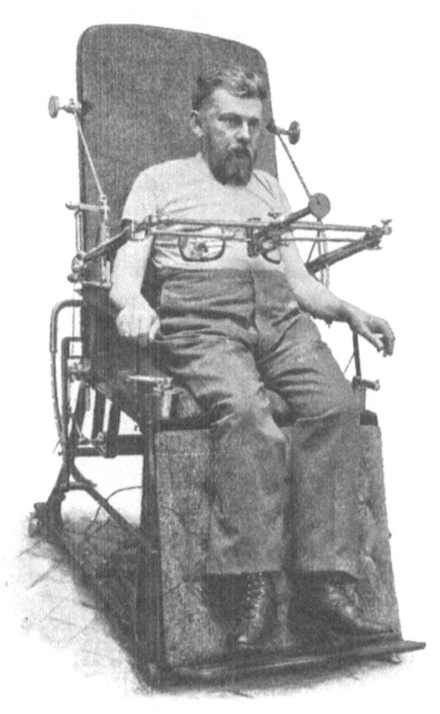

Abb. 97. Bogheanscher Atmungsstuhl.

Weste aus elastischem Stoff tragen, die man auch durch um die unteren Thoraxpartien gewickelte Gummibinden ersetzen kann. Von hierher gehörigen Apparaten ist der bekannteste der Roßbachsche Atmungsstuhl, in dem der Kranke selbst durch Zusammenführung der Arme mittels Hebelwirkung eine Kompression seines Brustkorbes vornimmt. Eine ähnliche, noch einfachere Vorrichtung ist auch von Strümpell angegeben worden. Während zu all diesen Methoden eine nicht unerhebliche aktive Kraftanstrengung des Patienten selbst resp. (bei der Thoraxmassage) einer Hilfsperson notwendig ist, fällt diese Anstrengung fast ganz weg bei dem Bogheanschen Atmungsstuhl, einer sehr sinnreich konstruierten Maschine, bei welcher durch

---

[1]) Therapie d. Gegenw. 1908, Nr. 7.

die Kraft des elektrischen Stromes mittels zweier Pelotten, die den unteren Thoraxpartien anliegen, eine rhythmische Kompression des Brustkorbes während der Exspiration erfolgt (Abb. 97). Stärke und Frequenz der Kompressionen lassen sich in beliebiger Weise modifizieren; der bequem im Stuhle sitzende Patient hat nur insofern eine aktive Mitarbeit zu leisten, als er sich daran gewöhnen muß, dem Gange der Maschine konform zu atmen, was gewöhnlich schon in der ersten Sitzung geschieht. (Die Dauer einer Sitzung beträgt $^1/_2$—1 Stunde.) Wir haben den Bogheanschen Atmungsstuhl in vielen hundert Fällen von mit Emphysem verbundenem Asthma und von chronischem Emphysem allein angewandt und haben damit meist sehr gute Resultate erreicht. Es wurden sowohl die subjektiven Beschwerden, wie Atemnot, erschwerte Expektoration, Schlaflosigkeit usw. gelindert, als auch objektive Erfolge, Nachlassen resp. Verschwinden des Katarrhs, Seltenerwerden der Anfälle und in einer Reihe von Fällen auch Zunahme der Ausdehnungsfähigkeit des Thorax und der Vitalkapazität dadurch erzielt. Auch beim Anfalle selbst haben wir verschiedentlich den Atmungsstuhl erfolgreich verwandt.

Mehr Mitarbeit von seiten des Patienten erfordern wieder einige neuere aktive Methoden, welche die Gewöhnung an länger dauernde Exspiration zum Ziele haben. So läßt Sänger[1]) die Kranken mit lauter Stimme in der Weise zählen, daß sie während des Hersagens mehrerer Zahlen exspirieren und zwischendurch nur bei einer Zahl inspirieren, und Pescatore[2]) läßt die Kranken mit der Atmung den Schwingungen eines Pendels in der Weise folgen, daß sie während zweier Schwingungen einatmen und während 4—5 Schwingungen ausatmen.

Im übrigen ist bei der heilgymnastischen Behandlung des Emphysems die Übung der Bauchatmung nicht zu vernachlässigen. Daß durch gleichzeitige Bauchkompression die Exspiration, insbesondere die Zwerchfellexkursion, wesentlich gefördert wird, hat Hofbauer in einer Reihe von Untersuchungen nachgewiesen. Es ist von Hofbauer auch ein besonderer Apparat angegeben worden, welcher automatisch in rhythmischer Weise Kompressionen des Abdomens während einer jeden Exspiration bewirkt.

Auch durch den hydrostatischen Druck im warmen Vollbade kann der Thorax sowohl wie das Abdomen in exspiratorische Stellung gebracht werden, worauf Strasburger[3]) zuerst hinwies; speziell bei Asthma- und Emphysemkranken läßt sich das beobachten und auch therapeutisch ausnutzen (Dietz, Warschavsky[4])).

Die pneumatischen Methoden (Einatmung in verdichteter, Ausatmung in verdünnte Luft, Brunssche Unterdruckatmung) wirken beim Emphysem teils durch die damit verbundene Atmungsgymnastik günstig ein, teils auch durch die Beförderung des kleinen Kreislaufs; sie sind vor allem bei reinem Emphysem mit Stauungen im kleinen Kreislauf indiziert.

4. Lungentuberkulose.

In der Behandlung der Lungentuberkulose nimmt die Hydrotherapie einen sehr wichtigen Platz ein. Zur Hebung des Allgemein-

---

1) Dtsch. Ärzteztg. 1906, H. 14.
2) Dtsch. med. Wochenschr. 1909, Nr. 40.
3) Einführung in die Hydro- u. Thermotherapie. Jena 1909.
4) Zeitschr. f. physikal. u. diät. Therapie Bd. 15, S. 268. 1911.

befindens, zur Bekämpfung des Mattigkeitsgefühls, zur Erhöhung der Widerstandsfähigkeit des Körpers gegen die Infektion, zur Besserung der lokalen Zirkulationsverhältnisse in der Lunge und speziell auch zur Hebung des Appetits gibt es kaum ein zweckmäßigeres und dabei unschädlicheres Mittel, als passende hydrotherapeutische Allgemeinprozeduren; die lokalen Erscheinungen, namentlich die begleitenden Katarrhe, der Husten, die Expektoration, werden ebenfalls durch hydriatische Anwendungen, unter denen die Kreuzbinden besonders hervorzuheben sind, in wirksamer Weise beeinflußt, und zwar kann das in allen Stadien der Tuberkulose geschehen.

Die allgemeinen Kälteapplikationen leisten am meisten im Beginne der Erkrankung, also bei Spitzenkatarrh, sowie natürlich auch bei sogenannten Prophylaktikern, da eine gewisse Reaktionsfähigkeit der Haut zu ihrer Wirksamkeit erforderlich ist. Doch können mit entsprechenden Modifikationen auch im vorgeschrittenen Stadium der Phthise allgemeine Kälteapplikationen noch von Nutzen sein. Die Hauptsache bei einer derartigen hydrotherapeutischen Behandlung bleibt, daß dadurch die Zirkulation angeregt wird, ohne daß Wärme entzogen wird. Dazu muß, falls die natürliche Hautreaktion nicht ausreicht, durch vorherige Anwärmung, sei es nun im Bette, in einer Trockenpackung oder in einem kurzen Licht- resp. Heißluftbade der Körper für die Kälteprozedur vorbereitet werden. Ebenso ist für nachfolgende Wiedererwärmung durch die bekannten Maßnahmen besonders Sorge zu tragen.

Die einfachste Prozedur, die alle jene Bedingungen erfüllt, ist die sogenannte Ganzwaschung, die zunächst mit „stubenwarmem", dann mit brunnenkaltem Wasser entweder morgens aus der Bettwärme heraus oder nach vorhergehender Trockenpackung vorgenommen wird. Man packt dabei den Patienten am besten derartig ein, daß Ober- und Unterkörper getrennt entblößt werden können. Nach der Ganzwaschung bleibt der Patient gut zugedeckt noch einige Zeit liegen, bis ein behagliches Wärmegefühl sich eingestellt hat.

Neben dieser überall in der Häuslichkeit anwendbaren Prozedur leisten die Duschen gerade in der Phthiseotherapie sehr Gutes. Sie werden am besten in Form der Fächerduschen als kurze kalte Fächerduschen (1 Minute lang) oder als wechselwarme Fächerduschen (2—3 Minuten) appliziert, bei schwächlichen und schlecht reagierenden Patienten ebenfalls nach vorheriger Anwärmung. Bei resistenteren Individuen können im Laufe der Kur statt der Duschen auch Ganzabreibungen mit Vorteil angewandt werden. Diese und die Duschen sind aber kontraindiziert bei Neigung zu Hämoptöe, denn es kann durch den dabei ausgeübten mechanischen Reiz eine neue Blutung ausgelöst werden. Man begnüge sich in solchen Fällen im allgemeinen mit den Ganzwaschungen, auch Halbbäder von 32^0 abwärts können, wofern der Krankheitsprozeß noch kein ausgedehnter ist, von Vorteil sein.

Besteht eine frische Lungenblutung, so sind naturgemäß alle hydrotherapeutischen Eingriffe auszusetzen, mit Ausnahme von Eisbeuteln oder

Kühlschläuchen, die auf die erkrankten Lungenpartien oder auf das Herz selbst appliziert werden. Auch von Kreuzbinden resp. Brustumschlägen sehe man in den ersten Tagen der Blutung ab.

In vorgeschritteneren Fällen von Tuberkulose, wo eingreifendere allgemeine Kälteapplikationen nicht mehr vertragen werden, sind, neben den manchmal auch hier anwendbaren Ganzwaschungen, besonders tägliche Teilabreibungen und Teilwaschungen zu empfehlen. Zur Verstärkung der Hautreaktion kann man dabei dem Wasser im Anfange etwas Salz zusetzen; bei schlecht reagierenden Individuen empfiehlt es sich auch, derartige Salzwasserabreibungen an Brust und Rücken vor Anlegen der Kreuzbinden sowie nach Abnahme derselben vorzunehmen, um dadurch die Hautreaktion auf den Umschlag zu unterstützen resp. nach Abnahme des Umschlages den Tonus der erschlafften Hautgefäße wiederherzustellen. Bei sehr schwachen und anämischen Kranken, die auch diese Salzwasserabreibungen nicht mehr vertragen, müssen sie durch spirituöse Abreibungen (mit Franzbranntwein oder dergleichen) ersetzt werden.

Gegen die Nachtschweiße der Phthisiker empfiehlt sich eine abendliche allgemeine Abwaschung, entweder mit gewöhnlichem Wasser oder noch besser mit Wasser, dem etwas Essig zugesetzt ist. Bei lästigen Temperatursteigerungen kann man den Kranken durch kühle Teil- oder Ganzwaschungen erhebliche Erleichterung bringen.

Von balneotherapeutischen Prozeduren, die zur Kräftigung des Allgemeinbefindens dienen können, eignen sich bei beginnender Phthise vor allem Solbäder, in einer Dauer von 10—15 Minuten und bei 34—33⁰ Temperatur 2- bis 3mal wöchentlich angewandt. Die Luftbäder, die in ihrer Wirkung ja den hydrotherapeutischen Allgemeinprozeduren ähnlich sind, sind ebenfalls in vorsichtiger Dosierung bei Prophylaktikern und im Initialstadium der Tuberkulose mit Vorteil verwendbar; bei ausgeprägter Krankheit, sowie überhaupt bei katarrhalischen Erscheinungen, sehe man aber lieber davon ab.

Die Kreuzbinden sind, wie schon erwähnt, in allen Stadien der Lungentuberkulose von Nutzen. So wenig aufgeklärt die Art ihrer Wirkung ist (denn es ist zweifelhaft, ob die Hyperämie, die sie erzeugen, sich bis in die tieferen Lungenschichten hinein erstreckt), so günstig gestaltet sich in der Praxis ihre Wirksamkeit, sowohl auf die subjektiven Symptome wie auch auf die objektiven Erscheinungen, vor allem den Katarrh und die Expektoration. Durch Linderung der Schmerzen und des Hustenreizes und durch Erleichterung der Expektoration wirken indirekt die Kreuzbinden auch auf das Allgemeinbefinden günstig ein: zugleich übt der bei Anlegung der Kreuzbinden erfolgende, von einer Reaktion begleitete Kältereiz auch auf die allgemeine Zirkulation, die Herzkraft und die Atmung einen günstigen Einfluß aus. Dazu kommt noch bei etwaigen Temperatursteigerungen der antipyretische Effekt dieser Prozedur. Verstärkt man durch die vorhin beschriebene Salzwasser- oder spirituösen Abreibungen die Reaktion der Thoraxhaut, so wird man auch in vorgeschrittenen Fällen von Phthise kaum je gezwungen sein, von der Anwendung der Kreuzbinden Abstand zu nehmen. Wir haben selbst bei ambulant behandelten, in schlechten äußeren Verhältnissen befindlichen Kranken, die an kavernöser Phthise litten, oft noch überraschend gute Einwirkungen in bezug auf das Allgemeinbefinden, den Appetit und die katarrhalischen Erscheinungen nach Verordnung der Kreuzbinden gesehen.

Die Kreuzbinden werden nachtsüber angelegt, bei bettlägerigen Patienten auch am Tage, wobei sie je dreistündlich erneuert werden. Handelt es sich um Kranke, die aufstehen dürfen, so begnügt man sich entweder mit nächtlicher Applikation der Kreuzbinde oder man läßt den Patienten sich einmal des Tages, z. B. bei Fiebersteigerung während der Abendstunden, für diese Anwendung ins Bett legen. Die Kreuzbinden außerhalb des Bettes anzuwenden, halten wir für nicht empfehlenswert.

Gegen die pleuritischen Schmerzen der Phthisiker leisten oft schon allein die Kreuzbinden sehr Gutes. Außerdem kann man diese Schmerzen durch heiße, öfters gewechselte Kompressen, oder durch lokale Glühlichtbestrahlungen bekämpfen, welch letztere gerade auch bei schwächlichen Patienten ohne jede Bedenken anwendbar sind.

Was die Sonnen- und Lichtbehandlung der Lungentuberkulose betrifft, so kann bezüglich der natürlichen Sonnenlichtbestrahlung gesagt werden, daß die meisten Phthiseotherapeuten heutzutage von den eigentlichen Sonnenbädern bei der Lungentuberkulose abgekommen sind. Die damit verbundene Erwärmung wird von den Lungenkranken im allgemeinen schlecht vertragen, namentlich wenn Temperatursteigerungen bestehen, und auch die Gefahr der Hämoptöe kann durch starke Insolation vermehrt werden. In manchen Lungenheilstätten werden sogar die Liegekuren, wenigstens im Sommer, nur im Schatten ausgeführt.

Anders steht es mit dem an Wärmestrahlen armen Lichte der „künstlichen Höhensonne". Es ist ja bekannt, daß dieser Apparat in oft reklamehafter Weise zur Behandlung der Lungentuberkulose empfohlen worden ist. Die damit erzielten Erfolge sind zweifellos übertrieben worden; tatsächlich läßt sich darüber nach dem heutigen Stand unserer Kenntnisse, nach dem Urteile von einer Reihe von Heilstättenärzten und nach der eigenen Erfahrung des Verfassers etwa folgendes sagen: Eine Schädigung durch die Quarzsonnenbestrahlung ist vermeidbar, wenn man die progredienten, fieberhaften Fälle davon ausschließt, wenn man die Bestrahlung unter sorgfältiger Kontrolle der Körpertemperatur vornimmt, nicht öfter als jeden Übertag bestrahlt (namentlich wenn Temperaturerhöhungen bestehen), bei reaktiven Temperatursteigerungen eine Pause eintreten läßt sowie die Behandlung abbricht, sobald der Patient allgemeine Ermüdungserscheinungen zeigt. Die Gefahr der Provokation einer Hämoptöe scheint nicht zu bestehen.

Bezüglich der therapeutischen Resultate scheint festzustehen, daß objektive Besserungen sich unter der Höhensonnenbestrahlung bei der Lungentuberkulose bei weitem seltener einstellen als bei der Quarzlichtbehandlung anderweitiger Tuberkulosen („chirurgischer" Tuberkulose, Drüsen-

oder Peritonealtuberkulose). Auch das Fieber wird nicht regelmäßig beeinflußt, wenn auch Fälle vorkommen, bei denen im Laufe einer Höhensonnenkur Entfieberung (post hoc?) eintritt. Subjektiv wirkt aber die Behandlung mit der künstlichen Höhensonne zweifellos vielfach günstig ein, sowohl auf das Allgemeinbefinden wie auf den Appetit, den Schlaf, das allgemeine Kräftegefühl usw., und insofern ist doch die künstliche Höhensonne bei der Behandlung der Lungentuberkulose ein beachtenswerter Faktor. Es ist ja schließlich auch durch die reaktiven Temperatursteigerungen sowie durch das Auftreten von Herdreaktionen nach dieser Behandlung ein Hinweis gegeben, daß eine spezifische Einwirkung der ultravioletten Strahlen auf den Krankheitsverlauf durchaus möglich ist (vgl. S. 125).

Wenn somit vielfach die Anwendung der künstlichen Höhensonne bei der Lungentuberkulose erlaubt und in gewissem Grade nützlich ist, ohne daß im allgemeinen daran besondere Erwartungen geknüpft werden können, so möchte ich diese Behandlung auf Grund unserer Erfahrungen für die folgenden Fälle besonders empfehlen:

a) Für beginnende Lungentuberkulose (Spitzenkatarrh) mit darniederliegendem Allgemeinbefinden, wenn eine Heilstättenbehandlung nicht möglich ist.

b) Für solche Fälle von chronischer, inaktiver Lungentuberkulose, bei denen infolge des Eintritts der kalten Jahreszeit, oder nach Erkältung, Influenza, Überanstrengung u. dgl. eine Vermehrung der katarrhalischen Erscheinungen aufgetreten ist. Hier sieht man dann oft auch objektive Besserungen in bezug auf den Katarrh.

c) Für Fälle von Komplikation der Lungentuberkulose mit Peritonitis tuberculosa oder sonstiger chirurgischer Tuberkulose.

d) Als Prophylaktikum in der Rekonvaleszenz nach akuten Erkrankungen, die erfahrungsgemäß zu Lungentuberkulose disponieren, wie Influenza-Pneumonie, Pleuritis u. ähnl.

Die Mechanotherapie kommt bei Phthisikern vorzugsweise in Form der Atmungsgymnastik (Freiübungen) zur Anwendung, die bei Prophylaktikern, bei Kranken ohne katarrhalische Erscheinungen sowie bei abgeheilter Tuberkulose zur Verbesserung der Funktion der Lunge sich sehr nützlich erweisen kann. Bei vorhandenem Katarrh und ferner überhaupt in vorgeschritteneren Stadien der Krankheit möchten wir aber vor den Atmungsübungen warnen; die Gefahr, daß dadurch die Bazillen in weitere Bronchialverästelungen verschleppt werden, ist nicht von der Hand zu weisen.

5. Pleuritis.

a) Trockene Pleuritis. Bei der trockenen Pleuritis leisten im ersten akuten Stadium Brustumschläge resp. Kreuzbinden zur Linderung der Beschwerden gute Dienste. Bei starken Schmerzen können daneben auch lokale Hitzeapplikationen (heiße Wasser- oder Breiumschläge, Dampfduschen usw.) mit Erfolg angewandt werden. Um durch Ruhigstellung der kranken Seite eine Lin-

derung der Schmerzen zu erzielen, hat man ferner Heftpflaster-
verbände, welche die unteren Partien der kranken Thoraxhälfte
umfassen, empfohlen. Allgemeine Schwitzprozeduren zur Beförderung der Resorption der trockenen Ausschwitzung sind nur dann
erlaubt, wenn kein Fieber besteht, und wenn nicht ein schlechter Allgemeinzustand des Patienten oder gleichzeitige Lungentuberkulose
gegen solche schwächende Maßnahmen sprechen. Als Schwitzprozeduren wendet man dann am besten Bett-Heißluftbäder oder
Bett-Lichtbäder an.

In älteren Fällen von trockener Pleuritis oder bei Kranken, bei
denen nach abgelaufener exsudativer Pleuritis noch pleuritische
Schwarten zurückgeblieben sind, ist ebensosehr zur Beförderung
der Resorption der Schwarten wie zur Stillung der Schmerzen lokale
Wärmeapplikation zu empfehlen. Manchmal erweist sich hier die
feuchte Wärme (heiße Umschläge, Dampfduschen) wirksamer als
die trockenen Wärmeapplikationen, wie die Heißluftduschen oder die
lokale Lichtbestrahlung. Bei hartnäckigen, schmerzhaften, trockenen
Exsudaten hat sich uns häufig die Diathermiebehandlung (kleine
Elektrode auf die Stelle der Adhäsion, indifferente Platte möglichst
diametral auf die entgegengesetzte Thoraxseite) sehr gut bewährt.
Sie ist aber nur in älteren, völlig afebrilen Fällen anwendbar.

Bei älteren trockenen Exsudaten empfiehlt sich ferner zur Beförderung der Resorption und zur Wiederherstellung der normalen Ausdehnungsfähigkeit des Thorax die Atemgymnastik, die begonnen
werden kann, sowie die Schmerzhaftigkeit bei der Respiration nachgelassen hat. Man kann die Atmungsgymnastik mittels Freiübungen
ausführen lassen, bei denen neben einfachen Atemübungen besonders
Abduktion, Erheben, Rollungen des Armes auf der kranken Seite
bei gleichzeitiger Inspiration anzuwenden sind. Auch die einfachen
Zimmergymnastik-Apparate sind zu diesem Zwecke gut verwendbar. Sind Zandersche oder Herzsche Apparate zur Hand, so verordne
man an diesen entsprechende Übungen. Man lasse die Atmungsübungen bei der Pleuritis sicca mit den nötigen Pausen 10—15 Minuten
lang täglich ausführen. Besteht Tuberkulose mit katarrhalischen
oder fieberhaften Erscheinungen, so sind sie kontraindiziert.

b) Exsudative Pleuritis. Im Beginne einer exsudativen
Pleuritis sind neben den üblichen trockenen Schröpfkröpfen die Kreuzbinden zur Linderung der Beschwerden sehr nützlich. An allgemeine Schwitzprozeduren darf man nur denken, wenn kein
Fieber besteht und von seiten des Herzens keine Gefahr zu befürchten
ist. Die Leistungsfähigkeit einer allgemeinen Diaphorese ist übrigens
im akuten Stadium der Pleuritis nur eine beschränkte.

Von viel größerer Wichtigkeit sind die physikalischen Prozeduren
bei verzögerter Resorption eines pleuritischen Exsudats.
Durch lokale Wärmeanwendungen auf den Thorax kann diese
Resorption erheblich gefördert werden. Wir möchten hier als resorp-
tionsbeförderndes Mittel die lokale Lichtbestrahlung des Thorax
ganz besonders empfehlen, und zwar hat sich zu diesem Zwecke gerade

das rote Glühlicht und das gleichfarbige Bogenlicht bewährt.
Es hat diese Applikation vor lokalen Heißluftbädern und vor den
Lichtbädern den Vorteil, den Patienten gar nicht anzustrengen und
auch an bettlägerigen, schwächlichen Patienten anwendbar zu sein.
Man sieht unter solcher Behandlung (tägliche Bestrahlung ca. 20 Minuten lang) flüssige Exsudate oft auffallend rasch zurückgehen, während
trockene Exsudate resp. restierende Schwarten sich gegen die Rotlichtbestrahlung viel mehr refraktär verhalten, und hier die Anwendung
der lokalen feuchten Wärme oder der Diathermie vorzuziehen ist.

Auch experimentell konnten Bittorf und Steiner[1] am Kaninchen die
Beförderung der Resorption von Pleuraexsudaten durch Bogenlichtbestrahlung
(sie benutzten allerdings weißes Licht) nachweisen; ich habe gemeinsam mit
L. Kuttner diese Angabe in Versuchen, die in ähnlicher Weise angestellt wurden,
bei Verwendung des roten Glüh- und Bogenlichtes bestätigen können[2]). Erfolgreiche Versuche über die resorptionsbefördernde Wirkung der Heißluftbehandlung und der Alkoholumschläge auf künstliche Pleuraexsudate hat
ferner Plate[3] (Hamburg) veröffentlicht.

Die Atmungsgymnastik, in der vorher beschriebenen Weise
angewandt, dient bei der serösen Pleuritis zur Beseitigung von länger
bestehenden kleineren Exsudaten sowie zur Bekämpfung von restierenden Adhäsionen.

VI. Erkrankungen der Verdauungsorgane.

Bei Erkrankungen des Magendarmkanals nimmt naturgemäß die
diätetische Behandlung den wichtigsten Platz ein. Daneben bilden
aber, namentlich bei chronischen Affektionen, auch die Hydrotherapie und Mechanotherapie oft wirksame Unterstützungsmittel
der sonstigen Behandlung. Zweierlei Funktionen des Verdauungstraktus werden hauptsächlich durch physikalische Maßnahmen beeinflußt, die Sekretion der Verdauungssäfte und die Motilität der
Magen- und der Darmwand.

Was den Einfluß äußerlich angewandter hydrotherapeutischer
Prozeduren auf die Sekretionen betrifft[4]), so wissen wir darüber wenig
Exaktes. Versuche mit Applikation kalter und warmer Temperaturen
auf das Abdomen haben bezüglich der Magensaftsekretion zu widersprechenden Resultaten geführt. Dasselbe gilt von allgemeinen
Wärme- und Kälteprozeduren. Aus diesen meist negativen Ergeb-
nissen darf nun aber nicht der Schluß gezogen werden, daß überhaupt
bei Sekretionsstörungen, und speziell bei denen des Magensaftes, hydrotherapeutische Anwendungen wertlos seien. Denn es handelt sich hier
meist um funktionelle Störungen, die, wie wir aus der modernen
Experimentalforschung wissen, aufs innigste mit sonstigen Funktionen des Körpers, speziell mit denen des Nervensystems, in Zusammen-

---

[1]) Arch. f. exp. Pathol. u. Pharmakol. Bd. 59, S. 379.
[2]) Therapeut. Monatsh. 1912, H. 1.
[3]) Zeitschr. f. physikal. u. diät. Therapie Bd. 12, S. 517. 1909.
[4]) Die Wirkungsweise des innerlich (durch heiße oder kalte Getränke)
applizierten Wassers fällt nicht in den Rahmen dieser Ausführungen.

hang stehen; es kann ja sogar die Magensaftsekretion, wie Bickel und seine Schüler zeigten, durch rein psychische Momente stark verändert werden. Da wir nun imstande sind, durch hydrotherapeutische Allgemeinprozeduren die verschiedensten Funktionen des Körpers, speziell auch die vom Nervensystem abhängigen, zu beeinflussen, resp. umzustimmen, so ist es klar, daß auf diesem indirekten Wege auch Veränderungen der Magensaftsekretion zustande kommen können. Daß beispielsweise der Appetit dadurch gebessert wird, ist eine tausendfältige alltägliche Erfahrung; also der negative Ausfall von Experimenten am gesunden Menschen oder Tier, die zumeist auch nur einmalig angestellt worden sind, darf hier zu keinem therapeutischen Nihilismus führen. Allerdings ist aber, mehr als auf anderen Gebieten, für die Methodik der hydrotherapeutischen Behandlung der Magendarmkrankheiten die reine Empirie maßgebend.

Von den mechanotherapeutischen Einwirkungen, speziell von der Massage, scheint es sicher, daß sie die Sekretion der Verdauungssäfte befördern; der vermehrte Blutzufluß zu den drüsigen Organen und der durch den mechanischen Eingriff gesetzte Nervenreiz tragen zu dieser Wirkung in gleicher Weise bei.

Die Wirkung thermischer Reize auf die **Motilität** der Magendarmwand läßt sich dahin charakterisieren, daß Wärmeeinwirkungen, hauptsächlich wohl auch durch ihren antispasmodischen Effekt, die Peristaltik des Darmes und die Magenentleerung beschleunigen, Kälteeinwirkungen, mit Ausnahme vielleicht von kurzen Kältereizen, die Peristaltik verlangsamen. Die nach einem Prießnitzschen Umschlage auftretende reaktive Hyperämie wirkt ähnlich wie die Wärme, speziell auch antispasmodisch, ein. Länger dauernde Kälteeinwirkungen, z. B. prolongierte kalte Sitzbäder, hemmen nicht nur die Peristaltik, sondern rufen auch eine Anämisierung der Abdominalorgane hervor, womit gleichzeitig die Transsudation in den Darm vermindert wird. Darauf beruht die therapeutische Anwendung der prolongierten kalten Sitzbäder bei der Diarrhöe.

Von großem Einfluß auf die Motilität, speziell des Darmtraktus, ist die Leibmassage, welche sowohl durch Beförderung der Peristaltik des Darms und Tonisierung der Darmmuskulatur als auch durch Kräftigung der Muskeln der Bauchpresse auf die Stuhlentleerung günstig einwirkt. Eine ähnliche, wenn auch nicht so intensive Wirkung besitzen solche gymnastischen Übungen, bei denen die Bauchmuskulatur und Beckenmuskulatur in Aktion tritt, also alle Rumpfbewegungen und auch gewisse Bewegungen der Beine im Hüftgelenk.

Praktisch sehr wichtig ist ferner die Beeinflussung der **Schmerzempfindlichkeit** im Abdomen durch thermische Einwirkungen. Es werden durch Hitzeapplikation auf den Leib Schmerzen der verschiedensten Art gelindert resp. beseitigt, besonders wenn die Wärmeanwendungen in Form von heißen Kompressen, Breiumschlägen, Thermophoren, Magenschläuchen, Diathermie,

längere Zeit hindurch zur Einwirkung kommen. Diese schmerzstillende Wirkung der Wärme beruht zum Teile auch, z. B. bei den
kolikartigen Schmerzen, auf dem antispasmodischen Einfluß der
Wärme. Durch Lösung der Spasmen ist teilweise auch die günstige
Wirkung zu erklären, welche die Prießnitzschen Leibumschläge
in vielen Fällen von Schmerzen im Abdomen ausüben.

Aus dem Gesagten lassen sich die Indikationen hydro- und
mechanotherapeutischer Anwendungen bei den mannigfachen Erkrankungen der Abdominalorgane unschwer ableiten. Der Übersicht
halber seien sie aber für die wichtigsten Magendarmkrankheiten noch
im einzelnen kurz aufgezählt.

1. Magenkrankheiten.

Beim akuten Magenkatarrh bleibt die diätetische Behandlung
resp. Sorge für Entleerung schädlicher Ingesta die Hauptsache. Von
hydrotherapeutischen Prozeduren wird man hier am meisten den
Prießnitzschen Umschlag um den Leib oder öfter gewechselte
heiße Umschläge zur Bekämpfung der Schmerzen anwenden.

Beim chronischen Magenkatarrh und bei der nervösen
Dyspepsie, die wir, um Wiederholungen zu vermeiden, gleich hier
mit besprechen wollen, kommen vor allem hydrotherapeutische
Allgemeinprozeduren in Betracht, um den Körper zu kräftigen
und damit auch die Wiederherstellung einer normalen Funktion
des Magens zu unterstützen. Welcher Art diese Allgemeinprozeduren
sind, hängt von der Konstitution des Patienten, der Reaktionsfähigkeit seiner Haut und der Erregbarkeit seines Nervensystems ab.
Im allgemeinen bevorzugt man hier kurze, aber energische Kälteapplikationen, eventuell nach vorheriger Anwärmung: Halbbäder, Ganzabreibungen und Duschen kommen hauptsächlich dafür in Frage. Besteht gleichzeitig Störung der Magenmotilität,
so sind wechselwarme Fächerduschen oder kurze kalte Fächerduschen auf die Magengegend, nach Gewöhnung daran auch
kurze kalte Strahlduschen (unter schwachem Druck) auf das
Abdomen, allein oder in Verbindung mit sonstigen allgemeinen
Duschen, anzuwenden. Die wechselwarmen Duschen, und zwar
auf den ganzen Körper unter Bevorzugung des Abdomens angewandt,
haben sich auch bei der nervösen Gastrosukkorrhöe vorzüglich
bewährt; es empfiehlt sich, dieser Prozedur jeweils eine Rumpfpackung mit heißem Magenschlauch (von $^{1}/_{2}$—$^{3}/_{4}$ stündiger
Dauer) vorausgehen zu lassen.

Den kalten Seebädern wird eine besonders günstige Wirkung bei dyspep-
tischen Beschwerden der verschiedensten Art nachgerühmt. Allgemeine Tonisierung und speziell die Anregung des Appetits dürften der Grund dieser Wirkung
der Seebäder sein. Bei starker nervöser Erregung, bei Arteriosklerose
oder Herzerkrankung sind dieselben aber naturgemäß kontraindiziert.

Bei der lokalen hydrotherapeutischen Behandlung des chronischen Magenkatarrhs und der nervösen Dyspepsie ist der Prießnitzsche Umschlag, namentlich nachtsüber angelegt, ein wichtiges

und oft unentbehrliches Hilfsmittel. Gegen die Schmerzen sind
außerdem heiße Kompressen auf die Magengegend oder der Winternitzsche heiße Magenschlauch, in Verbindung mit einem Leib-
oder Stammumschlag, eventuell auch mit einer Einpackung,
empfehlenswert. Der Magenschlauch wird in dieser Weise täglich
einmal etwa $^3/_4$—1 Stunde lang appliziert, man schließt daran zweckmäßigerweise eine hydrotherapeutische Allgemeinprozedur, wie
Dusche, Abreibung, Halbbad an, und wir möchten den Stammumschlag mit heißem Magenschlauch und nachfolgender
kühler Allgemeinprozedur, in Form einer mehrwöchigen Kur angewandt, als diejenige hydriatische Behandlungsweise empfehlen, die
in den meisten Fällen von nervöser Dyspepsie die geeignetste ist.

Der heiße Magenschlauch, in Verbindung mit einem Stamm- oder
Leibumschlag, ist ferner von großer Wirksamkeit bei nervösem
Erbrechen; auch in sehr hartnäckigen Fällen kann man von dieser
Prozedur oft eklatante Erfolge sehen. Gewöhnlich stellt sich schon
nach wenigen Applikationen eine deutliche Besserung ein, doch empfiehlt es sich, in schwereren Fällen mehrere Wochen hindurch damit
fortzufahren. Selbstverständlich kann auch hier die Kombination
mit einer hydrotherapeutischen Allgemeinprozedur vorgenommen werden. Auch gegen Hyperemesis gravidarum haben
sich heiße Applikationen auf die Magengegend gut bewährt.

Die lokale Anwendung der Hitze auf die Magengegend beim runden
Magengeschwür ist so allgemein bekannt und eingebürgert, daß
es sich wohl erübrigt, hier näher darauf einzugehen. Da die Wärme
hier während möglichst vieler Stunden des Tages einwirken muß, so
ist die Verwendung des heißen Magenschlauches dabei in der häuslichen Praxis meistens unbequem, und man wird im allgemeinen
heiße Kompressen, die im Kataplasmenwärmer immer neu erwärmt
werden, heiße Breiumschläge, Leinsamenumschläge, Thermophore u. dgl.
vorziehen. Bei Anwendung der Thermophore empfiehlt es sich aber,
zwischen Thermophor und die Haut eine feuchte Kompresse
einzuschieben, da die feuchte Wärme beim Magengeschwür erfahrungsgemäß von günstigerer Wirkung ist als die trockene. In der Zwischenzeit zwischen den Hitzeapplikationen, und namentlich nachtsüber,
sind auch beim Ulcus ventriculi die Prießnitzschen Leibumschläge
recht gut anwendbar.

Bei Magenblutung infolge Ulcus sind bekanntlich heiße
Applikationen kontraindiziert; statt dessen kommt hier der Eis-
beutel auf die Magengegend in Anwendung. Innerlich läßt man
bei Ulcusblutungen sowohl zur Stillung der Blutung als zur Bekämpfung
der Brechneigung Eisstückchen schlucken. Erwähnt sei, daß Winternitz empfiehlt, bei Magenblutung an Stelle des Schluckens von
Eisstückchen durch den Mastdarm kleine Eisstückchen einzuführen,
die reflektorisch eine Verengerung der Magengefäße bewirken sollen.
Die Prießnitzschen Umschläge läßt man am besten solange fort,
als Blutung besteht; ist anzunehmen, daß die Blutung sistiert, so
können Prießnitzsche Umschläge, wenn sie sonst indiziert sind, in

vorsichtiger Weise unbedenklich versucht werden, während man zu heißen Kompressen erst nach längerer Zeit wieder übergehen darf.

Die Diathermiebehandlung von perigastritischen Adhäsionen nach Ulcus ventriculi erfolgt nach dem für sonstige Adhäsionsbeschwerden im 3. Kapitel weiter unten angegebenen Prinzip. Sie ist nur anwendbar, wenn die letzte Blutung monatelang zurückliegt.

2. Darmkrankheiten.

Bei akutem Darmkatarrh wird der Prießnitzsche Umschlag zur Beruhigung der Peristaltik und zur Linderung der Schmerzen wohl allgemein angewandt. Die Applikation kurz dauernder kalter Sitzbäder, wie sie Winternitz bei der akuten Diarrhöe zur Entleerung des Darmes empfiehlt, hat sich in der Praxis wenig eingebürgert, weil man sich scheut, diese heroische Prozedur bei den mehr oder minder angegriffenen und sowieso kältescheuen Patienten anzuwenden. Bei hartnäckigen chronischen Diarrhöen können jedoch die kalten Sitzbäder, und zwar von längerer Dauer (15—20 Minuten), in Verbindung mit nachfolgender Ganzabreibung (zur Ableitung auf die Haut) in Frage kommen. Von anderer Seite (Tobias) wird allerdings empfohlen, statt der kalten länger dauernde warme Sitzbäder von 38—40⁰ mit nachfolgender kalter Ganzabreibung oder Dusche anzuwenden, und diese dem Patienten wie dem Arzte sympathischere Kombination dürfte im allgemeinen auch die empfehlenswertere sein; denn auch durch längere Wärmeeinwirkung läßt sich, bei spastischen Zuständen, die Peristaltik beruhigen. Ferner kann die auf das Sitzbad folgende, von Reaktion begleitete allgemeine Kälteprozedur ebenfalls durch Ableitung auf die Haut zum Ausgleiche der Zirkulationsstörungen im Abdomen beitragen. Im übrigen ist die Beeinflussung der Blutverteilung durch Sitzbäder noch nicht völlig aufgeklärt, und wir müssen uns hier auch wieder vor allem an die empirische Beobachtung halten.

Außer den Sitzbädern und Abreibungen sind naturgemäß auch bei der chronischen Diarrhöe Prießnitzumschläge, sowie in schwereren Fällen auch heiße Umschläge auf den Leib zu empfehlen.

Bei der chronischen Obstipation, namentlich der durch Atonie des Darmes bedingten, kann außer durch Massage, die hier in erster Linie in Frage kommt, auch durch kurzen Kältereiz versucht werden, die Darmmuskulatur zur Kontraktion und zu verstärkter Peristaltik anzuregen. Kurze kalte Sitzbäder von ca. 20—15⁰ Temperatur und 2—3, höchstens 5 Minuten Dauer sind zu diesem Zwecke das einfachste und auch überall in der Häuslichkeit anwendbare Mittel. Es ist darauf zu achten, daß im Sitzbade der Patient sich den Leib kräftig reibt, um dadurch die Reaktion zu begünstigen und zugleich durch den mechanischen Reiz die Wirkung auf die Peristaltik zu verstärken. Ist eine Anstaltsbehandlung möglich, so sind wechselwarme Fächerduschen oder Strahlduschen auf den Leib, in der bei der Magenatonie geschilderten Weise appliziert, ein noch wirksameres Mittel zur Anregung der Peristaltik und Kräftigung der Darm- und Bauchmuskulatur als die Sitzbäder. Auch kalte Übergießungen des Bauches im Anschluß an ein Halb- oder Vollbad können zu diesem Zwecke sich nützlich erweisen. Ist die Obstipation mit Enteroptose kombiniert, so ist dieselbe lokale Behandlung angezeigt; doch verabsäume man hier daneben nie eine Allgemeinbehandlung zur Bekämpfung der meist vorhandenen allgemeinen nervösen Beschwerden:

Halbbäder, allgemeine Fächerduschen, Abreibungen, Einpackungen, auch Kohlensäure- und Sauerstoffbäder sind die hauptsächlich hier in Betracht kommenden Prozeduren.

Bei der sogenannten spastischen Obstipation sind warme Applikationen auf das Abdomen zur Bekämpfung der Schmerzen und Spasmen indiziert, sei es in Form länger dauernder Sitzbäder von 38—40° (evtl. auch Moorsitzbäder) oder in Form von Leibumschlägen, die mit heißem Magenschlauch kombiniert werden. Von verschiedenen Autoren wird auch die Wirkung der Diathermie bei diesem Leiden sehr gerühmt. Da hier ebenfalls sehr oft nervöse Symptome vorhanden sind, so ist eine Kombination mit entsprechender hydrotherapeutischer Allgemeinbehandlung meist am Platze.

Sehr Gutes leistet die Diathermie, äußerlich auf das Abdomen, vorzugsweise auf die Gegend der Flexur angewandt, bei der Colitis spastica. Ein weiteres wichtiges Indikationsgebiet der Diathermiebehandlung bilden die gutartigen Mastdarmstrikturen, bei denen H. Picard[1]) zuerst das Verfahren mit guten Erfolgen anwandte, die wir aus eigener Erfahrung bestätigen können. Die Technik des Verfahrens ist auf S. 150 kurz beschrieben. Das als Innenelektrode verwandte Hegar-Bougie wählt man dabei in solcher Stärke, daß das Bougie eben noch die Striktur passiert. Die Dauer einer Sitzung beträgt 15 bis maximal 20 Minuten; die Behandlungen müssen in höchstens 2tägigem Abstande wiederholt werden, um den durch Erweichung und Dehnung der Narbe erreichten Erfolg der vorausgegangenen Sitzung nicht ungenützt zu lassen. Vorsicht ist bei stärkeren Blutbeimengungen zum Sekret hier wie bei der spastischen Colitis geboten.

Was nun die Massage bei Erkrankungen der Verdauungsorgane betrifft, so ist ihre Hauptdomäne die chronische Obstipation. Die systematische Anwendung der Leibmassage bei der atonischen Obstipation gehört zu den dankbarsten Aufgaben, welche die physikalische Therapie überhaupt kennt; nur ist hier, mehr wie irgendwo anders, eine sehr sorgfältige Indikationsstellung durchaus erforderlich, denn vor allem darf durch die Leibmassage nicht geschadet werden. Deshalb sind durch genaue Untersuchung des Kranken vor Verordnung der Leibmassage all die Momente auszuschließen, welche dieselbe kontraindizieren können. Solche Kontraindikationen sind erstens einmal Blutungen sowie überhaupt ulzeröse Erkrankungen im Magendarmkanal (Magengeschwür, Duodenalgeschwür). Weiterhin bilden entzündliche Erkrankungen der Abdominalorgane, sofern sie nicht völlig abgelaufen und bis auf Verwachsungen verschwunden sind, und solange sie sich durch Schmerzhaftigkeit bei der Palpation kundgeben, eine strikte Kontraindikation der Beinmassage. Es ist also z. B. bei der Perityphlitis in allen Stadien sowie bei entzündlichen Erkrankungen der Adnexe von der Leibmassage ganz abzusehen. Anders liegen die Verhältnisse bei Personen, denen der Wurmfortsatz operativ entfernt worden ist; hier kann, wenn nicht gerade schmerzhafte Narbenadhäsionen bestehen, falls die Kranken zufällig an Obstipation leiden, eine allgemeine Leibmassage gestattet werden. Daß Carcinome des Verdauungstraktus

---

[1]) Klin. Wochenschr. 1923, Nr. 39; Zentralbl. f. Chir. 1925, Nr. 31.

oder auch nur der Verdacht darauf jede Leibmassage verbieten, ist selbstverständlich. Schließlich wird auch die Neigung zu Gallensteinkolik als Kontraindikation der Leibmassage angesehen.

Lassen sich aber alle diese Momente ausschließen, so erweist sich, wie gesagt, die Leibmassage als ein vorzügliches Mittel zur Bekämpfung der Obstipation. Nur mache man von vornherein den Patienten darauf aufmerksam, daß der gewünschte Effekt nicht schon nach den allerersten Sitzungen eintritt, und daß, wenn die Heilwirkung der Leibmassage von Dauer sein soll, dieselbe täglich mehrere Wochen hindurch fortgesetzt werden muß. Die Leibmassage wird am besten in den Vormittagsstunden, mindestens 1 Stunde nach dem ersten Frühstück vorgenommen; für vorherige Entleerung der Blase ist naturgemäß Sorge zu tragen. Auf die nähere Technik kann hier nicht eingegangen werden; es sei nur ganz allgemein bemerkt, daß irgendwelche erhebliche Schmerzen durch die Leibmassage nicht verursacht werden dürfen; sonst ist anzunehmen, daß eine Komplikation, welche die Massage kontraindiziert, vorhanden ist. Allerdings ist öfters, infolge der Reizung durch den stagnierenden Kot, zu Anfang etwas Schmerzhaftigkeit bei Massage der Gegend der Flexura sigmoidea vorhanden; doch sind diese Schmerzen nur vorübergehende und verschwinden im Laufe der Behandlung völlig.

Im Anschluß an die Leibmassage sind bei der Obstipation in der Regel gymnastische Übungen zur Kräftigung der Bauchpresse und zur Förderung der Zirkulation in den Abdominalgefäßen anzuwenden. Es hängt von dem Kräftezustand des Patienten und von den äußeren Verhältnissen, unter denen die Massage ausgeführt wird, ab, ob man sich dabei mit einfachen Bewegungen begnügt (z. B. mehrfaches Erheben aus der Rückenlage bei fixierten Oberschenkeln und über die Brust gekreuzten Armen, passive Bewegungen der Oberschenkel im Hüftgelenk, Rumpfbeugen, Rumpfdrehen usw.), oder ob man eine ganze Serie von entsprechenden Freiübungen resp. Apparatübungen ausführen läßt. Das Wichtigere ist aber stets die Leibmassage selbst, sie kann durch medikomechanische Übungen allein nicht völlig ersetzt werden.

Die Vibrationsmassage des Leibes ist ein bequemes und in leichteren Fällen von Obstipation auch wirksames Ersatzmittel der manuellen Massage; in hartnäckigeren Fällen möchten wir aber doch die letztere vorziehen. Die Apparate zur Selbstmassage des Leibes (Massagekugeln u. dgl.) sind nur als dürftige Notbehelfe zu betrachten; es fällt hier vor allem die so wichtige Entspannung der Bauchdecken bei der Massage weg.

Weiter ist die Leibmassage bei Kombination von Obstipation mit Enteroptose sowie bei Wanderniere am Platze, in welch letzterem Falle besonders die Partien in der Gegend der Niere von vorn und seitwärts her durch die massierende Hand zu bearbeiten sind, um dadurch eine Kräftigung der die Niere umgebenden Gewebe zu erzielen. Bei der Atonie des Magens ist, sofern dieselbe nicht mit Darmatonie verbunden ist, die Leibmassage von geringerer Bedeutung als hydrotherapeutische Prozeduren, welche die Kräftigung der Magenmotilität bezwecken. Dagegen hat Boas[1]) noch als be-

---

[1]) Zeitschr. f. physikal. u. diät. Therapie Bd. 12, S. 30, 1909.

sondere Indikation der Massage der Magengegend solche Fälle angegeben, in denen eine Gastroenterostomie oder eine Pyloroplastik ausgeführt worden ist, und wo es darauf ankommt, durch Kräftigung der Magenmotilität die Beförderung der Speisen nach dem Darm auf dem neuen Wege zu erleichtern.

4. Erkrankungen des Peritoneums und der Gallenwege.

In der Behandlung von chronisch-entzündlichen Adhäsionen und schmerzhaften postoperativen Verwachsungen innerhalb der Bauchhöhle spielt die physikalische Therapie in Form der Wärmeapplikationen auf das Abdomen eine wichtige Rolle. Es gelingt damit in vielen, auch sehr hartnäckigen Fällen, nicht nur die Schmerzen zu lindern oder zu beseitigen, sondern auch objektiv eine Erweichung und Lösung der Verwachsungen herbeizuführen.

Bei empfindlichen Patienten, wo die Schmerzhaftigkeit sehr groß ist und wo infolge der längeren Dauer des Leidens auch funktionell-nervöse Komplikationen bestehen, empfiehlt es sich, die Wärme zunächst in der milden Form der Blaulichtbestrahlung (am besten blaues Bogenlicht, sonst blaues Glühlicht) zu applizieren. Die Bestrahlung wird täglich etwa 20 Minuten lang auf die affizierte Partie des Abdomens angewandt, und in leichteren Fällen kann sie allein schon zur Beseitigung der Schmerzen genügen. Bei hartnäckigen Fällen sind aber später intensiver wirkende Wärmeprozeduren anzuwenden, unter denen die Diathermie und die Fangopackungen (sowie die ähnlich wirkenden Moorumschläge) an erster Stelle stehen. Bei Verwachsungen an den Unterleibsorganen, auch bei Adhäsionen nach Blinddarmoperation, sind Diathermie und Fangopackungen wohl als gleichwertig anzusehen; hat die Affektion ihren Sitz in den oberen Regionen der Bauchhöhle (Verwachsungen nach Magenoperationen, Adhäsionen nach Ulcus ventriculi oder Duodenalgeschwür, pericholecystitische Verwachsungen mit oder ohne vorausgegangene Operation), so möchten wir der Diathermie den Vorzug geben.

Sowohl bei Diathermie wie bei Fangopackungen erlebt man nicht selten nach den ersten Applikationen eine reaktive Steigerung der Schmerzen. Schon aus diesem Grunde ist im Anfange Vorsicht mit der Dosierung geboten, und in jedem Falle darf deshalb, im Anfange wenigstens, nicht täglich behandelt werden. Die ganze Kur darf nicht zu kurz bemessen sein, sie muß bis zu 20 Anwendungen und darüber umfassen. Daß alle diese Wärmeapplikationen nur bei fehlendem Fieber und nach Ablauf aller akut entzündlichen Prozesse anwendbar sind, bedarf wohl keiner besonderen Betonung[1]).

Die zweite Erkrankung des Peritoneums, die sich für die physikalische Therapie besonders eignet, ist die **tuberkulöse Peritonitis.**

---

[1]) Neuerdings haben wir bei Adhäsionsbeschwerden auch mit der Iontophorese von Jod (mit Jodkali-Lösung getränkte Kathode auf die erkrankte Stelle) des öfteren günstige Erfolge erzielen können.

Hier sind mit der Lichtbehandlung in Form der Bestrahlungen mit der künstlichen Höhensonne in einer großen Anzahl der Fälle (60—70$^0/_0$) vorzügliche Resultate zu erzielen. (Die Anwendung des natürlichen Sonnenlichtes dürfte bei diesen Schwerkranken nur verhältnismäßig selten durchführbar sein.) Namentlich ist es die seröse Form der tuberkulösen Peritonitis, die auf die Quarzlichtbehandlung gut reagiert; weniger in die Augen springend und unsicherer sind die Erfolge bei der sog. trockenen Form der Peritonitis tuberculosa, und tuberkulöse Affektionen der weiblichen Adnexe reagieren, nach unseren Erfahrungen wenigstens, auf das künstliche Licht fast gar nicht.

Die Höhensonnenbehandlung wird bei der tuberkulösen Peritonitis in Form der Allgemeinbestrahlung des Vorderkörpers in der üblichen Weise angewandt. Es genügt in der Regel, jeden zweiten Tag zu bestrahlen, und auf jeden Fall möchten wir bei bestehendem Fieber (das hier keine Kontraindikation bildet) die Einschaltung von behandlungsfreien Tagen empfehlen. Denn die im Anfange der Behandlung nicht selten auftretende reaktive Temperatursteigerung muß jedesmal erst abklingen, ehe eine weitere Bestrahlung vorgenommen wird. Übrigens sieht man oft schon nach wenigen Bestrahlungen einen Rückgang der objektiven Erscheinungen (Aszites, Schwellungen, Durchfälle) und der Schmerzen und einen Abfall der Temperatur zur Norm. Trotzdem ist auch hier, wie bei allen tuberkulösen Erkrankungen, eine Fortsetzung der Kur über viele Wochen hinaus notwendig.

Bei Erkrankungen der Gallenblase ist die schmerzlindernde und die kolikbekämpfende Wirkung der lokalen heißen Applikationen (heiße Wasserkompressen, Breiumschläge, Thermophore usw.) ja jedem Arzte geläufig. In chronischen Fällen von Cholecystitis hat sich ferner die Dampfdusche und neuerdings auch die Diathermiebehandlung gut bewährt, auch da, wo Gallensteine vorhanden sind. Für die Diathermie gelten dabei die vorhin bei Besprechung der Behandlung von Verwachsungen aufgestellten Regeln: vorsichtige Dosierung im Beginn, nicht tägliche Behandlung. Die Erfolge sind in vielen Fällen sehr gute.

VII. Konstitutions- und Stoffwechselkrankheiten.
1. Chlorose und Anämie.

Die früher so ungemein häufige Chlorose ist heute, soweit es sich um die echte essentielle Bleichsucht der heranwachsenden und erwachsenen jungen Mädchen handelt, ein beinahe selten vorkommendes Krankheitsbild geworden, was offenbar mit der hygienisch zweckmäßigeren Kleidung und Lebensweise der dafür Disponierten zusammenhängt.

Die physikalische Therapie bezweckt bei der Chlorose durch thermische Reize oder durch den Lichtreiz eine anregende Wirkung auf die blutbildenden Organe auszuüben. Sie kommt besonders auch in solchen Fällen in Frage, bei denen die übliche Eisen-Arsenik-Therapie versagt oder zur Erzielung einer Heilwirkung nicht ausreicht. Als thermische Reize haben sich in dieser Hinsicht bewährt kurze intensive Kälteprozeduren, denen man zur Vermeidung jedes Wärmeverlustes eine vorherige Anwärmung vorausgehen läßt. Raebiger[1]) erzielte bei einer größeren Serie von Chlorosekranken gute objektive Erfolge ohne medikamentöse Behandlung mit 3 mal wöchentlich applizierten Dampfkastenbädern von 5 Minuten Dauer mit nachfolgender kalter Abreibung und mehrmaligen kalten Übergießungen (sog. Lakenbädern). Ähnlich wirken Anwärmungen im Lichtbade von 5—10 Minuten Dauer und nachfolgende kurze kalte Fächerduschen.

Da auch allgemeine Wärmeprozeduren an sich schon, wenn sie kurgemäß appliziert werden, die Tätigkeit der blutbildenden Organe anregen können, so sind die Erfolge ebenfalls gut erklärlich, die mit solchen Maßnahmen erzielt worden sind. So wirken elektrische Lichtbäder von etwa 10—15 Minuten Dauer mit nachfolgender Abkühlung (am besten mit Duschen), 2—3 mal wöchentlich gegeben, in vielen Fällen, wie wir früher oft konstatieren konnten, günstig ein (die ganze Kur erstreckt sich auf 3—4 Wochen). Auch mit einfachen heißen Vollbädern von 40^0 Temperatur und nachfolgendem Schwitzen hat Rosin[2]), der als erster in Deutschland diese Art der Behandlung der Bleichsucht empfahl, gute Erfolge erzielt.

Bei diesen Wärmeprozeduren ist zu beachten, daß sie bei den an sich schwächlichen Patientinnen anstrengend wirken, besonders im Anfange der Kur, und daß deshalb die Dauer der ersten Lichtkasten- und Heißluftkastenbäder kurz (8—10 Minuten) bemessen werden muß. Ferner ist, wie schon erwähnt, jede Wärmeentziehung bei der nachfolgenden Kälteapplikation sorgfältig zu vermeiden. Aus allen diesen Gründen kommt die geschilderte Art der Thermotherapie bei der Chlorose nur für die Anstalts- oder Sanatoriumsbehandlung in Betracht.

In schonenderer Weise wirkt die Lichtbehandlung bei der Chlorose ein. Sie hat auch den Vorzug, sowohl in der klinischen wie auch in der ambulanten Praxis verwertet werden zu können. und zwar eignet sich dazu vor allem wieder die Quarzlichtbestrahlung (künstliche Höhensonne), weil dabei die schwächende Wirkung des thermischen Faktors, wie er bei der natürlichen Sonnenbehandlung mit einwirkt, wegfällt. Wenn die ultravioletten Strahlen auch auf die Bildung von roten Blutkörperchen und den Hämoglobingehalt beim Normalen keinen direkten Einfluß ausüben, so läßt sich doch auch bei der Chlorose häufig zusammen mit der Besserung des Allgemeinbefindens auch eine Erhöhung des Hämoglobingehaltes konstatieren. Hauptsächlich wirkt hier aber das Quarzlicht durch seine stoffwechselanregenden und roborierenden Eigenschaften günstig ein.

---

[1]) Zeitschr. f. physikal. u. diät. Therapie Bd. 8, S. 427. 1905.
[2]) Verhandl. d. Kongr. f. inn. Med. Wiesbaden 1898.

Noch augenscheinlicher sind die Erfolge der Bestrahlungen mit der künstlichen Höhensonne bei der **sekundären Anämie.** Mag dieselbe nun durch eine länger dauernde akute Krankheit, durch Blutverluste infolge von Menorrhagien, Abort, Operationen oder durch sonstige Ursachen bedingt sein, so wird es fast stets durch eine vorsichtig dosierte und nicht zu lange (über ca. 4 Wochen) ausgedehnte Höhensonnenkur gelingen, die Wiederherstellung und insbesondere die Hebung des subjektiven und objektiven Kräftezustandes in wirksamer und oft augenfälliger Weise zu beschleunigen.

Bei der sekundären Anämie nach Blutverlusten, insbesondere nach Abort oder Menorrhagien, haben sich uns ferner die kalten Teilabreibungen sehr gut bewährt. Es ist dabei nur streng darauf zu achten, daß Wärmeentziehungen vermieden werden. Das geschieht, indem die Patientin erst in einer Trockenpackung von $^1/_2$ Stunde Dauer gut vorgewärmt wird und dann die Prozedur zwar mit brunnenkaltem Wasser, aber rasch und unter sorgfältiger Beobachtung der früher gegebenen Vorschriften (s. S. 26) ausgeführt wird. Nach der Abreibung bleibt die Patientin noch etwa $^1/_2$ Stunde im Bette oder in der Trockenpackung liegen, ehe sie sich erheben darf. Die Teilabreibung kann täglich vorgenommen werden. Bei den Menorrhagien übt sie übrigens auch auf das Grundleiden vermöge der dabei bewirkten Ableitung auf die Haut einen sehr heilsamen Einfluß aus.

Bei der perniziösen Anämie kann zwar durch Bestrahlungen mit der künstlichen Höhensonne in nicht zu vorgeschrittenen Fällen eine Zeitlang eine gewisse allgemeine Roborierung oder doch Linderung des Mattigkeitsgefühls erzielt werden, auf das Blutbild und auf den Gesamtverlauf der Krankheit üben aber die Bestrahlungen keinen Einfluß aus.

Schließlich seien noch die bei Chlorose und Anämie üblichen balneotherapeutischen Maßnahmen kurz erwähnt.

Durch Solbäder von 34—35⁰ Temperatur und 10—15 Minuten Dauer läßt sich oft bei Chlorose und Anämie die innerliche Behandlung wirksam unterstützen; auch entsprechend temperierte Fichtennadelbäder können hier günstig wirken. Ebenso sind bei guter Hautreaktion Kohlensäurebäder (34—32⁰) bei Chlorotischen oft empfehlenswert, namentlich wenn Stärkung der Herzkraft und Bekämpfung subjektiver Herzbeschwerden indiziert ist. Bei den Bädern in Stahlquellen (Pyrmont, Elster, Kudowa, Schwalbach, Flinsberg u. v. a.) ist ebenfalls der Kohlensäuregehalt das hauptsächlich wirksame Moment; eine Resorption des Eisens findet dagegen im Bade bekanntermaßen nicht statt. Deshalb ist bei solchen Kuren die Benutzung der Eisenquelle zu Trinkzwecken unumgänglich, während die Bäder zusammen mit den klimatischen, diätetischen und sonstigen Einflüssen zur allgemeinen Roborierung mit beitragen.

2. Die Skrofulose.

Der Übersichtlichkeit halber seien an dieser Stelle die „skrofulösen" Erkrankungen besprochen, trotzdem sie ja, strenggenommen, nicht zu den eigentlichen Konstitutionskrankheiten, sondern ihres tuberkulösen Ursprungs wegen zu den Infektionskrankheiten zu rechnen sind.

Für die physikalische Therapie dieser Krankheitsgruppe gilt im allgemeinen das bei Besprechung der Gelenktuberkulose Gesagte. Die Sonnenbehandlung und, falls diese nicht durchführbar ist, die Anwendung der „künstlichen Höhensonne" sowie die Anwendung von Solbäder-Kuren stehen hier im Vordergrunde des therapeutischen Handelns, gleichviel ob es sich um skrofulöse Hauterkrankungen, um Lymphdrüsentuberkulose oder um sonstige Manifestationen „chirurgischer" Tuberkulose handelt.

Speziell bei der Lymphdrüsentuberkulose ist nun aber die Röntgentherapie in vielen Fällen in wirksame Konkurrenz zu der Lichtbehandlung getreten. Wollen wir die Indikationen dieser beiden Methoden etwas genauer präzisieren, so läßt sich darüber etwa folgendes sagen: Vor allem darf nicht vergessen werden, daß die Wirkung der Röntgenstrahlen hier eine rein örtliche ist, daß also das hauptsächlich wirksame Agens bei der Lichtbehandlung, die allgemeine Roborierung, die Kräftigung des Gesamtorganismus bei der Röntgentherapie, fehlt. Deshalb ist in Fällen, wo die letztere indiziert und zugleich das Allgemeinbefinden gestört ist, neben den Röntgenstrahlen auch eine Kur, welche die allgemeine Roborierung zum Ziele hat, am Platze, sei es nun, daß man die natürliche Sonne, Quarzlampenstrahlen oder Solbäder anwenden will.

Die Röntgentherapie ist der Lichtbehandlung entschieden in solchen Fällen überlegen, in denen es sich um größere und längere Zeit bestehende Drüsenpakete handelt, namentlich bei Erwachsenen. Hier bedeutet eine ausschließliche Anwendung der Lichtstrahlen einen unnützen Zeitverlust. Umgekehrt ist die Lichtbehandlung, besonders in Form der künstlichen Höhensonne, angezeigt und wirksam, wenn es sich um frischere, noch nicht zu umfangreiche, weiche Drüsenschwellungen handelt, ferner bei den Drüsenschwellungen bei Kindern überhaupt sowie auch bei vereiterten Lymphdrüsen, wo die Quarzlichtbestrahlung ein vorzügliches Mittel zur Herbeiführung der Heilung von Drüsenfisteln bildet. In diesem letzteren Falle leisten übrigens, wie bei der Behandlung von tuberkulösen Fisteln überhaupt, auch die Solbäder sehr Gutes.

Im übrigen ist es nicht leicht, die differentielle Indikation der Lichttherapie einerseits, der Solbäderkuren andrerseits bei den skrofulösen Erkrankungen genau zu präzisieren. Die Wahl dieser Methoden hängt auch von den äußeren Umständen ab, und bei Kindern mit Lymphdrüsen- oder auch Bronchialdrüsentuberkulose wird man mit einer Solbäderkur in einem Badeorte sicher bessere Erfolge erzielen können als mit einer Behandlung mit der künstlichen Höhensonne in der Heimat. Namentlich auch dann, wenn in dem betreffenden Badeorte, wie es in den Seehospizen und auch in manchen binnenländischen Kurorten der Fall ist (z. B. in Bad Dürrheim), neben den Solbädern auch die Sonnenbehandlung gleichzeitig mit herangezogen werden kann.

Für die Behandlung am Wohnorte selbst dürfte im allgemeinen die Anwendung der künstlichen Höhensonne derjenigen der Solbäder, die auch immerhin etwas anstrengen, überlegen sein. Nur bei den skrofulösen Augenerkrankungen sind nach unseren zahlreichen Erfahrungen an Patienten der Augenabteilung des Virchow-Krankenhauses die Solbäder (3 mal wöchentlich in einer Temperatur von 35—33⁰ und einer Dauer von 10—15 Minuten angewandt) der Höhensonnenbehandlung bei Erwachsenen und Kindern vielfach als schneller und sicherer wirkend vorzuziehen.

Als Ersatz für die Solbäder sind für die Skrofulosebehandlung der Kinder auch Salzwasser-Einpackungen empfohlen worden. Sie werden hergestellt, indem ein Laken oder auch ein Hemd in 1—3 %ige Salzlösung getaucht, dann angelegt und mit Wolldecken gut bedeckt wird. Die Packung bleibt 1 bis 1½ Stunden lang liegen, worauf das Kind kurz kühl abgewaschen und energisch trocken frottiert wird. Solche Solepackungen werden 4—6 mal wöchentlich appliziert.

Was die Technik der Bestrahlungen mit der künstlichen Höhensonne bei skrofulösen Erkrankungen betrifft, so handelt es sich dabei stets um Allgemeinbestrahlungen des ganzen Körpers; nur bei der Halsdrüsentuberkulose Erwachsener ist auch statt dessen eine Bestrahlung des Oberkörpers allein bis zu den Hüften herab statthaft. Über Dauer und Häufigkeit der Sitzungen gelten die allgemeinen Regeln (s. Licht- und Sonnenbehandlung).

3. Rachitis.

In der Behandlung der Rachitis nimmt die Bestrahlung mit der künstlichen Höhensonne den ersten Platz ein. Diese Therapie ist wissenschaftlich gut fundiert durch die Röntgenbefunde Huldschinskys, der den Nachweis einer auffallenden und raschen Förderung des Ossifikationsprozesses durch die Ultraviolettbestrahlung bei rachitisch kranken Kindern erbrachte, ferner durch die Untersuchungen über die Beeinflussung des Kalk- und Phosphorstoffwechsels durch die Quarzlichtbestrahlung, durch die Beobachtung der Heilwirkung dieser Strahlen bei der experimentellen Rachitis und Avitaminose; und schließlich sind die ebenfalls früher erwähnten (S. 123) interessanten Befunde, daß mit Quarzlicht bestrahlte Nahrungsmittel antirachitische Eigenschaften erhalten, als Stütze für die Höhensonnenbehandlung der Rachitis anzusehen.

In der Praxis hat sich diese Therapie jetzt allgemein eingeführt; es ist geradezu eine Freude zu sehen, wie schon nach wenigen Bestrahlungen auch vorher elende, apathische Kinder aufleben, teilnehmender werden, spontane Bewegungen machen, zu gehen anfangen, falls das ihrem Alter entspricht, und wie dann im Laufe der Kur eine Befestigung der Knochen eintritt. Orthopädische Redressionen werden, falls notwendig, jetzt im allgemeinen vor Beginn der Höhensonnenbestrahlung angewandt, um dann die unter dem Einflusse der Bestrahlung eintretende Ossifikation zur Fixierung des Erfolges zu verwerten.

Die Höhensonnenbehandlung wird bei der Rachitis stets als Allgemeinbestrahlung ausgeführt, und zwar 3 mal wöchentlich 5 bis
6 Wochen hindurch. Die subjektive Besserung zeigt sich, wie erwähnt,
oft schon nach den ersten Bestrahlungen; doch ist zur Erzielung eines
anhaltenden Erfolges die Zahl von 15—20 Bestrahlungen wünschenswert.

Man kann nach Györgyi und Gottlieb[1]) die Dauer der einzelnen Sitzungen
und deren Zahl abkürzen, wenn man die Kinder vor jeder Bestrahlung durch
innerliche Verabreichung von Eosin sensibilisiert (einen Tag vor der Bestrahlung 0,1 Eosin cryst. in 10 ccm Wasser gelöst, auf 3 Mahlzeiten verteilt der Milch
zugesetzt). Das Mittel soll unschädlich sein, nur bei Neigung zu Spasmophilie
ist es kontraindiziert.

Die Frage, ob der kurzwellige Anteil des Ultravioletts, wie er
allein im Quarzlicht vorhanden ist, zur Erzielung der Heilwirkung
bei der Rachitis notwendig ist, oder ob auch andere Lichtsorten,
in denen Strahlen unter 300 $\mu\mu$ Wellenlänge fehlen, dazu verwendbar
sind, wird verschieden beantwortet. Trotz einzelner Mitteilungen, wie
z. B. der von Huldschinsky[2]), der nach Bestrahlung mit einer Jupiterlampe kleinen Modells (Strahlen nicht unter 310 $\mu\mu$ Wellenlänge)
in einem Rachitisfalle die für die Lichtwirkung typischen Veränderungen eintreten sah, möchten wir aber doch, solange nicht eine der
Ultraviolettwirkung gleichwertige Wirkung langwelligerer Lichtsorten
auf die Rachitis klinisch und experimentell erwiesen ist, die Quarzlichtbestrahlung als die Methode der Wahl bei der Rachitis ansehen.

Auch bei der Spasmophilie und der Tetanie sind mit der Quarzlichtbestrahlung gute Erfolge erzielt worden; nur ist in schwereren Fällen Vorsicht geboten und besonders im Anfange der Kur eine
schwache Dosierung notwendig, um reaktive Verschlimmerungen zu vermeiden. Aus diesem Grund wird empfohlen, die Höhensonnenbestrahlung der Tetanie nur klinisch auszuführen (R Stern[3]))
und gleichzeitig daneben innerlich Kalk und Salmiak zu verabfolgen.

Außer der Quarzlichtbestrahlung kommt bei der Rachitis auch
noch die Solbäderbehandlung in Betracht. Die Bäder werden in
einer Temperatur von 35—33°, mit einem Salzgehalt von anfangs 1 bis
2 $^0/_0$, später 3—4 $^0/_0$ und einer Dauer von 8—12 Minuten 2—3 mal
wöchentlich gegeben, im Ganzen 4—6 Wochen lang. Sie sind nur bei
fetten, pastösen Kindern anwendbar. Bei schwachen, mageren und
anämischen Kindern sind sie kontraindiziert (Salge).

Die Solbäder können naturgemäß auch in Kurorten gegeben werden, wo dann noch klimatische Einflüsse und die natürliche Besonnung an die Stelle der in der häuslichen und Krankenhausbehand-
lung verwandten künstlichen Bestrahlungen treten.

4. Die Fettsucht.

Die physikalische Therapie der Fettsucht bezweckt einerseits, durch
vermehrte Verbrennung der zugeführten Nährstoffe einen Fettansatz

---

[1]) Klin. Wochenschr. 1923, Nr. 28.
[2]) Zeitschr. f. d. ges. physikal. Therapie Bd. 31, S. 9. 1925.
[3]) Ebenda Bd. 28, S. 59. 1924.

zu verhindern, andrerseits bereits vorhandenes Fett zur Einschmelzung zu bringen. Während die physikalische Behandlung diese beiden Eigenschaften mit der sonstigen Fettsuchtbehandlung gemeinsam hat, besteht ihre besondere Wirkung noch in einer Anregung der hier oft darniederliegenden Zirkulationsvorgänge, einer Kräftigung des Herzens und somit in einer allgemeinen Roborierung des Körpers. Daneben wirkt speziell die Hydrotherapie durch Förderung der Hautpflege bei der Fettsucht günstig ein. Wenn auch physikalische Maßnahmen allein in der Regel zur Bekämpfung der Fettsucht nicht ausreichen, so sind sie gerade deshalb in Kombination mit der diätetischen Entfettung von großer Bedeutung, weil sie, richtig angewandt, einerseits den Gewichtsverlust in schonenderer Weise herbeiführen, andrerseits der schwächenden Wirkung einer ausschließlich diätetischen Entfettung entgegenarbeiten.

Was diese physikalischen Maßnahmen im einzelnen betrifft, so können wir sowohl durch energische Wärmeprozeduren, vor allem durch wärmestauende heiße Vollbäder, Sandbäder und Dampfbäder, in geringerem Grade auch durch Heißluftbäder und Lichtbäder, als auch durch intensive Kälteanwendungen und namentlich durch solche, die mit ausgiebiger Körperbewegung verbunden sind, eine Mehrzersetzung erreichen. Dieselbe betrifft vorwiegend die stickstofffreien Substanzen, doch findet daneben auch eine nicht unwesentliche Erhöhung der Eiweißzersetzung statt. Im ganzen wird jedoch im Publikum die entfettende Wirkung namentlich der Schwitzprozeduren überschätzt resp. falsch beurteilt; die Beobachtung, daß nach einem allgemeinen Schwitzbade eine augenblickliche Gewichtsabnahme von einem Kilogramm und darüber erfolgen kann, hat zu solchen unrichtigen Vorstellungen geführt. Dabei beruht aber diese Gewichtsabnahme zum allergrößten Teile auf Wasserverlust, der sich rasch wieder ersetzt; die dabei wirklich erfolgende Fetteinschmelzung hält sich in viel bescheideneren Grenzen und dürfte beispielsweise nach einem energischen Dampfkastenbade mit nachfolgender Kälteapplikation ca. 20 Gramm Fettverlust nicht überschreiten. Von größerem Einflusse auf das Körpergewicht ist dagegen die indirekte Wirkung derartiger Prozeduren, die in einer allgemeinen Anregung der Stoffwechselvorgänge infolge der Beschleunigung der Zirkulation in den dafür in Betracht kommenden Organen besteht.

Bei der hydrotherapeutischen Behandlung der Adipositas empfiehlt sich am meisten, falls das Herz gesund ist, die Kombinatiom von allgemeinen Wärmeprozeduren mit Kälteanwendungen. Als Wärmeprozeduren kommen in Betracht elektrische Lichtbäder von anfänglich 10, später 15—20 Minuten Dauer, entsprechend lang dauernde Heißluftkasten- oder Dampfkastenbäder, bei resistenten Individuen auch die wohl am meisten fetteinschmelzend wirkenden russisch-römischen Bäder. Die daran anschließenden Kälteprozeduren bestehen entweder in einem Halbbade von 28° abwärts, in dem nicht nur energische Frottierungen von dem Wärter vorgenommen werden, sondern in dem der Patient auch selbst

ausgiebige Körperbewegungen macht, oder in einem kühlen Vollbade, in dem außer durch die wärmeentziehende Wirkung der Bade-
temperatur auch durch Bewegungen des Patienten selbst oder durch
Bewegungen des Wassers, die wiederum aktiven Körperbewegungen
auslösen, der Stoffumsatz möglichst gesteigert wird; Bassinbäder,
Schwimmbäder, Wellenschaukelbäder u. dgl., eignen sich sehr gut
für diesen Zweck. Die Dauer derartiger kühler Bäder betrage 10 bis
15 Minuten, später evtl. noch mehr; bei dieser langen Dauer ist es nicht
notwendig, sehr niedrige Temperaturen des Badewassers zu wählen,
es genügt, mit 28° anzufangen und allmählich bei guter Reaktionsfähigkeit der Haut auf 20° und darunter herunterzugehen. Sind kompliziertere Badeeinrichtungen nicht verwendbar, so können die kalten
Bäder außer durch die schon erwähnten Halbbäder auch durch Ganzabreibungen mit nachfolgendem Lakenbade oder länger
(ca. 5 Minuten) dauernde, allmählich abgekühlte Regenduschen ersetzt werden.

Man kann die Licht-, Heißluft- und Dampfkastenbäder etwa dreimal wöchentlich, die russisch-römischen Bäder nicht öfter als zweimal in der Woche applizieren.

Außer diesen Applikationen können während der Kur auch zu einer anderen
Tageszeit noch mildere Kälteanwendungen gegeben werden, z. B. Ganzpackungen mit nachfolgender Fächerdusche, Ganzabreibungen u. dgl. mehr; im
allgemeinen hüte man sich aber vor einem Zuviel*).

Bedingung für die Ausführung einer derartigen Kur ist allerdings
völlige Intaktheit des Herzens und ausreichender allgemeiner
Kräftezustand. Bestehen von seiten des Herzens Störungen, so ist
die Kur in leichteren Fällen von Fettherz derart zu modifizieren,
daß man zunächst nur Kälteapplikationen, z. B. Halbbäder oder
kürzer dauernde kühle Bewegungsbäder, anwendet (evtl. nach vorhergehender kurzer Anwärmung), und erst in der zweiten oder dritten
Woche das das Herz am wenigsten angreifende Lichtbad als Wärmeprozedur hinzunimmt (Brieger), in steigender Dauer von 10—20 Minuten. Bei stärkeren Herzstörungen muß man sich überhaupt nur
mit milderen hydrotherapeutischen Prozeduren begnügen. Es lassen
sich aber auch hiermit noch wichtige Indikationen erfüllen; denn die
hydrotherapeutischen Anwendungen sollen ja bei der Adipositas nicht
nur die Mehrzersetzung begünstigen, sondern, wie schon erwähnt,
auch die Zirkulationsverhältnisse und die Herzkraft bessern. Außerdem tragen sie zur Hautpflege und zur Verhütung von Komplikationen, wie Furunkulose, Pruritus usw. bei. Das alles läßt sich auch
durch Teilabreibungen, Halbbäder von 32—28°, dann namentlich auch durch Kohlensäurebäder, die in solchen Fällen sehr
empfehlenswert sind, erreichen. Solbäder von 34° C, ebenso wie die
Kohlensäurebäder 3—4mal wöchentlich angewandt, können ebenfalls
als roborierendes und zugleich etwas stoffwechselerhöhendes Mittel
auch bei Herzstörungen Nutzen bringen.

---

*) Über die Wirkung der von französischer Seite (Sandfort) empfohlenen,
neuerdings auch bei uns eingeführten Einpackungen in ca. 50° heißes Paraffin
müssen die Erfahrungen noch abgewartet werden. (Anm. bei der Korrektur.)

Neuerdings sind auch Sonnenbäder gegen die Adipositas empfohlen worden; da sie das Herz verhältnismäßig wenig angreifen und doch eine große stoffwechselerhöhende Wirkung besitzen, so ist diese Empfehlung auch sicherlich eine rationelle. Bei Herzstörungen sind aber die Sonnenbäder ebenso wie sonstige diaphoretische Maßnahmen kontraindiziert. Ferner sind die Luftbäder bei der Fettsuchtbehandlung sehr gut verwendbar, da sie außer durch Wärmeentziehung vor allem durch Anregung vermehrter Muskeltätigkeit günstig einwirken.

Die Wirkung der Massage bei der Adipositas ist vielfach überschätzt worden. Wir haben schon früher erwähnt, daß nach Rosenthals Untersuchungen die Auffassung, es könne durch Massage direkt das Fettpolster zerdrückt und zum Schwinden gebracht werden, eine unrichtige ist. Es wird zwar zweifellos die Stickstoffausscheidung durch Massage erhöht (Bendix u. a.), also eine vermehrte Umsetzung wird dadurch bewirkt, und es kann somit auf indirektem Wege Fett zum Schwinden gebracht werden; nur ist dieser Einfluß, falls nicht gleichzeitig aktive Gymnastik ausgeübt wird, kein so erheblicher, als von mancher Seite angenommen wird. Zur Unterstützung der Diätkur leistet dagegen die Massage zweifellos sehr Gutes, auch weil sie, ebenso wie die Hydrotherapie, eine Besserung der Zirkulationsverhältnisse herbeiführt, die Herzkraft anregt und zur Beseitigung etwaiger begleitender Ödeme geeignet ist. Intensiver gestaltet sich naturgemäß der Einfluß der Massage auf die Fettverbrennung, sowie sie, wie das in der Praxis ja fast stets der Fall ist, mit aktiven oder auch nur passiven Muskelbewegungen verbunden wird.

Von viel größerem Einfluß auf den Stoffumsatz als die Massage und die Hydrotherapie ist nun die **Muskelarbeit,** sei es, daß sie in Form von Freigymnastik, von medikomechanischen Übungen, von Terrainkuren oder von sportlicher Betätigung ausgeführt wird. Die Art der zu wählenden Muskeltätigkeit hängt außer von äußeren Bedingungen auch von dem allgemeinen Kräftezstande und insbesondere dem Zustande des Herzens ab.

Wegen ihrer genauen Dosierbarkeit verdient hier, wenigstens bei fettleibigen Kranken, die Apparatgymnastik besondere Beachtung. Steht ein vollständig eingerichtetes heilgymnastisches Institut nach Zanderschem oder Herzschem System zur Verfügung, so lassen sich die Übungen in mannigfacher Weise modifizieren. Man wird neben intensiven Widerstandsbewegungen, bei denen möglichst gleichmäßig alle Muskeln des Körpers zur Arbeit mit herangezogen werden, bei Fettherz speziell auch solche Übungen noch wählen, die auf die Zirkulation günstig wirken (Rotationsbewegungen der Extremitäten, Atmungsapparate usw.). Im übrigen kann man auch mit einfachen Apparaten den Patienten in wirksamer Weise dosierte Körperarbeit leisten lassen; ein Zimmerfahrrad, ein Velotrab, ein Ruderapparat, ein Ergostat, ein Schweningerscher Zugapparat und ähnliche Apparate leisten in solchen Fällen sehr gute Dienste.

Muskelbewegungen in Form von Spaziergängen, von Bergbesteigungen, Sportbetätigungen jeder Art (Reiten, Tennisspielen, Rudern, Radfahren) können selbstverständlich ebenfalls in sehr wirksamer Weise und oft noch intensiver als medikomechanische Übungen zur Entfettung beitragen, kommen aber vorwiegend nur für Patienten mit gesundem Herzen in Betracht. Vor allem sei man vorsichtig mit

Verordnung des Radfahrens bei nicht ganz intaktem Herzen, da bei dieser Bewegung das subjektive Gefühl der Ermüdung und Überanstrengung der tatsächlichen Inanspruchnahme des Herzens nicht zu entsprechen pflegt.

Zu den mechanischen Behandlungsmethoden der Fettsucht gehört auch die Anwendung des Bergoniéschen Entfettungsstuhls, welche in den letzten Jahren vor dem Kriege eine ziemlich große Verbreitung gefunden hatte. Das Prinzip dieses Apparates (Abb. 98) beruht darauf, daß durch einen rhythmisch in kurzen Intervallen unterbrochenen faradischen Strom die hauptsächlichsten Muskelgruppen des Körpers in regelmäßige Zuckungen versetzt werden.

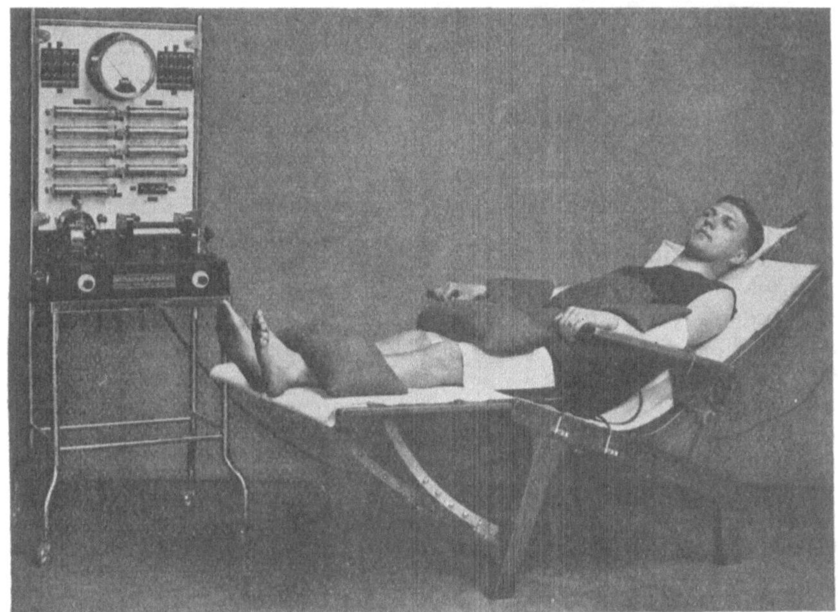

Abb. 98. Bergoniéscher Entfettungsstuhl.

Die durch den elektrischen Strom ausgelöste Muskelarbeit wird noch dadurch vergrößert, daß die verschiedenen Körperteile mit Sandsäcken während der Muskeltätigkeit belastet werden. Die Dauer einer jeden Sitzung schwankt zwischen 20 Minuten und 1 Stunde. Es wird also bei der Anwendung des Entfettungsstuhls eine relativ ausgiebige Muskelarbeit geleistet; diese ist deshalb für den Körper sehr wenig ermüdend, weil jede Innervationsanstrengung dabei fehlt, da ja die Muskelzuckungen lediglich durch den elektrischen Reiz hervorgerufen werden.

Die Erfolge, die mit diesem Verfahren erreichbar sind, sind im Anfange vielfach übertrieben worden. Eine Reihe von Nachuntersuchungen haben gezeigt, daß eine erhebliche Gewichtsabnahme ohne gleichzeitige Regelung der Diät mit dem Entfettungsstuhle allein nicht zu erzielen ist. Trotzdem kommt dem Apparat für die Behandlung der Adipositas eine gewisse Bedeutung zu. Vor allen Dingen deshalb, weil bei muskelschwachen Fettsüchtigen und bei solchen Patienten, deren Herz nicht intakt ist, damit eine **Kräftigung der Muskulatur** und eine Hebung der allgemeinen Leistungsfähigkeit erzielt werden kann, die sich auch außerhalb der Behandlung in einer erhöhten Muskelbetätigung des Patienten kundtut. Auch das **Herz selbst** kann, wie schon bei Behandlung der Herzkranken erwähnt, durch vorsichtige Anwendung des Bergoniéschen Apparates gekräftigt werden. Schließlich übt der Apparat durch Stärkung der Bauchmuskulatur auch auf die oft vorhandene **Obstipation** eine günstige Wirkung aus.

5. Diabetes.

Mehr noch als bei der Fettsucht muß beim Diabetes die Behandlung eine vorwiegend **diätetische** sein, wozu dann noch neuerdings die **Insulinbehandlung** kommt; aber trotzdem kann auch hier die physikalische Therapie als **Unterstützungsmittel** der diätetischen in vielen Fällen mit Nutzen herangezogen werden.

Was zunächst die **Hydrotherapie** betrifft, so liegt es an sich nahe, den Einfluß kalter und warmer Temperaturen auf den Stoffwechsel zur Erhöhung der Zuckerverbrennung beim Diabetiker zu verwenden. Nur liegt die Schwierigkeit darin, daß so intensive Wärme- oder Kälteprozeduren, wie sie zu einer nennenswerten Erhöhung der Oxydation des Zuckers notwendig sind, den teilweise recht schonungsbedürftigen Kranken oft nicht zugemutet werden dürfen. Und so kommt es, daß nur sehr wenige bestimmte Einzelbeobachtungen über die Erhöhung der Assimilationsgrenze für den Zucker durch hydriatische Maßnahmen vorliegen.

Am meisten ist der Einfluß der **Wärme** auf die Zuckerausscheidung studiert worden. Die Erfahrung hat gezeigt, daß der Aufenthalt im **warmen Klima** (Ägypten) bei manchen Diabetikern auf die Zuckerausscheidung günstig einwirkt, und daß bei den Zuckerkranken manchmal auch im Sommer die Toleranz für Kohlenhydrate eine größere ist wie im Winter. Tierversuche scheinen ebenfalls für den günstigen Einfluß der **Wärme** auf die Zuckerausscheidung zu sprechen; nicht nur daß die fieberhafte Erhöhung der Körpertemperatur (wie auch die klinische Erfahrung lehrt) die Zuckerausscheidung vermindern kann, auch durch künstliche **Erwärmung** im Brutschrank konnte bei pankreasdiabetischen Hunden die Ausscheidung des Zuckers vermindert werden (Lüthje[1]). Spätere Nachuntersuchungen haben allerdings diese Befunde nur teilweise bestätigt; so fand Allard[2] daß nur bei Tieren, denen das Pankreas nicht total entfernt war und die sich in mangelhaftem Ernährungszustande befanden, die Wärme die Zuckerausscheidung vermindert und die Kälte sie erhöht, während bei Tieren mit totaler Exstirpation des Pankreas, die kein Glykogen mehr besitzen, von dem sie in der Kälte zehren können, diese Unterschiede nicht mehr vorhanden sind. R. Kohler[3] fand gerade umgekehrt bei experimentellem **Phloridzin-Diabetes**, daß durch Abkühlung der Tiere die Zuckerausscheidung und jedenfalls auch die Zuckerproduktion vermindert wurde, parallel mit der son-

---

[1]) Verhandl. d. Kongr. f. inn. Med. 1905.
[2]) Arch. f. exp. Pathol. u. Pharmakol. Bd. 59, H. 2—3.
[3]) Dissertation Berlin 1907.

stigen Schädigung der Lebensfunktionen durch die Kälte, während ein konstanter Einfluß der Wärme bei solchen Tieren nicht zu finden war. Es kommt also bei der Beeinflussung der Glykosurie durch die Temperatur offenbar sehr auf die Art des Diabetes im bestimmten Falle an.

Auch dieser Umstand mag daran schuld sein, daß beim Menschen mit der künstlichen thermischen Beeinflussung der Zuckerausscheidung bisher nur wenig sichere Resultate erreicht worden sind. Allerdings hat Grober[1]) nach russisch-römischen Bädern, elektrischen Lichtbädern und nach Sonnenbädern die alimentäre Glykosurie bei gesunden Versuchspersonen sich vermindern sehen, und ich selbst beobachtete, daß in einem Falle von schwerem Diabetes ganz deutlich unter sonst völlig gleichbleibenden Bedingungen nach mehrwöchiger Behandlung mit elektrischen Lichtbädern, die von Halbbädern gefolgt waren, eine erhebliche Verminderung der Zuckerausscheidung bei gleichzeitiger Gewichtszunahme und Besserung des Allgemeinbefindens eintrat[2]). In anderen Fällen war jedoch eine solche Beeinflussung der Glykosurie durch elektrische Lichtbäder und auch durch längeren Aufenthalt im Warmluftraum des russisch-römischen Bades bei 40° C nicht zu erkennen. So müssen wir uns vorläufig mit dem Hinweise begnügen, daß die allgemeinen Wärmeprozeduren in Verbindung mit rationell verwandten Kälteapplikationen auf das subjektive Befinden und den Kräftezustand des zuckerkranken Patienten oft von günstigem Einflusse sind.

Praktisch kommt beim Diabetiker folgendes hydrotherapeutisches Vorgehen in Frage: In leichten und mittelschweren Fällen mehrmals wöchentlich ein elektrisches Lichtbad von 10, später 15 Minuten Dauer mit nachfolgender Kälteanwendung, die in einem Halbbade, einer Regen- resp. Fächerdusche oder einer Ganzabreibung bestehen kann. Von kürzer dauernden Lichtbädern (5—8 Minuten) mit nachfolgender kurzer Kälteapplikation (die man hier alle Übertage anwendet) haben wir früher auch bei schwerem Diabetes jugendlicher Patienten zuweilen gute Erfolge gesehen. Wird auch die Glykosurie dadurch nicht direkt beeinflußt, so wirkt die Behandlung doch namentlich auf den Appetit günstig ein. Der Erfolg zeigt sich in Hebung des allgemeinen Kräftezustands und oft auch in Gewichtszunahme; auch sahen wir des öfteren die Azetonurie unter dieser Behandlung geringer werden resp. schwinden.

Die Hydrotherapie hat beim Diabetes nun weiterhin auch die Aufgabe, für die hier besonders wichtige Hautpflege zu sorgen und dadurch Komplikationen, wie Furunkulose und Gangrän, nach Möglichkeit zu verhüten. Mehrmals wöchentlich angewandte lauwarme Vollbäder oder Teil- und Ganzabreibungen leisten in dieser Beziehung gute Dienste und sind überhaupt zur allgemeinen Roborierung in solchen Fällen, wenn besondere hydrotherapeutische Einrichtungen nicht zur Verfügung stehen, recht gut anwendbar.

Die Lichtbehandlung des Diabetes erscheint a priori nicht aus-

---

[1]) Dtsch. Arch. f. klin. Med. Bd. 95, H. 1—2.
[2]) Mitgeteilt von Brieger, Charité-Annalen, 26. Jahrg., S. 496.

sichtslos, da, wie bereits früher (S. 124) erwähnt, der Blutzuckerspiegel, besonders bei Hyperglykämie, durch Bestrahlung mit verschiedenen Lichtarten, wie Sonnenlicht, Bogenlicht, Quarzlicht, Licht der Ultrasonne, eine Herabsetzung erfährt. Beim Diabetes-kranken Menschen konnte zuerst Pincussen[1]) eine deutliche Herabsetzung der Zuckerausscheidung nach Bestrahlung mit reflektiertem Bogenlicht konstatieren, allerdings nur in solchen Fällen, bei denen die Urinmenge nicht vermehrt war. Auch Andersen[2]) sah bei zwei Diabeteskranken eine deutliche klinische Besserung nach Lichtbestrahlung (Ultrasonne) eintreten. Von diesen Einzelbeobachtungen abgesehen, liegen aber positive Resultate über den klinischen Wert der Lichtbehandlung beim Diabetes bislang nicht vor. Der von einzelnen Autoren gerühmte günstige Einfluß der Sonnenbäder muß, zum Teile mindestens, auf die Wirkung der Lichtwärmestrahlen bezogen werden.

Viel mehr sichergestellt als die Wirkung des Lichtes und der Wärme ist nun der Einfluß mechanotherapeutischer Prozeduren auf den Zuckerstoffwechsel des Diabetikers. Sowohl durch Massage wie durch gymnastische Übungen läßt sich bei diesen Kranken die Zuckerverbrennung fördern, wie zahlreiche Versuche gelehrt haben. Die Massage wendet man vorwiegend dann an, wenn der allgemeine Kräftezustand eine ausgiebige Gymnastik nicht gestattet. Es empfiehlt sich aber auch hier, an die allgemeine Körpermassage wenigstens passive Übungen und möglichst einige aktive Bewegungen anzuschließen. Erlaubt es der Kräftezustand des Patienten, so tritt an Stelle der Massage die wirksamere Gymnastik, die hier in ganz ähnlicher Weise, wie es bei der Fettsuchtbehandlung näher beschrieben wurde, ausgeführt wird. Namentlich eignen sich auch die Komplikationen von Diabetes mit Fettsucht (hier liegt ja meistens ein leichter oder mittelschwerer Grad des Diabetes vor) für die Behandlung mit gymnastischen Übungen.

Von den sonstigen Komplikationen des Diabetes sei die Furunkulose noch erwähnt, bei der Lichtbäder oder die Quarzlampenbestrahlung gute Dienste leisten. Die diabetische Gangrän kann durch lokale Wärmebehandlung oft günstig beeinflußt werden; am besten eignen sich dazu die Bestrahlungen mit blauem Bogenlicht oder vorsichtig applizierte Teillichtbäder, weniger die Diathermie oder sonstige intensive Wärmeanwendungen. Die Behandlung diabetischer Neuralgien ist die bei sonstigen Neuralgien übliche.

Bei der Behandlung des Diabetes insipidus leisten, wie allgemein anerkannt, hydrotherapeutische Prozeduren Gutes, ohne daß jedoch bei dieser Krankheit eine spezifisch wirkende Anwendungsform der Hydrotherapie existierte. Am empfehlenswertesten sind elektrische Lichtbäder von nicht zu langer Dauer (10—15 Minuten) mit nachfolgender Kälteapplikation, z. B. Fächerdusche oder Halbbad; die Schwitzprozeduren vermehren hier trotz des dabei eintretenden Wasserverlustes nicht das Durstgefühl, sondern setzen es eher herab (Matthes[3])). Außerdem können auch sonstige hydrotherapeutische Prozeduren,

---

[1]) Zeitschr. f. d. ges. exp. Med. Bd. 26, S. 127. 1922.
[2]) Münch. med. Wochenschr. 1923, Nr. 50.
[3]) Lehrbuch der klinischen Hydrotherapie. Jena: Gustav Fischer 1901.

wie sie bei der Neurastheniebehandlung üblich sind (Einpackungen, morgendliche Abreibungen, Fichtennadelbäder usw). im Rahmen einer Kur beim Diabetes insipidus Anwendung finden. Auch die Anwendung der „künstlichen Höhensonne" wird empfohlen (Bach[1])).

6. Gicht.

Die Behandlung der akuten und chronischen gichtischen Gelenkerkrankungen ist schon in einem früheren Kapitel (S. 220ff.) besprochen worden, und es wurde dabei auch schon erwähnt, in welcher Weise das Grundleiden durch Prozeduren, die den Stoffumsatz erhöhen, zu behandeln ist. Wir sahen, daß sich dazu hydrotherapeutische Allgemeinprozeduren der verschiedensten Art eignen, daß bei gesundem Herzen in der anfallsfreien Zeit am besten mehrmals wöchentlich applizierte Dampfkasten-, Heißluft- oder Lichtbäder mit nachfolgender allgemeiner Kaltwasserapplikation in Form einer mehrwöchigen Kur anzuwenden sind, daß außerdem Thermalbadekuren in indifferenten, Schwefel- oder Kochsalzthermen in Verbindung mit geeigneten Trinkkuren sowie manchmal auch die verschiedenen Anwendungen der Radiumemanation die harnsaure Diathese günstig zu beeinflussen vermögen. Zur dauernden Anwendung bei Patienten, die zur Gicht neigen, eignen sich insbesondere kurze Kälteapplikationen, Duschen, Abreibungen, auch Schwimmbäder. Ebenso ist bei vielen Kranken die regelmäßige Körperbewegung in irgendwelcher Form von heilsamem Einfluß.

VIII. Syphilis und Hautkrankheiten.

1. Syphilis.

Die ausschließliche Behandlung der Syphilis mit physikalischen Methoden ist zwar von „Naturheilkundigen" und auch, namentlich in früherer Zeit, von Ärzten vielfach versucht worden. Es hat sich aber diese Therapie, bei welcher Schwitzkuren die Hauptrolle spielen, praktisch als nicht ausreichend erwiesen. Wir sind nach dem heutigen Stand unserer Kenntnisse nicht berechtigt, bei der Syphilisbehandlung auf die bewährten Medikamente, Quecksilber, Salvarsan und Jod, zu verzichten, denn nur diese bieten eine Gewähr für rasche Beseitigung der manifesten Erscheinungen und damit auch für Verhinderung der Weiterverbreitung der Seuche.

Während der Quecksilberära ist nun vielfach die Behandlung mit diesem Mittel durch physikalische Methoden, namentlich durch Schwitzkuren und Schwefelbäderkuren, unterstützt worden. Seit Einführung des Salvarsans ist diese Zuhilfenahme physikalischer Mittel lange Zeit als scheinbar überflüssig in den Hintergrund getreten. Aber völlig befriedigende Erfolge sind bekanntlich auch mit dem Salvarsan oder mit seiner Kombination mit Quecksilber noch nicht erzielt worden. Sieht man von den nicht mehr seltenen

---

[1]) Dtsch. med. Wochenschr. 1911, Nr. 43.

Fällen ab, wo es gelingt, auf medikamentösem Wege die Krankheit im Anfange völlig zu kupieren, so bleibt im übrigen das Problem der sicheren Verhinderung namentlich der postsyphilitischen Erkrankungen des Zentralnervensystems und des Gefäßsystems noch immer ungelöst.

Gerade der Umstand, daß den immunisatorischen Eigenschaften der Hauttätigkeit neuerdings wieder große Aufmerksamkeit geschenkt wird und daß von vielen Autoren der Anregung dieser Immunstoff-bildenden Tätigkeit (Esophylaxie) eine gewisse prophylaktische Bedeutung zur Verhütung metasyphilitischer Erkrankungen zugeschrieben wird, weist auf die Bedeutung der Anwendung von Hautreizen im Rahmen einer antiluetischen Kur hin. So heben Buschke und Freymann[1]) anschließend an die von ihnen beobachtete Heilwirkung der Salvarsanexantheme auf den Verlauf der Syphilis die Wichtigkeit der Schwitzkuren und Schwefelbäder als Mittel zur Anregung der immunisatorischen Schutztätigkeit der Haut hervor; aus demselben Grunde empfiehlt Hübner[2]) die Kombination der spezifischen Kur mit Schmierseifeneinreibungen, und neuerdings rät Hauptmann[3]) zur Verhütung von metaluetischen Erkrankungen, falls nicht völlige Sterilisierung durch Salvarsan möglich ist, die Sekundärerscheinungen nicht zu unterdrücken und dann im Sekundärstadium die spezifische Behandlung mit einer intensiven Höhensonnenbehandlung zu kombinieren. Für die Anwendung der Quarzlichtbestrahlung bei der Lueskur hatte übrigens auch schon Breiger[4]) plädiert.

Die Winternitzsche Schule ging in der Anwendung hydriatischer Maßnahmen bei der Lues noch weiter, indem sie schon vor Auftreten der Sekundärerscheinungen und vor Einleitung einer Quecksilberkur — das Salvarsan existierte damals noch nicht — die Applikation von feuchten Einpackungen mit nachfolgendem Halbbade oder Regenduschen empfahl. Nach Pick[5]) und Kraus[6]) sollte eine derartige Kur das Auftreten von Sekundärerscheinungen beschleunigen und quasi provozieren. In Kombination mit der eigentlichen Hg-Kur wurden dann von Winternitz trockene Einpackungen, die bis zum Schweißausbruch fortgesetzt wurden, mit nachfolgenden Halbbädern oder Duschen gegeben. Von anderer Seite sind auch sonstige Schwitzprozeduren (elektrische Lichtbäder, Dampfkastenbäder) zur Anwendung während und nach der Kur empfohlen worden, um die Wirksamkeit des Quecksilbers zu erhöhen, seine Verbreitung im Körper durch Besserung der Zirkulation zu fördern, so daß man mit kleineren Dosen auskommen konnte, und auch um seine Ausscheidung zu begünstigen. Denselben Zwecken dienen Schwefelbäder resp.

---

[1]) Berl. klin. Wochenschr. 1921, Nr. 15.
[2]) Dtsch. med. Wochenschr. 1922, Nr. 5.
[3]) Klin. Wochenschr. 1926, Nr. 16.
[4]) Münch. med. Wochenschr. 1920, Nr. 35.
[5]) Praktische Hydrotherapie. Wien u. Leipzig: W. Braumüller 1905.
[6]) Med. Klink 1908, Nr. 11.

Badekuren in Schwefelthermen[1]). Wenn nun auch all diese Kombinationen von spezifischer Kur mit hydrotherapeutischen Maßnahmen seit Einführung des Salvarsans, wie erwähnt, in der Praxis weniger üblich geworden sind, so sollten sie doch nicht in Vergessenheit geraten, namentlich angesichts der Bedeutung, die die Resistenzerhöhung des Gesamtorganismus gegenüber der Infektion für eine endgültige Heilung unzweifelhaft besitzt.

Schließlich wurden diese physikalischen Kuren, besonders auch die Schwitzprozeduren, für diejenigen Fälle von sekundärer und tertiärer Lues empfohlen, in denen die spezifische Therapie versagte. Auch bei der hierbei früher gerne gebrauchten Zittmannschen Kur spielte ja die Diaphorese eine wesentliche Rolle.

2. Hautkrankheiten.

Die physikalische Therapie der Hautkrankheiten besteht in der Hauptsache einerseits in der Anwendung des Wassers in Form von Bädern und sonstigen hydrotherapeutischen Applikationen, andrerseits in der Verwendung der Strahlenbehandlung. Die Bäder werden bei Hautkrankheiten teils wegen ihrer physikalischen Eigenschaften gegeben, indem sie zur Aufweichung, Abweichung von Schuppen, Beförderung der Resorptionsfähigkeit der Haut u. dgl. dienen, teils werden sie als Träger von Medikamenten, wie Schwefel, Teer, Kleie, Soda u. dgl. angewandt. Auf die Indikationen dieser Anwendungsweise der Bäder hier einzugehen, würde zu weit führen. Wir wollen uns bei der folgenden kurzen Übersicht vielmehr darauf beschränken, hydrotherapeutische Maßnahmen bei einigen Hautkrankheiten nur insofern zu erwähnen, als jene durch ihren thermischen Reiz auf die Zirkulations- und Innervationsverhältnisse in der Haut einen besonderen Einfluß ausüben. Auch die Strahlenbehandlung bei Hautkrankheiten kann hier keine spezialistische Besprechung finden; schon deshalb nicht, weil einer ihrer wichtigsten Faktoren, die Anwendung der Röntgen- und Radiumstrahlen, außer Betracht bleiben muß. Nur die Anwendung der Lichtstrahlen bei einigen praktisch wichtigen und verbreiteten Hautkrankheiten soll im folgenden Erwähnung finden.

Was zunächst das Ekzem betrifft, so kommen vorwiegend die chronischen Formen dieser Erkrankung für die physikalische Behandlung in Betracht. Während im allgemeinen Wasseranwendungen dabei vermieden werden, können bei lokalisierten Handekzemen mit Rhagaden- und Schwielenbildung lokale heiße Bäder von 40⁰ und darüber und kurzer Dauer (3—5 Minuten) oft günstig einwirken, namentlich auch gegen den Juckreiz. Überhaupt ist in der häuslichen Behandlung bei Juckreiz infolge von Ekzemen oder anderen Erkrankungen die kurzdauernde Anwendung von heißem

---

[1]) Die Ausscheidung des Arsens und somit des Salvarsans durch die Haut wird durch Trink- und Badekuren mit schwefelhaltigen Wässern gefördert (Delbanco und E. F. Müller, Balneologenkongreß 1926).

Wasser in Form von heißen Abwaschungen oder Kompressen als Symptomatikum recht empfehlenswert.

Im übrigen ist neben den Röntgenstrahlen auch die Lichtbehandlung bei Ekzemen ein wichtiger Heilfaktor. Bei den mit starken Reizerscheinungen einhergehenden Formen hat sich die sogenannte negative Lichttherapie in Form von Rotlichtbestrahlungen mittels des roten Bogenlichts oder der Neonlampe gut bewährt. Übrigens hatte schon vor Jahrzehnten Winternitz bei dieser Krankheit die Verwendung des Sonnenlichts unter Bedeckung der Haut mit roten Schleiern oder Tüchern empfohlen. Auch die Blaulichtbestrahlung kann in solchen Fällen manchmal Gutes leisten. Die Anwendung des Quarzlichtes in Form der Kromayerlampe oder der künstlichen Höhensonne eignet sich für hartnäckige Ekzeme der pustulösen und papulo-vesikulösen Form, ferner für umschriebene chronisch-infiltrative Ekzeme und schließlich für seborrhoische und skrofulöse Ekzeme (Thedering). Die Warnung vor der Anwendung des Quarzlichts bei nässenden Ekzemen, die von manchen Autoren ausgesprochen wurde, ist überhaupt in dieser allgemeinen Form nicht berechtigt; so kann man beim Ekzema intertrigo durch eine Höhensonnenbehandlung oft sehr rasch die Beseitigung des Leidens erreichen. Wenn hier starkes Jucken besteht, so möchten wir empfehlen, zunächst mit einigen Rotlichtbestrahlungen (ohne wesentliche Wärmeerzeugung) zu beginnen und dann erst zum Quarzlicht überzugehen. Die Quarzlichtbestrahlung geschieht beim chronischen Ekzem in der Weise, daß in kurzer Distanz (50 bis 20 cm) zunächst bis zur Erzielung einer kräftigen Hautreaktion bestrahlt und dann diese Bestrahlung in 2—3tägigen Abständen bis zur Heilung wiederholt wird; schwächere Dosen (50—40 cm Distanz) empfehlen sich beim Ekzema intertrigo.

Die physikalischen Maßnahmen gegen den Pruritus, namentlich die hartnäckigen Formen von Pruritus nervosus und Pruritus vulvae, haben, wenn man von der Röntgenbehandlung absieht, oft nur wenig befriedigende Erfolge aufzuweisen. Am ehesten erweist sich hier noch die Quarzlichtbestrahlung wirksam, aber nur bei Verwendung starker, zur Erythembildung ·führender Dosen. Zuweilen erreicht man, besonders bei sekundärem Hautjucken, durch Blaulicht-Bestrahlungen Linderung der Beschwerden; auch die Hochfrequenzströme leisten hier, in Form der Funken der d'Arsonvalschen Kondensatorelektrode angewandt, manchmal recht Gutes. Ferner ist bei ausgedehntem allgemeinen Pruritus ein Versuch mit Solbädern empfehlenswert. In vielen Fällen aber können diese Maßnahmen mit der Röntgentherapie beim Hautjucken nicht konkurrieren.

Bei der Akne rosacea können heiße Hand- und Fußbäder als Ableitungsmittel verwandt werden (Rosenthal). Im übrigen haben sich für die direkte Behandlung dieser Affektion heiße Dampfapplikationen in Form des Saalfeldschen Gesichtsdampfbades gut bewährt (vgl. S. 57). Steht ein derartiger Apparat nicht zur Verfügung, so läßt sich das Gesichtsdampfbad auch durch Anbringung eines passenden Trichters an einen gewöhnlichen Dampf-Inhalations-apparat recht gut improvisieren. Auch die Höhensonnenbehandlung ist bei der Acne rosacea manchmal erfolgreich. Doch muß man sich hier vor einer zu starken Reizung durch die ultravioletten Strahlen hüten, und es ist daher eine vorsichtige Dosierung (Distanz 60 bis 40 cm, Dauer 5—10 Minuten) empfehlenswert.

Eine kräftigere Dosierung ist dagegen notwendig bei der sehr erfolgreichen Anwendung des Quarzlichtes zur Behandlung der Acne vulgaris. Die Strahlendosis ist hier so kräftig zu wählen, daß eine Schälung der Haut eintritt.

Bei der Behandlung der Furunkulose mittels der künstlichen Höhensonne ist ebenfalls die Verwendung kräftiger Dosen, die zwar nicht zur Schälung, aber doch zu einem deutlichen Erythem führen, angebracht. Diese Behandlung eignet sich besonders für diejenigen Fälle, bei denen sich die Furunkulose auf bestimmte Körperpartien, wie den Nacken, die Achselhöhle, die Gesäßgegend, die Beine lokalisiert hat. Der Erfolg der Behandlung zeigt sich hier weniger in der Beseitigung schon entwickelter Furunkel, als in dem Verschwinden junger, neuer Effloreszenzen und vor allem in der Verhütung des Auftretens neuer Furunkel. Wir müssen uns vorstellen, daß hier nicht nur das Lichterythem das Wirksame ist, sondern auch die Anregung immunisatorischer Vorgänge überhaupt in den bestrahlten Hautbezirken. Auch bei anderen, durch Eitererreger verursachten Hauterkrankungen, wie Schweißdrüsenabszessen, akuter Paronychie u. dgl. hat sich die Quarzlichtbehandlung sowie auch die Anwendung stark ultravioletthaltiger Bogenlichtstrahlen gut bewährt.

Vor Einführung der Quarzlichtbehandlung sind ferner elektrische Glühlichtbäder bei der Furunkulose oft mit gutem Erfolg verwandt worden. Auch durch diese Bäder läßt sich ja eine erhebliche Verbesserung der Hautzirkulation und damit eine Anregung der Schutzkräfte in der Haut erreichen. Die Glühlichtbäder werden etwa 3—4mal wöchentlich angewandt. In ähnlichem Sinne wirken bei der Furunkulose die natürlichen Sonnenbäder.

Bei der Psoriasis hat sich neben den Röntgenstrahlen auch die Bestrahlung mit der künstlichen Höhensonne bei nicht zu starken infiltrativen Veränderungen recht gut als Mittel zur Beseitigung der Effloreszenzen bewährt. Die Strahlendosis muß hier noch kräftiger als bei der Furunkulose gewählt werden, um die Abheilung durch eine deutliche Lichtdermatitis zu bewirken. Auch elektrische Lichtbäder in Form einer längeren Kur können bei diesem Leiden oft langanhaltende Besserungen bringen. Allerdings können weder durch die Lichtbäder noch durch die Höhensonnenbehandlung Rezidive verhindert werden; aber auch die mit Röntgenstrahlen oder Medikamenten (Chrysarobin) erzielten Erfolge sind ja bekanntlich nur zeitweilige. Mehr auf das Grundleiden, die ihrem Wesen nach noch nicht näher bekannte Stoffwechselstörung, scheint die von Mittenzwey[1]) neuerdings empfohlene Anwendung der Radiumemana-

---

[1]) Zeitschr. f. physikal. u. diät. Therapie Bd. 25, S. 31. 1921.

tion zu wirken; mit kombinierten Trink-, Inhalations- und Badekuren hat dieser Autor bei Anwendung des stark radioaktiven Oberschlemaer Wassers recht beachtenswerte Erfolge erzielt. Nebenbei sei bemerkt, daß nach unseren Erfahrungen auch die bei Psoriasis nicht seltenen Gelenkveränderungen auf radioaktive Stoffe (wir benutzten hier Trinkkuren mit Thorium X) günstig reagieren.

Was nun die Ulzerationen an der Haut, vor allem das chronische Ulcus cruris betrifft, so steht hier als Mittel zur Anregung der Vitalität und des Regenerationsvermögens der Gewebe die Lichtbehandlung an erster Stelle. Am häufigsten gebraucht wird hier das Quarzlicht; doch wird man oft gezwungen sein, angesichts der Hartnäckigkeit dieses Leidens sich auch anderer Lichtquellen, die Lichtwärmestrahlen enthalten, in Abwechslung mit der Ultraviolettbestrahlung zu bedienen. Bei gleichzeitigem Ekzema varicosum ist das Quarzlicht überhaupt wegen seiner zu starken Reizwirkung kontraindiziert, und es sind hier Bestrahlungen mit blauem Bogenlicht angezeigt. In anderen Fällen, z. B. bei starker Sekretion, leistet das weiße Bogenlicht Gutes. Und schließlich wird man neben den Lichtbestrahlungen gerade bei sehr hartnäckigen Beingeschwüren auch oft noch sonstige örtliche Wärmeprozeduren anwenden müssen. Außer der Föndusche, die auch hier manchmal recht Gutes leistet, können in hartnäckigen Fällen auch feuchte Wärmeanwendungen versucht werden. So hat Kindler früher heiße Wasserduschen zur Behandlung des Ulcus cruris empfohlen, und die von Brieger in die Wundbehandlung eingeführte Dampfdusche hat sich auch bei hartnäckigen Beingeschwüren gut bewährt [H. Runge[1])].

Die Behandlung sonstiger ulzerativer Prozesse an der Haut sowie schlecht heilender Wunden nach Verletzungen oder Operationen geschieht in ganz ähnlicher Weise wie beim Ulcus cruris. Bei flachen Substanzverlusten mit verhältnismäßig wenig Sekretion leistet die Quarzlichtbestrahlung, in der beim Kapitel „Lichtbehandlung" besprochenen Weise angewandt (S. 131), Vorzügliches. Besteht starke Sekretion, oder handelt es sich um tiefer gehende Wunden, so ist oft die Wärmebehandlung in Form der Bogenlichtbestrahlung, der Föndusche, oder die Applikation der feuchten Wärme in Form der Dampfdusche der Ultraviolettbestrahlung überlegen. Bei Mal perforant hat sich die Heißluftdusche als bestes Mittel zur Herbeiführung der Heilung bewährt, doch sei man bei ihrer Anwendung vorsichtig wegen der meist dabei bestehenden Sensibilitätsstörungen. Zur Behandlung von Dekubitusgeschwüren sind die lauwarmen permanenten Vollbäder das souveräne Mittel. Die Lichthandlung weist hierbei nicht immer befriedigende Resultate auf; wirksamer ist die lokale Anwendung der Föndusche.

Auch bei sonstigen lokalen Zirkulationsstörungen in der Haut, so vor allem bei Erfrierungen und bei der Raynaudschen Krankheit, können physikalische Maßnahmen mit gutem Erfolge

---

[1]) Zeitschr. f. physikal. u. diät. Therapie Bd. 23, S. 303. 1919.

gebraucht werden. Bei den **Erfrierungen** haben sich uns am meisten die **Blaulichtbestrahlungen mittels des Bogenlichtschein-werfers** bewährt, bei **Frostbeulen** ist neuerdings auch die **Höhen-sonnenbehandlung** in Form stark dosierter Bestrahlungen empfohlen worden (E. Jost[1])). Die **Diathermie** ist besonders in **chronischen** Fällen von Erfrierungen oder bei habituellen kalten Füßen oder Händen angezeigt (Längsdurchwärmung). Außerdem ist in derartigen Fällen von **wechselwarmen Fuß- oder Handbädern** fleißig Gebrauch zu machen.

Weniger günstig sind im allgemeinen die Erfolge all der genannten Maßnahmen bei der **Raynaudschen Krankheit**, doch sieht man auch hier, besonders von der **Blaulichtbestrahlung**, manchmal auch von örtlich applizierten **Hochfrequenzfunken**, oft Besserungen. In einem schweren Fall von Raynaudscher Krankheit der Hände, wo es zu einer **Gangrän** an vielen Fingerspitzen gekommen war, habe ich anhaltende Heilung der Gangrän durch eine länger dauernde Behandlung mit der **Dampfdusche** erzielen können.

Schließlich noch ein Wort über die **tuberkulösen Erkrankungen der Haut**. Auf die örtliche Strahlenbehandlung des **Lupus** mittels des Finsenlichts, des Lichtes der Kromayerlampe oder der Röntgenstrahlen hier näher einzugehen, würde den Rahmen dieses Buches überschreiten. Es sei aber erwähnt, daß neben diesen **örtlichen Methoden beim Lupus** oft auch eine **Allgemeinbestrahlung mittels der künstlichen Höhensonne** zur Erhöhung der Resistenz des Organismus angezeigt und notwendig ist. Auch **für sich allein** angewandt, kann die allgemeine **Höhensonnenbestrahlung** beim Lupus sehr günstig wirken, wenn die örtlichen Methoden, sei es wegen der zu großen Ausdehnung der Erkrankung oder wegen allgemeiner Dekrepidität des Individuums. versagen.

Eine Allgemeinbestrahlung ist auch angezeigt bei sonstigen **tuberkulösen Erkrankungen der Haut**, wie **Skrofuloderma** u. dgl. Hierbei erübrigt sich noch eine besondere örtliche Bestrahlung.

In der Behandlung des **Haarausfalls** hat sich die Anwendung der **künstlichen Höhensonne** eine große Popularität erworben. Die therapeutische Wirkung der Quarzlichtstrahlen beruht hier auf einer Anregung der vitalen Vorgänge im Haarboden. Am günstigsten liegen die Verhältnisse für diese Einwirkung bei der **Alopecia areata**, wo sich in den meisten Fällen unter der Wirkung der Bestrahlungskur ein Sistieren des weiteren Haarausfalls und das Auftreten neuer Haare zeigt. Bei **diffusem Haarausfall** bewährt sich die Quarzlichtbestrahlung dann, wenn derselbe ursächlich mit allgemeinen Erschöpfungszuständen oder vorausgegangenen akuten **Krankheiten** in Zusammenhang steht[2]). Auch beim diffusen Haarausfall bei Frauen, wenn er akut ohne besondere erkennbare Ursache auf-

---

[1]) Schweiz. med. Wochenschr. 1920, Nr. 52.

[2]) Der Haarausfall nach **Grippe**, der sich erst zeigt, wenn die Haarwurzeln bereits abgestorben sind, wird durch Lichtbehandlung nur wenig beeinflußt; man muß die Patienten mit der günstigen Prognose dieser Erkrankung trösten.

tritt, können häufig, wenn auch nicht regelmäßig, gute Erfolge erzielt werden, ebenso beim Haarausfall auf seborrhoischer Grundlage.
Hingegen ist der Nutzen der Quarzlichtbestrahlung bei der früh-
zeitigen Kahlköpfigkeit des Mannes ein sehr fraglicher.

Die Technik der Bestrahlung beim Haarausfaall besteht in der
wiederholten Anwendung kräftiger Dosen (Distanz 50—20 cm, Dauer
bis zu 20 Minuten), bis eine energische Hautrötung am Haarboden erzielt ist, worauf dann in größeren Zeitabständen noch einige
Male bis zum Sistieren des Haarausfalls bzw. Auftreten neuer Haare
weiter bestrahlt wird. Bei Frauen mit diffusem Haarausfall muß jede
Region des Haarbodens, natürlich unter dessen völliger Entblößung,
etappenweise besonders bestrahlt werden. (Näheres s. bei Nagelschmidt, Die Lichtbehandlung des Haarausfalls. Berlin: Julius
Springer 1926.)

IX. Chronische Vergiftungen.

Bei der Bleivergiftung können wir durch physikalische Maßnahmen nicht nur einzelne Symptome, wie die Neuritis, die Koliken,
bekämpfen, sondern wir können dadurch auch die Ausscheidung
des Giftes aus dem Körper befördern. Es dienen dazu einmal diaphoretische Prozeduren, namentlich das elektrische Lichtbad,
das hier in einer Dauer von 15—20 Minuten etwa 3mal wöchentlich
angewandt wird, sofern es der Zustand des Herzens erlaubt; sonst
kann es auch durch Bettlichtbäder ersetzt werden. Andrerseits
haben sich in der Praxis auch die Schwefelbäder, und namentlich
die Thiopinolbäder, bei Bleiintoxikationen sehr nützlich erwiesen.
Es ist wahrscheinlich, daß der durch Inhalation und auch durch die
Haut resorbierte Schwefel mit dem Blei Verbindungen eingeht und so
dessen Ausscheidung aus dem Körper befördert; Tatsache ist jedenfalls, daß wir nach Thiopinolbädern von ca. 36—37⁰ Temperatur
bei Bleiintoxikation oft auffallend rasche Besserungen gesehen haben.
Die Schwefelbäderkur ist namentlich auch bei Bleiniere, wo die Anwendung der Lichtbäder nur mit Vorsicht erfolgen darf oder manchmal (bei bestehender Herzkomplikation) ganz kontraindiziert ist,
empfehlenswert; die Schwefelbäder werden hier 3—4mal wöchentlich
und in 20—30 Minuten Dauer gegeben.

Die Behandlung der einzelnen Symptome der Bleivergiftung (Neuritis,
Koliken) ist früher schon besprochen worden und bietet hier zu besonderen Bemerkungen keinen Anlaß.

Bei der chronischen Quecksilbervergiftung ist die Behandlung eine ganz ähnliche wie bei der Bleivergiftung, mag die Intoxikation nun als gewerbliche Vergiftung aufgetreten sein oder im Laufe
einer antiluetischen Behandlung. Wir haben im vorigen Kapitel bei
Besprechung der Therapie der Lues gesehen, daß dabei die Ausscheidung des Quecksilbers (und auch des Arsens) aus dem Körper durch
Schwitzprozeduren sowie durch Schwefelbäderkuren gefördert werden
kann, auch wenn die Einverleibung des Metalls schon lange Zeit zurückliegt.

Auch bei sonstigen Metallvergiftungen (mit Arsen, Antimon usw.) sind diaphoretische Maßnahmen und Schwefelbäder zur Beförderung der Ausscheidung des Giftes zu empfehlen. Wir möchten speziell noch betonen, daß in allen Fällen von organischen Erkrankungen des peripheren oder zentralen Nervensystems, wo eine Intoxikation als ursächliches Moment anzunehmen ist, eine vorsichtige Kur mit elektrischen Lichtbädern (evtl. Bett-Lichtbädern resp. -Heißluftbädern) versucht werden sollte. Dasselbe gilt von entsprechenden Erkrankkungen, die im Gefolge von akuten Infektionskrankheiten aufgetreten sind, nur ist hier wegen des oft sehr geschwächten Allgemeinzustandes besondere Vorsicht am Platze.

Die im Gefolge von Kohlenoxydvergiftungen, sonstigen Gasvergiftungen, Rauchvergiftungen (bei Feuerwehrleuten) auftretenden allgemein-nervösen Symptome werden nach den bei Behandlung der Neurasthenie besprochenen Prinzipien durch hydrotherapeutische Maßnahmen bekämpft.

Schließlich noch ein Wort über die hydrotherapeutische Behandlung des chronischen Morphinismus, oder richtiger gesagt, die Unterstützung der Morphiumentziehungskur durch hydrotherapeutische Maßnahmen. Es ist bei solchen Kuren dringend zu empfehlen, zur Bekämpfung der nervösen Symptome, der Aufgeregtheit, der Unruhe und der Schlaflosigkeit systematisch täglich feuchte Einpackungen (Dreiviertel- oder Ganzpackungen) von $^3/_4$—1 Stunde Dauer, gefolgt von Halbbädern von 34—30⁰ Temperatur (später auch kühler) anzuwenden. Ist eine Anstaltsbehandlung nicht möglich, so mache man jedenfalls von den Einpackungen (die sich zur Not auch durch länger dauernde lauwarme Vollbäder ersetzen lassen) Gebrauch. Die Wirkung dieser hydrotherapeutischen Maßnahmen auf die allgemeinen Störungen ist eine sehr günstige, die Patienten werden ruhiger, können besser schlafen, bekommen Appetit, und damit hebt sich auch ihr Allgemeinzustand. Jedenfalls wird dadurch die Entziehung des Morphiums wesentlich erleichtert.

Beim chronischen Alkoholismus bekämpft die Hydrotherapie gleichfalls vor allem die nervösen Erregungssymptome; Einpackungen und protrahierte lauwarme Vollbäder bilden hier die Grundlage der hydriatischen Maßnahmen. Die alkoholische Neuritis wird in der bei Neuritis üblichen Weise behandelt.

X. Gynäkologische Erkrankungen[1]).

Die physikalischen Methoden haben auf diesem Gebiet gerade in neuerer Zeit an Bedeutung gewonnen, seitdem man wieder mehr zu konservativeren Methoden in der Gynäkologie, speziell bei der Behandlung chronisch-entzündlicher Erkrankungen der Adnexe und des Beckenbindegewebes, zurückgekommen ist und außerdem mehr und mehr dem Zusammenhange von ovariellen

---

[1]) Unsere Erfahrungen auf diesem Gebiete sind hauptsächlich an Kranken der früher von Prof. Koblanck, jetzt von Prof. Stickel geleiteten gynäkologischen Abteilung des Virchow-Krankenhauses gewonnen worden.

Funktionsstörungen mit Allgemeinerkrankungen Beachtung schenkt.

Die physikalische Behandlung von gynäkologischen Leiden resp. Unterleibsbeschwerden besteht erstens einmal in lokalen Applikationen physikalischer Reize, die eine direkte Beeinflussung der Zirkulations- und Resorptionsvorgänge an den weiblichen Genitalien und ihrer Umgebung zum Ziele haben; zweitens in allgemeinen Anwendungen, die teils auf indirektem Wege die Zirkulation in den Sexualorganen beeinflussen sollen, oder aber zur Bekämpfung begleitender Allgemeinerscheinungen resp. des Grundleidens, auf dem auch die lokalen Beschwerden beruhen (namentlich der Neurasthenie, Hysterie und Anämie), dienen.

Bei akut **entzündlichen Erkrankungen** der Unterleibsorgane beschränkt sich die physikalische Therapie auf die Anwendung der Eisblase resp. von kalten, oft gewechselten Umschlägen. Die Anwendung hyperämisierender Maßnahmen ist erst dann gestattet, wenn die akuten entzündlichen Reizerscheinungen abgeklungen sind und kein Fieber mehr besteht; Vorhandensein von Fieber bildet dagegen für intensivere hyperämisierende Applikationen stets eine Kontraindikation.

Ist nun das Fieber abgelaufen, so können zunächst nach Herzls Vorschlag Prießnitzsche Umschläge, die 2—3 stündlich gewechselt werden und nachtsüber liegenbleiben, als mildeste hyperämisierende Prozedur noch weiter verwandt werden; wenn dann ein Wiederaufflackern des Prozesses nicht mehr zu befürchten ist, so geht man zu energischeren hyperämisierenden Prozeduren über, die vor allem bei Entzündungen der Adnexe und des sie umgebenden Beckenbindegewebes und Peritoneums in sehr wirksamer Weise die Resorption der Exsudate zu beschleunigen und zu begünstigen imstande sind. Chronisch gewordene Salpingitis (auch wenn sie ursprünglich eitriger Natur war), Oophoritis, ältere Exsudate im Parametrium und Douglas und ähnliche chronische, mit Infiltrationsbildung einhergehende Prozesse bilden das Hauptindikationsgebiet für diese Therapie. Zu dem Zwecke der lokalen Hyperämisierung findet einmal das heiße Wasser Verwendung, entweder in Form von heißen Ausspülungen oder in noch wirksamerer Weise als warmes bis heißes Sitzbad von 35—40° Temperatur und 10—20 Minuten Dauer, wobei ein Zusatz von etwas Staßfurter Salz (1—2 kg) oder Mutterlauge vielfach gebräuchlich ist[1]). Eine große Rolle spielt ferner die lokale Heißluftbehandlung in der Therapie chronischer Adnexerkrankungen; sie wird mit Hilfe von Heißluftapparaten für den Unterleib (wozu sich auch jeder Bett-Heißluftapparat benutzen läßt) oder mittels lokaler Glühlichtbäder des Unterkörpers ausgeführt. Zur Verstärkung der Tiefenwirkung können hierbei feuchte Kompressen auf den Unterleib gelegt werden, wodurch die Heißluftbehandlung

---

[1]) Bei anämischen und gleichzeitig infantilen Patientinnen sei man mit dem Salzzusatze vorsichtig, da hier zuweilen entzündliche Reizzustände am Introitus dadurch ausgelöst werden können (Stickel).

in eine wärmestauende Prozedur verwandelt wird. Die Dauer der jedesmaligen Applikation beträgt etwa $^1/_2$—$^3/_4$ Stunde, man pflegt die Prozeduren gewöhnlich nicht täglich, sondern 3—4 mal wöchentlich anzuwenden. Noch schonender und ebenso wirksam als die Heißluftbäder ist die Bestrahlung des Unterleibs mit Lichtwärmestrahlen; wir möchten dazu besonders die Anwendung der Solluxlampe während 15—20 Minuten täglich empfehlen. Die Erfolge dieser Behandlung bestehen erstens einmal in einer sehr auffallenden Schmerzstillung, die schon nach den allerersten Sitzungen, wenigstens temporär, sich geltend macht, und dann auch in vielen Fällen in partiellem oder vollständigem Rückgang der Exsudate infolge Beschleunigung des Resorptionsprozesses. Selbst wo sich aber eine völlige Rückbildung der Veränderungen nicht erzielen läßt, ist doch die schmerzstillende Wirkung der Heißluftbehandlung oder Glühlichtbestrahlung hinreichend, um die subjektiven Beschwerden mehr oder minder vollständig zum Schwinden zu bringen.

Noch intensiver als diese Maßnahmen wirken auf die Resorption chronisch-entzündlicher Schwellungen und Exsudate die Moorbäder bzw. die Moorpackungen ein, weil hier zu dem thermischen Reiz noch die mechanische Wirkung zur Resorptionsbeförderung mit hilft. Außerhalb der Badeorte kann man die Moorpackungen durch Fangopackungen auf den Unterleib ersetzen, die sich zu diesem Zwecke sehr gut bewährt haben. Auch heiße Sandbäder des Unterleibes wirken in ähnlicher Weise günstig ein.

Einen erheblichen Fortschritt in der Behandlung von entzündlichen Exsudaten im Becken und Parametrium sowie von Adnexentzündungen, bei denen Entfieberung eingetreten ist, bedeutete die Einführung der Diathermie in die Gynäkologie. Sowohl bezüglich der Schmerzstillung wie bezüglich der Resorptionsbeförderung erreicht man damit Erfolge, die denen der sonstigen Wärmemethoden nicht nur gleichwertig, sondern, namentlich in hartnäckigen Fällen, auch überlegen sind. Über die Technik der Diathermie bei gynäkologischen Affektionen ist bereits im Kapitel „Diathermie" das Nötige gesagt (S. 150). Wir möchten hinzufügen, daß nach unseren Erfahrungen die Anwendung der vaginalen Elektrode derjenigen einer Mastdarmelektrode als angenehmer für die Patientin und weniger gefährlich im Falle einer etwaigen Verbrennung vorzuziehen ist. Die ausschließliche Applikation beider Elektroden nur von außen her (auf Unterleib und Gesäßgegend) ist weniger wirksam; sie kommt einmal in Betracht im Beginne einer Kur, wenn zu vermuten ist, daß bei großer Reizbarkeit des Erkrankungsherdes die direkte vaginale Applikation zunächst noch nicht vertragen wird. Ferner in den Fällen, in denen die Provokation einer Blutung nicht mit Sicherheit auszuschließen ist, und schließlich dann, wenn besondere Umstände (starker Fluor, Eiterung infolge einer Abszeßfistel) die Einführung einer Vaginalelektrode nicht erlauben. Die Dauer einer jeden Diathermiesitzung pflegen wir auf 20 Minuten zu bemessen, doch empfiehlt es sich, im Anfange zur Vermeidung von Reizerscheinungen mit 15 Minuten zu beginnen. Die Behandlung wird gewöhnlich jeden zweiten Tag ausgeführt; an den Zwischentagen kann dann eine Fangopackung, falls schonender vorgegangen werden soll, eine Glühlichtbestrahlung des Unterleibes erfolgen. Die Zahl der Diathermiebehandlungen darf nicht zu gering bemessen sein; bei allen beträchtlichen objektiven Veränderungen sind mindestens 12, gewöhnlich aber 15—20 Sitzungen erforderlich.

Sowohl für die Fango- wie die Diathermiebehandlung gilt die Regel, daß sie frühestens 8 Tage nach völliger Entfieberung begonnen werden darf. Häufig empfiehlt es sich bei stärkerer schmerzhafter Reizung, dann zunächst mit milderen Applikationen (Lichtbügel, Glühlichtbestrahlung, der gleich noch zu erwähnenden Ultrasonnenbestrahlung oder auch nur äußerlich applizierter Diathermie) die Schmerzen zu bekämpfen und später erst zu jenen intensiveren Prozeduren überzugehen. Treten trotzdem nach den ersten Applikationen noch reaktive Steigerungen der Schmerzen oder auch leichte Temperaturanstiege ein — bei Fangopackungen spielt dabei auch der mechanische Druck der Schlammasse manchmal eine störende Rolle —, so muß man mit der Behandlung bis zum völligen Abklingen des Fiebers, mindestens aber eine Woche lang, aussetzen oder sie eventuell durch mildere Maßnahmen, zu denen auch die äußerlich applizierte Diathermie gehört, ersetzen. All diese Einschränkungen fallen bei der Behandlung älterer entzündlicher Tumoren der Beckenorgane naturgemäß weg.

Als Kontraindikation ist sowohl für die Diathermie wie die Fango- (oder Moor-) behandlung frische entzündliche fieberhafte Reizung anzusehen. Eine spezielle Kontraindikation für die Diathermie bildet dann noch die Neigung zu Blutungen. Es können in solchen Fällen starke und langanhaltende Blutungen, namentlich bei vaginaler Anwendung der Diathermie, provoziert werden, die zum Aussetzen der Behandlung zwingen. Deshalb ist bei Patientinnen, bei denen Anamnese oder Krankheitsverlauf die Neigung derartigen Metro- oder Menorrhagien aufweisen, die Diathermie durch Fango-, Heißluft- oder Lichtbehandlung, denen eine derartige provokatorische Wirkung auf Blutungen nicht zukommt, zu ersetzen.

Zu den genannten Maßnahmen, welche bei den entzündlichen Erkrankungen der Adnexe und des Beckenbindegewebes Anwendung finden, ist nun neuerdings noch die vaginale Bestrahlung mit dem Lichte der Landekerschen Ultrasonne getreten[1]). Das von diesem, auf S. 135 beschriebenen Apparate ausgehende Licht wird mittels eines Spekulums auf die dem Erkrankungsherde entsprechende Partie der Scheide geleitet; die Dauer der Bestrahlung beträgt 15 bis 30 Minuten, die Bestrahlung wird 3—4mal wöchentlich ausgeführt. Es handelt sich hierbei nicht um eine reine Wärmewirkung, denn das Licht der Ultrasonne enthält verhältnismäßig wenig Licht-Wärmestrahlen, dafür aber auch ultraviolette Strahlen des langwelligen

---

[1]) Ausführliches Literaturverzeichnis über die Ultrasonne bei Bramesfeld. Strahlentherapie Bd. 22. 1926.

Bezirks des Ultravioletts. Die Erklärung der therapeutischen Wirkung der Landekerschen Methode, sofern sie ohne gleichzeitige äußerliche Bestrahlung mit Glühlampen ausgeführt wird, ist nicht einfach. Am wahrscheinlichsten ist es nach den Untersuchungen v. Schuberts[1]), daß in den Gefäßen der Scheidenschleimhaut das Ultraviolettlicht vom Blute resorbiert und den benachbarten Organen zugeführt wird. Jedenfalls zeigten Untersuchungen, die wir zusammen mit H. Wiener[2]) anstellten, daß die örtliche Bestrahlung der Vagina Allgemeinwirkungen, die für das Licht typisch sind (Leukozytenbild, Blutzuckerverminderung) ausüben kann.

Die Bestrahlung mit der Ultrasonne ist für eine ganze Reihe von gynäkologischen Erkrankungen empfohlen worden (mit Fluor einhergehende Leiden, Erkrankungen der Adnexe, Funktionsstörungen der Ovarien). Unsere eigenen Erfahrungen erstrecken sich vorzugsweise auf die entzündlichen Adnexerkrankungen, daneben auch auf parametritische Prozesse. Wir können auf Grund eines großen Materials sagen, daß die Landekersche Methode bei Adnexentzündungen zwar weniger intensiv resorbierend, aber dafür schonender wirkt als die üblichen Wärmemaßnahmen (Diathermie, Fango usw.). Sie ist daher schon in einem relativ frühen Stadium, schon bald nach der Entfieberung und bei noch bestehender stärkerer Reizung anwendbar; auch bildet die Neigung zu Blutungen keine Kontraindikation dafür, im Gegenteile scheint diese Neigung durch die Bestrahlung günstig beeinflußt zu werden. Auffallend ist dabei oft die schmerzstillende Wirkung und die günstige, durch die erwähnte Allgemeinwirkung erklärbare Beeinflussung des Gesamtbefindens. Wir pflegen die Ultrasonne bei relativ frischen, gut lokalisierten und nicht zu ausgedehnten, weichen schmerzhaften Adnexschwellungen vorzugsweise anzuwenden. Weniger eignen sich dafür — wenigstens bei Verzicht auf gleichzeitige äußerliche Glühlichtbestrahlung — sehr ausgedehnte und harte Tumoren.

Außer bei Adnexentzündungen haben wir auch bei schmerzhaften entzündlichen oder postoperativen Verwachsungen im Beckenbindegewebe des öfteren gute Erfolge, mindestens in bezug auf die Schmerzstillung, mit der Ultrasonnenbestrahlung erreicht. Von Landeker, Bramesfeld[3]) u. a. sind weiterhin bei Kolpitis, Portioerosionen, Metritis, Dysmenorrhöe, Metrorrhagien, Hypoplasie der Genitalien und anderen gynäkologischen Erkrankungen mit der Ultrasonne gute Heilresultate erzielt worden. Wie schon erwähnt, fehlt uns hierüber eine hinreichende eigene Erfahrung.

Die vaginale Bestrahlung mit der Quarzlampe ist wegen der Reizwirkung der kurzwelligen Strahlen auf die Schleimhaut nur mit großer Vorsicht anwendbar, doch wird ihre Wirkung bei Fluor, Erosionen der Portio und anderen Vaginalerkrankungen nach privaten Mitteilungen an den Autor gelobt. Mit Bestrahlung der Scheidenschleimhaut mittels Lichtwärmestrahlen, die von einer hochkerzigen Metallfadenlampe (Nitratherapielampe) ausgehen, hat Engel-

---

¹) Dtsch. med. Wochenschr. 1926, Nr. 22.
²) Med. Klinik 1925, Nr. 7, Zentr. Bl. f. Gynäk. 1926, Nr. 27.
³) l. c.

horn[1]) bei Portioerosionen, Fluor albus, Dekubitusgeschwüren der Vagina und anderen Vaginalerkrankungen gute Erfolge erzielt. Gegen Adnexerkrankungen wird ferner die Anwendung der Wintzschen Scheidenheizlampe empfohlen (R. Baumann[2])); Baumann hat übrigens auch von äußerlicher Bestrahlung mittels der Spektrosollampe (vgl. S. 135) gute Erfolge bei entzündlichen Beckentumoren gesehen.

Die Massage, die von Thure Brandt zur Behandlung chronischer Adhäsionen im Beckenbindegewebe, von Verlagerungen des Uterus, Parametritis usw. eingeführt worden ist, bedarf einer sehr strengen Indikationsstellung, namentlich ist sie überall, wo Verdacht auf Vorhandensein eitriger Herde noch besteht, durchaus kontraindiziert; deshalb wird sie vielfach auch bei chronischen Entzündungen der Adnexe überhaupt für nicht erlaubt gehalten. Bei den letzteren spielt dagegen die Belastungstherapie als mechanische, die Resorption befördernde Methode eine große Rolle. Bezüglich der Technik und der näheren Indikationen der Thure Brandtschen Massage muß auf die speziellen gynäkologischen Lehrbücher verwiesen werden.

Was die Kälteprozeduren betrifft, so kommen dieselben in lokaler Applikation bei chronischen Adnexerkrankungen nur ausnahmsweise in Frage. Doch empfiehlt Frankl[3]) kurze kalte Sitzbäder bei alten torpiden Exsudaten anzuwenden. Im übrigen dienen die kurzen kalten Sitzbäder zur **Tonisierung der Unterleibsorgane** und sind daher bei Atrophia uteri, chronischer Metritis und auch bei Amenorrhöe indiziert. Gegen Amenorrhöe werden ferner auch kurze kalte Duschen auf die Lendengegend und auf die Innenseite der Oberschenkel empfohlen (Winternitz). Während solche kurzen Kälteapplikationen die menstruelle Blutung zu befördern resp. auszulösen imstande sind, sind länger dauernde Kälteapplikationen derselben hinderlich. Deshalb warnte z. B. Gottschalk[4]) ausdrücklich vor der Anwendung längerer kalter Seebäder und sonstiger intensiver Kaltwasserapplikationen bei Personen, die zur Amenorrhöe neigen. Neuerdings sind gegen Menstruationsstörungen (Amenorrhöe, Dysmenorrhöe) auch Bestrahlungen mit der künstlichen Höhensonne sowie auch vaginale Bestrahlungen mit der Landekerschen Ultrasonne empfohlen worden.

In der Behandlung von **Menorrhagien** und überhaupt von nicht auf Neubildungen beruhenden Metrorrhagien spielt die Hydrotherapie eine wichtige Rolle, und zwar in Form von allgemeinen Kälteapplikationen; dieselben sollen dazu dienen, eine Ableitung des Blutes von den Unterleibsorganen zu bewirken und zugleich die durch den Blutverlust geschwächten Patientinnen zu kräftigen und abzuhärten. Nachdem bei menorrhagischen resp. metrorrhagischen Blutungen durch Bettruhe, kalte Spülungen usw. die Blutung zum Stillstand gekommen ist, wendet man die äußerlichen Kälteapplikationen am besten in Form von Teilabreibungen an. Dieselben werden

---

[1]) Münch. med. Wochenschr. 1917, Nr. 46.
[2]) Konservative Behandlung der entzündlichen Adnexerkrankungen. Dissertation. Erlangen 1919.
[3]) Wien. med. Wochenschr. 1908, Nr. 30.
[4]) Verhandl. d. 31. Balneologen-Kongr. Berlin 1910.

täglich entweder aus der Bettwärme heraus oder nach vorhergehender Anwärmung in der Trockenpackung appliziert und müssen monatelang während der Zwischenzeit zwischen den Perioden fortgesetzt werden. Die Erfolge sind in vielen Fällen vorzügliche. Auch nach Blutverlusten infolge von Abort oder einer größeren Operation sind Teilabreibungen nach vorheriger Anwärmung in der Trockenpackung zur allgemeinen Roborierung und zur Bekämpfung der sekundären Anämie früher von uns viel benutzt worden. Neuerdings wenden wir mehr die Bestrahlungen mit der künstlichen Höhensonne zur Bekämpfung der sekundären Anämie an.

Die Ableitung auf die Haut resp. eine **allgemein-roborierende Behandlung** durch hydrotherapeutische Maßnahmen spielt nun auch bei vielen sonstigen gynäkologischen Erkrankungen und namentlich bei den im Unterleib lokalisierten Beschwerden neurasthenischer Frauen eine große Rolle. In den zahlreichen Fällen, wo über Unterleibsschmerzen geklagt wird und sich objektiv an den Genitalien entweder gar nichts findet oder nur Druckempfindlichkeit an den Ovarien oder sonstigen Adnexen, Parametritis retrahens, leichte Dislokationen oder sonstige nicht wesentliche und den Beschwerden nicht entsprechende Veränderungen[1]), ist eine Allgemeinbehandlung das Haupterfordernis und beseitigt auch meistens die lokalen Beschwerden. Als derartige ableitende hydrotherapeutische Prozeduren sind hier hauptsächlich Halbbäder, Abreibungen, Regen- oder Fächerduschen zu empfehlen, die Duschen nur bei wenig ausgeprägter sonstiger nervöser Erregbarkeit. Außerdem können zur Bekämpfung der allgemeinen Neurasthenie auch Fichtennadelbäder von 35⁰ Temperatur, Luftperlbäder oder Sauerstoffbäder in wirksamer Weise Anwendung finden. Solbäder (34—36⁰ Temperatur) gibt man namentlich dann, wenn die Schmerzen stark ausgeprägt sind oder wenn objektive Veränderungen, wie z. B. leichte Schwellungen der Adnexe oder des Beckenbindegewebes eine gleichzeitige Resorptionsbeförderung wünschenswert erscheinen lassen. Den hydrotherapeutischen Anwendungen (Halbbädern, Duschen, Abreibungen) lassen wir gerne eine Applikation des Lichtbügels auf den Unterleib oder eine örtliche Solluxbestrahlung vorausgehen, insbesondere falls gleichzeitige Schmerzen bestehen. Die Dauer des Lichtbügelbades muß dabei eine kürzere sein (15—20 Minuten), als wenn es zur Beförderung der Resorption bei Adnexerkrankungen verordnet wird. Prießnitzsche Leibumschläge, lauwarme Sitzbäder mit oder ohne Solezusatz können ebenfalls hier gegen die lokalen Beschwerden verwandt werden. Die Hauptsache bleibt aber immer die allgemeine Behandlung.

Außer den hydrotherapeutischen Allgemeinprozeduren haben sich ferner auch die Luftbäder als Mittel zur allgemeinen Roborierung bei den genannten Zuständen sehr nützlich erwiesen. Auch die allgemeine Körpermassage und die Gymnastik leisten hier gute Dienste zur Kräftigung des Körpers und zur Anregung der Zirkulation; insbesondere ist die Atmungsgymnastik in solchen Fällen empfehlenswert (Koblanck).

---

[1]) Unzweckmäßiges sexuelles Verhalten spielt in der Ätiologie dieser Zustände eine wichtige Rolle.

Die mannigfachen Beschwerden, die im Klimakterium aufzutreten pflegen, erfordern ebenfalls eine hydrotherapeutische Allgemeinbehandlung, die der eben geschilderten sehr ähnlich ist, und bei der namentlich die Lichtbäder von kürzerer Dauer (5 bis 10 Minuten) mit nachfolgender allgemeiner Kälteapplikation eine wichtige Rolle spielen. Stehen vasomotorische Erscheinungen im Vordergrunde des Krankheitsbildes, so sind die hierbei indizierten hydro- und balneotherapeutischen Prozeduren, wie Einpackungen (evtl. in Verbindung mit Herz- oder Rückenkühlschlauch), fließende Fußbäder und vor allem Sauerstoffbäder bzw. Luftperlbäder von großem Nutzen.

Aus all den obigen Ausführungen geht nun hervor, welch große Bedeutung auch die **Balneotherapie** in der Behandlung gynäkologischer Leiden besitzt. Zur Beförderung der Resorption chronischer Exsudate, Infiltrationen usw., zur Erweichung von Narbensträngen, auch zur Bekämpfung der Narbenschmerzen nach gynäkologischen Operationen, ferner auch zur Behandlung mancher Menstruationsstörungen bilden die Moorbäder das wirksamste Mittel; aber auch Solbäder werden aus ähnlichen Indikationen und zugleich zum Zwecke der allgemeinen Roborierung von derartigen Kranken viel aufgesucht. Im übrigen kommen für die Allgemeinbehandlung bei gynäkologischen Leiden neben den Solbädern vor allem die kohlensäurehaltigen Quellen und die Stahlquellen in Frage. Da naturgemäß sehr oft die Bekämpfung der Lokalerscheinungen und die allgemeine Behandlung kombiniert werden sollen, so sind diejenigen Badeorte hier besonders angebracht, die eine gleichzeitige Anwendung von Moorbädern und Kohlensäurebädern resp. Stahlbädern erlauben (Franzensbad, Marienbad, Elster, Pyrmont, Langenschwalbach, Brückenau u. a.).

Sachverzeichnis.